Kohlhammer

Die Herausgeberin

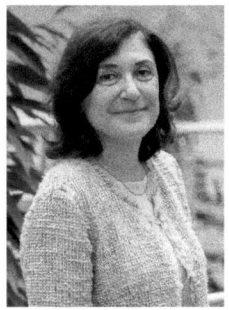

Yesim Erim, Univ.-Prof. Dr. med. (TR), geboren in Istanbul, Studium der Medizin an der Universität Istanbul, ärztliche Tätigkeit in der zentralanatolischen Provinzstadt Nigde, Beginn der psychiatrischen Facharztausbildung in Istanbul am psychiatrischen Lehrkrankenhaus Bakirköy, Wechsel an die Psychiatrische Universitätsklinik in Münster mit einem DAAD-Stipendium. Ärztin für psychosomatische Medizin und Psychotherapie, Ärztin für Psychiatrie, Psychoanalytikerin (DGPT). Frau Erim beschäftigte sich als stellvertretende Direktorin der Psychosomatischen Klinik an den Rheinischen Kliniken, Universitätsklinikum Essen, mit der Optimierung der psychotherapeutischen Versorgung von Migranten und insbesondere von Frauen mit Migrationserfahrung und führte ein langjähriges Projekt des Landschaftsverbands dazu durch. In 2009 gab sie das Lehrbuch für Klinische Interkulturelle Psychotherapie heraus.

2013 wurde sie als Professorin für Psychosomatische Medizin und Psychotherapie berufen und ist Leiterin der Psychosomatischen und Psychotherapeutischen Abteilung am Universitätsklinikum Erlangen der Friedrich-Alexander Universität Erlangen-Nürnberg. Dort initiierte sie ab 2015 Schulungen für ehrenamtliche Helfer der Geflüchteten, die wissenschaftlich begleitet wurden, ab 2018 wurde gemeinsam mit den Disziplinen der Gesundheitspsychologie, Linguistik und Politikwissenschaften die Studie »Verbale Gewalt gegen Migranten und Geflüchtete in Institutionen« durchgeführt, die von der Friedrich-Alexander Universität und der STAEDTLER-Stiftung gefördert wurde. Eine Langzeitstudie mit quantitativer und qualitativer Methodik erfasst mit mehreren Messzeitpunkten die psychische Gesundheit und kulturelle Adaptation der syrischen Geflüchteten. Mehrere qualifizierende Arbeiten in der Betreuung von Frau Erim beschäftigen sich mit den Einflüssen von Diskriminierung auf die psychische Gesundheit, die spezielle Situation der Migrant:innen am Arbeitsplatz und mit dem Erfolg der Psychotherapie bei Migrant:innen und Geflüchteten.

2022 erhielt Frau Erim den Höffmann-Wissenschaftspreis der Universität Vechta für Interkulturelle Kompetenz. Neben der Interkulturalität im psychotherapeutischen Kontext befasste sich Frau Erim mit Krankheitsbewältigung bei körperlichen Erkrankungen, z. B. nach Transplantation; seit 2020 mit der psychischen Gesundheit von Mitarbeitenden im Gesundheitswesen während der Pandemie. 2022 ist sie Sprecherin des Post-Covid Zentrums der Universitätsklinik Erlangen.

Yesim Erim (Hrsg.)

Klinische Interkulturelle Psychotherapie

Migration und Fluchterfahrung
in der therapeutischen Arbeit –
Ein Lehr- und Praxisbuch

2., erweiterte und überarbeitete Auflage

Verlag W. Kohlhammer

Dieses Werk einschließlich aller seiner Teile ist urheberrechtlich geschützt. Jede Verwendung außerhalb der engen Grenzen des Urheberrechts ist ohne Zustimmung des Verlags unzulässig und strafbar. Das gilt insbesondere für Vervielfältigungen, Übersetzungen, Mikroverfilmungen und für die Einspeicherung und Verarbeitung in elektronischen Systemen.

Pharmakologische Daten, d. h. u. a. Angaben von Medikamenten, ihren Dosierungen und Applikationen, verändern sich fortlaufend durch klinische Erfahrung, pharmakologische Forschung und Änderung von Produktionsverfahren. Verlag und Autoren haben große Sorgfalt darauf gelegt, dass alle in diesem Buch gemachten Angaben dem derzeitigen Wissensstand entsprechen. Da jedoch die Medizin als Wissenschaft ständig im Fluss ist, da menschliche Irrtümer und Druckfehler nie völlig auszuschließen sind, können Verlag und Autoren hierfür jedoch keine Gewähr und Haftung übernehmen. Jeder Benutzer ist daher dringend angehalten, die gemachten Angaben, insbesondere in Hinsicht auf Arzneimittelnamen, enthaltene Wirkstoffe, spezifische Anwendungsbereiche und Dosierungen anhand des Medikamentenbeipackzettels und der entsprechenden Fachinformationen zu überprüfen und in eigener Verantwortung im Bereich der Patientenversorgung zu handeln. Aufgrund der Auswahl häufig angewendeter Arzneimittel besteht kein Anspruch auf Vollständigkeit.

Die Wiedergabe von Warenbezeichnungen, Handelsnamen und sonstigen Kennzeichen in diesem Buch berechtigt nicht zu der Annahme, dass diese von jedermann frei benutzt werden dürfen. Vielmehr kann es sich auch dann um eingetragene Warenzeichen und sonstige geschützte Kennzeichen handeln, wenn sie nicht eigens als solche gekennzeichnet sind.

Es konnten nicht alle Rechtsinhaber von Abbildungen ermittelt werden. Sollte dem Verlag gegenüber der Nachweis der Rechtsinhaberschaft geführt werden, wird das branchenübliche Honorar nachträglich gezahlt.

Dieses Werk enthält Hinweise/Links zu externen Websites Dritter, auf deren Inhalt der Verlag keinen Einfluss hat und die der Haftung der jeweiligen Seitenanbieter oder -betreiber unterliegen. Zum Zeitpunkt der Verlinkung wurden die externen Websites auf mögliche Rechtsverstöße überprüft und dabei keine Rechtsverletzung festgestellt. Ohne konkrete Hinweise auf eine solche Rechtsverletzung ist eine permanente inhaltliche Kontrolle der verlinkten Seiten nicht zumutbar. Sollten jedoch Rechtsverletzungen bekannt werden, werden die betroffenen externen Links soweit möglich unverzüglich entfernt.

2., erweiterte und überarbeitete Auflage 2024

Alle Rechte vorbehalten
© W. Kohlhammer GmbH, Stuttgart
Gesamtherstellung: W. Kohlhammer GmbH, Stuttgart

Print:
ISBN 978-3-17-034607-9

E-Book-Formate:
pdf: ISBN 978-3-17-034608-6
epub: ISBN 978-3-17-034609-3

Inhalt

Geleitwort 9
von Wolfgang Senf

Vorwort und Danksagung 11

Verzeichnis der Autorinnen und Autoren 15

Teil I Interkulturelle Psychotherapie

1   **Ein Modell der kulturellen Unterschiede, kulturellen Anpassung und Persönlichkeitsentwicklung in der Migration** 21
    Yesim Erim

2   **Prädiktoren der psychischen Gesundheit von Migrant:innen und Geflüchteten** 40
    Yesim Erim

3   **Psychotherapie mit Migranten – Interkulturelle Aspekte in der Psychotherapie** 47
    Yesim Erim

Teil II Psychische Störungsbilder im Kontext der Migration

4   **Psychische Gesundheit von Geflüchteten: Psychische Belastungen und psychotherapeutische Konzepte für Menschen mit Fluchterfahrung – Befunde zur posttraumatischen Belastungsstörung, Depression und Angst**   93
    Yesim Erim

5   **Somatoforme Störungen im Kontext von Migration und Flucht** 125
    Yesim Erim und Eva Morawa

| 6 | Kinder und Jugendliche mit Migrationshintergrund als Patient:innen | 140 |

Renate Schepker und Mehmet Toker

Teil III Implementierung von Psychotherapieangeboten für Migranten und Geflüchtete

| 7 | Interkulturelle Öffnung in den Institutionen der Gesundheitsdienste | 157 |

Ali Kemal Gün

| 8 | Psychosoziales Zentrum für Geflüchtete an einer Psychosomatischen Klinik: Möglichkeiten und Grenzen | 180 |

Andrea Möllering und Kathrin Dallwitz

Teil IV Spezielle Aspekte der Psychotherapie mit Migranten und Geflüchteten

| 9 | Stabilisierende psychodynamische Traumatherapie für Geflüchtete: Ein Leitfaden für das therapeutische Vorgehen bei PTBS und Somatisierung | 193 |

Ljiljana Joksimovic

| 10 | Achtsamkeits- und imaginative Stabilisierungsübungen für traumatisierte Geflüchtete | 208 |

Irja Rzepka und Christoph Nikendei

| 11 | Kinder- und jugendpsychiatrischer Umgang mit minderjährigen unbegleiteten Flüchtlingen (MuF): Ein Bericht aus dem Praxisalltag | 216 |

Gertrud Peschel-Krömker

| 12 | Psychoanalytische Familientherapie mit türkischen Familien | 222 |

Fatih Güç

| 13 | Märchen als kultursensible Intervention | 235 |

Yesim Erim

Teil V Kasuistische Einblicke in die Lebenswelten der Migranten

| 14 | Muttersprachliche Gruppentherapie mit türkeistämmigen Migrantinnen | 253 |

Yesim Erim

15	Bikulturalität und Abwehr: Die tiefenpsychologische Behandlung einer Migrantin	271
	Yesim Erim	
16	Der türkische Migrant in der Psychotherapie: »Stolz und Vorurteil« – Stationäre Psychotherapie bei Männern mit türkischem Migrationshintergrund	284
	Norbert Hartkamp	
17	Fallberichte von Patient:innen aus der Ukraine im Kontext des Angriffskriegs	293
	Maksym Yarmolenko	
18	Die Behandlung eines durch Krieg und Folterhaft traumatisierten Patienten 30 Jahre nach seiner Zuwanderung nach Deutschland	297
	Yesim Erim	
19	Stationäre Behandlung einer »Arbeitsmigrantin in der zweiten Generation«	303
	Yesim Erim	

Teil VI Ethnisch-kulturelle Gruppen

20	Eine Einführung in die Spezifik der ukrainischen Identität und Kultur unter Berücksichtigung des Angriffskriegs Russlands sowie der Studienlage zur psychischen Gesundheit ukrainischer Migrant:innen	311
	Maksym Yarmolenko	
21	Die Fluchtmigration aus Syrien: Empfehlungen basierend auf aktuellen Studienergebnissen	331
	Andrea Borho	
22	Patriot:innen, Überlebenskünstler:innen, Chaot:innen? Eine Einführung in die Spezifik der polnischen Identität und Kultur unter Berücksichtigung der Studienlage zur psychischen Gesundheit polnischer Migrant:innen	340
	Eva Morawa	
23	Biografische und lebensweltliche Spezifika bei Migranten aus dem ehemaligen Jugoslawien	359
	Ljiljana Joksimovic	

**24 Wie prägt der islamische Glaube das Selbst und das Körperselbst der Patientinnen?
Ein ethno-sozio-analytischer Exkurs** 371
Yesim Erim

Geleitwort

von Wolfgang Senf

Die Neuauflage eines Lehr- und Praxisbuchs, in dem es um primär fachliche, hier speziell psychosomatische und psychotherapeutische Themen geht, spricht nicht nur für die Qualität des Buches, sondern auch für die hohe Relevanz der Thematik und der dargelegten Problemstellungen. Schon mit der 1. Auflage, die 2009 erschienen war, hatte Frau Professorin Yesim Erim als Herausgeberin ein untrügliches Gespür und Wissen bewiesen für die klinische Notwendigkeit interkultureller Kompetenz und für die damit verbundenen psychotherapeutischen Aufgaben. Die Psychotherapie ist nun mal der Ort, an dem individuell wie gesellschaftlich objektive und subjektive Realitäten unvermittelt aufeinandertreffen, wodurch sich die jeweiligen Überzeugungen in der Gestalt von sinngebenden Erzählungen (Narrativen) gegenüberstehen und dabei oftmals unverträglich erscheinen.

Tatsächliche oder scheinbare interkulturelle Unverträglichkeiten in der Psychotherapie zu überwinden, das stand in der 1. Auflage im Vordergrund. Es geht darum »zwei Perspektiven zu betrachten: die der Hilfesuchenden (Patienten) und die der Helfer (Psychotherapeuten), und beide müssen lernen, ihre Möglichkeiten zu nutzen und aber auch ihre Grenzen zu sehen«. Als eine Erläuterung dazu diente damals die Erzählung von Sudhir Kakar[1] über eine Erkenntnis in seiner psychoanalytischen Lehranalyse, dass in der interkulturellen Begegnung »Gefühle gegenseitiger Befremdung … in tieferen kulturellen Schichten des Selbst begründet sind. Wenn sich Hilfesuchender und Helfer im psychotherapeutischen Prozess manchmal fremd werden, so liegt das daran, dass jeder in einem spezifischen, kulturellen Unbewussten gefangen ist, einem kulturellen Unbewussten, das aus einem mehr oder weniger geschlossenen System kultureller Vorstellungen besteht, die der bewussten Wahrnehmung nicht leicht zugänglich sind.« Damit waren die Aufgabenstellung gegenseitiger respektvoller und wertschätzender Wahrnehmung und Akzeptanz in der Psychotherapie skizziert.

Gegenüber 2009 befinden wir uns aktuell in einer sehr veränderten gesellschaftlichen und politischen Lebensrealität, bedingt durch politisch-kulturelle Paradigmenwechsel, Stichwort sind ebenso Pandemie, Krieg, Zeitenwende, Terrorismus etc. Weitreichende gesellschaftliche Verunsicherungen und ein damit verbundenes Anwachsen rechtspopulistisch und rechtsradikal-völkisch orientierter Gesinnungen hat die gesellschaftliche und politische Situation drastisch verändert. Dem notwendigen Anliegen dieses Buches, interkulturelle Kompetenz und damit

---

1 Kakar S (2006) Kultur und Psyche – Auswirkungen der Globalisierung auf die Psychotherapie. In: Strauß B, Geyer M (Hrsg.) Psychotherapie in Zeiten der Globalisierung. Göttingen: Vandenhoeck & Ruprecht.

interkulturelles Zusammenleben zu fördern, stehen unverhohlen vorgetragene Forderungen zur Ausgrenzung entgegen, was zum Jahresbeginn 2024 Ausdruck findet in verstörenden völkischen Forderungen zu einer umfassenden »Remigration«.

Das primäre Anliegen mit diesem Buch, interkulturelle Kompetenz zu fördern und umzusetzen, ist in der gegenwärtigen Zeit nicht alleine eine psychotherapeutische Aufgabe – es ist eine dringliche existenzielle gesellschaftliche und politische Notwendigkeit. Auch dafür steht dieses Buch und dafür ist der Herausgeberin und allen an diesem Buch beteiligten Autorinnen und Autoren herzlich zu danken.

Essen/Berlin, im Januar 2024
Prof. Dr. med. Wolfgang Senf

Vorwort und Danksagung

»Klinische Interkulturelle Psychotherapie« liegt nun in der zweiten Auflage vor. Schon der Titel verweist auf die wichtigste Erweiterung, die ergänzt wurde: »Migrations- und Fluchterfahrung in der psychotherapeutischen Arbeit«. Neben der Psychotherapie mit Arbeitsmigranten, die bei der ersten Auflage im Jahr 2009 die größte Gruppe kulturell diverser Personen darstellten, wird in der zweiten Auflage schwerpunktmäßig die psychotherapeutische und die psychosoziale Behandlung von Geflüchteten fokussiert. Das Buch verfolgt das Ziel, einheimische und bilingual-ethnische Therapeuten für die Arbeit mit Migranten zu befähigen. Autoren des Werkes sind seit vielen Jahren in der psychotherapeutischen Versorgung von Migranten klinisch tätig und haben sich mit der interkulturellen Psychotherapie in diversen Veröffentlichungen befasst. Das Werk beinhaltet neben Berichten und Empfehlungen dieser Experten aktuelle Forschungsergebnisse und enthält anschauliche Kasuistiken.

Fragestellungen, die sich in meiner psychotherapeutischen Arbeit mit Migranten oder in den Fortbildungsveranstaltungen, die ich seit 1997 regelmäßig am Universitätsklinikum in Essen und später im Rahmen der Lindauer Psychotherapiewochen anbiete, als behandlungsrelevante Themen abgebildet haben, werden in 24 Kapiteln untersucht. Nach der Fluchtbewegung aus Syrien hat sich meine Arbeitsgruppe in der psychosomatischen Abteilung in Erlangen mit der psychischen Gesundheit von Geflüchteten beschäftigt, seit 2016 wird auch eine spezialisierte Sprechstunde angeboten, diese Ergebnisse flossen in das Buch ein. So werden neben Behandlungs- und Forschungsergebnissen aus Projekten in Deutschland mit Geflüchteten aus Syrien auch internationale Studien aus Regionen mit kriegerischen Konflikten referiert. Hierzu sind viele neue Kapitel entstanden, neben den Übersichtskapiteln, nach den Entitäten, erstens PTBS, Angst und Depression und zweitens somatoformen Störungen aufgeteilt, präsentieren zwei weitere Kapitel spezifische psychotherapeutische Vorgehensweisen der psychosomatischen Arbeitsgruppen in Heidelberg und Viersen-Düsseldorf.

Das Buch startet mit einer Zusammenfassung theoretischen Wissens zur psychischen Entwicklung und soziokulturellen Adaptation nach der Migration. Ein kleines Glossar sozial- und migrationspsychologischer Begriffe rundet diese theoretische Einführung ab. Das nächste Kapitel behandelt Grundlagen der interkulturellen Psychotherapie. Hierzu gehört nicht nur die Untersuchung besonderer Konstellationen der Übertragung und Gegenübertragung zwischen Migranten und Einheimischen, sondern z. B. auch kultur- oder migrationsspezifische Besonderheiten in der Biografie und im Erleben der Patienten. Hier geht es u. a. um *kollektiv geprägte Übertragungsbereitschaften* in der interkulturellen Psychotherapie und um *Besonder-*

heiten der biografischen Anamnese im Kontext der Migration sowie um Kontextsensibilität und interkulturelle Kompetenz.

Das Thema der *Benachteiligung der Frauen* taucht in *Psychotherapien von Migrantinnen* als biografisches Merkmal und in der konkordanten, ängstlich vermeidenden Haltung und Gegenübertragung der Behandler häufig auf. Meine Erfahrungen in der Psychotherapie von Migrantinnen habe ich im Kontext der Gruppentherapie und der Einzeltherapie dargestellt. In diesem Zusammenhang habe ich diskutiert, ob *Zweisprachlichkeit und Bikulturalität* in Form einer Überidentifikation mit der konservativen Herkunftskultur eine besondere Abwehrform darstellen. Welchen Einfluss die *religiöse Zugehörigkeit* der Patientinnen auf deren Selbst und Körpererleben nehmen kann, habe ich in einem gesonderten Kapitel diskutiert. In der Zwischenzeit seit 2009 hat Gewalt gegenüber Frauen grausame Formen angenommen, die den Beobachter erschüttern. Beispiele dafür, die weltweit zu Solidaritätsbekundungen führen, sind die Aggressionen gegenüber Frauen durch den islamischen Staat im Syrienkrieg und durch Repressalien des Staates gegenüber der Emanzipationsbewegung im Iran. Auch in Deutschland sind die Übergriffe gegenüber Frauen und Migrantinnen angestiegen. Die Ausführungen in diesem Kapitel sollen nicht dazu verleiten, dass Vorurteile und Vorannahmen bestärkt werden, sondern zu einem besseren psychodynamischen Verständnis der Patientinnen beitragen. Die schwierigen politischen Debatten nach dem Angriff Russlands auf die Ukraine und der Hamas auf israelische Siedler haben gezeigt, wie kompliziert die Zusammenhänge sind. Eine parteiergreifende Perspektive, hier für die Rechte der Frauen, die notwendig und unumgänglich erscheint, kann leider auch zur Bildung von neuen Stereotypen führen. Dieses Risiko bin ich als Autorin nach vielen Überlegungen eingegangen.

Der Beitrag von Norbert Hartkamp befasst sich mit der *Psychotherapie der türkischen Männer*. Hartkamp führt aus, dass die gesellschaftliche Normvorstellung, wie ein Mann zu sein habe, heute noch sehr viel strikter festgelegt sei und sehr viel weniger Ausweichmöglichkeiten bereithalte, als dies für Frauen üblicherweise der Fall sei. Überdies würden dysfunktionale Verhaltensweisen häufig durch eine spezifische Form von Männlichkeitsideologie in ihrem Bestand gefestigt. Nach einer Beschreibung der kulturellen Wertvorstellungen von Ehrenhaftigkeit und Ehrbarkeit beschreibt er, wie Geschlechtsrollenstereotypen in der Psychotherapie mit türkischen Männern zu berücksichtigen sind.[2]

Zwei Störungsbilder, die Traumafolgestörungen und die somatoformen Störungen, nehmen einen großen Raum ein, weil Migranten meistens mit diesen Störungsbildern einen Psychotherapeuten aufsuchen. Ergebnisse zu Ätiologie, Epidemiologie und Psychotherapie wurden in zwei Kapiteln zusammengefasst. Dabei wurden im Besonderen die internationalen Bemühungen, den Mangel an psychosozialen Versorgungsstrukturen zu kompensieren dargestellt. Es geht dabei um Konzepte von transdiagnostischer Psychotherapie und task-shifting. Zur Vertiefung dieses Überblicks werden standardisierte Stabilisierungsübungen der Hei-

---

2 Aufgrund der Schwierigkeit, eine einheitliche Regelung zu finden (z. B. aufgrund der verschiedenen Kapitel, die sich ausschließlich den Frauen oder den Männern widmen), war die Form des Gendering den Autorinnen und Autoren jeweils freigestellt.

delberger Forschergruppe von Irja Rzepka und Christoph Nikendei vorgestellt, deren Akzeptanz und Wirksamkeit untersucht wurde. Joksimovic präsentiert das Konzept einer stabilisierenden psychodynamischen Traumatherapie. Möllering und Kallwitz stellen die Arbeit des psychosozialen Zentrums für Geflüchtete in Bielefeld vor, auch anhand von Kasuistiken. Gertrud Peschel-Krömker beschreibt die psychiatrisch-psychotherapeutische Versorgung von traumatisierten Kindern und Jugendlichen, auch als unbegleitete junge Geflüchtete, an einem Traumazentrum. In einer Kasuistik wird die Behandlung eines Patienten 30 Jahre nach seiner Flucht dargestellt.

Ali Kemal Gün befasst sich mit Fragestellungen bzgl. der *interkulturellen Öffnung von Institutionen*. Gün gibt eine umfassende Beschreibung für die institutionellen Voraussetzungen der kulturellen Öffnung und fasst diese dann in einer *Checkliste* zusammen.

Die besonderen Probleme von *Kindern und Jugendlichen mit Migrationshintergrund*, die einen großen Teil der jungen Bevölkerung in Deutschland darstellen, wurden von Toker und Schepker behandelt. Das Kapitel wurde mit Daten zu Kindern und Jugendlichen erweitert, die in Begleitung ihrer Familien oder unbegleitet als Geflüchtete nach Deutschland kommen. Die Autoren haben besonders deutlich herausgearbeitet, wie wichtig es in diesem Zusammenhang ist, durch eine kulturell offene Haltung ressourcenorientiert vorzugehen, Inanspruchnahmeverhalten, schicht-, migrations- und kulturspezifische Haltungen der Jugendlichen sowie ihrer Familien mit einer kulturellen Offenheit zu untersuchen.

Auch Fatih Güç befasst sich mit Migrantenfamilien und beschreibt die *systemisch psychoanalytische Methode in der Familientherapie in diesem Kontext*. Güç schildert die Bedeutung der Erhebung der Migrationserfahrungen aller Mitglieder der Familie und schlägt vor, die Familien in einer transkulturellen, einer kulturellen und einer individuell familiären Ebene wahrzunehmen und zu untersuchen. In seinem Beitrag wird auch die Problematik des fortgesetzten Migrationsstresses in Familien mit der Erfahrung der Heiratsmigration verdeutlicht.

Obwohl sie betonen, dass ein *sozio-ethno-kultureller* Leitfaden nicht die Auseinandersetzung mit der individuellen Konfliktdynamik der Patienten ersetzen darf, waren Ljiljana Joksimovic und Eva Morawa bereit, meiner Einladung zu folgen und für *Migranten aus dem ehemaligen Jugoslawien und polnischstämmige Migranten* entsprechende Orientierungsleitfäden zu schreiben. In diesen Kapiteln werden die historische und politische Entwicklung der betroffenen Ethnien und deren Auswirkung auf bestimmte kollektive Wahrnehmungen und Rollenbilder beschrieben. Hier wird dem US-amerikanischen Ansatz gefolgt, durch die Schilderung dieser Besonderheiten der einzelnen Ethnien, die immer auch stereotypisch sein müssen, eine erste Begegnung mit der spezifischen Beziehungswelt des Migranten und eine Sensibilisierung des Therapeuten für bestimmte kulturspezifische Konfliktmuster zu erreichen. Andrea Borho aus der Erlanger Arbeitsgruppe ergänzt diesen Blick auf die ethnisch-kulturellen Gruppen mit einem Beitrag mit Ergebnissen der prospektiven Studie zur Lebenssituation syrischer Geflüchteter.

Maksym Yarmolenko gibt in seinem Beitrag eine Einführung in die Historie der Ukraine. Er macht deutlich, wie weit die ukrainische und die russische Kultur miteinander verzahnt sind und welche lange Historie die Unterwerfungsintention

Russlands gegenüber der Ukraine hat. Die Geflüchteten sind neben den Repressalien, der Mühsal und den Torturen des Kriegs und der Flucht auch mit Fragen der eigenen kulturellen Identität konfrontiert. Sein Beitrag wird durch kasuistische Behandlungsskizzen ergänzt.

In der hier skizzierten Auflistung gibt das Buch eine umfassende Einführung in die Thematik der interkulturellen Psychotherapie. Als Herausgeberin hoffe ich, dass ein Buch entstanden ist, das den Leser zu einem kompetenten, offenen und neugierigen Umgang mit Migranten und Geflüchteten ermuntert.

Allen Autoren danke ich für ihre großzügige und engagierte Mitarbeit sowie die interessanten und lehrreichen Kapitel. Frau PD Dr. Eva Morawa ist seit vielen Jahren eine kompetente und engagierte Mitstreiterin. Prof. Dr. Wolfgang Senf, dem emeritierten Direktor der Klinik für Psychosomatische Medizin und Psychotherapie des LVR-Klinikums am Universitätsklinikum Essen, gebührt großer Dank. Ohne seine Unterstützung hätte ich meine klinische interkulturelle Arbeit nicht als wissenschaftlichen Schwerpunkt etablieren können. Der Landschaftsverband Rheinland als Träger von psychiatrischen und psychosomatischen Krankenhäusern in der Region hat unsere Projekte zur Verbesserung der psychotherapeutischen Versorgung von Migranten von Beginn an unterstützt. Die Friedrich-Alexander-Universität Erlangen-Nürnberg und die STAEDTLER Stiftung unterstützten mit Drittmitteln die Etablierung einer multidisziplinären Arbeitsgruppe zur Erforschung der verbalen Gewalt, einer weit verbreiteten Form der Diskriminierung.

Schließlich bin ich der Universität Vechta und der Höffmann Stiftung für die Würdigung meiner Arbeit und die Verleihung des Wissenschaftspreises für interkulturelle Kompetenz im Jahr 2022 zu großem Dank verpflichtet. Der Preis hat meiner Person aber auch dem Thema interkulturelle Psychotherapie eine höhere Sichtbarkeit verschafft.

Frau Brutler aus dem Kohlhammer Verlag gebührt mein herzlicher Dank für ihr Engagement für das Thema dieses Werkes und ihre stetige freundliche und geduldige Unterstützung in der redaktionellen Überarbeitung des Buches.

Meinem Mann Hans Martin Strehl danke ich für seine immense instrumentelle und emotionale Unterstützung; er hat dafür gesorgt, dass unsere eheliche interkulturelle Beziehung trotz der Arbeitsbelastung lebendig und reich geblieben ist.

Erlangen, im Frühjahr 2024
Prof. Dr. med. (TR) Yesim Erim

Verzeichnis der Autorinnen und Autoren

Borho, Andrea, Dr. rer. biol. hum., M. Sc. Psychologie
Wissenschaftliche Mitarbeiterin
Psychosomatische und Psychotherapeutische Abteilung
Universitätsklinikum Erlangen
Schwabachanlage 6, 91054 Erlangen
andrea.borho@uk-erlangen.de

Dallwitz, Kathrin, Dipl.-Sozialarbeiterin
Fachberaterin Psychotraumatologie
AK Asyl e.V., PSZ – psychosoziale Beratung
Friedenstr. 4–8, 33602 Bielefeld
dallwitz@ak-asyl.info

Erim, Yesim, Univ.-Prof. Dr. med. (TR)
Leiterin der Psychosomatischen und Psychotherapeutischen Abteilung
Sprecherin des Post-Covid-Zentrums
Universitätsklinikum Erlangen
Friedrich-Alexander Universität Erlangen-Nürnberg
Chefärztin der Psychosomatischen Abteilung
Klinikum fränkische Schweiz-Forchheim Standort Ebermannstadt
Schwabachanlage 6, 91054 Erlangen
www.psychosomatik.uk-erlangen.de

Güç, Fatih, Dipl.-Psychologe
Ansbacher Str. 62, 10777 Berlin
fatih.guec@gmx.de

Gün, Ali Kemal, Dr. phil.
Psychologischer Psychotherapeut
Integrationsbeauftragter
LVR-Klinik Köln
Wilhelm-Griesinger-Str. 23, 51109 Köln
a.k.guen@lvr.de

Hartkamp, Norbert, Dr. med., M. Sc.
Facharzt für Psychosomatische Medizin und Psychotherapie
Praxis für psychosomatische Medizin und Psychotherapie
Rheinstr. 37, 42697 Solingen-Ohligs
kontakt@drhartkamp.de

Joksimovic, Ljiljana, Dr. med. (YU), M. san.
Leiterin des LVR-Zentrums für Psychosomatische Medizin und Psychotherapie Niederrhein
LVR-Klinik Viersen
Johannisstr. 70, 41794 Viersen
ljiljana.joksimovic@lvr.de

Möllering, Andrea, Dr. med.
Chefärztin der Klinik für Psychotherapeutische und Psychosomatische Medizin
Evangelisches Klinikum Bethel
Universitätsklinikum OWL der Universität Bielefeld
Campus Bielefeld-Bethel
Schildescher Str. 103p, 33611 Bielefeld
andrea.moellering@evkb.de

Morawa, Eva, PD Dr. rer. medic. Dr. habil. med.
Leitende Psychologin (Forschung), Diplom-Psychologin, Diplom-Theologin, Psychologische Psychotherapeutin
Psychosomatische und Psychotherapeutische Abteilung
Universitätsklinikum Erlangen
Schwabachanlage 6, 91054 Erlangen
eva.morawa@uk-erlangen.de

Nikendei, Christoph, Prof. (apl.) Dr. med., MME
Stellv. Ärztlicher Direktor, Leiter der Sektion Psychotraumatologie
Zentrum für Psychosoziale Medizin des Universitätsklinikums Heidelberg
Klinik für Allgemeine Innere Medizin und Psychosomatik
Thibautstr. 4, 69115 Heidelberg
christoph.nikendei@med.uni-heidelberg.de

Peschel-Krömker, Gertrud, Dr. med.
Facharztin für Kinder- und Jugendpsychiatrie und -psychotherapie,
Facharztin für Neurologie und Psychiatrie – Psychotherapie
dr.peschel-kroemker@nefkom.info

Rzepka, Irja, Dr. med.
Assistenzärztin
Zentrum für Psychosoziale Medizin des Universitätsklinikums Heidelberg
Klinik Allgemeine Innere Medizin und Psychosomatik
Thibautstr. 4, 69115 Heidelberg
irja.rzepka@med.uni-heidelberg.de

Schepker, Renate, Prof. Dr. med.
Abteilung Psychiatrie und Psychotherapie des Kindes- und Jugendalters
ZfP Südwürttemberg
Weingartshofer Str. 2, 88214 Ravensburg
renate.schepker@zfp-zentrum.de

Toker, Mehmet, Dr. phil.
Ehem. LWL-Universitätsklinik Hamm
Heithofer Allee 64, 59071 Hamm

Yarmolenko, Maksym, Dr. med.
Facharzt für Psychosomatische Medizin und Psychotherapie
Praxis für Psychosomatische Medizin und Psychotherapie
Schönhauser Allee 56, 10437 Berlin
praxis.dr.yarmolenko@gmail.com

# Teil I Interkulturelle Psychotherapie

1 Ein Modell der kulturellen Unterschiede, kulturellen Anpassung und Persönlichkeitsentwicklung in der Migration

Yesim Erim

1.1 Einleitung

1.1.1 Aktuelle Daten zur Migration

Die Einwanderung der ersten großen Migrantengruppe setzte im ausgehenden 19. Jahrhundert aus Polen nach Deutschland ein. Dabei wurden Arbeitsmigranten in die Industrialisierungsgebiete, in das mitteldeutsche Braunkohlerevier und an die Ruhr rekrutiert. Zu Beginn des Ersten Weltkriegs lebten vier Millionen polnisch sprechende Einwohner im deutschen Staatsgebiet. Ende der 1950er-Jahre herrschte in Deutschland ein Mangel an Arbeitskräften. Aus Italien, Griechenland, Spanien, Portugal, der Türkei, Jugoslawien und Marokko wurden »Gastarbeiter« geworben und somit die Zuwanderung nach Deutschland initiiert. Als der Arbeitsmarkt »gesättigt« war, wurde 1973 der »Anwerbestopp« beschlossen. Die Migration setzte sich jedoch fort, durch Flüchtlingswellen, aber auch durch die Zuwanderung von Familienangehörigen, Kindern und Ehepartnern der Migranten.[3]

Nachdem in den 1970er-Jahren entsprechend der politischen Vorstellung einer vorübergehenden Entlastung des Arbeitsmarktes und zur Beendigung dieser passageren Lösung wirtschaftliche Anreize in Form von »Rückkehrprämien« geschaffen wurden, um die Arbeitsmigranten zur Rückkehr in ihr Heimatland zu motivieren, ist ein ausländerfreies Deutschland heute auch aus volkswirtschaftlicher Sicht nicht mehr vorstellbar, da Migranten nicht nur als Arbeitskräfte, sondern auch als Konsumenten fehlen würden. Auf der Seite der Migranten, die oft mit dem kurzfristigen Ziel des wirtschaftlichen Erfolges nach Deutschland kamen, stellten viele im Laufe ihres jahrelangen Aufenthaltes und meistens im Zusammenhang mit der Lebensplanung ihrer hier geborenen Kinder fest, dass sie inzwischen mehr ins Aufnahmeland gehören als in ihre Heimat.

Die Migration stellt neben den klimatischen Veränderungen weltweit eine der wichtigsten soziopolitischen Entwicklungen dar. Im Hinblick auf die letzten 35 Jahre hat sich die Anzahl der Migrant:innen im internationalen Maßstab verdoppelt (World Migration Report 2020). Der Welt-Migrations-Bericht von 2020 konstatierte für 2019 272 Mio. internationale Migrant:innen, was 3,5 % der Gesamtbevölkerung der Welt entspricht, bei ca. zwei Dritteln davon handelte es sich

---

[3] Aus Gründen der besseren Lesbarkeit wird in diesem sowie allen weiteren Kapiteln von mir im Folgenden *überwiegend* die männliche Form verwendet, auch wenn beide Geschlechter gemeint sind.

um Arbeitsmigrant:innen. Die Zahl der Geflüchteten betrug im Jahre 2019 25,9 Mio. (52 % unter 18 Jahren) (International Organization for Migration 2020). Mit 13,1 Mio. nimmt Deutschland hinter den USA (50,7 Mio.) und vor Saudi-Arabien und der Russischen Föderation weltweit den zweiten Platz der Staaten mit den höchsten Migrant:innenzahlen ein.

In Deutschland ist die interkulturelle Öffnung der Institutionen seit 2012 erklärtes Ziel der Bundespolitik (Nationaler Integrationsplan § 5.2.2, Themenfeld 4, Themenschwerpunkt 3: Gesundheit, www.bundesregierung.de/resource). Interkulturelle Öffnung wird definiert als eine gezielte Optimierung der Angebote einer Institution, damit Migrant:innen der gleiche Zugang zu den Dienstleistungen ermöglicht wird wie Einheimischen.

1.1.2 Wie wird eine Person mit Migrationshintergrund und wie wird ein Flüchtling definiert?

Das 2005 mit dem Mikrozensus eingeführte erweiterte Konzept der »Bevölkerung mit Migrationshintergrund« umfasst »alle nach 1949 auf das heutige Gebiet der Bundesrepublik Deutschland Zugewanderten, sowie alle in Deutschland geborenen Ausländer und alle in Deutschland als Deutsche Geborenen mit zumindest einem zugewanderten oder als Ausländer in Deutschland geborenen Elternteil« (Statistisches Bundesamt 2011). Diese Definition ist in erster Linie für wissenschaftliche Studien von Bedeutung und umfasst die Generation der Zuwanderer sowie die zweite Generation nach ihnen, d. h. deren direkte Nachkommen. Trotz der Klarheit, die diese neue Definition vor allem für den wissenschaftlichen Kontext schafft, stellt die Population der Menschen mit Migrationshintergrund eine sehr heterogene Gruppe hinsichtlich der ethnischen Zugehörigkeit, der Religion und Kultur, des sozialen und rechtlichen Status, des Einwanderungsmotivs, der Aufenthaltsdauer etc. dar. Die meisten in Deutschland lebenden Personen mit Migrationshintergrund (im Jahre 2019 waren es 21,2 Mio., was 26 % der Bevölkerung in Deutschland ausmacht) stammen aus der Türkei (13 % = 2,8 Mio.), Polen (11 % = 2,2 Mio.) sowie der Russischen Föderation (7 % = 1,4 Mio.) (Statistisches Bundesamt 2020). Die Zahl der Geflüchteten steigerte sich besonders durch die Kriege in Syrien und der Ukraine erheblich. Ab dem Jahr 2015 gelangten etwa eine Million Syrer:innen nach Europa, wovon der Großteil, mit 818.000 Personen, in Deutschland Zuflucht fand (Statistisches Bundesamt 2021). Außerdem wurden alleine zwischen dem Beginn des russischen Angriffskrieges Ende Februar und dem 16. Juli 2022 909.740 Personen aus der Ukraine im deutschen Ausländerzentralregister (AZR) registriert.

Die Definition für eine geflüchtete Person wurde in dem Abkommen der Vereinten Nationen über die Rechtsstellung der Flüchtlinge von 1951 festgelegt. Ein Flüchtling ist eine Person, die »aus der begründeten Furcht vor Verfolgung wegen ihrer Rasse, Religion, Nationalität, Zugehörigkeit zu einer bestimmten sozialen Gruppe oder wegen ihrer politischen Überzeugung sich außerhalb des Landes befindet, dessen Staatsangehörigkeit sie besitzt, und den Schutz dieses Landes nicht in Anspruch nehmen kann oder wegen dieser Befürchtungen nicht in Anspruch nehmen will; oder der, da er keine Staatsangehörigkeit besitzt und sich aufgrund solcher Ereignisse außerhalb des Landes befindet, in dem er zuvor seinen gewöhnlichen Aufenthalt hatte, nicht dorthin zurückkehren kann oder aufgrund dieser Befürchtungen nicht dorthin zurückkehren will«. Ein Asylbewerber ist eine Person, die um internationalen Schutz nachsucht und deren Antrag noch nicht vom Hohen Kommissar der Vereinten Nationen für Flüchtlinge (UNHCR) oder den Behörden des Landes, in dem die Flüchtlingseigenschaft beantragt wird, entschieden wurde (UNHCR Statistical Yearbook 1967). Im Folgenden wird der Begriff Migrant:in oder Person mit Migrationshintergrund als ein Oberbegriff benutzt, der neben Arbeitsmigrant:innen auch die Kategorie »Geflüchtete« umfasst.

1.1.3 Wie ist Kultur im Kontext der Psychotherapie zu definieren?

Das Thema dieses Werkes ist die Psychotherapie für Menschen aus unterschiedlichen Kulturen, für Migrant:innen und Geflüchtete. Wie ist Kultur in diesem Kontext zu definieren? Es gibt viele Beschreibungen von Kultur. Auch im Kontext von Psychotherapie sind viele unterschiedliche Definitionen möglich, doch möchten wir uns mit denen beschäftigen, die zur Optimierung der interkulturellen Psychotherapie beitragen. Die Familientherapeutin Mc Goldrick (1982), Autorin des US-amerikanischen Standardwerks »Ethnicity and Family Therapy« geht davon aus, dass die Kultur aus Prozessen und Wertvorstellungen besteht, die das Bedürfnis des Individuums nach Identität und historischer Kontinuität erfüllen. D. h., im Kontext der interkulturellen Therapie ist die Kultur einerseits die ethnische Kultur und Identität in Abgrenzung zu anderen Kulturen, für Migranten zur Kultur der Majorität. Nach Mc Goldrick werden Kultur und ethnische Identität in der Familie vermittelt und prägen das Familienleben (wie groß ist die Familie, wer gehört dazu?), die Partnerfindung (wie finden junge Menschen zusammen?), Familiengründung (was bedeutet Elternschaft?), Lebenszyklus (wann ist man jung, wann alt?) und das Krankheitserleben, (z. B. die Intensität von Schmerzwahrnehmung, Erwartungen gegenüber Ärzt:innen und Psychotherapeut:innen und die Kommunikation von Krankheit). Die Kultur bestimmt unter anderem die Beziehung der Generationen (wie gehen Junge und Alte Menschen miteinander um) und die Beziehung der Geschlechter (wie gehen Männer mit Frauen um). Schließlich werden durch diese Definition nicht nur einzelne Kulturen charakterisiert, sondern auch unterschiedliche – ethnische – Gruppen voneinander abgegrenzt.

Wir möchten Kultur definieren als alle Formen von Wertvorstellungen, Wahrnehmung und Verhalten, die durch eine gemeinsame ethnische Zugehörigkeit und durch die Sprache vermittelt werden. Eine ethnische Gruppe ist oft durch eine gemeinsame Sprache verbunden. Viele Wertvorstellungen werden über die Sprache vermittelt. Nehmen wir das Wort »Gurbet« im Türkischen, das »von der Heimat getrennt und entfernt sein, in einem fremden Land sein« bedeutet. In der Türkei werden die ausgewanderten, früheren Gastarbeiter als »Gurbetci«, die in Gurbet leben, bezeichnet, damit ist ein Verlust und ein Leiden konnotiert, vielleicht dem Deutschen Heimweh entsprechend. Zudem wird das Wort mit der Endung »ci« gebildet, mit der Berufsbezeichnungen erzeugt werden. Ein Simitci ist jemand, der

Simit (türkische Sesamkringel) verkauft. Ein Muslukcu ist jemand, der Wasserhähne repariert, ein Installateur. Mit dem Wort wird also Gurbet, die Fremde auch mit Arbeiten verknüpft. Gurbetci sind sozusagen diejenigen, die in der Fremde arbeiten und leiden. Wenn man davon spricht, dass man in »Gurbet« lebt, wird auch der Inhalt transportiert, dass es sich nicht um einen zufriedenstellenden Zustand handelt, wenn man im »Ausland« lebt. Nehme man das Wort »Diaspora«, würden wiederum andere Bedeutungen mitschwingen, die in erster Linie mit der jüdischen Gruppe assoziiert sind und den historischen Zusammenhang der Vertreibung der Juden und ihrer Verteilung über die Welt umfassen würden. Beide Wörter machen deutlich, dass es sich beim Leben außerhalb der ursprünglichen Heimat nicht um einen angestrebten Endzustand, sondern einen Übergangszustand handelt, den es zu bewältigen gilt. Also geben Wörter und Sprachen vor, wie eine Situation beurteilt wird. Vor allen Dingen transportiert und bestimmt die Sprache verschiedene Bedeutungen des Krankheitserlebens, was einige Autoren im psychotherapeutischen Kontext für die türkische Sprache untersucht haben (Gün 2018).

Seit Mitte des 19. Jahrhunderts werden in der Soziologie *soziale Milieus* beschrieben. Hierbei handelt es sich um gesellschaftliche Gruppen mit ähnlichen Wertvorstellungen und Prinzipien des Lebensstils. Bildung, Beruf und Einkommen, Wertorientierungen, Lebensziele, Arbeitseinstellungen, Freizeitmotive, Lebensstil und alltagsästhetische Präferenzen können bei der Zuordnung von Individuen und Gruppen zu einem Milieu maßgeblich sein. Die Lebensstilforschung geht davon aus, dass durch die Zunahme der Diversität in Gesellschaften und Ausdifferenzierung der Lebensstile die enge Verknüpfung zwischen sozialer Lage und Milieus aufgelöst wird (Bundeszentrale für politische Bildung 2006). Millieus haben Einfluss auf die psychische Entwicklung und die psychosozialen Präferenzen des Individuums.

Schließlich sind in den letzten Jahrzenten immer mehr Subkulturen definiert worden, innerhalb eines Kulturbereichs, einer Gesellschaft bestehende, von einer bestimmten gesellschaftlichen, ethnischen Gruppe getragene Kulturen mit eigenen Normen und Werten. Aus psychotherapeutischer Sicht ist zu konstatieren, dass viele junge Menschen die ethnisch-kulturelle Identität immer häufiger als die Zugehörigkeit zu einer Subkultur, zu einem Milieu wahrnehmen. Die Milieus und Subkulturen sind über ihre Emanzipationsansprüche miteinander verbunden. Betroffene Menschen möchten mit einem Diversitätsmerkmal anerkannt, nicht ausgeschlossen und nicht diskriminiert werden. Das heißt, sie kämpfen um die Anerkennung ihrer Andersartigkeit und um gleiche Rechte wie die Gruppe der Majorität. Hier ist die türkische Herkunft eine Diversität ähnlich wie eine homosexuelle Präferenz oder die Zugehörigkeit zu einer Gruppe schwarzer Menschen. Aus der Diskriminierungsforschung wissen wir, dass die gesellschaftliche Akzeptanz einer diversen Gruppe in der Majorität der Anerkennung anderer Subgruppen zugutekommt. Die Solidarität unter den Subkulturen ist also gerechtfertigt.

In der Zusammenfassung bezieht sich Kultur, wie wir sie in diesem Werk verstehen, auf die historisch und durch eine Sprache geprägten Wertvorstellungen und Beschreibungen einer Gruppe, die die Wahrnehmungen und Verhalten ihrer Mitglieder bestimmen. Diese ethnische Kultur impliziert eine Abgrenzung von den Wertvorstellungen der Majorität, hier der »einheimisch-deutschen«, die solchen diversen Einflüssen nicht unterliegen. Bei einem hohen Anteil von Menschen mit Migrationshintergrund von inzwischen 27%, weiter ansteigend, in Deutschland ist das Merkmal »einheimisch deutsch« eine Idealvorstellung. Die meisten Menschen haben verschiedene Kontakte und Verknüpfungen zu Personen mit Migrationshintergrund und anderen diversen Gruppen und sind nicht »unberührt einheimisch«. Auf der anderen Seite nehmen junge Menschen mit Migrationshintergrund ihre kulturelle Identität immer mehr als eine Zugehörigkeit zu einer diversen Subkultur wahr und nicht zu einer ethnischen oder nationalen Gruppe.

Verschiedene Kapitel in diesem Werk beschreiben kulturelle Gruppen und ihre biografischen Besonderheiten und besonderen Bedarfe in der Psychotherapie. Diese Kapitel wurden in der ersten und in der aktuellen Auflage durch Zugehörige der jeweiligen ethnischen Gruppen verfasst und haben nicht den Anspruch auf Vollständigkeit, was das historische, politische oder psychosoziale Wissen über diese Gruppen betrifft. Diese Kapitel haben das Ziel, den einheimischen Psychotherapeut:innen die Arbeit mit Menschen aus diesen Kulturkreisen zu erleichtern, die Vertiefung der psychotherapeutischen Beziehung zu beschleunigen. Empathie, ein zentrales Instrument in der Psychotherapie, entsteht nicht nur dadurch, dass wir emotional angesprochen werden, sondern auch durch kognitive Aspekte des Einfühlens. Die therapeutische Annäherung kann leichter und produktiver sein, wenn man über die Wertvorstellungen voneinander informiert ist. Die Unterstreichung dieser Wertvorstellungen durchzieht alle Kapitel des Buches.

Nun möchten wir uns dem Versuch widmen, ein Modell der kulturellen Anpassung in der Migration zu entwickeln. Diese Überlegungen werden vereinfacht, indem von einer idealtypischen ethnisch geprägten Migrantengruppe und einer idealtypischen einheitlich geprägten Gruppe der aufnehmenden einheimischen Gesellschaft ausgegangen wird.

1.1.4 Warum ist Kultur ein wichtiger Faktor in der Psychotherapie?

Kultur und kulturelle Anpassung sind wichtige Aspekte in der Psychotherapie, weil die Auseinandersetzung mit dem Selbst ein zentrales Ziel im psychotherapeutischen Gespräch ist. Wie das Selbst wahrgenommen und beschrieben wird, wird wesentlich durch die Kultur bestimmt. Jede Psychotherapiemethode beruht auf Modellen des Selbst, die ihrerseits aus kulturellen Konzepten des Individuums hervorgehen (Kirmayer 2007). Diese Konzepte definieren das Selbst in seiner Beziehung zur Familie und zur sozialen Welt, zur natürlichen Umgebung und zum Kosmos.

Das kulturelle Konzept der Person, das die westlichen Psychotherapiemethoden benutzen, entsteht aus den westlichen Wertvorstellungen des Individualismus. Wir (westliche Psychotherapeut:innen) handeln ausgehend von individualistischen und individuumszentrierten, nach manchen Autoren, z.B. Kirmayer, »egozentrischen« Konzepten der Person. Es sind aber auch soziozentrische, ökozentrische und kosmozentrische Konzepte des Selbst möglich. In der interkulturellen psychotherapeutischen Beziehung sollte der Therapeut eine Bewusstheit über die Unterschiede der kulturellen Wertvorstellungen und der Selbstbilder besitzen.

1.2 Modelle psychischer Entwicklung in der Migration

In der Psychotherapie-Literatur wurden migrationsspezifische und interkulturelle Aspekte erst spät untersucht, obwohl viele Psychoanalytiker selbst Migrationsschicksale erlebten. Zu den ersten Werken, die sich mit den Auswirkungen der Migration befassen, gehört die Monografie des Ehepaares Grinberg (1984, deutsche Übersetzung 1990). Hier wird die Migration als ein Trauma oder eine Lebenskrise verstanden. Die Grinbergs beziehen sich auf das Modell von Garza-Guerrero (1974), das die psychische Entwicklung in der Migration in drei Phasen beschreibt. In der ersten Phase würden die Unterschiede zwischen den neuen Objekten und der psychischen Repräsentanz der verlassenen Kultur deutlich, in der zweiten Phase würde das Individuum durch Trauerarbeit für die Besetzung der neuen Objekte frei und entwickle schließlich in der dritten Phase ein neues Selbstkonzept.

Zur Bewältigung des kulturellen Wandels in der Migration wird ein breites Spektrum von Mechanismen beschrieben, die von einer Überbetonung und Idealisierung der ethnischen Wertvorstellungen des Herkunftslandes bis hin zu einer völligen Aufgabe dergleichen reichen und zur unkritischen zwanghaften Annahme neuer kultureller Normen. So stellte z. B. Güc (1991) die »traditionell verstrickte«, die »überangepasste«, die »gespaltene« und die »vom Zerfall bedrohte« Familie als typische Konstellationen in der missglückten Problembewältigung von Migrantenfamilien dar. Kürsat-Ahlers (1995) beschrieb ein Phasenmodell der Migration, an dessen Ende idealtypisch eine Bereicherung der Identität stehe, aufgrund der guten Synthese- und Kritikfähigkeit nach der Bewältigung der Migration und Integration der zwei Kulturen.

Bhugra (2004) kommt nach einer Disputation der vorliegenden Literatur zu dem Schluss, dass die Migration einen intensiven Stress auslösen kann, jedoch nicht alle Migranten den gleichen Prozess durchlaufen. Ein wichtiger Aspekt, der den Erfolg einer Migration bestimmt, ist nach seiner Ansicht die Phase der Prämigration. Darunter versteht der Autor die sozialen Kompetenzen, das Selbstbild und die psychische Stabilität des Migranten vor der Migration. Nach Bhugra spielt der Aspekt der selbst gewählten gegenüber einer unfreiwilligen Migration eine entscheidende Rolle. Eine unfreiwillige Migration, z. B. im Sinne einer Flucht, wird als wesentlich belastender angesehen als eine geplante und gewollte Umsiedlung. Auch die geografische Distanz vom Ursprungsland sei bedeutsam. Eine Migration in ein Land mit einer völlig unterschiedlichen Kultur und Mentalität als die des Heimatlandes ist belastender und schwerer zu verarbeiten.

In der Postmigrationsphase bestimmt das Zusammenspiel von positiven und negativen Erfahrungen im neuen Land den Erfolg der Migration. Zu den negativen Erfahrungen zählen unter anderem Diskriminierungen, Arbeitslosigkeit, Verlust sozialer Kontakte, Armut etc. Häufig müssen bei einer erzwungenen Migration gut ausgebildete und qualifizierte Fachkräfte eine Berufstätigkeit unter ihren Fähigkeiten akzeptieren. Es liegt eine große Diskrepanz zwischen dem Erreichten und dem vorgenommenen Migrationsziel vor. Personen, die alleine, ohne andere Familienangehörige in ein fremdes Land migrieren, haben es schwieriger in dem neuen Land zurechtzukommen, da ihnen der emotionale Rückhalt und Schutz der eigenen Familie fehlt. Zusätzlich kommt häufig hinzu, dass sie dem Druck ausgesetzt sind, die Erwartungen der Familienmitglieder im Heimatland zu erfüllen, z. B. schnell eine Arbeit zu finden. Weiterhin wird der Grad der nötigen kulturellen Anpassung, der Akkulturation durch die Unterschiedlichkeit bzw. Ähnlichkeit der Kulturen zwischen Herkunftsland und Gastland bestimmt. Je ähnlicher sich beide Kulturen sind, desto geringer ist der Aufwand bei der soziokulturellen Adaptation.

Bhugra (2005) behauptet, dass persistierende Probleme der kulturellen Adaptation mit einem höheren Risiko für Probleme der psychischen Gesundheit assoziiert seien. Er unterscheidet zwischen individualistischen und kollektivistischen Kulturen. Bhugra weist auf Studien hin, die zeigen konnten, dass Menschen aus kollektivistischen Kulturen in individualistischen Ländern hohe Raten an Angststörungen, Depressionen und Alkoholabhängigkeit entwickeln. Vor allem Migranten aus kollektivistischen Ländern, die sich diskriminiert und isoliert fühlen, seien für psychische Erkrankungen vulnerabel. Bhugra behauptet schließlich, dass Personen aus individualistischen Kulturkreisen größere Fähigkeiten haben, neue soziale Gruppen zu betreten und neue soziale Kontakte zu knüpfen.

Die Identitätsentwicklung in der Migration beschreibt Akhtar (1995, 2007) als eine dritte Individuation nach den Phasen der Separation-Individuation (Mahler et al. 1975) und dem zweiten Individuationsprozess während der Adoleszenz (Blos 1967). Er verdeutlicht, dass es hier nur um eine phänomenologische Ähnlichkeit beider Prozesse geht und die Migranten natürlich wesentliche Schritte ihrer psychischen Entwicklung abgeschlossen haben, wenn sie ins Aufnahmeland kommen. Der Terminus »dritte Individuation« beziehe sich auf eine Reorganisation der Identität im Erwachsenenalter. Er beschreibt, dass der Migrant, der in eine kulturell unterschiedliche Umgebung kommt, verschiedenen psychischen Belastungen in den neuen Objektbeziehungen ausgesetzt sein wird. Ein Migrant aus einer individualistischen Heimatkultur könne sich z. B. in einer Umgebung wie Japan, in der die Gruppenzugehörigkeit eine Gratifikation erfährt, unter Druck gesetzt fühlen. Migranten aus einer »sexuell repressiven« Kultur, z. B. aus einem arabischen Land, könnten in einem westlichen Land im Kontakt zu zugewandt freundlichen Frauen unter »unangenehmen« Triebdruck geraten. Eine Frau mit einer ähnlichen Migrationsgeschichte könne westliche Frauen als aggressive ödipale Rivalinnen erleben. Alle beschriebenen Situationen würden die psychische Stabilität oder die Ich-Stärke der Migranten auf den Prüfstand stellen. Akhtar beschreibt, dass in diesem Zustand der Destabilisierung nach der Begegnung mit der neuen Kultur eine Auseinandersetzung mit der Heimat- und der Aufnahmekultur, mit alten wie neuen Objekten beginnt, wobei auf diese Objekte Elternimagines übertragen werden. In dieser Phase werde das mütterliche und das väterliche Objekt, d. h. das Heimat- und das Aufnahmeland abwechselnd idealisiert, bis schließlich die Idealisierung zurückgenommen und eine realistische, in diesem Sinne ambivalente Haltung gegenüber beiden Objekten entwickelt wird. Gleichzeitig habe der Migrant auch seine Nähe und Distanz zu der alten und der neuen Kultur zu regulieren.

Schließlich gehe es um die Wahrnehmung von Verlust und um Trauerarbeit. Migranten, die die Veränderungen und Verluste in ihrer neuen Umgebung nicht wahrnehmen wollten, entwickelten die Fantasie des »verlorenen Paradieses«, wobei die alte Heimat idealisiert werde. Zur weiteren Integration in die neue Kultur gehöre neben deren Erlernen und Beherrschen auch die Übernahme neuer Über-Ich-Gebote. Wie in der Adoleszenz käme es durch eine Überflutung des Ich durch neue Impulse zu einer Destabilisierung, mit der Annahme neuer Regeln, hier der Regeln der neuen Kultur, zu einer Stabilisierung. Auch wenn in einem Migranten die neue, permissivere Kultur zuerst Angst auslöse, könne in einer prozesshaften Entwicklung, die mit einer »Besänftigung« des eigenen Über-Ich einhergeht, ein neues Gleichgewicht erreicht werden.

Akhtar beschreibt auch die Relevanz des Erwerbs neuer sprachlicher Fähigkeiten. Durch Verbindungen zu frühen Mutterrepräsentanzen bleibe die Muttersprache zuerst idealisiert, in der Wahrnehmung des Migranten der neuen Sprache »überlegen«. Die neue Sprache werde als schwach und unverständlich entwertet. Eine echte Bilingualität, bei der beide Sprachen gleichberechtigt benutzt werden können, entstehe erst spät, könne aber ein Indiz für eine weit gediehene Identitätsentwicklung in der Migration angesehen werden. Akhtar verweist hier auch darauf, dass unterschiedliche Repräsentationen des Selbst an den Gebrauch unterschiedlicher Sprachen gekoppelt sein können. In Anlehnung an Amati-Ehler (1993) wird verdeutlicht, dass die Bilingualität eine Bereicherung sein, eine neue Sprache neue Möglichkeiten der »inneren Welt des Selbst« eröffnen kann. Die Zweisprachigkeit eröffne aber auch Möglichkeiten des Widerstands in der Therapie und der Spaltungen der Selbstrepräsentanzen (▶ Kap. 15).

Auch Machleidt (2004) sieht die psychischen Anpassungsprozesse in der Migration als eine besondere Form der psychosexuellen Entwicklung und Reifung an. Er beschreibt die Parallelität zwischen der Persönlichkeitsentwicklung während der Pubertät und in der Migration dahingehend, dass es durch die neuen Impulse in der Pubertät oder die neuen Objekte und Reize in der kulturfremden Umgebung zu einer Reizüberflutung und einer Krise kommt. Das Neustrukturieren und Sortieren von Beziehungen während dieser Krise bietet nach Machleidt die Möglichkeit, neue Normen und Verhaltensgewohnheiten zu akzeptieren, was zu einer Bereicherung der Persönlichkeit des Migranten führe.

1.2.1 Intergenerationale Transmission von Werten

Die bisher zusammengefassten Modelle beschreiben die Kultur dahingehend, als würde sie sich in einem stabilen Zustand ohne Wandel befinden. Das trifft aber nicht zu. Einerseits befindet sich »die Kultur« in einem stetigen Veränderungsprozess, andererseits kommt es auch in einer Familie über Generationen hinweg zur Annahme von neuen Werten. Einige Wertvorstellungen werden unverändert weitergegeben, andere werden »überarbeitet, verwandelt« oder aufgegeben, in der Sozialpsychologie und Soziologie nennt man diesen Prozess die »intergenerationale Transmission von Werten« (Uslucan 2017). Je nachdem, welche soziokulturellen und Bildungsvoraussetzungen und Bereitschaften eine Familie aufweist, werden Veränderungen neben dem gesellschaftlichen auch in dem innerfamiliären Kontext angenommen oder abgelehnt. Wenn wir uns mit dem kulturellen Selbst des Patienten beschäftigen, kann es von Vorteil sein, uns ein Bild darüber zu machen, wo die Migranten gemeinsam mit ihrer Familie stehen. Z. B. kann es zuerst um die Frage gehen, ob eine Kultur im Allgemeinen die Scheidung als eine Lösung für eheliche Probleme akzeptiert. Für türkischstämmige Familien in Deutschland ist die Scheidung immer mehr eine akzeptable Lösung geworden. Als die Autorin in den 1995er-Jahren psychotherapeutisch mit Migrantinnen aus der Türkei arbeitete, war diese Lösung noch nicht dermaßen akzeptiert. Frauen mit Partnerschaftsproblemen litten darunter, dass sie sich eine Scheidung und Trennung nicht vorstellen konnten. Sie konnten sich ihr Selbst als geschiedene und alleinerziehende Frau nicht vorstellen. Nach der allgemeinen kulturellen Akzeptanz der Scheidung ist diese Lösung von Patientinnen häufiger umgesetzt worden. Dieses Beispiel verdeutlicht, dass neben den spezifischen situativen Bedingungen der jeweiligen Familie des Patienten das soziale und kulturelle Milieu unsere Aufmerksamkeit verdienen.

1.2.2 Kulturelle Adaptation: Wie bewältigen Individuen und Gruppen die Anforderungen nach Anpassung, wenn sie in einer neuen kulturellen Umgebung ankommen?

Die notwendigen Veränderungen für die kulturelle Anpassung bezeichnet Berry als »Akkulturation«. Akkulturation umfasst die kulturellen und psychologischen Veränderungsprozesse, wenn Personen sich in ein neues Land bzw. in eine neue Kultur begeben, und bezieht sich auf Verhalten und Einstellungen von Personen und Gruppen. Berry definiert zwei Achsen der kulturellen Orientierung nach der Umsiedlung in ein neues Land. Die Migranten können sich entweder an der alten »Heimats-« oder der neuen »Aufnahme-Kultur« orientieren. Danach entstehen vier unterschiedliche Akkulturationsstile, nämlich Integration, Assimilation, Separation und Marginalisation. Bei der Integration sind beide Orientierungen stark, bei der Marginalisation beide schwach ausgeprägt. Bei der Assimilation überwiegt die Orientierung an der Kultur des Aufnahmelandes und bei der Separation die des Herkunftslandes (Berry 2010).

Patienten, die psychisch belastet sind, erbringen geringere Adaptationsleistungen, sie sind weder mit der eigenen kulturellen Gruppe (Peers, Community) noch mit der Aufnahmekultur (Schule, behördliche Hilfsangebote, Familienhilfe, Sozialpädagogik) gut vernetzt, sie befinden sich nach dem Modell von Berry oft in der Gruppe der Marginalisierten. In einer eigenen Studie konnten wir den Zusammenhang zwischen Depressivität und Integration bei türkischstämmigen Migranten untersuchen (▶ Abb. 1.1). Die Migranten, deren Akkulturationsleistung als Integration oder Assimilation einzuordnen war, die sich also stark an der Aufnahmekultur orientierten, wiesen niedrigere Depressionsscores auf (Morawa et al. 2014). Die höchsten Depressionsscores wurden in der Gruppe der Marginalisierten gemessen. Dieser Zusammenhang wurde nur querschnittlich belegt. Sicher spielen in diesem Bedingungsgefüge weitere Einflussfaktoren eine wichtige Rolle. Wir gehen jedoch davon aus, dass Menschen mit einer hohen Resilienz die Kraft haben, die sozio-kulturelle Anpassung gut zu bewältigen; andererseits wird aus dem Gefühl von Zugehörigkeit in der neuen Kultur, wenn diese durch Integrationsbemühungen

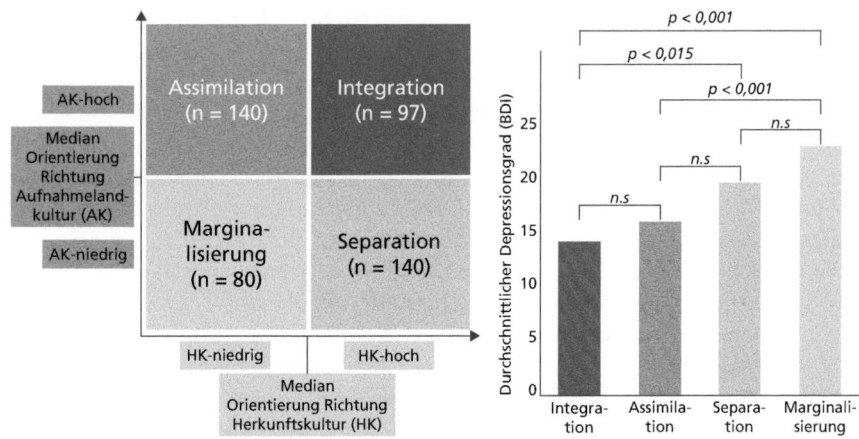

Abb. 1.1: Depression ist in der Gruppe der Integrierten am wenigsten ausgeprägt (übersetzt und adaptiert nach Morawa & Erim 2014, https://creativecommons.org/licenses/by/3.0/)

entsteht, auch neue psychische Kraft hervorgehen. Diejenigen mit geringen psychischen Ressourcen bleiben bzgl. der Anpassungsleistung zurück und vermutlich entsteht hier ein Teufelskreis, in dem die weniger angepassten Migranten sich in der Gesellschaft weniger zugehörig, sondern eher ausgeschlossen fühlen und in einem sich selbst erfüllenden Modus schließlich auch mehr Diskriminierung erleben und insgesamt weniger Stresstoleranz haben als die integrierten Personen, was mit einem sozialen Rückzug einhergehen kann.

Für die psychotherapeutische Arbeit resultiert aus dieser Information die Empfehlung, insbesondere bei Patienten mit schwerer Symptomatik und eingeschränkter Ich-Stärke sowohl Kontakte zur eigenen kulturellen Peergroup als auch die Kontakte zur Aufnahmegesellschaft als mögliche Ressourcen zu eruieren und zu aktivieren.

Bei Patient:innen, die eine höhere Adaptationsleistung zeigen, z. B. die Sprache erworben haben, im Arbeitsleben und in der Nachbarschaft Beziehungen zu Einheimischen pflegen, kann man auch in der Psychotherapie eher davon ausgehen, dass sie über gute Ich-Funktionen verfügen und in der Therapie gut mitarbeiten können.

1.2.3 Kulturzugehörigkeit als Problem in der Psychotherapie

Die Adaptation an die kulturellen Werte der sogenannten Aufnahmekultur ist ein Prozess, von dem die meisten Migranten betroffen sind. Das bedeutet, dass Menschen mit Migrationshintergrund über den allgemeinen kulturellen Wandel hinaus und damit vermengt, sich in einem Anpassungsprozess befinden.

In der Regel ist es hilfreich in der Psychotherapie, diese Veränderungsmomente, von denen der Migrant betroffen ist, zu verstehen. Oft ist es auch für die Patienten eine wichtige Klärung, wenn sie die eigenen Wertvorstellungen und die vermuteten

Erwartungen ihrer Familie analysieren und verstehen können. Die besonderen Probleme in den Psychotherapien von Migranten entstehen oft in Situationen, wenn die Patienten einen perspektivischen Blick, in der Verhaltenstherapie nennt man das eine *Defusion*, nicht zulassen und an der Kognition festhalten: »*ich bin meine Kultur*«. Gemeint sind Patient:innen, die zwischen ihren Entwicklungswünschen und aktuellen Bedürfnissen auf der einen Seite und den Vorgaben ihrer Zugehörigkeitskultur auf der anderen Seite unüberwindbare Konflikte sehen und behaupten, dass eine bestimmte Lösung in ihrem Kulturkreis nicht zulässig ist. »Bei uns kann man ohne die Zustimmung der Eltern keinen Partner wählen/bei uns kann man die Eltern nicht in ein Pflegeheim abgeben/bei uns kann man Verwandte nicht ausladen, auch wenn man am nächsten Tag arbeiten muss. Sie kommen weiter, wenn sie der Idee Raum lassen, dass *ihr Selbst nicht nur durch* »*Kultur*« geformt wird, dass sie auch andere Anteile und Merkmale haben, neben der ethnischen und kulturellen Identität oder dem kulturellen Selbst, haben Menschen Persönlichkeitszüge wie beispielsweise Offenheit, Ordentlichkeit, Sparsamkeit, Ehrgeiz u. v. m. Aus tiefenpsychologischer Sicht machen die verschiedenen Ich-Funktionen und eine Ich-Struktur, die gut, mäßig oder schlecht funktioniert, einen wesentlichen Teil der Personeneigenschaften aus.

Schließlich können wir davon ausgehen, dass sowohl unser Selbst als auch unsere kulturelle Zugehörigkeit sich stetig verändern. Wenn dieser Blick erst einmal zugelassen wird, werden die Patienten vielleicht wahrnehmen, dass auch ihre Familien nicht nur aus kulturellen Bedürfnissen angetrieben werden. Wenn Patient:innen die Möglichkeiten der Veränderung bei sich und ihrer Familie wahrnehmen können, können sie auch Möglichkeiten erkennen, die Konflikte zwischen eigenen Bedürfnissen und Zielen sowie den Vorgaben der Kultur zu lösen. Dieses möchten wir anhand eines kasuistischen Beispiels vertiefen.

Kasuistische Skizze

Eine 20-jährige Patientin, als einziges Mitglied ihrer kurdischen Familie in Deutschland geboren, kam mit ausgeprägten depressiven Beschwerden bis hin zur Suizidalität zur Behandlung. Sie habe Angst vor negativen Reaktionen ihrer Familie, falls ihr »Doppelleben«, nämlich die Beziehung zu einem deutschen Partner, die sie vor ihrer Familie geheim hielt, bemerkt würde. Sie berichtete in der Therapie, dass sie Angst vor Ausschluss aus ihrer Familie habe, aber auch vor möglichen gewalttätigen Übergriffen. Wenn sie die Familie über die aktuelle Lebenssituation unterrichte und ihren Wunsch nach Fortsetzung ihrer Partnerschaft mit einem Mann, den die Familie aus religiösen Gründen nicht akzeptieren würde, mitteile, könne die Familie ihr oder ihrem Partner gegenüber mit Gewalt reagieren. Die Familienmitglieder waren etwa vor 15 Jahren als politische Flüchtlinge nach Deutschland immigriert.

Die Patientin hatte eine starke Bindung an ihre Familie und berichtete auch von Vorteilen der engen Bezogenheit, z. B. setzten sich die Familienmitglieder füreinander ein und sie wurde von Eltern und Geschwistern verwöhnt. Auf der anderen Seite beobachtete sie, dass in ihrer Familie die traditionellen, muslimisch geprägten Normen gelten. Es herrschte u. a. eine hierarchische Struktur, die Rolle der Frau sah vor, dass die Partnerwahl den Eltern überlassen wurde und Sexualität vor der Ehe nicht erlaubt war. Ihr Wunsch nach selbstbestimmter Auswahl eines Partners nach westlichen Vorstellungen wurde von den Eltern nicht gehört, sie fühlte sich ihnen unterworfen.

Lösungen, die der Patientin für eine Verbesserung ihrer Lebenssituation einfielen, waren dichotom: Sie könne sich ihrer Familie unterwerfen und deren Normen annehmen oder die Beziehung zur Familie abbrechen und mit ihrem Freund durchbrennen.

Das Spezifische an diesem Fall ist die starke Überzeugung der Patientin darüber, dass sie sich in einer unlösbaren Situation befindet. Diese Überzeugung war so stark, dass sie in der Behandlung auch ihren Therapeuten davon überzeugte, dass sie z. B. nicht über ihre Probleme in der Beziehung zu ihrem Freund oder zu ihrer Familie sprechen könne, da sich in diesen Beziehungen nichts verändern ließe. So hatte sie viele symptombezogene Ziele in der Zielhierarchie der Therapie platziert und die interaktionellen Konflikte mit Familie und Partner ausgeklammert. Die Diskussion darüber, inwiefern sie selbst bereit war, Kompromisse einzugehen, d. h. ihre kulturell bestimmten Wertvorstellungen und Beziehungswünsche der aktuellen Lebenssituation anzupassen, brachte sie weiter. So stellte sie fest, dass es durchaus möglich und notwendig war, dass sie eigene Idealvorstellungen, die ihres Freundes und die der Familie nicht jeweils in vollem Umfang erfüllen konnte. Sie musste dann damit leben, dass sie z. B. die Eltern mit ihren Entscheidungen verletzen würde, oder selbst enttäuscht sein würde, da sie nicht alle ihre Lebensziele erreichen würde, dass sie jedoch diese »Unperfektheiten« nach ihrem Ermessen verteilen konnte. Je mehr sie selbst spürte, dass sie neben den kulturellen Beziehungsidealen auch weitere eigene Wünsche und Ideale hatte, je mehr sie also die Überlappung und Vermischung dieser Ideale auflösen konnte, desto mehr war es ihr möglich, entsprechende Kompromisse zu entwickeln und die Kompromisshaftigkeit zu akzeptieren. In ihrer Fremdwahrnehmung veränderte sich das Bild ihrer Familie. Sie erkannte, dass sich in ihrer Familie wenig Veränderung vollzog. Bei anderen Familien mit ähnlicher Vorgeschichte hatte sie beobachtet, dass diese mehr Wandel zugelassen hatten. Damit bekam sie die Überzeugung, dass sie mehr für sich fordern durfte und konfrontierte ihre Familie mit ihren Bedürfnissen und Erwartungen. In der therapeutischen Situation, in der Patient:innen die Unlösbarkeit ihrer Probleme mit kulturellen Vorgaben begründen, hilft oft die Frage, ob sie in ihrem eigenen kulturellen Umfeld Personen kennen, die dieses Problem erfolgreich lösen konnten und wie deren Lösung aussieht. Die Betrachtung dieser Lösung kann einen lösungsorientierten Veränderungsprozess in die Wege leiten.

1.2.4 Auswirkungen der aufnehmenden Gesellschaft auf die psychische Entwicklung der Migrant:innen

In seinem späteren Werk wies Berry (2005) darauf hin, dass auch die im Aufnahmeland vorherrschenden politischen Haltungen bei der psychischen Adaptation von Migrant:innen eine wichtige Rolle spielen. Eine Willkommenskultur wird mehr

Menschen in Richtung Integration und Assimilation ermutigen und eine Ablehnung der Neuankömmlinge und Zuwanderer mehr zu einer Abschottung der Migranten führen. Diese politischen Haltungen wurden von Berry ähnlich der möglichen persönlichen Orientierungen der Migrant:innen klassifiziert: Multikulturalität und »Melting Pot« sind dabei offene, integrierende, Segregation und Exklusion sind abweisende, ausschließende politische Haltungen der Aufnahmegesellschaft.

Individuelle Faktoren, die die soziokulturelle und psychische Adaptation fördern

Junges Alter und männliches Geschlecht, Resilienz und Fehlen von traumatischen Erfahrungen, höhere Bildung/schnellerer Spracherwerb sowie Berufstätigkeit, die Nähe zur Aufnahmekultur am Anfang der Migration (z. B. Migration aus einem anderen westlichen Land) und Sicherheit in der Aufnahmekultur (vs. akkulturativer Stress) werden als Faktoren angesehen, die den Anpassungsprozess unterstützen.

Das Vier-Ebenen-Modell der psychosozialen Adaptation

In der Zusammenfassung wurden vier Ebenen im Prozess der psychosoziokulturellen Adaptation beschrieben. Ein:e Migrant:in mit

1. bestimmten Persönlichkeitsmerkmalen und Ich-stärke,
2. einem besonderen Grad der intergenerationellen Transmission von Werten in seiner/ihrer Familie,
3. mit einem bestimmten kulturellen Selbst, bestimmt durch die Herkunftskultur und
4. dem erlebten Einfluss der aufnehmenden Gesellschaft

wird nach dieser Theoriebildung bestimmte Verhaltens- und Haltungsänderungen vornehmen, damit er sich in der neuen Gesellschaft wohlfühlt. In ▶ Abb. 1.2 werden die wichtigen Aspekte der kulturellen Adaptation auf Seiten der Migrant:innen sowie der Aufnahmegesellschaft zusammengefasst.

1.2.5 Steht am Ende immer die Integration?

Die Integration bedeutet einen hohen Gewinn, nämlich soziale Anerkennung und soziale Kontakte in der neuen Gesellschaft zu haben, neue Kompetenzen und Chancen in der neuen Kultur zu finden wie eine neue Sprache, neue Bildungs- und Berufschancen. Am Ende der Akkulturation ist jedoch nicht zu erwarten, dass die migrations-bezogenen Spannungen und Belastungen sich völlig auflösen. Vielmehr entstehen innovative Lebensformen, die eine fortgesetzte Orientierung an der Heimatkultur bzw. auch die Fortsetzung des Kontakts zu den Verwandten ermöglichen. Schließlich ist einerseits die positive Attribuierung der eigenen kulturellen

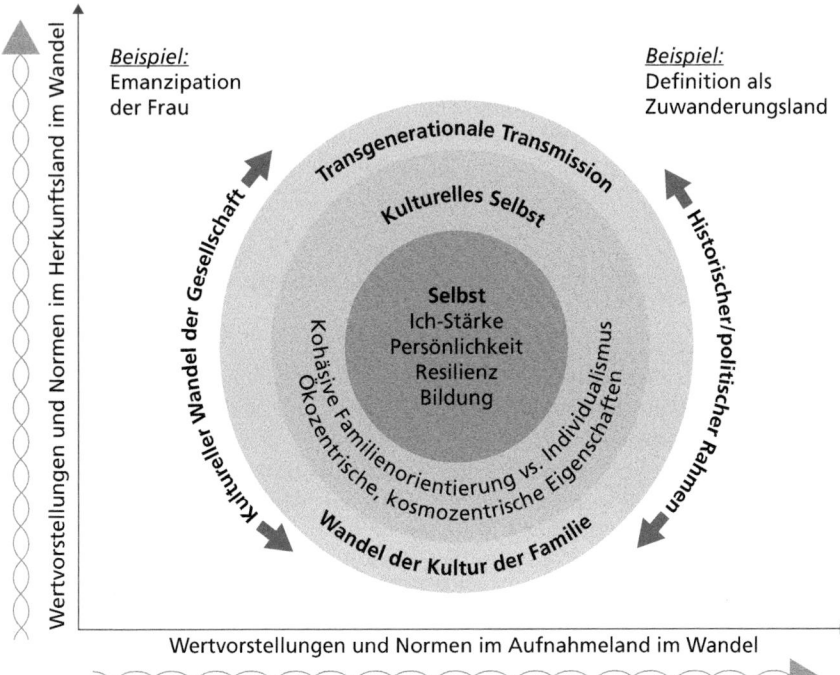

Abb. 1.2: Kulturelle und psychische Veränderungen nach Migration

ethnischen Wurzeln eine wichtige Ressource und viele ethnischen Identitätsanteile bleiben bestehen. Andererseits nehmen die Migrant:innen, die die Kultur des Aufnahmelandes durch Bildung oder längere Aufenthaltsdauer deutlicher verinnerlicht haben, Ausschluss und Diskriminierung besonders sensibel wahr, was zu einer Distanzierung und zur Abwendung von den neuen kulturellen Werten führen kann. Dieses Phänomen wurde als das Integrationsparadoxon bezeichnet (Verkuyten 2016).

1.2.6 Innovative Lebensformen von Migranten

Globalisierung hat homogenisierende Einflüsse. Aber: Kulturelle Anpassung mündet nicht ausschließlich und in allen Bereichen des Lebens in eine homogene Kultur und homogene Wertvorstellungen. Es gibt viele Bereiche des kulturellen Selbst, die unverändert bleiben. Um die homogenisierenden, gleichmachenden Einflüsse und Veränderungen der Globalisierung zu bewältigen, setzen die Migranten vielfältige Strategien ein. Diese Strategien sind z. B. sozialer Rückzug oder sogenannte innovative Lebensformen. Sozialer Rückzug ist ein bekanntes Phänomen, dass auch bei depressiven Störungen eine wichtige Rolle spielt. Er bringt eine Entlastung durch das Meiden von beunruhigenden soziokulturellen Impulsen. Migrant:innen entziehen sich Situationen, in denen sie befürchten, Ausschluss, Kritik oder Formen von Diskriminierung zu erleben. Der Nachteil dieser Bewältigungsform ist das Ausbleiben des Kontakts und der Nutzung von potenziell protektiven oder förderlichen Ressourcen.

Unter innovativen Lebensformen sind insbesondere erweiterte Netzwerke einzuordnen. Migranten sind in mehrfache soziale und kulturelle Netze involviert. Oft handelt es sich um transnationale Netzwerke. Mehr als drei Viertel der Türkeistämmigen aus der ersten Generation waren seit ihrer Ankunft in Deutschland mindestens einmal im Jahr in der Heimat, d. h. in der Türkei. Zudem haben etwa 77 % dieser Personen Angehörige im Ausland. Saisonale Aufenthalte und Pendeln zwischen dem Ursprungs- und dem Aufnahmeland ist bei älteren Migranten eine beliebte Lösung (Uslucan 2017).

1.2.7 Diskriminierung und das Integrationsparadox

Diskriminierung ist die schlechte Behandlung von Menschen aufgrund ihrer Zugehörigkeit zu einer sozialen Gruppe oder eines körperlichen oder psychischen Merkmals. Obwohl etwa drei Viertel der Flüchtlinge angaben, sich in Deutschland willkommen zu fühlen, zeigte eine Studie der Antidiskriminierungsstelle des Bundes, dass unter diesen Flüchtlingen 16 % häufig, 43 % gelegentlich und 29 % zumindest selten Diskriminierung erfahren (Antidiskriminierungsstelle des Bundes 2016, Lareiro, Rother & Siegert 2020). Auch 85 % der ehrenamtlichen und hauptamtlichen Mitarbeiter verschiedener Einrichtungen und Organisationen der Flüchtlingshilfe und -betreuung (z. B. Caritas, Diakonie) gaben an, bei ihrer Arbeit auf Diskriminierung von Flüchtlingen zu stoßen. Diskriminierungserfahrungen werden von Migrant:innen nicht nur in der wissenschaftlichen Literatur sondern auch in der Belletristik berichtet. In der Postmigrationsphase ist die Diskriminierung der wichtigste Risikofaktor der psychischen Gesundheit (Erim & Schellong 2021).

Die meisten Reviews über die gesundheitlichen Auswirkungen von Diskriminierung konstatieren, dass paradoxerweise die Migranten mit längerem Aufenthalt in ihrer neuen Heimat mehr Diskriminierung wahrnehmen. Niederländische Studien (Verkuyten 2016) haben bei einigen ethnischen Gruppen (türkeistämmige, Marokkaner, Surinamesen) festgestellt, dass die besser gebildeten und sozial besser gestellten Migranten weniger positive Einstellungen zur Aufnahmegesellschaft aufweisen. Die Autoren deuten dieses Ergebnis dahingehend, dass die bildungsnahen Gruppen gegenüber gesellschaftlicher Diskriminierung sensibler sind.

Es ist zu vermuten, dass besser gebildete oder informierte Personen die politischen Debatten über die Nicht-Erwünschtheit von Migranten genauer verfolgen und dadurch verunsichert sind. Anderseits sind die Erwartungen nach Inklusion und Akzeptanz desto höher, je mehr die Migrant:innen in ihre Integration und ihren Aufstieg in der Aufnahmegesellschaft investiert haben. Bei Enttäuschungen reagieren sie mit einer emotionalen Abwendung von der Mehrheitsgesellschaft sowie mit Reaktualisierung von Dimensionen ihrer Herkunftskultur.

1.2.8 Ethnische Identität und psychologische Anpassung

Die Orientierung an ethnischen Anteilen der Persönlichkeit wird in unterschiedlichen Ländern der Welt unterschiedlich beurteilt. Seit den 1990er-Jahren wird in den USA die ethnische Identität als eine psychische Ressource angesehen (Phinney 2006). Ethnische Identität wird definiert als die Selbstwahrnehmung und Identifikation einer Person mit einer Gruppe, mit der sie durch ein gemeinsames kulturelles Erbe verbunden ist. Bei genauer Betrachtung beinhaltet jede Definition einer ethnischen Identität universelle Wertvorstellungen wie das Erlangen von Sicherheit, von Freundschaften, persönlicher und familiärer Entfaltung etc. In den USA wurde die ethnische Identität in der Emanzipationsbewegung der afroamerikanischen Bevölkerung definiert. Für diese Minorität war und ist es wichtig, sich selbst eine ethnische Identität mit positiven Eigenschaften wie Fleiß, Ehrlichkeit, Nächstenliebe und gesellschaftlicher Courage zuzuschreiben, auch um auf diese Art und Weise die Zuschreibung von negativen Eigenschaften wie Faulheit, geringe Begabung, Kriminalität usw. erfolgreich abzuwehren (Phinney & Chavira 1992)

Verschiedene US-amerikanische Studien zeigen den positiven Einfluss einer starken ethnischen Identität auf die psychische Gesundheit und Stabilität von Jugendlichen. Die ethnische Identität kann gerade bei Mitgliedern von stigmatisierten kulturellen Gruppen von hoher Bedeutung sein (Phinney & Chavira 1992). Dafür, wie wichtig diese positiven ethnischen Zuschreibungen für die psychische Entwicklung von Menschen aus Minderheitengruppen sind, finden sich viele gute Beispiele in der aktuellen Biografie der ehemaligen First-Lady, Michelle Obama, mit dem Titel »Becoming« (2019). Sie beschreibt das Leben ihres Vaters als städtischer Angestellter, den arbeitsreichen Alltag für einen kargen Lohn, den Stolz, auf den eigenen und den Lebensweg der Kinder positiv Einfluss nehmen zu können. Sie habe erst während ihres Studiums festgestellt, dass es in Chicago, wo sie aufwuchs, verborgenen und offenen Ausschluss von Schwarzen gab. Einige Viertel der Stadt hätte sie bis dahin nicht betreten. Sich mit Stolz und Zuversicht für die eigene Zugehörigkeitsgruppe aber auch für alle benachteiligten Menschen einzubringen sei ihr zu einem Lebensziel geworden. Neben ihrer Identität als Frau, als Amerikanerin etc. spielt ihre ethnische Identität als Afroamerikanerin in ihrer Persönlichkeitsentwicklung eine wichtige Rolle. Ethnische Identität kann neben ihrer grundsätzlichen zentralen positiven Bedeutung auch als eine Reaktion auf wahrgenommene Diskriminierung entstehen. Diesen Prozess macht der nächste Absatz zur Theorie der sozialen Identität deutlich.

1.2.9 Warum bleibt die ethnische Identität auch bei gelungener Integration bestehen?

Theorie der sozialen Identität (Tajfel & Turner 1979)

Die Theoriebildung von Tajfel und Turner unterstreicht das Bedürfnis nach einem guten Selbstwertgefühl, das eng mit der Gruppenidentität des Individuums verbunden ist. Die Teilnehmer einer Gruppe versuchen, eine positive Vorstellung über ihre Gruppe zu haben (Tajfel 1976). Individuen unterscheiden ihre eigene Gruppe von anderen durch die höhere Evaluierung der eigenen Gruppe, dieses Phänomen wird in der Sozialpsychologie als die Binnengruppenfavorisierung bezeichnet. Die Mitglieder einer sozialen Gruppe streben nach einem positiven Selbstwert, der durch einen sozialen Vergleich mit den Mitgliedern bestimmter Fremdgruppen gefördert werden kann. Dafür muss aber die eigene Gruppe im Vergleich besser abschneiden.

Dieser Wunsch nach Stabilisierung des eigenen Selbstwerts durch die Gruppenidentität wird auch in der Gruppentherapie mit Teilnehmern aus unterschiedlichen Kulturen deutlich. Die Teilnehmer konkurrieren auch mit ihrer ethnischen Identität miteinander. Z. B. streiten sie darüber, welche Wertvorstellungen »richtig« sind: Gründlichkeit oder Lässigkeit; Pünktlichkeit oder Flexibilität usw. In der interkulturellen Psychotherapie kann es auch zu einer Konkurrenz zwischen Therapeut und Patient in dieser Hinsicht kommen. Es wird in diesem Kontext verhandelt, welche Bedeutung Pünktlichkeit, Nähe, Großzügigkeit etc. in der Therapiebeziehung einnehmen sollen, was richtig und was falsch ist, welche Kultur der anderen überlegen ist.

1.2.10 Heimatverbundenheit: Komponenten der Identitätsdefinition und ihre Veränderung

Heimatverbundenheit als soziologisches Phänomen hat gewisse Überschneidungspunkte mit der ethnischen Identität. In einer Untersuchung in 2004 wurden 2.000 einheimisch deutsche und türkeistämmige Jugendliche im Alter von 14 bis 19 Jahren zu ihrer Identitätsdefinition befragt. Die der einheimisch deutschen Jugendlichen enthielt neben der primär nationalen Identität die räumliche Verortung (Kölner, Berliner, Duisburger) und zusätzlich eine überregionale Zugehörigkeit als Europäer oder Weltbürger. Die religiöse Dimension spielte für sie eine geringfügige Rolle (etwa 8% haben die Kategorie Christ angegeben). Im Gegensatz dazu waren bei den Türkischstämmigen nach der ersten Kategorie der national-ethnischen Identität als türkisch (94%) die Kategorie Muslim (86%) und Ausländer (72%) wichtig. Die Autoren deuten diese Ergebnisse dahingehend, dass für die türkeistämmigen Jugendlichen das Gefühl, nicht Teil der deutschen Gesellschaft zu sein, eine zentrale Komponente ihrer Identität bildet (Raithel & Mrazek 2004).

Für die deutschen Schüler konnten Bildungseffekte nachgewiesen werden: Hauptschüler fühlen sich mehr als »deutsch«, die Gymnasiasten jedoch mehr als »Weltbürger«. Diese Unterschiede bilden sich in der türkeistämmigen Gruppe nicht ab. Uslucan stellt fest, dass für türkeistämmige Migranten, die in ihrem Alltag oft von Diskriminierungen, Entwertungs- und Zurückweisungserlebnissen betroffen sind, die Religion *»die Funktion einer symbolischen Heimat«* übernimmt. Die Religion vermittele in dieser Gruppe neben einer Orientierung im alltäglichen Handeln auch ein Gefühl von »transzendentalem Schutz und Geborgenheit«.

Fazit für die psychotherapeutische Arbeit

In der kulturellen Adaptation eines Individuums an die neue Lebensumgebung spielen die psychischen Ressourcen und die Anpassungsbereitschaft der Migrantenfamilie eine wichtige Rolle. Migranten stehen neben ihrer Zugehörigkeit zur neuen einheimischen Kultur auch ihre ethnische Identität und die innovativen Lebensformen als Ressourcen zur Verfügung. Die ethnische Zugehörigkeit ist grundsätzlich als eine Ressource anzusehen.

Vielfältige interaktionelle und Belastungsfaktoren können dazu führen, dass Migranten Anteile ihres Selbst in einer ungünstigen Verwicklung mit der ethnischen kulturellen Identität erleben und mit diesen Unlösbarkeitsvorstellungen in ihrer psychischen Entwicklung blockiert sind. In der Psychotherapie kann die Analyse dieser Anteile die Blockade lösen.

Literatur

Akhtar S (1995) A Third Individuation: Immigration, Identity, And The Psychoanalytic Process. Journal of the American Psychoanalytic Association 43(4):1051–1084.
Akhtar S (2007) Immigration und Identität. Psychosoziale Aspekte und kulturübergreifende Therapie. Gießen: Psychosozial-Verlag.
Amati-Mehler J, Argentieri S & Canestri J (1993) The Babel of the Unconscious: Mother Tongue and Foreign Languages in the Psychoanalytic Dimension. Madison, CT: Int. Univ. Press.
Beigang S, Fetz K, Kalkum D & Otto M (2017) Diskriminierungserfahrungen in Deutschland. Ergebnisse einer Repräsentativ- und einer Betroffenenbefragung. https://www.antidiskriminierungsstelle.de/SharedDocs/downloads/DE/publikationen/Expertisen/expertise_diskriminierungserfahrungen_in_deutschland.pdf?__blob=publicationFile&v=6, Zugriff am 22.05.2022.
Berry JW (2005) Acculturation: living successfully in two cultures. International Journal of Intercultural Relations, 29(6):697–712.
Bhugra D (2004) Migration and mental health. Acta Psychiatr Scand 109: 243–258. Bhugra D (2005) Cultural identities and cultural congruency: a new model for evaluating mental distress in immigrants. Acta Psychiatr Scand 111:84–93.
Bundeszentrale für politische Bildung (2006) Themenheft »Soziale Milieus«. Aus Politik und Zeitgeschichte. Ausgabe 44–45/2006.
Erim Y & Schellong J (2020) Special issue flight and migration. J Psychosom Res 138:110260.
Grinberg L & Grinberg R (1990) Die Migration als Trauma und Krise. In: Grinberg L, Grinberg R (Hrsg.) Psychoanalyse der Migration und des Exils. S. 9–15. München und Wien: Verlag Internationale Psychoanalyse.
Güc F (1991) Ein familientherapeutisches Konzept in der Arbeit mit Immigrantenfamilien. Familiendynamik 16:3–23.
Gün AK (2018) Interkulturelle psychotherapeutische Kompetenz. Stuttgart: Kohlhammer Verlag.
Haci-Halil U (2017) Türkeistämmige in Deutschland. Heimatlos oder überall zuhause? Aus Politik und Zeitgeschichte. Fremd in der Heimat. Zeitschrift der Bundeszentrale für Politische Bildung 67(11–12):31–37.

Kirmayer L (2007) Psychotherapy and the Cultural Concept of the Person. Transcultural Psychiatry 44:232–256.
Kürsat-Ahlers E (1995) Migration als psychischer Prozeß. In: Attia I, Basque M, Kornfeld U et al. (Hrsg.): Multikulturelle Gesellschaft Monokulturelle Psychologie? Antisemitismus und Rassismus in der psychosozialen Arbeit. S. 157–171. Tübingen: DgvT (Deutsche Gesellschaft für Verhaltenstherapie)..
Morawa E & Erim Y (2014) Acculturation and depressive symptoms among Turkish immigrants in Germany. Int J Environ Res Public Health 11(9):9503–9521.
Obama M (2018) Becoming – Meine Geschichte. Goldmann, München.
OPD-3 – Operationalisierte Psychodynamische Diagnostik, Arbeitskreis OPD (Hrsg.) (2023) Bern: Hogrefe Verlag.
Phinney JS & Chavira V (1992) Ethnic identity and self-esteem: an exploratory longitudinal study. J Adolesc. 15(3):271–281.
Phinney JS, Dennis J & Osorio S (2006) Reasons to attend college among ethnically diverse college students. Cultur Divers Ethnic Minor Psychol 12(2):347–366.
Raithel J & Mrazek J (2004) Jugendliche Identität zwischen Nation, Region und Religion. Zeitschrift für Erziehungswissenschaft 7:431–445.
Tajfel H & Turner JC (1979) An integrative theory of inter-group conflict. In W. G. Austin & S. Worchel (Hrsg.), The social psychology of inter-group relations. S. 33–47. Monterey, CA: Brooks/Cole.
Verkuyten M (2016) The Integration Paradox: Empiric Evidence From the Netherlands. American Behavioral Scientist 60(5–6):583–596.

2 Prädiktoren der psychischen Gesundheit von Migrant:innen und Geflüchteten

Yesim Erim

2.1 Ein Miniglossar der Migrationspsychosomatik

Bevor der Leser in die vertiefte Auseinandersetzung mit der Migrationspsychosomatik und der interkulturellen Psychotherapie eintaucht, sollen in dieser knappen Zusammenfassung wichtige sozialpsychologische und migrationspsychologische Theorien zusammengefasst werden, die einen wissenschaftlichen Hintergrund der folgenden Kapitel darstellen, auch wenn sie nicht immer explizit erwähnt werden. Die Konstrukte und deren Zusammenspiel werden in ▶ Abb. 2.1 abgebildet und in den entsprechenden Abschnitten des Werkes ausführlich erläutert.

Die psychische Gesundheit der Migrant:innen und Geflüchteten wird dabei als ein Ergebnis der Akkulturation angesehen. Eine gelungene Akkulturation trägt zur psychischen Gesundheit bei. Andererseits sind die Migrant:innen mit guten psychischen Ressourcen und Resilienz diejenigen, denen eine weitgehende soziokulturelle Anpassung gelingt. Die Akkulturation findet mitten in der Gesellschaft statt. Charakteristika der Aufnahmegesellschaft wie Willkommenskultur, prosoziales Verhalten als protektive und Autoritarismus und andere Ausschlusstendenzen als Risikofaktoren haben eine hohe Bedeutung. Die Charakteristika, die die Migrant:innen und Geflüchtete mitbringen sind Akkulturationsgrad, Fähigkeiten zum Spracherwerb, hoher Bildungsgrad und Aufnahme der Berufstätigkeit als protektive Faktoren; postmigratorische Belastungen und im Besonderen wahrgenommene Diskriminierung sind die Risikofaktoren der psychischen Gesundheit.

Alle diese Faktoren werden durch die Bedürfnisse nach einem positiven Selbstbild, einer positiven sozialen Identität bestimmt, diese Phänomene werden in der Sozialpsychologie untersucht. Die Einflüsse der Kultur auf das Selbst, die wahrgenommenen Personeneigenschaften wurden durch viele Autoren beschrieben, wir nehmen hier Bezug auf Kirmayer sowie Fisek und Schepker. Als eine Theorie der kulturellen Anpassung wird die Akkulturationstheorie von Berry präsentiert.

Historischer politischer Rahmen: Alle diese Phänomene finden vor dem Hintergrund von politischen Entscheidungen des Aufnahmelandes statt. Nachdem die Migration als zeitlich überdauernde soziale Entwicklung von den 1960er-Jahren an verleugnet und die Migranten vernachlässigt wurden, wurde mit dem Staatsangehörigkeitsgesetz von 2000, anschließend mit dem Antidiskriminierungsgesetz von 2006, den Integrationsgipfeln seit 2006 und einem Nationalen Integrationsplan ab 2007 in der bundesdeutschen Politik eine Öffnung gegenüber den Zuwanderern und ihren Bedürfnissen deutlich.

2 Prädiktoren der psychischen Gesundheit von Migrant:innen und Geflüchteten

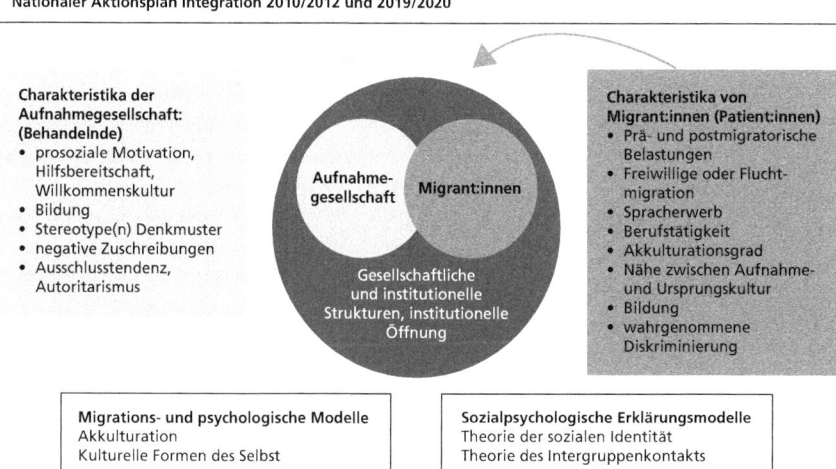

Abb. 2.1: Prädiktoren der psychischen Gesundheit von Migrant:innen und Geflüchteten

2.2 Sozialpsychologische Erklärungsmodelle

2.2.1 Soziale Kategorisationstheorie

Die Einordnung von sozialen Informationen in Kategorien ist ein adaptiver Prozess, der das Denken erleichtert. Beim sozialen Kategorisierungsprozess werden durch die Zuordnung der eigenen Identität zu bestimmten sozialen Kategorien *Ingroups* und *Outgroups* (Tajfel & Turner 1979) gebildet. Bei der Bildung von Kategorien spielen situative Faktoren, z. B. realistische Konflikte eine wichtige Rolle. Soziale Kategorisierung geschieht nach dem Prinzip, das Selbst einer Kategorie zuzuordnen, in der es anderen Mitgliedern dieser Kategorie möglichst ähnlich ist, aber sich deutlich von Mitgliedern anderer Kategorien unterscheidet. Für die interkulturelle Psychotherapie, die Begegnung von einander fremden Gruppen, nämlich Einheimischen (Therapeut:innen) mit Migranten oder Geflüchteten, sind diese Phänomene von zentraler Bedeutung. Sowohl bei den migrantischen Patient:innen als auch bei den einheimischen Psychotherapeut:innen spielt die soziale Kategorisierung eine Rolle bei der Entstehung der Therapiebeziehung, von Übertragung und Gegenübertragung. Es muss unterstrichen werden, dass alle diese Kategorien idealtypisch bleiben. Wahrscheinlich ist der »einheimische Therapeut« kaum zu finden, der überhaupt keine Migrationseinflüsse erlebt hat, sei es durch Eltern und Großeltern mit Fluchterfahrung, eingeheiratete Familienmitglieder mit Migrationserlebnissen etc.

2.2.2 Stereotyp

Ein Stereotyp ist die kognitive Komponente eines Vorurteils, welches Meinungen über die persönlichen Attribute einer Gruppe von Menschen beinhaltet (Ashmore & Del Boca 1981). Beispiel: »Personen mit Migrationshintergrund fühlen sich benachteiligt«. Dabei können Stereotype selbstverständlich nicht für alle Angehörigen der betroffenen sozialen Kategorie zutreffen. So begünstigen Stereotype die Entstehung von Vorurteilen.

2.2.3 Theorie des realistischen Gruppenkonflikts

In den 1950er-Jahren führten das Ehepaar Sherif ihre Ferienlagerexperimente durch. Schulkinder (Jungen) wurden in Zeltlager eingeladen. Dort wurden sie in zwei Gruppen eingeteilt, die voneinander getrennt blieben und anschließend wurden Wettkämpfe durchgeführt. Die Bedingung der Wettkämpfe, dass nur eine Gruppe gewinnen und das Preisgeschenk erhalten kann, stellt eine negative Interdependenz dar. Der Wettkampf um begrenzte Ressourcen, hier der sportliche Erfolg, hatte eine Verschlechterung des emotionalen Klimas zwischen den Gruppen zur Folge. Es kam zwischen den Gruppen zu aggressiven Handlungen.

Später wurden die Gruppen mit einer gemeinsamen Aufgabe (positive Interdependenz) zusammengeführt, wobei sich das emotionale Klima auch positiv veränderte.

2.2.4 Theorie der sozialen Identität

Menschen möchten ein positives Selbstkonzept herstellen oder aufrechterhalten. Das Selbstkonzept besteht aus der persönlichen Identität und aus der sozialen Identität. Die soziale Identität entsteht aus den Eigenschaften der Gruppe, der man angehört. Die Gruppe um Tajfel stellte fest, dass es eine deutliche Tendenz gibt, ein Mitglied der eigenen Gruppe systematisch gegenüber dem Mitglied der anderen Gruppe zu bevorzugen.

Die Bewertung der Eigengruppe ergibt sich aus dem Vergleich mit relevanten Fremdgruppen. Um ein positives Selbstkonzept zu erreichen, streben Menschen nach einer positiven Charakterisierung der eigenen Gruppe, das geschieht durch den sozialen Vergleich und die positive Abgrenzung von anderen Gruppen: »Wir sind besser, stärker, wertvoller als die anderen« (Tajfel et al. 1971).

2.2.5 Theorie des Intergruppenkontakts

Persönlicher Kontakt mit Mitgliedern von Fremdgruppen reduziert die negativen Einstellungen (d. h. Vorurteile) gegenüber der Fremdgruppe (Allport 1954). Pettigrew führte die umfangreichste Metaanalyse zur Überprüfung der Kontakthypothese durch (2006), die Annahmen von Allport wurden bestätigt.

2.3 Migrationspsychologische Erklärungsmodelle

2.3.1 Akkulturationstheorie

Die notwendigen Veränderungen für die kulturellen und psychologischen Anpassungsprozesse nach der Migration bezeichnet Berry (2005) als »Akkulturation«. Berry definiert zwei Achsen der kulturellen Orientierung nach der Umsiedlung in ein neues Land. Die Migrant:innen können sich an der Heimats- oder der Aufnahmekultur orientieren. Danach entstehen vier unterschiedliche Akkulturationsstile, nämlich Integration, Assimilation, Separation und Marginalisierung. Bei der Integration sind beide Orientierungen stark, bei der Marginalisierung beide schwach ausgeprägt. Bei der Assimilation überwiegt die Orientierung an der Kultur des Aufnahmelandes und bei der Separation die des Herkunftslandes.

2.3.2 Kulturelle Formen des Selbst

Verschiedene Autorengruppen haben das Selbst, d. h. die Wahrnehmung der eigenen Person im Zusammenhang mit der eigenen Kultur beschrieben. Fisek und Schepker fokussieren die innerfamiliäre Beziehungsgestaltung in westlichen versus traditionalen Kulturen. Die Beziehung zwischen Familienmitgliedern werde in kohäsiven traditionalen Kulturen durch Bezogenheit und Konsenslösungen und in den westlichen Kulturen durch Selbständigkeit und Autonomie gesichert.

Kirmayer beschreibt in seiner Theoriebildung, dass die Kultur verschiedene Modelle des Selbst generiert. Die Kultur definiere das Selbst in seiner Beziehung zur Familie und zur sozialen Welt, zur natürlichen Umgebung und zum Kosmos (Kirmayer 2007). Kirmayer unterscheidet zwischen einem egozentrischen, einem soziozentrischen, öko- und kosmozentrischen Modell des Selbst.

2.4 Charakteristika der Aufnahmegesellschaft

Ob eine Migration erfolgreich bewältigt werden kann, hängt jedoch nicht nur von den Kompetenzen und Ressourcen der zugewanderten Person ab, sondern wird auch von der Haltung und Aufnahmefähigkeit des neuen Landes gegenüber Migrant:innen maßgeblich beeinflusst. Von großer Relevanz in diesem Kontext erscheint z. B. die Frage, ob eine explizite Migrantenpolitik, eine Willkommenskultur sowie bewusstseinsfördernde Maßnahmen für die autochthone Bevölkerung existieren oder aber Diskriminierung und Fremdenfeindlichkeit zu konstatieren sind.

2.5 Prosoziales Verhalten

Eine große Gruppe der Bevölkerung bringt sich in Deutschland in ehrenamtlichen Aktivitäten ein, auch in der Unterstützung der Geflüchteten. Etwa 40% der Menschen in Deutschland engagieren sich freiwillig in vielfältigen Projekten, umgerechnet sind das rund 28,8 Mio. Menschen (Bundesministerium für Familie, Senioren, Frauen und Jugend 2021).

Seit 2016 bietet die psychosomatische Abteilung in Erlangen Schulungen für professionelle und ehrenamtliche Helfer:innen an. In diesem Zusammenhang beschäftigten wir uns mit der Frage, warum wir anderen helfen. Diese Fragestellung lässt sich mit den Hypothesen über prosoziales Verhalten untersuchen. Prosoziales Verhalten trägt zum Wohl anderer bei, erfolgt freiwillig und zielgerichtet. Hypothesen, die sich anhand von standardisierten Paradigmen an Erwachsenen und Kindern empirisch überprüfen lassen, erklären unser prosoziales Verhalten. Die erste Hypothese ist die *Verwandtschaftsselektion*. Menschen, die ihren *Verwandten* zum Überleben verhelfen, können damit auch selber ihre Gene weitergeben (Frey & Bierhoff 2011). Die *Reziprozitätsnorm* besagt, dass wir in der Erwartung helfen, dass auch uns zukünftig geholfen wird. Evolutionsbiologisch hätte eine solche Norm der Kooperationsbereitschaft einen Überlebensvorteil geschaffen. Dieses Prinzip bezieht sich nicht nur auf Verwandte, sondern auch auf weitere Personen im Umfeld eines Menschen, also auch auf Nichtverwandte (non-kin). Dabei spielt die *Reputation* eine wichtige Rolle, wer einmal geholfen hat, wird als Interaktionspartner vorgezogen. Die Tendenz, sozialen Einfluss zu akzeptieren, wird als *soziales Lernen* bezeichnet. Die Personen, die die Normen einer Gesellschaft am schnellsten und besten lernen, haben einen Überlebensvorteil.

In unseren Forschungsergebnissen über die Motive der ehrenamtlichen Fluchthelfer standen »Mitmenschen helfen« und »religiöse Werte« an erster Stelle, gefolgt von Motiven sozialer Reputation. Als altruistische Motive ließen sich im Einzelnen soziale und politische Verantwortung; als sogenannte selbstdienliche Motive Selbsterfahrung, Ausgleich der beruflichen Tätigkeit, soziale Bindung, Selbstwertsteigerung, sozialer Einfluss und Auswirkungen bei der Karriereentwicklung feststellen.

2.6 Autoritarismus

Die autoritäre Persönlichkeit wurde von den Autoren der Frankfurter Schule beschrieben (Adorno et al. 1950). Es handelt sich dabei um Personen, die eine Unterwürfigkeit gegenüber Autoritäten der eigenen Gruppe und gleichzeitig Intoleranz und Härte gegenüber Abweichlern und einen starken Konventionalismus, eine starre Normenbindung aufweisen. Studien zeigen, dass Personen mit diesen Eigenschaften eine ablehnende Haltung gegenüber Einwanderern aufweisen. Fragebögen über Autoritarismus werden in Untersuchungen zu ausschließenden, diskriminierenden Haltungen der Bevölkerung eingesetzt.

2.7 Charakteristika der Migrant:innen

2.7.1 Ethnische Identität

Ethnische Identität wird als die Selbstwahrnehmung und Identifikation einer Person mit einer Gruppe, mit der sie durch ein gemeinsames kulturelles Erbe verbunden ist, definiert. Es ist wichtig, sich selbst eine ethnische Identität mit positiven Eigenschaften wie Familienverbundenheit, Ehrlichkeit, Nächstenliebe, gesellschaftliche Courage usw. zuzuschreiben, auch um auf diese Art und Weise die externe Zuschreibung von negativen Eigenschaften erfolgreich abzuwehren (Phinney & Chavira 1992) und eine positive soziale Identität zu erlangen.

2.7.2 Postmigratorische Stressoren

In zahlreichen Studien wurde gezeigt, dass Stressoren nach der Umsiedlung oder Flucht eine große, teilweise eine größere Varianz im Ausmaß von Depressionen und Ängsten aufklären als kriegsbedingte Trauma- und Verlusterfahrungen. Laban et al. (2005) teilten die Postmigrationsstressoren in fünf Kategorien zusammen: Familienbezogene Aspekte, Diskriminierung, Asylverfahren, sozioökonomische Lebensbedingungen und sozioreligiöse Aspekte. Diese Cluster standen in einem signifikanten positiven Zusammenhang mit depressiven Störungen.

2.7.3 Wahrgenommene Diskriminierung

Diskriminierung ist die nachteilige Behandlung von Menschen aufgrund ihrer Zugehörigkeit zu einer sozialen Gruppe oder eines körperlichen oder psychischen Merkmals und der stärkste Risikofaktor der psychischen Gesundheit von Geflüchteten. In Studien der Erlanger Arbeitsgruppe mit syrischen Geflüchteten, geflüchteten Schülern, geflüchteten Studierenden und einer großen und gemischten Gruppe von Migranten und Geflüchteten gaben die Betroffenen an, nicht sehr häufig, jedoch regelmäßig Diskriminierung zu erfahren. Ungerechte Behandlung wurde vor allem bei der Wohnungssuche und in der Nachbarschaft wahrgenommen, verbale Attacken fanden nach Berichten der Befragten im öffentlichen Verkehr, in Ausländerbehörden, Krankenhäusern und Arztpraxen statt (Viazminsky et al. 2022, Borho et al. 2022).

Literatur

Allport GW (1954) The Nature of Prejudice. Addison-Wesley.
Ashmore RD & Del Boca FK (1981) Conceptual approaches to stereotypes and stereotyping. In: D. L. Hamilton (Hrsg.): *Cognitive processes in stereotyping and intergroup behavior.* Hillsdale, NJ: Lawrence Erlbaum.
Berry JW (2005) Acculturation: living successfully in two cultures. International Journal of Intercultural Relations 29(6):697–712.
Bierhoff HW, Frey D (Hrsg.) (2011) Handbuch der Sozialpsychologie und Kommunikationspsychologie.Reihe: Handbuch der Psychologie – Band 3, S. 63–105. Göttingen: Hogrefe.
BMFSFJ (Hrsg.) (2021) https://www.bmfsfj.de/bmfsfj/aktuelles/presse/pressemitteilungen/zahlen-daten-fakten-zur-entwicklung-des-freiwilligen-engagements-in-deutschland--176840, Zugriff am 22.07.2022.
Borho A, Morawa E, Schug C et al. (2022) Perceived post-migration discrimination: the perspective of adolescents with migration background. Eur Child Adolesc Psychiatry. https://doi.org/10.1007/s00787-022-02084-6. Kirmayer L (2007): Psychotherapy and the Cultural Concept of the Person. Transcultural Psychiatry 44:232–256.
Laban CJ, Gernaat HBPE, Komproe IH et al. (2005) Postmigration Living Problems and Common Psychiatric Disorders in Iraqi Asylum Seekers in the Netherlands. J Nerv MentDis 193:825–832.
Pettigrew TF & Tropp LR (2006) A meta-analytic test of intergroup contact theory. *Journal of Personality and Social Psychology, 90*(5):751–783.
Phinney JS, Chavira V (1992) Ethnic identity and self-esteem: an exploratory longitudinal study. J Adolesc 15(3):271–81.
Tajfel H & Turner JC (1979) An integrative theory of inter-group conflict. In W. G. Austin & S. Worchel (Hrsg.), The social psychology of inter-group relations. S. 33–47. Monterey, CA: Brooks/Cole.
Tajfel H, Billig MG, Bundy RP & Flament C (1971) Social categorization and intergroup behaviour. *European Journal of Social Psychology* 1(2):149–178.
Theodor W (1950) Adorno, Else Frenkel-Brunswik, Daniel J. Levinson, R. Nevitt Sanford: The Authoritarian Personality. New York: Harper and Brothers.
Viazminsky A, Borho A, Morawa E et al. (2022) Perceived discrimination among Syrian refugees in Germany and its associations with mental health. Glob Public Health 17(11): 2854–2867.

3 Psychotherapie mit Migranten – Interkulturelle Aspekte in der Psychotherapie[4]

Yesim Erim

3.1 Historischer Überblick

Wie in dem Einleitungskapitel (▶ Kap. 1) beschrieben wurde, haben die Migrationsströme in den letzten Jahrzehnten weltweit deutlich zugenommen. Schätzungen zufolge ist die Gesamtzahl von 281 Mio. Menschen, die im Jahr 2020 in einem anderen Land als ihrem Geburtsland leben, um 128 Mio. höher als im Jahr 1990 und mehr als dreimal so hoch wie im Jahr 1970. Arbeitssuche ist dabei die häufigste Ursache bei Migrationsbewegungen. Zusätzlich bewegen sich Auswirkungen von Krieg und Vertreibung aktuell auf Rekordniveau; weltweit liegt die Zahl der Binnenvertriebenen bei etwa 55 Mio. und jene der Geflüchteten bei mehr als 26 Mio. (World Migration Report 2022).

Zu den Staaten mit der höchsten Einwanderungsquote gehörten 2020 die USA (50,6 Mio.), Deutschland (15,8 Mio.) und Saudi-Arabien (13,5 Mio.) (World Migration Report 2020). Europa ist weltweit die Region mit der höchsten Anzahl von Migranten. Jeder dritte Migrant weltweit lebt hier (v. a. West- und Zentraleuropa), was 12 % der Gesamtbevölkerung des Kontinents entspricht (World Migration Report 2020). Im Jahr 2021 lebten in Deutschland, dem wichtigsten Zielland für Migranten in Europa und dem zweitgrößten Aufnahmeland weltweit, mehr als 22,3 Mio. Personen mit Migrationshintergrund (27,3 % der Bevölkerung) (Statistisches Bundesamt 2022).

Seit 2015 hat sich die Zahl der Geflüchteten besonders durch die Kriege in Syrien und in der Ukraine nochmals erheblich gesteigert. Ab dem Jahr 2015 gelangten etwa eine Million Syrer:innen nach Europa, wovon der Großteil, mit 818.000 Personen, in Deutschland Zuflucht fand (Statistisches Bundesamt 2021). Ende Dezember 2022 waren insgesamt 1.041.576 Personen im Ausländerzentralregister (AZR) registriert, die im Zusammenhang mit dem Krieg in der Ukraine seit dem 24. Februar 2022 nach Deutschland eingereist sind.

Der Fokus der Aufmerksamkeit lag im Jahr 2009, bei der ersten Auflage dieses Bandes, auf Arbeitsmigrant:innen, die damals die größte Migrant:innengruppe

---

[4] Das Kapitel ist eine erweiterte und überarbeitete Version folgender Veröffentlichungen:
Erim Y & Senf W (2002) Psychotherapie mit Migranten. Interkulturelle Aspekte in der Psychotherapie. Psychotherapeut 47(6): 336–346 (mit freundlicher Genehmigung von Springer Science and Business Media, Heidelberg) und
Erim Y (2004) Interkulturelle Aspekte der therapeutischen Beziehung. Kollektive Übertragungsphänomene. Psychotherapie im Dialog 5: 368–374 (mit freundlicher Genehmigung des Thieme Verlags, Stuttgart).

ausmachten. Durch die Zuwanderung aus Syrien und der Ukraine, aber auch den stetigen Zuwachs von Geflüchteten aus Ländern wie Afghanistan und verschiedenen Ländern Afrikas gewinnt die psychosoziale Versorgung von Geflüchteten deutlich an Bedeutung. Durch verschiedene Kapitel wurden in der aktuellen Ausgabe inzwischen vorliegende Informationen zur psychischen Gesundheit, psychosozialen Versorgung und Psychotherapie von Geflüchteten ergänzt. In diesem Kapitel geht es um allgemeine Phänomene in der Begegnung von Therapeut:innen und Patient:innen aus unterschiedlichen Kulturen.

Salvendy (2001) wies darauf hin, dass die zunehmend heterogene Bevölkerung der westlichen Länder eine Neuorientierung nicht nur in gesellschaftlichen und kulturellen Formen, sondern auch der psychotherapeutischen Methoden erforderlich macht, die bisher vorwiegend auf den Wertvorstellungen der weißen, christlich-jüdischen Mehrheitsgruppe basierten. Scholz (2001) sieht sogar das Selbstwertgefühl des Individuums auf dem Prüfstand; in kulturell gemischten Gruppen müsse der Selbstwert als »ein Produkt sozialer Zugehörigkeit« neu verhandelt werden.

Die Zuwanderung und die interkulturelle Begegnung stellen die Methodik der Psychotherapie vor grundsätzliche Fragen. Die erste Fragestellung bezieht sich auf Probleme der interkulturellen Beziehungsdynamik. Aus tiefenpsychologischer Sicht geht es hier um Übertragungsbereitschaften, die durch kollektive Erfahrungen der ethnischen Gruppe geprägt sind (Erim 2004). Die zweite Fragestellung befasst sich mit der Wirksamkeit westlicher Therapiemethoden bei Angehörigen anderer Kulturkreise bzw. der Notwendigkeit einer Erweiterung der »westlichen« Methodik durch kultursensitive Interventionen (Pfeiffer 1991, Schreiber 1995, Köse 1995, Yilmaz 2001, Erim & Senf 2007, Kobel 2020).

Die Beschäftigung mit diesen Fragestellungen erfordert auch eine Auseinandersetzung mit den soziokulturellen Besonderheiten ethnischer Gruppen. In diesem Punkt sieht die Autorin mit der US-amerikanischen Schule um Mc Goldrick (1982) und mit Leyer (1991) die Möglichkeit, dass orientierende Kulturtypologien für die transkulturelle Psychotherapie legitim und informativ sein können. Auch wenn sie teilweise Stereotypen Vorzug leisten, sind »ethno-sozio-kulturelle Leitfäden« (Leyer 1991, 1995) in der praktischen Arbeit nützlich. Aus diesem Grunde werden in diesem Buch in gesonderten Kapiteln die ethno-sozio-kulturellen Besonderheiten der polnischen sowie der türkischen Gruppe und der Migranten aus dem ehemaligen Jugoslawien, den Geflüchteten aus Syrien und aus der Ukraine dargestellt.

Das vorliegende Kapitel beschäftigt sich mit diesen Fragestellungen. Diese Informationen werden in weiteren Kapiteln vertieft. Die türkischstämmige Herausgeberin leitete an der Universitätsklinik für Psychotherapie und Psychosomatik in Essen ab 1995 eine Sezialsprechstunde für türkeistämmige Migranten. Seit 1997 hat sie als Dozentin und Supervisorin am Aufbau eines psychotherapeutisch-psychoanalytischen Instituts, der Halime Odag Stiftung in Izmir, Türkei, mitgewirkt und greift auch auf diese Erfahrungen im interkulturellen Setting zurück. Sie hat seit 2013 die Professur für psychosomatische Medizin und Psychotherapie am Universitätsklinikum Erlangen der Friedrich-Alexander Universität Erlangen-Nürnberg inne und baute dort ein Forschungsprogramm und eine Spezialambulanz für die psychosoziale Versorgung von Migranten und Geflüchteten auf. Die Auswahl der hier erwähnten Literaturbeiträge ist durch diese Erfahrungen geprägt und wurde im Hinblick auf ihre Anwendbarkeit bewertet.

3.1.2 Wer ist ein Migrant?

Diese Frage wurde in ▶ Kap. 1 erörtert. Für Psychotherapie-Forschung empfiehlt sich eine umfangreiche Darstellung nach dem Geburtsland der Eltern und des Migranten selbst. In wissenschaftlichen Untersuchungen ist die Definition des Statistischen Bundesamtes zu empfehlen, damit eine Vergleichbarkeit der Samples erreicht wird. Diese Definition umfasst alle, die nach 1949 in das heutige Gebiet der BRD zugewandert sind, sowie alle in Deutschland geborenen Ausländer und alle in Deutschland als Deutsche geborene mit zumindest einem zugewanderten oder als Ausländer in Deutschland geborenen Elternteil. »Eine Person hat einen Migrationshintergrund, wenn sie selbst oder mindestens ein Elternteil die deutsche Staatsangehörigkeit nicht durch Geburt besitzt« (Statistisches Bundesamt 2017).

In folgenden Kapiteln wird anhand empirischer Daten gezeigt, dass die psychischen Symptombelastungen bei Geflüchteten deutlich höher liegen als bei Arbeitsmigrant:innen. Dieser Unterschied sollte in der Befunderhebung und bei der biografischen Anamnese berücksichtigt werden. Die Population der Menschen mit Migrationshintergrund stellt eine hinsichtlich ethnischer Zugehörigkeit, Religion und Kultur, sozialem und rechtlichem Status, Einwanderungsmotiv, Aufenthaltsdauer etc. sehr heterogene Gruppe dar. Bis vor kurzem stammten die meisten in Deutschland lebenden Personen mit Migrationshintergrund aus der Türkei (12,3 %), Polen (9,8 %) und der Russischen Föderation (5,8 %) (Statistisches Bundesamt 2022). Durch den Zuzug von Geflüchteten aus Syrien und der Ukraine mit jeweils über 800.000 Personen verändert sich die prozentuale Verteilung derzeit stetig.

Hilfreich ist eine Unterteilung in freiwillige (Arbeitsmigranten aus EU-Ländern und aus sogenannten »Drittstaaten«, ausländische Studenten, Heiratsmigranten, Migranten im Rahmen von Familiennachzug) und unfreiwillige Migranten. Unter unfreiwilligen Migranten sind die Gruppe der politischen Flüchtlinge und nicht dokumentierte Flüchtlinge zu betrachten. Die freiwillige Migration ist durch doppelstaatliche Abkommen, Arbeitsverträge, Akzeptanz der Universitäten etc. vorbereitet. In diesem Fall haben die Migranten vor der Einreise für einen sicheren Aufenthaltsstatus gesorgt. Die unfreiwilligen Migranten müssen ihren Aufnahmestatus im Gastland oft in jahrelangen administrativen und juristischen Auseinandersetzungen erkämpfen.

Verschiedene Metaanalysen und Überblicksarbeiten (▶ Kap. 3) weisen darauf hin, dass die Prävalenzraten für Depressivität, Angst und posttraumatische Belastungsstörung bei Flüchtlingen im Vergleich zu Arbeitsmigranten signifikant erhöht sind. Die Flucht ist für jeden Geflüchteten und jede geflüchtete Familie eine immense Belastung. Postmigratorische Belastungen von Geflüchteten und Arbeitsmigranten mögen auch Ähnlichkeiten aufweisen, die Fluchterfahrung, die meistens traumatische Aspekte beinhaltet, sollte in der biografischen Anamnese unbedingt festgestellt und in der Therapie berücksichtigt werden. Auch der Migrationsstatus sollte in der psychotherapeutischen Behandlung des einzelnen Migranten und in wissenschaftlichen Untersuchungen, als ein wichtiger Prädiktor möglicher psychischer Belastungen unbedingt ausführlich erfasst werden.

3.1.3 Migration und psychische Krankheit: Vom Defizit zur Ressource

In der psychiatrischen Literatur (z. B. Häffner et al. 1977, Binder & Simoes 1978) ist die Migration aufgrund der Einflüsse, wie der Trennung von der Familie, dem gewohnten kulturellen Umfeld und der sprachlichen und sozialen Isolierung im Gastland oft unter der Vermutung eines erhöhten Erkrankungsrisikos für Migranten diskutiert worden. In einer der wenigen prospektiven Untersuchungen haben Häffner et al. (1977) 200 Gastarbeiter bei ihrer Ankunft in Deutschland untersucht sowie drei und 18 Monate später. Drei Monate nach der Migration wurden bei einem Viertel der Gastarbeiter psychische Auffälligkeiten, insbesondere depressive Syndrome festgestellt, nach 18 Monaten wurde ein Drittel der Stichprobe als psychisch krank eingeordnet, wobei überwiegend psychosomatische Störungen vorlagen. Entsprechend der damaligen Vorstellung von »Arbeitskräften«, die nach einem zeitlich begrenzten Aufenthalt in ihr Land zurückkehren, diskutierten die Autoren noch über die Notwendigkeit einer »partiellen Akkulturation«. Eine Zusammenführung mit den Familien und daraus entstehende mögliche positive Auswirkungen auf die psychische Gesundheit der Migranten wurden nicht einmal in Betracht gezogen.

In ihrer Übersichtsarbeit hob Boos-Nünning im Jahr 1998 hervor, dass Migranten immer wieder ein höheres Gesundheitsrisiko und eine höhere Anfälligkeit für Krankheitsbilder zugeschrieben wurden, bis heute jedoch epidemiologische Untersuchungen fehlen, die einen Vergleich unauffälliger (türkischer) Migranten mit der einheimischen Normalbevölkerung ermöglichen. Die meisten Studien zur Prävalenz von Störungsbildern bei Migranten untersuchten Inanspruchnahmepopulationen. Lindert et al. fassten im Jahr 2008 in einer Metaanalyse die Vorkommenshäufigkeit von Depressivität, Angst und posttraumatischer Belastungsstörung bei Arbeitsmigranten, Asylbewerbern und Flüchtlingen zusammen. Unter den empirischen Studien, die die Einschlusskriterien erfüllten und in die Metaanalyse aufgenommen wurden, befand sich keine einzige aus Deutschland.

Im kinder- und jugendpsychiatrischen Bereich gab es seit den 1990er-Jahren Untersuchungen (Steinhausen 1982, Remschmidt & Walter 1990), die nahelegten, dass Migrantenkinder eine besondere Risikogruppe für psychische Störungen sind. In der repräsentativen Marburger Feldstudie (Remschmidt & Walter 1990) wurde bei ausländischen Kindern eine höhere Symptomprävalenz als bei einheimischen Kindern gemessen. Andererseits konnten neuere Untersuchungen, die schwerpunktmäßig auf protektive Faktoren in der psychischen Entwicklung und Resilienz der Familien fokussierten, bei ausländischen Familien auch viele Ressourcen im Sinne von alternativen Bewältigungsstilen und durchgemachten Lernprozessen feststellen (Nauck 1985, Schepker 1998, Schepker et al. 1999). Mit ihrem Lehrbuch der transkulturellen Kinder- und Jugendpsychiatrie (2009) legten Schepker und

Toker ein systematisches, umfassendes, ressourcenorientiertes Werk vor, die Autoren haben bei der ersten und auch bei dieser Auflage des Bandes die Kinder- und Jugendpsychiatrischen Ergebnisse zur Migration in einem gesonderten Kapitel zusammengefasst.

Anfang der 1990er-Jahre meldeten sich in Deutschland interkulturelle Therapeutenteams, z. B. aus Beratungsstellen für Migranten, und auch bilinguale Psychotherapeuten zu Wort. Güc (1991) unterstrich aus familientherapeutischer Sicht die Notwendigkeit, Kenntnis über die biografischen Besonderheiten von Migranten, insbesondere die Anpassung der Familie an den »Wanderungsprozess«, zu haben. Für ein umfassendes Verständnis der Migrantenfamilie sei die Untersuchung der familiären Beziehungen, beginnend mit der Situation im Heimatland, notwendig. Eine ausführliche Darstellung der systemisch-psychoanalytischen Vorgehensweise von Güc bildet ▶ Kap. 12 dieses Buches. Yilmaz (1997) konnte in einer empirischen Untersuchung ein Bedingungsgefüge zwischen Anpassungsdruck, Gewaltbereitschaft der Ehemänner und psychiatrischer Auffälligkeit von Migrantinnen darstellen. Unter Migrantinnen, die mit der Diagnose einer Anpassungsstörung in der psychiatrischen Universitätspoliklinik in Basel behandelt wurden, lebten Gewaltopfer weniger häufig in einer Großfamilie, waren häufiger berufstätig, und der Abstand des Migrationszeitpunktes zwischen den Partnern war größer als in der Gruppe ohne Gewalterfahrung. In der Krise unternahmen die von Gewalt durch den Partner betroffenen Frauen häufiger Suizidversuche.

Schepker, Toker und Eberding (1999) stellten bei Migrantenfamilien im Ruhrgebiet fest, dass diese im Sinne eines Polypragmatismus westliche und traditionelle Lösungsversuche nebeneinander einsetzen. Dem Migrationsstatus an sich sei keine pathogene Wirkung zuzuschreiben, vielmehr würden der Migration die Probleme attribuiert, die mit den beschränkten Entwicklungschancen in der Aufnahmegesellschaft zusammenhingen.

In den USA beschrieben Tang und Gardner (1999) sowie Holmes (1992) für die interkulturelle und interethnische Psychotherapie eine ähnliche Entwicklung von der Defizit- zur Ressourcenorientierung. Zuerst seien kulturelle und ethnische Unterschiede zwischen Patient und Therapeut ausschließlich als Behandlungsproblem angesehen worden. Erst nach der politischen Emanzipation der 1960er-Jahre sei ein differenzierter Umgang mit interethnischen Problemen möglich geworden.

Schachter und Hugh (1968) waren die ersten Psychoanalytiker, die anhand von ausführlichen Kasuistiken belegten, dass ethnisch unterschiedliche Zugehörigkeiten von Patient und Therapeut nicht regelhaft eine Einschränkung für den analytischen Prozess bedeuten und manchmal diesen sogar beschleunigen können. In ihrer Arbeit beschreiben diese Autoren die Analyse eines »weißen« Patienten durch einen »schwarzen« Analytiker sowie die Analyse eines »schwarzen« Patienten durch eine »weiße« Analytikerin. In beiden Kasuistiken konnten sie zeigen, dass die ethnisch geprägten stereotypen Erwartungen der Patienten, wenn sie sich affektiv mit deren Übertragungsbereitschaft deckten, in der interethnischen Psychotherapie besonders effektiv bearbeitet werden konnten. Der analytische Prozess wurde auf diese Weise durch die ethnischen Unterschiede »katalysiert«.

König (2001) führte aus, dass die Wahrnehmung von Heterogenität in Gruppen grundsätzlich auch von ihrer Bejahung abhängt. Erst nachdem genügend Sicherheit für die »machtunterlegene Position« geschaffen wurde, können bestehende Unterschiede »bewusstseinsfähig« und »ansprechbar« werden. Die Tatsache, dass in Deutschland seit den 1990er-Jahren die Perspektive der »Betroffenen«, nämlich der Migranten, z. B. durch ethnische muttersprachliche Psychotherapeuten immer deutlicher dargestellt werden konnte, ist sicherlich auch im Zusammenhang mit einer größeren Akzeptanz der Zuwanderung in der Öffentlichkeit zu sehen.

Insgesamt zeichnete sich im psychotherapeutischen Verständnis der Migration bis Mitte der 2010er-Jahre eine Entwicklung von defizitorientierten zu ressourcenorientierten Konzepten ab. Die Migration ist als wichtiges und sicherlich belastendes Lebensereignis anzusehen, das jedoch nicht regelhaft zu psychischen Problemen führen muss und auch eine Bereicherung sein kann, indem sie dem Individuum neue Handlungsräume eröffnet. Mit der großen Fluchtbewegung aus Syrien, Afghanistan und afrikanischen Ländern seit 2015, der Zunahme von Asylanträgen bis hin zu 100.000 im Jahr in Deutschland und schließlich der erzwungenen Fluchtmigration seit Februar 2022 im Rahmen des Angriffskriegs Russlands gegen die Ukraine, wird unsere Aufmerksamkeit wieder von den Ressourcen auf die Belastungen gelenkt.

In den letzten Jahrzenten beschäftigten sich viele Psychotherapieforscher mit den Effekten und der Skalierbarkeit von Psychotherapie, nachdem weltweit, in Europa und in Deutschland Migrations- und Fluchtbewegungen deutlich zunahmen und das Fehlen von psychosozialen Behandlungsmöglichkeiten deutlicher wurde. Verschiedene therapeutische Interventionen wurden auch in Konflikt- und Kriegsgebieten erprobt. Dabei wurde auch die Fragestellung untersucht, ob die Durchführung von Psychotherapie an informierte Laien delegiert werden kann, ein Vorgehen, das im Englischen als »Task-Shifting« bezeichnet wird und die Behandlungsmöglichkeiten für Geflüchtete oder Verfolgte erhöhen soll. In Deutschland entstanden traumapädagogische Methoden, um Helfer aus verschiedenen Berufsgruppen für die Unterstützung von Geflüchteten zu befähigen. Verschiedene Arbeitsgruppen, auch unsere, untersuchten die Fragestellung, ob Migrant:innen, die die Landessprache beherrschen, von der stationären Psychotherapie in der Regelversorgung ausreichend profitieren.

Diese neueren Entwicklungen werden in ▶ Kap. 4 zusammengetragen.

3.2 Interkulturelle Diagnostik

Psychische Probleme bei Migranten werden in der Primärversorgung oft erst zu spät erkannt. Auch bei manifesten schwerwiegenden Verhaltensstörungen kann die diagnostische Einschätzung durch sprachliche und kulturelle Verständigungsprobleme erschwert sein.

Odell et al. (1997) untersuchten die Inanspruchnahmeklientel von allgemeinärztlichen Praxen in West Birmingham und stellten fest, dass bei Patienten asiatischer Herkunft und bei schwarzen Patienten psychologische Probleme weniger häufig erkannt wurden als bei weißen Patienten. Die psychologischen Probleme bei Migranten wurden eher erkannt, wenn sie mit sozialen Problemen einhergingen oder die Patienten eine psychiatrische Vorgeschichte hatten. Eine komorbide somatische Erkrankung verhinderte die Feststellung psychischer Probleme.

Haasen et al. (2000) konnten in einer empirischen Untersuchung die Schwierigkeiten der psychiatrischen Diagnostik bei nicht ausreichenden Sprachkenntnissen der Patienten belegen. Sie verglichen die Untersuchungsergebnisse eines einheimischen und eines bilingualen Psychiaters nach Interviews mit Patienten türkischer und deutscher Herkunft mit einem paranoid-halluzinatorischen Syndrom. Die diagnostische Konkordanz zwischen den beiden Interviewern war bei Patienten deutscher Herkunft signifikant höher als bei denen türkischer Herkunft. Dabei war die Korrelation zwischen den beiden Interviewern bei türkischen Patienten mit guten Deutschkenntnissen höher als bei denen mit schlechten Deutschkenntnissen.

Köpp et al. (1993) stellten bei den ausländischen Patienten der psychosomatischen Ambulanz in der FU Berlin fest, dass diese Patienten in der Weiterleitung in eine ambulante Psychotherapie benachteiligt wurden. Ausländischen Patienten wurde bei gleicher Diagnose weniger oft als Einheimischen empfohlen, sich in ambulante Psychotherapie zu begeben. Diese Benachteiligung entstand durch das Fehlen adäquater ambulanter Behandlungsmöglichkeiten.

In der Originalausgabe des DSM-IV (1994) wurde eingeräumt, dass ein Kliniker, der mit den feinen Unterschieden des kulturellen Umfeldes der Hilfe suchenden Person nicht vertraut ist, fälschlicherweise normale Spielarten des Verhaltens, Glaubens oder der Wahrnehmung als pathologisch beurteilen könne. Ein wesentlicher Beitrag des DSM-5 und der ICD-10 besteht darin, Psychotherapeuten darauf hinzuweisen, dass sie potenzielle Gesundheitsrisiken im Zusammenhang mit sozioökonomischen und psychosozialen Umständen nicht übersehen sollten, die einen wichtigen Einfluss haben könnten. Das DSM-5 geht jedoch noch weiter, Kliniker sollen kulturelle Variablen berücksichtigen, bevor sie bei einem Patienten eine bestimmte DSM-5-Diagnose stellen. Darüber hinaus werden in DSM-5 kulturspezifische Anleitungen für die Bewertung von Informationen über kulturelle Merkmale eines Patienten angeboten und ein Interview für die kulturelle Formulierung angeboten. Damit werden Kliniker auf kulturelle Besonderheiten der Symptomentstehung hingewiesen und sensibilisiert.

3.2.1 Kulturspezifische Kenntnisse – Kulturleitfäden

Die ethnische Gruppe

Mc Goldrick (1982) stellt dar, dass ethnische Wertvorstellungen bewusste und unbewusste Prozesse steuern, die das tiefe Verlangen des Individuums nach Identität und historischer Kontinuität erfüllen. Die ethnische Gruppe bestehe aus Personen, die sich aufgrund ihrer gemeinsamen, reellen oder fiktiven Abstammung ähnlich erleben und von Außenstehenden ebenso wahrgenommen werden. Die ethnische Identität werde wie kein anderer Orientierungswert in der Familie vermittelt und präge insbesondere Bereiche wie Familienleben, Partnerfindung, Familiengründung, Lebenszyklus und schließlich das Krankheitserleben. So unterscheiden sich nach Mc Goldrick ethnische Gruppen »in ihrer Erfahrung von Schmerz, in dem, was sie als Krankheitssymptom bezeichnen, wie sie über Schmerzen und Symptome kommunizieren, in ihren Annahmen über die Ursachen ihrer Erkrankung, in ihren Erwartungen gegenüber Behandlern und darin, welche Art der Behandlung sie erwarten oder wünschen«.

Das Wort ethnisch ist in der deutschen Kulturlandschaft mit negativen Assoziationen behaftet. Die Gräueltaten des Naziregimes gegenüber den Juden, Polen und anderen ethnischen Gruppen haben es lange unmöglich gemacht, über ethnische Unterschiede zu sprechen. Die ethnische Zugehörigkeit hat viel mit Abgrenzung und Konkurrenz zwischen den Gruppen zu tun. Wenn ethnische Unterschiede benannt werden, kommt es auch zu einer Polarisierung in der Diskussion (Volkan 1985). Andererseits verbinden Menschen aus allen Ethnien persönliche Stärken mit ihrer ethnischen Zugehörigkeit. Tataki (1993, 2002) behauptet: Migranten, die ihr ursprüngliches kulturelles Erbe, ihren ursprünglichen Reichtum nicht kennen, bleiben »heimatlos«. Ethnische Zugehörigkeit bedeutet in diesem Zusammenhang auch die Gesamtheit eigener wertgeschätzter Traditionen und Ressourcen, die zur Ausprägung eines Selbstwertgefühls beitragen. Oft bemühen sich junge Menschen, die das Heimatland und die Muttersprache ihrer Eltern noch nicht kennen, um eine Begegnung mit ihren kulturellen Ursprüngen und haben erst danach das Gefühl, für ihren Lebensweg gut ausgestattet und frei für Entscheidungen zu sein. Hardy und Laszloffy (1995) sind der Meinung, dass der wichtigste Bestandteil des interkulturellen (ethnicity) Kompetenztrainings darin besteht, dass der Therapeut seine Beziehung zu seiner ethnischen Identität versteht.

Ethno-sozio-kulturelle Leitfäden

Zum Verständnis einer ethnischen Besonderheit reicht ein Leitfaden nicht aus, hier ist die kulturelle Offenheit des Psychotherapeuten gefragt. Ein Leitfaden kann auf bestimmte Besonderheiten hinweisen, die nicht übersehen werden sollten und auf diese Art und Weise die Psychotherapeut:innen sensibilisieren.

Folgende Fragestellungen sollten durch einen Leitfaden beantwortet werden:

1. Gibt es Werte und Verhaltensmuster dieser Gruppe, die auch von einem erfahrenen einheimischen deutschen Psychotherapeuten mit großer Wahrscheinlichkeit missverstanden werden würden?
   Ein Beispiel dazu ist das sich unterordnende Verhalten mancher traditionell geprägter Gruppen, wie z. B. der türkisch-muslimischen Gruppe, gegenüber Autoritätspersonen. Autoritätspersonen wird einerseits Respekt und eine Bereitschaft entgegengebracht, von ihnen Anregungen zu akzeptieren und ihnen zu gehorchen. Andererseits werden Autoritätspersonen manchmal auch hintergangen, weil eine offene Auseinandersetzung mit ihnen nicht erlaubt ist. Schließlich wird von Autoritätspersonen auch eine weitreichende Unterstützung als Zeichen ihrer »Großzügigkeit und Erhabenheit« erwartet. Neben Lehrern gehören Ärzte und damit auch Psychotherapeuten traditionell in die Sparte der

Autoritätspersonen. Unsere türkischen Patienten sprechen oft den Satz aus: »Tun Sie bitte etwas für mich.« Dies klingt für die Therapeutin, die aus ihrer Sicht sowieso schon das Notwendige und Angemessene tut oder getan hat, befremdlich, soll aber in vielen Fällen nur die gewünschte Beziehungsgestaltung unterstreichen. Die traditionelle türkische Kultur verspricht allen, die sich in die Gruppenregeln fügen, dass sie versorgt und »mitgenommen« werden. Die Autoritätsperson hat sich dafür besonders anzustrengen. Die oben ausgeführten »Wunschäußerungen« sind vor diesem Hintergrund oft Rückmeldungen darüber, dass Patienten das Gefühl haben, in der therapeutischen Beziehung angekommen zu sein. Es geht also nicht um die Erfüllung der teilweise recht diffus geäußerten Wünsche durch den Therapeuten, sondern darum, dass der Patient sie mitteilen darf.

2. Was hilft Migranten aus dieser Ethnie, sich bei einem Psychotherapeuten wohlzufühlen, was sind die Anpassungsbedürfnisse dieser Ethnie, wie sind diese Bedürfnisse historisch begründet?
   Einige Therapeuten geben durch die Gestaltung ihrer Therapieräume Hinweise darauf, dass Migranten willkommen sind. Es kann sich dabei um Mitbringsel aus dem Urlaub, Bilder oder Gegenstände aus einem bestimmten Land handeln, die sichtbar platziert werden und signalisieren, dass »migrantische« Patienten willkommen sind. Um den zuvor angeführten kulturell determinierten Bedürfnissen der Patienten gerecht zu werden, kann eine weniger abstinente therapeutische Haltung, besonders in der Initialphase der Behandlung, eingenommen werden. Die Therapeutin kann die Patienten in ihren aktuellen Problemen unterstützen, wenn das durch Anregungen, Informationsübermittlung etc. im Rahmen der Psychotherapie möglich ist. Bei Migrantengruppen, deren »doppelte Bedürftigkeit« durch psychische und sozioökonomische Bedürfnisse, z. B. wirtschaftliche, deutlich hervorsticht, sollte das eine Haltung sein, die den Einstieg in die psychotherapeutische Beziehung erleichtert.
3. Wie fühlen sich Migranten aus dieser Ethnie in Anbetracht ihrer historischen Vorgeschichte? *Vergleich zwischen polnischen Spätaussiedlern und türkischen Arbeitsmigranten (Staatsbürgerschaft, Gruppenzugehörigkeit, Sprach- und kulturelle Kenntnisse, Kontaktchancen).*
   Viele Beispiele hierzu finden sich in den entsprechenden Kapiteln dieses Buches. Polnischstämmige Migranten mögen in der Öffentlichkeit als solche gar nicht zu erkennen sein, geben sich evtl. gar nicht zu erkennen (siehe ▶ Kap. 22). Türkische Jugendliche, die hier geboren und aufgewachsen sind, demonstrieren vielleicht eine kontraphobische »türkische« Zugehörigkeit nach außen. Auch in der Therapeutensuche fällt auf, dass Menschen aus der türkischen Gruppe oft einen türkisch sprechenden Therapeuten präferieren.

Die ethno-sozio-kulturellen Leitfäden für die Migrantengruppen polnischer und türkischer Herkunft und für die Migranten aus dem ehemaligen Jugoslawien sowie aus der Ukraine finden sich in gesonderten Kapiteln und beantworten die oben beschriebenen, psychotherapierelevanten Fragen.

3.3 Befunderhebung – Besonderheiten der biografischen Anamnese bei Migranten

3.3.1 Migrationsbezogene Besonderheiten der biografischen Anamnese am Beispiel der türkeistämmigen (türkischen und kurdischen) Gruppe

Folgende kultur- und migrationsspezifische Besonderheiten wurden am Beispiel der türkischen Migranten erarbeitet, wobei die meisten Aspekte auf die weiteren Gruppen aus den südeuropäischen Anwerbeländern wie Spanien, Griechenland und Süditalien übertragen werden können. Die türkeistämmige Gruppe bildet die größte ethnische, kulturelle Einheit unter den Migranten, zusätzlich sind kurdischstämmige Migranten, aus der Türkei kommend, oft über die türkische Sprache erreichbar (Sauer 2002). Beginnend Anfang der 1960er-Jahre, wurden bis zum Anwerbestopp 1973 Arbeitsmigranten aus der Türkei rekrutiert. Danach setzte sich die Migration durch den Zuzug der Ehepartner, ca. 16.000 Personen jährlich, und der politischen Flüchtlinge fort (Zentrum für Türkeistudien 2003).

Weitere kulturelle Gruppen, die polnischen, ukrainischen und die aus dem ehemaligen Jugoslawien stammenden Migrant:innen und die Entwicklung der kulturellen Adaptation der syrischen Geflüchteten werden in seperaten Kapiteln skizziert.

Kohäsive Familienstruktur

Wenn man eine idealtypisch gezeichnete traditionelle türkische Familie mit einer westeuropäischen vergleichen würde, wären in der türkischen Familie eine starke Hierarchie und ein hoher Grad an Nähe und im Beziehungsstil eine Intimität durch Verbundenheit anzunehmen, im Gegensatz zu einer mittleren und schwachen Hierarchie und einem geringen Grad an Nähe durch Autonomie in der westeuropäischen – hier deutschen – Kultur. Eine ausführliche Darstellung der Beziehungsstile in der traditionellen und modernen türkischen Kultur im Vergleich mit einer prototypisch westeuropäischen findet sich bei Fisek und Schepker (1997) (▶ Tab. 3.1). In der traditionellen türkischen Familie sind die Beziehungsstrukturen von großer interpersoneller Verbundenheit und vom Kollektivismus geprägt. Eine geschlechts- und generationenabhängige Hierarchie ermöglicht in der Familie eine große Kohäsion, wobei die Männer gegenüber den Frauen und die ältere Generation gegenüber der Jüngeren dominant sind. Die Familie ist in ein enges soziales Netz von Verwandten, Nachbarn und Landsleuten aus der gleichen Heimatstadt eingebunden. Wichtige traditionelle Wertvorstellungen in diesem sozialen Netz sind Ehre und Integrität (▶ Kap. 16). Soziale Unterstützung für finanziell Notleidende oder Kranke erbringt primär der engste Familienkreis. Ältere, Alleinerziehende, aber z. B. auch berufstätige Mütter erfahren durch weibliche Familienmitglieder Unterstützung.

Tab. 3.1: Vergleich von Bezogenheit und Autonomie in den Dimensionen von Kultur, Familie und Individuum (modifiziert nach Fisek 1998)

	Türkei (traditionell) Prototyp: traditionelle Gesellschaft	Türkei (modern) Prototyp: Schwellenland	Westlicher Prototyp
Kultur			
Sozialstruktur	autoritär hierarchisch	autoritär-egalitär, tendenziell demokratisch	egalitär demokratisch
Beziehungsorientierung	Gemeinschaftsorientierung durch äußere Kontrolle	Gemeinschaftsorientierung durch äußere Kontrolle	individualistisch/Gemeinschaftsorientierung durch persönliche Verantwortung
Familie			
Hierarchie	ausgeprägt	teils ausgeprägt	schwach
Nähe/Kohäsion	hoch	hoch	niedrig
Individuum			
Ich-Struktur	Familien-Ich	individuiertes Familien-Ich	individuiertes Familien-Ich
Beziehungsstil	Nähe durch Bezogenheit	Nähe durch Bezogenheit	Nähe durch Autonomie

In der Migration orientieren sich einzelne Personen und Familien sehr eng an dem Verhaltenskodex der Gruppe, eine Haltung, die als strukturgebende Maßnahme in Anbetracht des schnellen kulturellen Wandels und Anpassungsdrucks verstanden werden kann. Eine starke Orientierung an traditionellen Werten kann auch ein Hinweis auf fehlende soziale und psychische Ressourcen sein. Fehlt der Kontakt zum einheimischen deutschen Kulturfeld und zu einheimischen Gruppen, in diesem Falle Deutschen, wird oft eine stärkere Hinwendung zu ethnischen Werten deutlich. Hier kann auch eine stärkere religiöse Orientierung entstehen. Gebets- und Korankreise und -schulen können ein unterstützendes, befriedigendes soziales Forum bieten und den Selbstwert steigern. Hier wird die soziale und ethnische Kohäsion einerseits durch intrinsische Mechanismen, andererseits aber auch durch das Fehlen extrinsischer Angebote der Aufnahmegesellschaft aufrechterhalten. Es fehlen z. B. weitgehend integrative Angebote zur Vermittlung von Sprache und Kultur. Das regelmäßige Angebot von Sprachkursen für neu Zugereiste wurde erst nach 2006 etabliert. So konnten und können Migranten jahrelang in einem kulturellen, geschichtlich-politischen Umfeld leben, mit dem sie keine echte Begegnung haben.

Progressive, den neuen Bedürfnissen entsprechende Rollenmuster können aber, wenn einmal sozial akzeptierbar geworden und ins soziale Über-Ich (Kohte-Meyer 2000) aufgenommen, von einzelnen Personen rasch übernommen werden. So fällt es z. B. nicht schwer, den Auszug von nicht verheirateten Kindern, insbesondere von Töchtern zu befürworten oder die Teilnahme am Schwimmunterricht oder den

Besuch am Deutschkurs zu erlauben oder zu unterstützen, wenn andere Migranten im Wohnumfeld das Gleiche tun. Die identifikatorische Übernahme von Verhaltensmustern ist auch in der Therapie mit muttersprachlichen (ethnischen) Psychotherapeuten eine wichtige Ressource. So kann sich der Patient eine Verhaltensweise oder Triebbefriedigung gestatten, die sich der ethnische Therapeut offensichtlich auch erlaubt.

Lebenszyklus

Die Migranten der ersten Einwanderungsgeneration hatten in der Regel aufgrund einer kurzen Schulzeit und des früheren Einstiegs ins Arbeitsleben eine kürzere Kindheit als ihre Altersgenossen in der Aufnahmegesellschaft. Aufgrund der sehr frühen Eheschließung, der frühen Verheiratung der eigenen Kinder und früher Großelternschaft haben sie ein kürzeres mittleres Alter und steigen früher in das Seniorenalter ein, sodass ihr »Lebenszyklus« anders abläuft als jener der Einheimischen. Während eine traditionell orientierte türkische Frau in den Vierzigern sich vielleicht als »alte Frau« erlebt und das Gefühl hat, wesentliche Zielvorstellungen ihres Lebens mit oder ohne Erfolg abgeschlossen zu haben, ist für eine einheimische Deutsche vielleicht gerade einmal die Familienplanung abgeschlossen. So ist die Rentenanwartschaft in der Türkei um zehn Jahre kürzer als in Deutschland und liegt derzeit bei 58 Jahren für Frauen und 60 Jahren bei Männern.

Partnerfindung und Familiengründung

Bei der Partnerfindung spielen traditionelle Formen der Eheschließung im türkischen Kulturkreis heute noch eine wichtige Rolle. Auf einer Skala von größter Kohäsion und sehr begrenzter Selbstbestimmung steht an dem einen Ende die Verwandtenehe und am anderen die eigene Auswahl der Partner mit Zustimmung der Eltern. Die vermittelte Ehe nimmt einen mittleren Platz ein (▶ Abb. 3.1).

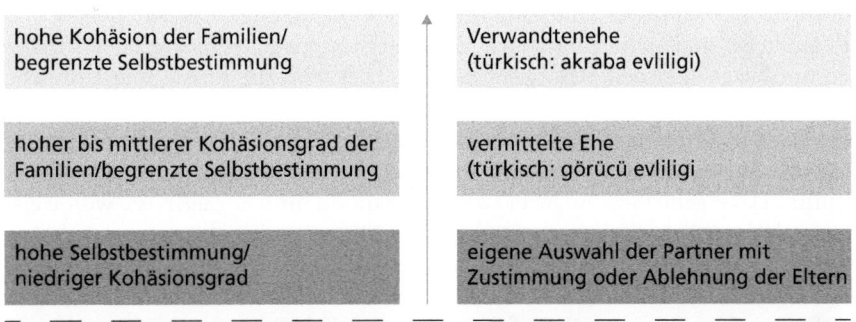

Abb. 3.1: Traditionelle Formen der Eheschließung im türkischen Kulturkreis

Die Verwandtenehe

Die Verwandtenehe findet meistens zwischen Cousins statt. Die Partner sind von ihren Familien oft schon im Kindesalter einander versprochen worden. Die Familien begründen ihre Entscheidung damit, dass jemand, der aus der eigenen Familie komme, auch am besten in die Familie passe, da er/sie die gleiche Tradition bzw. gleiche Lebensgewohnheiten pflege. In gewisser Weise bringen die Familien hier Ängste vor Fremdem oder Neuem zum Ausdruck. Andererseits schreibt durch die Verwandtenehe die ältere Generation ihre hierarchische Macht fort und kann eine jahrelange Kontrolle über die jüngere Generation ausüben. Akgün (1999) beschreibt, dass die traditionelle orientalische Partnerwahl mittels einer Reihe von zu berücksichtigenden Faktoren sicherstelle, dass die Eheleute auch gut zueinander passen. In der Migration reduzierten sich diese Kriterien auf die landsmannschaftliche Verbindung und die Ehre der Tochter.

Vermittelte Ehe

Auch bei der vermittelten Ehe spielen Ängste, die eigenen Kinder könnten, sich selbst überlassen, an unangemessene Partner geraten, eine große Rolle. Die Eltern fühlen sich verpflichtet, die Kinder in die Ehe zu begleiten, sie »unter die Haube« zu bringen, in dieser Hinsicht zu versorgen, sonst glauben sie, als Eltern versagt zu haben. In der Auswahl der Partner spielen die Mütter eine wichtige Rolle. Dies gilt in besonderem Maße aus dem Grund, weil sie mit zunehmendem Alter in der innerfamiliären Hierarchie einen höheren Platz einnehmen. Es gibt durchaus junge Menschen, die sich von ihrer Bezugsgruppe oder von ihren Eltern gut versorgt fühlen, wenn Ehevermittlungsanstrengungen von diesen unternommen werden. Bei dieser Form der Eheschließung haben die Partner allerdings oft nur eine begrenzte Möglichkeit, sich vor der Ehe näher kennenzulernen. Sie treffen sich in der Begleitung von »Anstandspersonen«, Sexualität vor der Ehe ist ausgeschlossen. Die traditionellen Formen der Familiengründung schließen die Phasen des Kennenlernens und der Verliebtheit aus, vielmehr wird erwartet, dass die Ehepartner einander lieben lernen, nachdem sie füreinander ausgewählt wurden.

Selbstständige Partnerwahl

Die selbstständige Partnerwahl ist für die Migrantenfamilien eine akzeptable Option geworden, es wird aber darauf Wert gelegt, dass Rituale wie das Anhalten um die Hand der Braut (Kennenlernen der Familien), Verlobung und Hochzeit eingehalten werden. Symbolisch wichtig ist es, dass die Braut bis zur Hochzeit bei ihrer Familie und unter deren Obhut lebt. Auch wenn dies nicht mehr zutrifft, die Braut wegen ihrer Ausbildung etc. ausgezogen ist, wird sie zur Hochzeit bei den Eltern abgeholt. Mit dieser Darstellung wird die »Unberührtheit« der Braut symbolisiert.

Wenn die Eltern die selbst ausgesuchten Ehepartner ablehnen, haben die jungen Leute die Möglichkeit, sie vor vollendete Tatsachen zu stellen. Sie »brechen gemeinsam aus«. Die Wege einer möglichen Versöhnung zwischen der jungen und der älteren Generation sind dabei durch Rituale vorgezeichnet. Die jungen Leute bitten eine vermittelnde Person, die bzgl. Alter und Status zwischen ihnen und den Eltern steht, um Hilfe. Die Rolle des Vermittlers in der traditionellen Mediation und deren Implikationen für eine kultursensible Psychotherapie beschreibt Köse (1995). Auf diesem Wege können die Eltern die Ehe nachträglich gutheißen, ohne ihr Gesicht zu verlieren. In diesem Fall können alle Rituale der Eheschließung wie der Polterabend oder die Hochzeitsfeier nachgeholt werden. Willigen die Eltern auch nachträglich nicht ein und geben ihren Segen nicht, kommt es zu einem Kontaktabbruch.

Migrationsgeschichte und Trennungserfahrung

Die meisten Migrantenfamilien leben mehrere Jahre getrennt. Diese Trennungserfahrung kann sowohl für die Eltern als auch für die zweite Migrantengeneration vielfältige Folgen haben, wie z. B. unbearbeitete Trauer und daraus resultierende Verlustängste. In der zweiten Migrationsgeneration kann die jahrelange Trennung zu einer Neidproblematik unter den Geschwistern, einer Neudefinierung der Stellung in der Geschwisterreihe führen. So können z. B. letztgeborene Kinder ihren älteren Geschwistern, die im Heimatland zurückgelassen und später nachgeholt wurden, bzgl. ihrer sprach- und sozialen Kompetenzen in der neuen Heimat überlegen sein. Ähnliches geschieht auch unter Ehepartnern, sodass derjenige, der über eine längere Erfahrung im Aufnahmeland verfügt oder die Migrationsentscheidung gefällt hat, eine dominante Rolle im System bekommt.

Sozialisationsbedingungen

Die erste Migrantengeneration und die nachfolgenden Generationen wurden unter unterschiedlichen kulturellen Bedingungen sozialisiert. Die Elterngeneration kommt oft aus einem ländlichen Lebensumfeld. Im Herkunftsland hat diese Generation nur spärliche Kontakte zu Institutionen gehabt, wenn überhaupt sind diese als Strukturierungs- und Bestrafungsinstanzen (Steuer- und Rekrutierungs- oder Polizeibehörde) in Erscheinung getreten. Die Gestaltung von egalitären Beziehungen zu Behörden und Institutionen zählt zu den Kompetenzen, die in der Migration errungen werden müssen.

Doppelte Bedürftigkeit und Realangst

Auch wenn sie wegen psychischer Probleme Rat suchen, haben Migranten oft soziale und wirtschaftliche Probleme, die zum Teil Konsequenzen ihrer Schichtzugehörigkeit, zum Teil der Migration sind. Sie weisen eine psychische und eine soziale, also eine doppelte Bedürftigkeit (Englisch: double needinees) auf (Acosta et al. 1982). Migranten sind häufig von Arbeitslosigkeit und aufenthaltsrechtlichen Einschränkungen betroffen. Andererseits sind sie regelmäßig alltäglichen Kränkungen seitens der Aufnahmegesellschaft in der Schule, der Verwaltung und bei der Arbeitssuche ausgesetzt. Schließlich können Realangst und reelle Bedrohung auch in der Beziehung zum Ursprungsland begründet sein. Dies gilt für Flüchtlinge, die in ihrer Heimat politisch verfolgt werden, oder z. B. für Arbeitsmigranten, die ihre zurückgelassenen Angehörigen finanziell unterstützen und dadurch belastet sind.

Verfolgung und Unterdrückung im Heimatland

Die Trauer um den Verlust der Heimat kann von der Elterngeneration unbearbeitet an die zweite Generation weitergegeben werden, besonders wenn die politische Verfolgung den Hintergrund einer Migration bildet. In diesem Fall sind in der Regel mehrere Generationen politischer Verfolgung und Unterdrückung ausgeliefert gewesen. Hirsch (1993) weist neben anderen Extremerfahrungen, wie z. B. KZ-Terror und sexueller Gewalt, auf traumatisch erlebte Migrationen hin, die bei den Eltern zu Schuldgefühlen oder unauflösbaren Widersprüchen führen können, die sie zwingen, die eigenen unbewältigten Komplexe den Kindern zu implementieren, wo sie als »unassimiliertes Introjekt« wirksam werden. Die psychotherapeutische Arbeit mit Flüchtlingen und Folteropfern bedarf eines spezifischen Zugangs und wurde inzwischen insbesondere durch Mitarbeiter von spezialisierten Beratungsstellen umfangreich definiert (Gurris 1995, Kammerlander & Abdalla-Steinkopf 2000, Mehari 2000). In gesonderten Kapiteln wird in diesem Band das Thema vertieft (▶ Kap. 4, ▶ Kap. 9–11, ▶ Kap. 18 und ▶ Kap. 19).

Die narzisstische Besetzung des Körpers in der Migration

Migranten führen sich in die Aufnahmegesellschaft durch ihre Berufstätigkeit ein. Für die meisten ist der Arbeitsplatz auch der Ort der neuen Sozialisierung und der Akklimatisierung in der Aufnahmegesellschaft. Das Selbstwertgefühl wird durch den körperlichen Einsatz errungen. Das gilt insbesondere für Heiratsmigranten, die durch schwere körperliche Arbeit ein gutes Einkommen erzielen und die Anerkennung ihrer angeheirateten Verwandten gewinnen können. Oft arbeiten sie sehr intensiv und stehen an der Grenze ihrer Belastbarkeit. Dabei erfährt die körperliche Unversehrtheit eine besondere Bedeutung. Wenn das körperliche Funktionieren durch Arbeitsunfälle oder schwere Krankheit gefährdet ist, kann dies zu einer tief greifenden Verunsicherung der Betroffenen führen. Sie sind narzisstisch gekränkt, schließlich stehen ihre neue Integration und das neu gefundene psychische Gleichgewicht auf dem Spiel. In der Folge kann es zu langen Krankschreibungen und Problemen bei der Wiedereingliederung in den Arbeitsprozess kommen.

Im psychotherapeutischen Zugang ist die Erarbeitung eines Symptomverständnisses wichtig. Erst nachdem die neurotisch überhöhten körperbezogenen Ängste in dem oben beschriebenen Kontext der Migration bearbeitet wurden, sind die Patienten für eine sachbezogene Aufklärung offen. Eine dem Bildungsstand des Migranten angemessene und ausführliche medizinische Aufklärung und Psychoedukation haben Priorität. Lange Krankschreibungen können das Gesprächs- und Informationsdefizit nicht ausgleichen, werden als Bestätigung einer vorliegenden schweren Erkrankung gesehen und fixieren den Patienten vielmehr auf die körperbezogenen Ängste.

Anpassungsleistungen und Ressourcen

In der Aufnahmegesellschaft haben Migranten neue, bisher unbekannte soziale Rollen angenommen, z. B. die außerhäusliche Berufstätigkeit der Frauen. In vielen Bereichen sind Lösungswege der Aufnahmegesellschaft übernommen worden, z. B. der Auszug unverheirateter erwachsener Kinder, der im Ursprungsland verpönt war und im Aufnahmeland immer häufiger von Eltern befürwortet wird. Auch das Pendeln der Rentner zwischen dem Aufnahme- und dem Ursprungsland, um einerseits in ersehnten Lebenszusammenhängen in der Heimat psychische Kraft zu schöpfen, andererseits den Kontakt zu den in Deutschland lebenden Kindern aufrechtzuerhalten, gehört zu den Anpassungsleistungen. Eine wichtige Ressource der Migranten ist die Bereitschaft, Lösungsmöglichkeiten innerhalb der ethnischen Gruppe, der Peer Group auszutauschen und einander zugänglich zu machen.

3.4 Sprach- und Verständigungsprobleme: Der Einsatz von Dolmetschern

Wenn ein einheimischer Psychotherapeut einen Patienten anderer Ethnie behandelt, taucht zuerst die Frage nach Möglichkeiten der sprachlichen Verständigung auf. Es muss geklärt werden, ob die Sprachkenntnisse des Patienten für die Verständigung über emotionale Inhalte und das Errichten eines therapeutischen Bündnisses ausreichen. Toker (1998) betont die Probleme beim Einsatz von Dolmetschern in der Psychotherapie und plädiert dafür, in Deutschland Patienten aus einer der größeren ethnischen Gruppierungen an einen muttersprachlichen Psychotherapeuten weiter zu verweisen, wenn kulturspezifische oder Verständigungsprobleme vorliegen. Bei der Behandlung eines Flüchtlings in einer akuten psychischen Krise werde man die erschwerte psychotherapeutische Beziehungsaufnahme durch die Vermittlung eines Dolmetschers in Kauf nehmen müssen, wenn es in der Umgebung keine Therapeuten gibt, die die Muttersprache des Patienten beherrschen. Ausgehend von der Behandlung eines chinesischsprechenden Patienten durch einen englischsprechenden Psychotherapeuten mit Hilfe eines Dolmetschers, forderten Baxter und Cheng (1996) die Supervision durch einen bilingualen Psychotherapeuten bei übersetzten Psychotherapien.

Leyer (1991) beschrieb in ihrer maßgeblichen Arbeit, zu welchen Verwicklungen der Einsatz von Dolmetschern in der Psychotherapie führen kann. Es kann passieren, dass Dolmetscher Fragen oder Bemerkungen von Therapeut oder Patient, die sie als peinlich betrachten, zurückhalten oder, um ihren Kulturkreis in einem besseren Licht erscheinen zu lassen, entsprechende Antworten geben, ohne die Frage an den Patienten weiterzuleiten. Inzwischen gibt es spezialisierte Ausbildungswege für Sprach- und Kulturmittler. Leider ist der Aufwand, einen Dolmetscher für eine Psychotherapie zu engagieren, so groß, dass es in der Realität äußerst selten zu übersetzten Therapien kommt. Der Aufwand, der mit Kostenübernahmeanträgen an die Krankenkasse verbunden ist, schreckt die Behandler in der Regel ab. Erfahrungen mit dem Einsatz von Dolmetschern bestehen eher in der Behandlung von Flüchtlingen, die dringend einer Psychotherapie bedürfen und mit denen die Verständigung in einer der gängigen westlichen Sprachen nicht möglich ist.

Nach den Fluchtbewegungen im Jahr 2015 und ab 2022, im Zusammenhang mit den Kriegen in Syrien und in der Ukraine, hat der Einsatz von Dolmetschern eine große Verbreitung gefunden. Regeln einer gedolmetschten Behandlung wie die Absprache der besonderen Aufgaben mit dem Dolmetscher, Aufklärung des Patienten über Rollen, Funktionen und Verschwiegenheit, Festlegung der Sitzordnung, Klärung der Gesprächsziele vor der jeweiligen Sitzung ebenso wie Rückblick und Resümee nach jedem Gespräch zwischen Therapeut und Dolmetscher gehören inzwischen zum bekannten Instrumentarium.

3.5 Interkulturelle Beziehungsdynamik, kollektive Übertragungsbereitschaft von Migranten, einheimischen und ethnischen Therapeuten

3.5.1 Therapeutische Haltungen und Voreinstellungen

Die psychotherapeutische Arbeit mit Patienten aus einer fremden Ethnie setzt die Bereitschaft des Therapeuten voraus, sich mit neuen Beziehungs- und Erlebensmustern auseinanderzusetzen. Dem Therapeuten sollte es gelingen, eine neugierige, offene und respektierende Einstellung gegenüber unterschiedlichen kulturellen Haltungen einzunehmen. Grundsätzlich hat er die Möglichkeit, über den Patienten selbst Informationen über soziokulturelle Besonderheiten seiner Ethnie zu erhalten. Eine Supervision, die die kulturspezifischen Besonderheiten berücksichtigt, hilft dem Therapeuten vor allem in der diagnostischen Einschätzung darüber, ob ein besonderes Verhalten oder Erleben des Patienten (und die Verständnisprobleme des Therapeuten) aus einer spezifischen ethnischen Haltung resultiert oder auf die zugrunde liegenden neurotischen Konflikte des Patienten zurückzuführen ist.

Bezüglich des Unterschiedes zwischen den kulturellen Zugehörigkeiten des Therapeuten und des Patienten beschreiben Fisek und Schepker (1997) zwei Arten von Vorannahmen. Bei der ersten Vorannahme handelt es sich um eine Überbetonung des Unterschiedes zwischen zwei Kulturen, im Extremfall würde ein einheimischer Therapeut mit dieser Haltung aufgrund der kulturellen Unterschiede eine therapeutische Arbeit mit einem Patienten aus einer fremden Ethnie für unmöglich erachten. Die zweite mögliche Vorannahme beinhaltet eine Verleugnung der Unterschiede zwischen den Kulturen. Diese Haltung kann nach Fisek und Schepker problematisch werden, wenn der Einfluss der unterschiedlichen sozialen Lebensumfelder auf die Individuen ignoriert werde. Ähnlich hoben viele Autoren (Mc

Goldrick 1982, Salvendy 2001, Rommelspacher 2000, Leyer 1995) einerseits Kenntnisse über kulturspezifisch-ethnische Hintergründe, andererseits das Verständnis der besonderen Konfliktdynamik als wichtige Grundpfeiler der interkulturellen Psychotherapie hervor. Leyer (1995) stellte dar, dass das Wissen um die äußeren Lebensumstände und die Wertvorstellungen der ethnischen Gruppe es dem Untersucher ermöglicht, eine Art »ethno-sozio-kulturellen Leitfaden« zu entwickeln, der hilfreich sei. Rommelspacher (2000) resümierte, in der interkulturellen Beziehungsdynamik bestehe eine besondere Gefahr, zwischen Personalisierung und Kulturalisierung zu polarisieren, d.h. entweder die individuell biografischen Faktoren oder die kulturellen Probleme auszublenden.

3.5.2 Interkulturelle Beziehungsdynamik

Erdheim (1993) hat mit seiner Theoriebildung über das Fremde und das Böse als Projektionsfläche einen wichtigen Grundstein für das psychoanalytische Verständnis interethnischer Beziehungen geliefert. Alles, was man bei sich nicht haben möchte, werde auf den Fremden, nach außen projiziert. Damit bleibe das Gute im Subjekt, das Böse sei draußen. Das Fremde diene damit auch als Mittel für die Beschreibung des Selbst. Wenn durch diese Projektions- und Spaltungsmechanismen die Auseinandersetzung mit dem Fremden vermieden werde, bringe sich jedoch das Individuum wie auch die Gesellschaft um eigene Entwicklungschancen, da neue Konfliktlösungen nicht gefunden werden können. Nach dieser Sichtweise werden in der Begegnung mit dem Fremden eigene Konflikte mobilisiert und Wertvorstellungen in Frage gestellt (Erdheim 1994, Übersicht bei Leyer 1991).

Nach Rommelspacher (1995) unterliegen Fremdheitsvorstellungen einer zeitlichen Entwicklung. Während in der Kindheit alle, die nicht dem unmittelbaren Lebensumfeld angehören, als fremd erlebt würden, finde später eine Differenzierung nach ökonomischen und schichtspezifischen Kriterien statt.

Pinderhoughes (1989) hat in ihrer Arbeit über die Interaktion zwischen Weißen und Schwarzen in den USA belegt, dass die Begegnung mit Fremden die Angehörigen der Dominanzkultur an ihre überlegene soziale Stellung erinnert. Rommelspacher (2000) führt aus, dass diese Dominanzposition schuldhaft besetzt sei und aus diesem Grund vermieden werde. Verschiedene US-amerikanische Autoren haben aus der psychoanalytischen Sicht diese Schuldgefühle der weißen Therapeuten gegenüber schwarzen oder anderen Patienten aus ethnischen Minderheiten beschrieben. Ähnliche Erfahrungen werden in der Begegnung zwischen Deutschen und Juden beschrieben. In dieser Begegnung erlebten sich die Angehörigen beider Gruppen betont mit ihrer ethnischen Zugehörigkeit und die Geschichte des Holocaust schiene trennend zwischen ihnen zu stehen (Rommelspacher 1995). Ähnliche Schuldgefühle können bei einheimischen Therapeuten in der Beziehung zu Migranten auftauchen, die als »benachteiligt« erlebt werden. Schließlich können in der Begegnung mit dem Fremden auch Konkurrenz zur sozialen Stellung und zu Gütern sowie eine »Geschwisterrivalität« wachgerufen werden.

Eine positiv diskriminierende Haltung von Psychotherapeuten wird deutlich, wenn von einem unausweichlichen Rollenverhalten der fremden Patienten (z.B.

»unterdrückter Frauen oder Mädchen«) ausgehend, Diagnostik und Therapie auf eine Emanzipation gegenüber der Herkunftskultur ausgerichtet sind. Bianchi-Schäffer (1996) sowie Schepker und Toker (2009) weisen in diesem Zusammenhang auf die Haltung von deutschen Psychotherapeuten hin, die durch Überidentifikation mit den Migranten diesen Opferrollen zuschreiben könnten.

3.5.3 Interkulturelle Kompetenz

Die Definition von interkultureller Kompetenz in der Medizin, wie sie z. B. von Betancourt formuliert wurde, beinhaltet die Forderung, dass Akteure im Gesundheitssystem ihre Vorgehensweisen im Lichte der Bedürfnisse der Migranten überprüfen. Voraussetzung dafür ist, dass sie sich der eigenen kulturellen Präferenzen bewusst sind (Kaihlanen et al. 2019) und die eigene Kommunikationsart mit Patient:innen und eigene stereotype Zuschreibungen kritisch beobachten können. Mit diesem Vorgehen kann das Krankheitsverständnis der Patient:innen besser erschlossen werden, schließlich erfahren die Patienten eine höhere Akzeptanz und mehr Respekt (Kaihlanen et al. 2019). Interkulturelle Kompetenz kann durch Trainings gelernt werden. Effekte von interkulturellen Trainings konnten z. B. im Bereich der Krankenpflege belegt werden. Sowohl Einstellungen als auch die Informiertheit von Pflegenden stiegen nach einem Training (Doorenbos et al. 2004, Schim et al. 2005).

In einem Grundsatzpapier von 2012 haben bilinguale Psychotherapeut:innen für die interkulturelle Psychotherapie ähnliches gefordert. Um den Migrantenpatienten in der Psychotherapie mit Empathie begegnen zu können, sollten die Therapeuten ihre eigenen Gefühle und Einfälle untersuchen, die über den jeweiligen Patienten hinaus, der ethnischen Gruppe des Patienten gelten. Hierfür wird Psychotherapeuten eine *interkulturelle Selbsterfahrung* empfohlen, bei der eigene kulturell geprägte Präferenzen und Annahmen untersucht werden können. In einem solchen Prozess kann erkannt werden, wie resistent einmal geformte Stereotype gegenüber korrigierenden Informationen sind.

Stereotype Zuschreibungen können die Arzt-Patienten-Kommunikation beeinträchtigen. Studien aus Deutschland zeigen, dass Ärzt:innen migrantische Patient:innen als unfreundlich (Gerlach et al. 2009) oder mit aggressiven Anspruchshaltungen beschreiben (Karger et al. 2017) und stereotypisch von einem ihnen fremden Krankheitsverständnis der migrantischen Patient:innen ausgehen (Gerlach, Becker & Abholz 2008, Karger et al. 2017). Ärzte suchten kulturelle Barrieren ausschließlich bei den Patient:innen, womit Ärzt:innen ihre eigene Kultur als Norm definierten (Gerlach, Becker & Abholz 2008). Des Weiteren wurden ausschließlich Patient:innen dafür verantwortlich gemacht, wenn Gespräche unproduktiv verliefen (Karger et al. 2017).

3.5.4 Übertragungs- und Gegenübertragungsbereitschaft, Eigenübertragung in der interkulturellen Psychotherapie

Tang und Gardner (1999) sowie Holmes (1992) beschreiben, dass Patienten ethnische Therapeuten mit besonderen Voreinstellungen und unbewussten Wünschen aufsuchen. Sie schildern die Behandlung eines weißen Patienten mit Autonomie-Abhängigkeitsproblemen, der in der Therapie von seiner unbewussten Fantasie bzgl. der sexuellen Potenz seines schwarzen Therapeuten profitiert habe. Diese Fantasien entsprachen den kulturellen Vorurteilen des Patienten. Er erlebte seinen schwarzen Therapeuten als potenten und mächtigen Vater und konnte in der Identifikation mit ihm eigene expansive Wünsche in Partnerschaft und Beruf zulassen. Patienten, die sich als zurückgesetzt, benachteiligt erlebten, suchten gerne ethnische Therapeuten auf, bei denen sie ähnliche Lebenserfahrungen vermuteten und hofften, mit ihrer Leidensgeschichte verstanden zu werden.

In der Übertragung des fremden Patienten kann der einheimische Therapeut die Rolle der einheimischen behördlichen Instanz, die eines verfolgenden Über-Ichs bekommen. Die misstrauischen Übertragungsgefühle können die Etablierung des Arbeitsbündnisses erschweren. Andererseits können ausländische Patienten den einheimischen Psychotherapeuten mit großer Dankbarkeit gegenüberstehen und ihn als jemand idealisieren, der sich endlich um ihr Leid kümmert.

Insbesondere wenn Möglichkeiten der Supervision fehlen, können die fremden Patienten als frustrierend erlebt werden. Wenn bei dem Therapeuten aufgrund der erschwerten emotionalen Verständigung Gefühle der Distanzierung entstehen, fühlt sich in der Folge auch der Patient abgelehnt und es kommt zu Therapieabbrüchen. Eine andere Form, auf die Hilflosigkeit und Unsicherheit in der therapeutischen Verständigung zu reagieren, kann eine nachsichtig duldende Haltung des Therapeuten gegenüber dem Patienten sein. So wird der fremde Patient überbehütet und unterfordert. Eine solche Gegenübertragung lösen ausländische Patienten oft auch durch ihre reellen Probleme aus, wie aufenthaltsrechtliche Schwierigkeiten, unzulängliche soziale Kompetenzen etc.

In der Begegnung mit Patienten aus einer anderen Ethnie tauchen neben den Gegenübertragungsgefühlen, die herausgearbeitet werden können, auch andere Gefühle auf, z.B. kollektive Gefühle der Schuld, die im Zusammenhang mit dem Schicksal der jüdischen Ethnie unter der Nazidiktatur oder mit aktuellen Übergriffen gegenüber Ausländern stehen. In der Auseinandersetzung mit diesen eher im Kollektiv begründeten Gegenübertragungsgefühlen finden wir das von Heuft (1990) beschriebene Konzept der Eigenübertragung hilfreich. Heuft definiert als Eigenübertragung alle innerseelischen Konflikte des Behandlers, die ihn nachhaltig daran hindern, die Gegenübertragungsabbildungen im Dienste des therapeutischen Prozesses zu analysieren. Für die interkulturelle psychotherapeutische Arbeit scheint eine über die übliche Selbsterfahrung hinausgehende Auseinandersetzung des Therapeuten mit der eigenen ethnischen Zugehörigkeit notwendig zu sein.

Viele ethnische Therapeuten (Bianchi-Schäfer 1996, Erim 2007) haben beschrieben, dass sich bei der muttersprachlichen Behandlung von Migranten durch einen

Psychotherapeuten der eigenen Ethnie für beide die Auseinandersetzung mit der eigenen ethnischen Identität intensiviert. Gemeinsame Werte erfahren eine große Wertschätzung. Die Idealisierung als vordergründiger Beziehungsaspekt kann den Einstieg in die therapeutische Beziehung erleichtern. In diesem Fall sollte darauf geachtet werden, dass realistische, auch für das familiäre Umfeld des Patienten tragbare Ziele erarbeitet werden und der Patient nicht durch zu hoch gesteckte, z. B. emanzipatorische Ziele, überfordert wird.

Eine besonders günstige Konstellation für die interkulturelle Psychotherapie ist ein muttersprachliches Angebot durch bilinguale Psychotherapeuten, das in einer Regelversorgungseinrichtung etabliert wird (Schepker et al. 1998, Erim-Frodermann 2000). In diesem Setting können der muttersprachliche Therapeut und der Patient die Institution nutzen oder aber Patient und Institution den muttersprachlichen Therapeuten als triangulierendes Objekt. Diese Paare bilden sozusagen ein Modell für ein von Nähe und Akzeptanz, aber auch von Unterschiedlichkeit geprägtes Beziehungspaar, das die Beziehung zu einem dritten, außenstehenden Objekt zulässt. Überdies macht dieses Modell die Anerkennung der anderen Kulturzugehörigkeit öffentlich, was für alle Beteiligten eine narzisstische Aufwertung und eine Sicherheit für die Minderheitenposition bedeutet (s. auch König 2001).

Unbewusste Konfliktdynamik der ethnisch gemischten therapeutischen Beziehung

In der Diskussion über die interkulturelle Psychotherapie tauchen regelmäßig zwei Themenkomplexe auf. Das Thema der Überlegenheit (Dominanz) und das Thema der gerechten Versorgung der Benachteiligten. Wie hängen diese Themenkomplexe zusammen? Wenn wir voraussetzen, dass jede Form der Migrationsbewegung darauf zurückgeht, dass die Migranten mit ihrem ursprünglichen Platz, ihrer Heimat nicht zufrieden waren und in wirtschaftlicher, politischer oder sozialer Hinsicht einen besseren Platz für sich gesucht haben, wird das Auftauchen des Benachteiligungsthemas in interkulturellen Therapien nachvollziehbar. Die erste ursprüngliche Lebensumwelt wurde als nicht ausreichend fördernd erlebt. Nach dieser Hypothese spielt in der Biografie eines jeden Migranten die Benachteiligung im Zusammenhang mit Versorgungskonflikten eine mehr oder minder wichtige Rolle.

Auf Seiten der Einheimischen ergibt sich hieraus das Thema der Überlegenheit und Dominanz. Alteingesessene verfügen über die Ressourcen der neuen Heimat und haben hiermit die Möglichkeit, die Migranten, die Hinzuziehenden, zu kontrollieren, diese zu dominieren. Einerseits ist das verständlich, weil sie diejenigen sind, die die Gebote der neuen Heimat aufstellen und für Struktur sorgen. In der Rolle der »Gründer« werden sie als fürsorglich erlebt. Andererseits bekommen sie in dieser Überlegenheitsposition eine zu hinterfragende Rolle, weil sie ihre Macht gegen die Migranten ausnützen können. In der Dominanzposition sind die Einheimischen auch Furcht erregend.

Aufgrund der inneren Logik der Migration, wonach das Aufnahmeland die bessere Umwelt darstellt, sieht es auch in der therapeutischen Begegnung zuerst einmal so aus, als verfügten die einheimischen Therapeuten über die besseren Ressourcen. Relativ rasch wird aber eine Konkurrenz zwischen Therapeut und ausländischem Patienten deutlich, was die Regeln der Interaktion betrifft. Hier handelt es sich um die Konkurrenz der ethnischen Zugehörigkeiten, der Kulturen und vielleicht der Religionen. Scholz (2001) behauptet sogar, dass in der ethnisch gemischten Gruppe die Wertigkeit der Teilnehmer bzw. ihr Selbstwertgefühl neu verhandelt werden muss.

Da sich in der Migration meistens Zugehörige der westlichen Länder mit Zugehörigen der traditionellen Gesellschaften treffen, ist ein Thema, an dem diese Konkurrenz der Zugehörigkeiten ausgetragen wird, oft der Individualismus gegenüber dem Kollektivismus. Hierbei geht es um die unterschiedliche Bewertung der Autonomie und Getrenntheit des Individuums in unterschiedlichen Kulturkreisen. Dem westlichen Individualismus werden Kollektivismus und eine Kultur der Bezogenheit in traditionellen Gesellschaften gegenübergestellt (Erim & Senf 2002). Im Erleben der türkischen Patienten sind die deutschen Behandler individualistisch oder gar egoistisch. Auf der anderen Seite werfen die einheimischen Behandler den Migranten oft fehlende Selbstständigkeit vor.

3.5.5 Kollektive Gegenübertragungen der einheimischen Therapeuten

Unterhält man sich mit einheimischen Behandlern über das kulturell gemischte Setting, stößt man oft auf eine »Gleichbehandlungsmaxime«. Einheimische Therapeuten beschreiben, dass sie keinen Unterschied zwischen deutschen und ausländischen Patienten machen, dass sie z. B. Migranten und Einheimischen mit gleicher Aufgeschlossenheit einen Therapieplatz anbieten, sie gleichermaßen mit Psychotherapie oder Medikamenten versorgen usw. Diese Aussagen werden jedoch eingeschränkt, so wird z. B. angeführt, aufgrund sprachlicher oder kultureller Unterschiede seien viele Migranten therapeutisch nicht erreichbar, die Auseinandersetzung mit Migranten sei so aufwendig, dass es sich für einen Niedergelassenen kaum lohne, sich mit diesen zu befassen, und Migranten würden aus diesem Grund häufiger einmal an Institutionen weiter verwiesen. Diese Gleichbehandlungsmaxime sowie die Angst der Therapeuten, sich etwas zuschulden kommen zu lassen, gehen unseres Erachtens auf die kollektiven Erfahrungen unter dem Naziregime zurück. Damals hat die Gruppe der Einheimischen einer ethnischen Gruppe gegenüber ihre Dominanzposition missbraucht.

Rommelspacher (2000) hat eindrücklich beschrieben, dass die Dominanzposition für Einheimische schuldhaft besetzt sei und aus diesem Grund vermieden werde. Schuldgefühle spielten in der Begegnung von Deutschen mit Juden eine Rolle, in dieser Begegnung erlebten sich die Angehörigen beider Gruppen betont mit ihrer ethnischen Zugehörigkeit und die Geschichte des Holocaust scheine trennend zwischen ihnen zu stehen. Sicher führen auch Ohnmachtsgefühle, die durch die erschwerte sprachliche oder kulturelle Verständigung entstehen, zu einer Vermeidung von interkulturellen therapeutischen Behandlungen. Sogar Beratungen werden ohne konkrete Therapieempfehlung abgebrochen. Köpp et al. (1993) stellten fest, dass ausländischen Patienten bei gleicher Diagnose weniger oft empfohlen wurde, sich in ambulante Psychotherapie zu begeben.

Kommt es zur Behandlung eines Migranten durch einen einheimischen Therapeuten, kann diesen neben Schuldängsten auch der Konflikt der Unterwerfung und Kontrolle an seiner Arbeit hindern. Der einheimische Therapeut bemüht sich, sich entsprechend den Wertvorstellungen des Migranten zu verhalten, die ihm nur wenig bekannt sind, und fühlt sich in dieser Ungewissheit vom Patienten kontrolliert. Um diese Hilflosigkeit gegenüber den kulturellen Besonderheiten des Patienten zu überwinden, müsste er sich konkret mit der ethnischen Besonderheit des Patienten befassen. Diese Beschäftigung ist jedoch verpönt aufgrund der kollektiven Erinnerung an eine Zeit, in der ethnische Zugehörigkeit fatale Folgen hatte. Es wird vermieden, sich z. B. an ethnokulturellen Leitfäden zu orientieren und sich über soziokulturelle Besonderheiten der ethnischen Gruppen zu informieren (Leyer 1995). Solche Leitfäden, die in der US-amerikanischen Literatur zur interkulturellen Psychotherapie einen großen Raum einnehmen, sind im Deutschen noch nicht vorhanden. Damit bleiben die Therapeuten vielfach in der ohnmächtigen oder überaus vorsichtigen Position verhaftet. In diesem Sinne bedeutet die Gleichbehandlungsmaxime oft: »Ich habe den Patienten nicht unterworfen, habe ihn nicht ausgenommen, besiegt, vernachlässigt.« Leider wird aber die Auseinandersetzung mit dem Patienten zu schnell aufgegeben. Der als schwierig erlebte Patient wird weiter- oder weggeschickt (vgl. Gün 2007).

Eine weitere Möglichkeit, die Schuldangst abzuwehren, besteht in der Überidentifikation des Therapeuten mit der fantasierten Benachteiligung der Migranten und anschließender positiver Diskriminierung durch überbehütende und aggressionsvermeidende therapeutische Haltung. Hier kann der therapeutische Diskurs durch gemeinsame Idealisierungen, gemeinsame sozialpolitische Ziele geprägt sein (Bianchi-Schäffer 1996, Eberding 1998). Erim und Senf empfehlen die Überprüfung emanzipatorischer Therapieziele auf ihre Umsetzbarkeit in der ethnischen Gruppe und auf mögliche gemeinsame Aggressionsvermeidung von Patient und Therapeut (2002).

3.5.6 Übertragungsbereitschaft der ethnischen Patienten

Autonomie-Abhängigkeitskonflikt/Abwehr durch projektive Mechanismen

In der Übertragung des Migranten auf den einheimischen Therapeuten spielen vielfach projektive Mechanismen eine Rolle. Genauso wie die Einheimischen projizieren auch Migranten Impulse, die sie als konflikthaft oder nicht zu sich gehörig erleben, auf die »fremden«, in diesem Fall auf die einheimischen (deutschen) Psychotherapeuten. Vielfach geht es hierbei um Individuations- und Abgrenzungswünsche der Migranten in Partnerschaft oder Familie, die diese selbst als aggressiv oder beschämend erleben. Die innere Formel der Betroffenen ist: »Ich kann und darf meine Familie, meinen Partner usw. nicht verraten.« Autonomie-Abhängigkeitskonflikte bieten sich für diese Verwicklungen auch aus dem Grunde an, weil, wie zuvor beschrieben, der familiäre Verbund und das geteilte Glück der Familie in der

Herkunftskultur der Migranten höher bewertet werden als Getrenntheit und Individualismus (Erim & Senf 2002). Die intrapsychischen Trennungs- und Separationsimpulse werden auf den Therapeuten projiziert, und dieser wird als jemand erlebt, der die Patienten mit Nachdruck zu einer Trennung vom Partner oder von der Familie überreden möchte. Oft entsteht hier tatsächlich eine Dynamik, bei der die Therapeuten vor der psychischen Separation und Individuation der Patienten eine örtliche Trennung anstreben. In der Folge werden die Schuld- und Schamgefühle der Patienten so groß, dass die aggressiv erlebten Trennungsimpulse auf den Therapeuten projiziert werden und dieser in der Umkehrung als Aggressor erlebt wird. Schließlich wird die Therapie abgebrochen. Die inneren Spannungen der Patienten werden auf diese Weise auf der äußeren interaktionellen Bühne agierend bewältigt.

Fallbeispiel

Eine 26-jährige türkeistämmige Patientin wurde aus einer laufenden Behandlung durch einen deutschen Psychotherapeuten an eine muttersprachliche Behandlerin weiterverwiesen, da sie sich mit ihren familiären Problemen nicht verstanden fühlte. Die Patientin hatte eine dissoziative Bewegungsstörung, intermittierend trat eine »Lähmung« der linken Körperhälfte auf. In der Behandlung klagte sie immer wieder über ihre Schwiegereltern, die sie ablehnten und wegen ihrer Selbstständigkeitswünsche entwerten würden. Sie befürchte, dass ihr Ehemann unter den Einfluss der Schwiegereltern geraten und sie verlassen könne. Es wurde deutlich, dass die Patientin selbst sehr an ihre steuernden und verwöhnenden eigenen Eltern gebunden war. Es fiel ihr schwer, sich in ihrer Ehe und in ihrem Berufsleben mit eigenverantwortlichen Entscheidungen zu behaupten. Der innere Konflikt der Autonomie und Abhängigkeit wurde auf der äußeren Bühne in der Interaktion mit den Schwiegereltern inszeniert. Eigentlich hatte sie sich mit den traditionellen Rollenvorstellungen der älteren Generation noch nicht ausreichend auseinandergesetzt. Individuationsimpulse wurden schuldhaft erlebt und die bösen eigenen Anteile auf den deutschen Therapeuten projiziert.

Versorgungs- und Autarkiekonflikt, häufiger Therapeutenwechsel

Auch der oben beschriebene Versorgungskonflikt gegenüber dem Ursprungsland oder den primären Bezugspersonen kann in der therapeutischen Beziehung inszeniert werden. Der Migrant ist in diesem Fall davon überzeugt, dass ihn auch die neue Umgebung nicht halten, nicht ausreichend versorgen wird. Er geht davon aus, der einheimische Therapeut werde ihn nicht verstehen. Wenn diese negativen Übertragungsgefühle durch die Verständigungsschwierigkeiten, durch die ethnischen, kulturellen oder religiösen Besonderheiten der Patienten potenziert werden, kann es zu konkordanten Hilflosigkeitsgefühlen und zur Wut beim Therapeuten kommen, sodass er tatsächlich Schwierigkeiten hat, den Patienten zu halten und zu trösten.

Fallbeispiel

Ein 34-jähriger türkeistämmiger Patient hatte im Bergbau einen Arbeitsunfall erlitten, der mit einem Schädelhirntrauma einherging. Obwohl frühzeitig die Symptome einer posttraumatischen Belastungsstörung erkannt wurden und er einer stationären und anschließenden ambulanten Psychotherapie zugeführt wurde, kam es zu keiner wesentlichen Besserung. Die Berufsgenossenschaft empfahl dem »Koryphäenkiller« dieses Mal eine Behandlung bei einer muttersprachlichen Psychotherapeutin. In diesem Fall waren die negativen Übertragungsgefühle des Patienten so heftig, dass er nach den ersten Gesprächen die Therapie verweigerte. In der muttersprachlichen Begegnung waren seine unbewussten Wutgefühle den Eltern, insbesondere dem Vater gegenüber, noch deutlicher geworden. Er warf diesem vor, dass er ihn zuerst in der Heimat zurückgelassen und später in Deutschland nicht unterstützt habe. Sein sehnlichster Wunsch sei gewesen, eine weiterführende Schule zu besuchen, aber der Vater habe ihn 15 Tage nach seiner Ankunft in Deutschland »unter die Erde« geschickt. Der Versorgungs- und Autarkiekonflikt und die unbewussten Wiedergutmachungswünsche an die Eltern machten eine Progression des Patienten unmöglich. Vor diesem Hintergrund konnte auch der unbewusste Rentenwunsch verstanden werden.

Wenn dieser Konflikt aufgedeckt und bearbeitet wird, kann die Behandlung sehr fruchtbar werden und mit einem Gefühl von neuer Beheimatung und Verwurzelung bei dem ausländischen Patienten einhergehen.

Fallbeispiel

Ein 35-jähriger türkischer Patient konnte seinen Erfolg als selbstständiger Kleinunternehmer nicht genießen und hatte jahrelang Depressionen, da seine beiden Söhne an einer angeborenen Sehschwäche litten. Seine Eltern, die ihn zuerst in der Heimat zurückgelassen hatten und anschließend die Ehe mit einer Cousine väterlicherseits vermittelten, hatten seine Bedürfnisse übersehen. Während seiner stationären Psychotherapie nahm er sie in Schutz und konnte keine Wutgefühle ihnen gegenüber zulassen. Er fühlte sich von dem kulturell gemischten Therapeutenteam gesehen und angenommen und entwickelte eine positive Vaterübertragung auf einen deutschen Mitpatienten. Mit diesem unternahm er Wanderungen und erkundete erstmalig sein langjähriges Wohnumfeld. Nach dieser symbolischen Versöhnung mit der eigenen Lebensgeschichte konnten Gefühle von Vitalität und Lebendigkeit wieder auftauchen.

Übertragungsbereitschaft der ethnischen Patienten gegenüber muttersprachlichen Behandlern

In der muttersprachlichen Therapie erfahren gemeinsame Erinnerungen und kulturelle Werte eine Aufwertung. Der muttersprachliche Psychotherapeut wird idealisiert. In seiner narzisstisch getönten Übertragung erlebt der Migrant den Muttersprachler als den Einzigen, der ihn verstehen und ihm helfen kann. Diese Idealisierung kann im Sinne einer positiven Übertragungsbereitschaft den Einstieg in die Behandlung erleichtern. Sie muss jedoch zugunsten einer reifen therapeutischen Allianz zurückgenommen werden, damit auch andere Gefühle untersucht und bearbeitet werden können.

Fallbeispiel

Eine Patientin, die in der Therapie immer in der ersten Person Plural sprach, wurde sehr wütend, als die Therapeutin die Trennung zwischen den beiden unterstrich und festhielt, dass sie, die Patientin, so und so empfunden habe. Schon die Einführung des »Du« anstatt »Wir« erlebte die Patientin als Ablehnung. Nachdem sie jahrelang versucht habe, ihr Leid deutschen Therapeuten verständlich zu machen, wolle sie sich nun daran erfreuen, dass es ein gemeinsames Verständnis, ein »Wir-Gefühl« geben könne. Sie verstehe nicht, woran sich die Therapeutin störe. Die Patientin war im frühen Kindesalter bei ihrer Großmutter in der Heimat zurückgelassen worden als die Eltern nach Deutschland aussiedelten. Durch den Gebrauch des symbiotisch anmutenden »Wir« kontrollierte sie unbewusst ihre andrängende negative Eltern-Übertragung und ihre Wutgefühle.

3.5.7 Gegenübertragungsbereitschaft der ethnischen Therapeuten

Der Muttersprachler kann sich als der Einzige erleben, der den ausländischen Patienten verstehen und ihm helfen kann. In dieser Wahrnehmung sind sowohl eine überhöhte Selbsteinschätzung durch die attribuierte Kompetenz als auch eine gewisse Entwertung vorhanden: nämlich neben der eigenen beruflichen Identität eine Zugehörigkeit zur Gruppe der Benachteiligten (Migranten) zu haben. Diese Gegenübertragungsgefühle wahrzunehmen und sich abzugrenzen kann in einer Umgebung schwierig sein, in der die Patienten in der Tat durch ihre sprachlichen Unzulänglichkeiten daran gehindert sind, mit anderen Therapeuten ihre Probleme zu bearbeiten. So grenzen sich viele muttersprachlichen Therapeuten zu wenig ab und übernehmen zu viele und zu verschiedene Aufgaben in der Versorgung ihrer Landsleute, als dass sie diese ohne eigene Überlastung bewältigen könnten. Einzige Lösungsmöglichkeit ist die Teamarbeit, in der sich der Muttersprachler entlasten und die Hilfe von autochthonen oder muttersprachlichen Kollegen annehmen kann.

Einheimischer Patient und ethnischer Therapeut

Auch einheimische Patienten gehen mit bestimmten Übertragungsbereitschaften in die Behandlung bei einem bilingualen ethnischen Therapeuten. Es kann sich hier um einen zentralen Versorgungskonflikt des Patienten handeln, wobei der einheimische Patient den ethnischen Therapeuten als jemanden erlebt, der ähnliche Nöte erlitten hat und sich mit ihm in dieser Hinsicht identifiziert: »Du verstehst und versorgst mich, weil du Ähnliches erlitten hast.«

Eine zweite häufige Konstellation ist die Übertragung ödipaler Wünsche. Hierbei wird der ethnische Therapeut als offensichtlich potenter, durchsetzungsfähiger Mann oder durchsetzungsfähige Frau erlebt, der/die sich aus kärglichen Verhältnissen heraus hocharbeiten und einen angesehenen Status erlangen konnte. Hier geht es um eine positive Übertragungsbereitschaft. Der Patient hofft, von der Potenz des Therapeuten zu profitieren, sich daran zu beteiligen: »Du bist offensichtlich so potent, dass du mir helfen, mich fördern kannst.« Die Idealisierungsgefühle sind ödipal getönt.

Fallbeispiel

Eine Patientin mit einer Angststörung profitierte in der stationären Behandlung sehr schnell davon, dass eine ethnische Therapeutin sie einzeltherapeutisch betreute. Die Patientin schrieb alle positiven Eigenschaften wie Selbstständigkeit, Durchsetzungsfähigkeit, Zielstrebigkeit im Beruf etc. der Therapeutin zu und konnte diese anschließend auch für sich selbst in Anspruch nehmen. Im Hintergrund war eine Mutter, die die Patientin als vernachlässigend und übermächtig erlebt hatte. Sie hatte sich nie in die ödipale Konkurrenz mit dieser Mutter begeben können. Die fantasierte Biografie der Therapeutin, dass diese nämlich als »Migrantenkind« einerseits benachteiligt, d. h. schwach und nicht furchterregend wie die Mutter ist, andererseits jedoch als Ärztin offensichtlich (durchsetzungs-)fähig sein müsste, ermöglichte es ihr, sich ihr anzunähern. Die ersehnten expansiven Eigenschaften konnten identifikatorisch übernommen werden.

3.5.8 Fazit

Kollektive Übertragungsbereitschaften haben einen großen Einfluss auf die therapeutische Beziehung im kulturell gemischten Setting. Die interkulturelle therapeutische Praxis erfordert, dass der Therapeut seine Beziehung zur eigenen ethnischen Gruppe über die übliche Selbsterfahrung hinaus untersucht und versteht. Überdies muss der Therapeut die Bereitschaft zur Auseinandersetzung mit den ethnischen Besonderheiten seines Patienten haben, weil er nur durch kulturspezifisches Wissen in die Lage versetzt wird, Konfliktdynamik und kulturelle Eigenart des Patienten zu unterscheiden.

3.6 Hilfreiche therapeutische Haltung

3.6.1 Kulturelle Geprägtheit der therapeutischen Methode

Pfeiffer (1991) arbeitete Gemeinsamkeiten und Unterschiede zwischen westlichen Psychotherapiemethoden und traditionellen »Heilriten« heraus und konnte die kulturelle Geprägtheit der psychotherapeutischen Methode und ihrer Instrumente verdeutlichen. Aspekte wie Motivierung, Herstellen einer emotional bedeutsamen Beziehung, Interpretation des Leidens und der Therapie seien beiden Richtungen gemeinsam. Dagegen sei die Förderung von Individuation und von Einsicht ein zentrales Unterscheidungsmerkmal westlicher Therapien. Merkmale traditioneller Heilriten wie soziale Integration, Einbeziehung des Körpers und rituelle Handlungen würden in westlichen Therapien wenig berücksichtigt. Die Therapiemethoden seien in den jeweiligen soziokulturellen Kontexten sinnvoll und effektiv. Aus diesem Grund müsse bei der Behandlung von Patienten aus nicht »westlichen« Kulturkreisen beachtet werden, sie nicht mit einem »Appell an die individuelle Autonomie« zu überfordern.

Nach Kirmayer (2007) beruht jede Psychotherapiemethode auf Modellen des Selbst, die ihrerseits aus kulturellen Konzepten des Individuums hervorgehen. Diese Konzepte definieren das Selbst in seiner Beziehung zur Familie und zur sozialen Welt, zur natürlichen Umgebung und zum Kosmos.

Das kulturelle Konzept der Person, das die westlichen Psychotherapiemethoden benutzen, entsteht aus den westlichen Wertvorstellungen des Individualismus. Wir (westlichen Psychotherapeut:innen) handeln ausgehend von individualistischen und individuumszentrierten, nach manchen Autoren, z. B. Kirmayer (2007), »egozentrischen« Konzepten der Person. Kirmayer beschreibt egozentrische, soziozentrische, ökozentrische und cosmozentrische Formen des Selbst, die die Therapiemethode bestimmen, z. B. über die dominanten Werte und die zentralen Figuren, die besprochen werden. Die zentrale Figur ist in der egozentrischen Kultur das Individuum, in der soziozentrischen die Gruppe, die Familie. In den ökozentrischen Formen des Selbst, z. B. bei Ureinwohnern bestimmter Länder, spielt die Beschäftigung mit der Natur eine große Rolle; in der cosmozentrischen Form die Beschäftigung mit dem Einfluss der Ahnen, von Göttern und Geistern. Diese Beschreibung ist als idealtypisch zu verstehen.

3.6.2 Individualismus versus Bezogenheit

Die unterschiedliche Bewertung von Autonomie und Getrenntheit des Individuums in verschiedenen Kulturen wurde von vielen Autoren thematisiert und der angemessene therapeutische Umgang mit Individuation und Separation des Patienten diskutiert. Dem westlichen »Individualismus« wurden Kollektivismus und eine Kultur der Bezogenheit der traditionellen Gesellschaften gegenübergestellt (Cheng 1993, Sato 2001).

Rhee-Park und Löwenberg (1996) beschreiben, dass japanische Mütter prompt auf Zeichen von Unzufriedenheit ihrer Kinder reagieren und im Gegenzug von diesen ein eher stilles und passives Verhalten erwarten. Trotzreaktionen der Kinder seien schwach ausgeprägt, Gehorsam und Achtung werde als Verpflichtung der Kinder gegenüber den sie liebenden Eltern angesehen. Das Beziehungsideal sei Harmonie statt Konfrontation und Abhängigkeit statt Individuation. Tang und Gardner (1999) berichten, dass in der chinesischen Familie die Abhängigkeit der Kinder von ihren Eltern gefördert werde. Gewöhnlicherweise erfülle die chinesische Mutter alle Wünsche des Kindes. Das Kind schlafe bis zur Geburt anderer Geschwister mit den Eltern im gleichen Raum. Fisek (1998) unterschied zwischen traditionell- und modern-türkischen und prototypisch westlichen Beziehungsstilen. Die Beziehungsorientierung der Individuen sei dabei in der türkischen Kultur gemeinschaftsbezogen und bindungsbetont, in westlichen Kulturen jedoch individualistisch und singulär. Einem sogenannten Familien-Ich im traditionell-türkischen und einem individuierten Familien-Ich im modern-türkischen Kulturkreis, das Nähe durch Bindung erreiche, stellte sie ein individuiertes Ich für den westlichen Beziehungsstil entgegen, das Nähe durch Autonomie erfahre. El Hachimi und von Schlippe (2000) beschreiben, dass in externalisierenden Kulturen das »Ich« als das »Ich in Beziehung« entwickelt werde. So würden z. B. in balinesischen Kulturen Namen nicht zur Identifizierung der Person, sondern zur Beschreibung seiner Position im Verwandtschaftsgefüge eingesetzt.

Fisek (1998) führt aus, gemäß einer westlichen Sichtweise könne von einheimischen Therapeuten manchmal vermutet werden, die kohäsive Familienstruktur lasse keinen Raum für die Individuation des Einzelnen und die Persönlichkeitsentwicklung müsse in einem solchen kulturellen Milieu defizitär sein. Es dürfe jedoch nicht übersehen werden, dass in den beschriebenen kohäsiven sozialen und familialen Strukturen die Klarheit der sozialen Rolle die Basis für ein »eigenständiges Personsein« biete. Die Identität werde auf solche Weise entwickelt, dass sie zu einer Position in der hierarchisch kohäsiven sozialen Struktur passe. Die hierarchische Kontrolle zwischen den Geschlechtern und den Generationen schwinde in Anbetracht des sozialen und ökonomischen Wandels, eine beschützende und versorgende Autorität der Familie bleibe jedoch erhalten.

Die kollektive Identität gibt eine klare soziale Rollendefinition vor. Ein Bedürfnis nach großer Harmonie in emotionaler Hinsicht, die gemeinschaftliche Übernahme von Verantwortung und gemeinschaftliche Entscheidungsfindungsprozesse, die auf einen Konsens abzielen, sowie das Vermeiden von Differenzen in sozialen Haltungen sind typisch für kollektive Kulturen. In diesen Kulturen wird die Abhängigkeit von der Gruppe, Solidarität, Teilen von Pflichten, Stabilität der Gruppenbeziehung gefördert. Die Kontrolle der Gruppe kann die Selbstbestimmung der Individuen einschränken.

Die referierten Zusammenhänge sind in ▶ Tab. 3.2 abgebildet.

Tab. 3.2: Häufige Übertragungsbereitschaften und Verständigungsprobleme in der interkulturellen Therapie

Übertragung von/auf	Zentraler Konflikt, Thematik, Innere Formel	Abgewehrte Affekte	Abwehr durch	Hilfreiches Vorgehen in der Therapie
Einheimischer Therapeut/Migrant	Konflikt: Unterwerfung/Kontrolle Thema: Gleichbehandlungsmaxime vs. Überlegenheit/Dominanz innere Formel: »Ich habe den Patienten nicht unterworfen, habe ihn nicht ausgenommen, besiegt, vernachlässigt etc.«	Schuldangst Ohnmacht	Verleugnung Projektion nicht Annehmen von ethnischen Patienten Überidentifikation mit der fantasierten Benachteiligung der Migranten und positive Diskriminierung	Flexibilität, Neugierde, Offenheit, Benennung der ethnisch-kulturellen Unterschiede, Einholen von Informationen → Kompetenzgefühl
Migrant/Einheimischer Therapeut	Konflikt: Autonomie Abhängigkeitskonflikt Thema: Individuations- oder Trennungswünsche in Partnerschaft- oder Familie, Loyalität Innere Formel: »Ich kann mich nicht mit dem fremden (deutschen) Therapeuten verbinden und meine Familie verraten.«	aggressive Impulse Wut Schuld Scham	Verleugnung eigener agressiver Abgrenzungswünsche Projektion: »Der Therapeut will, dass ich mich von meiner Familie trenne.« → Therapieabbruch	Berücksichtigung der kohäsiven familiären Strukturen und Bearbeitung des Autonomie-Abhängigkeits-Konfliktes vor Trennungsempfehlungen
Migrant/Einheimischer Therapeut	Konflikt: Versorgung und Autarkie	Trauer Hilflosigkeit Wut	Projektion von Wut und Hilflosigkeit	Trauerbearbeitung, Heranführen an die neue Umwelt, neue Beheimatung Verwurzelung

Tab. 3.2: Häufige Übertragungsbereitschaften und Verständigungsprobleme in der interkulturellen Therapie – Fortsetzung

Übertragung von/auf	Zentraler Konflikt, Thematik, Innere Formel	Abgewehrte Affekte	Abwehr durch	Hilfreiches Vorgehen in der Therapie
	Thema: die kärgliche »Heimat«, die nicht genug versorgenden Eltern, unbearbeitete Trennungserlebnisse Innere Formel: »Auch hier bekomme ich nicht genug.«, »Auch der Therapeut versteht mich nicht.«		→ Therapieabbruch	
Migrant/Muttersprachler	Konflikt: Versorgung und Autarkie Selbstwert Thema: Unbearbeitete Trennungserlebnisse, narzisstische Kränkungen Innere Formel: »Du bist der Einzige, der mich verstehen und mir helfen kann, denn du hast Ähnliches erlebt und gehörst zur gleichen Ethnie wie ich.«	Trauer Wut	Idealisierung (narzisstisch getönt) Entwertung bei fantasierter Enttäuschung durch den Therapeuten Verleugnung	Idealisierung nutzen, um die Trauerarbeit einzuleiten
Ethnischer Therapeut/Migrant	Konflikt: Versorgung und Autarkie Selbstwert	Trauer Wut	Omnipotenzfantasien Verleugnung Patient oder die Gruppe der ethnischen Patienten werden zum Selbstobjekt	Sich Entlasten: Wahrnehmen, dass auch andere Therapeuten Patienten aus der eigenen Ethnie helfen

Tab. 3.2: Häufige Übertragungsbereitschaften und Verständigungsprobleme in der interkulturellen Therapie – Fortsetzung

Übertragung von/auf	Zentraler Konflikt, Thematik, Innere Formel	Abgewehrte Affekte	Abwehr durch	Hilfreiches Vorgehen in der Therapie
	unbearbeitete Trennungserlebnisse narzisstische Kränkungen Innere Formel: »Ich bin der Einzige, der sie/ihn verstehen und ihr/ihm helfen kann.« »Ich werde ihm die Unterstützung geben, die ich selbst nie bekam.«			können. Das eigene Wissen schätzen und teilen.
Einheimischer Patient/Ethnischer Therapeut	Konflikt: Versorgung und Autarkie Innere Formel: »Du verstehst und versorgst mich, weil auch du gelitten hast.«	Trauer Wut	Idealisierung, positive Übertragungsbereitschaft	positive Übertragung für den Therapieeinstieg nutzen
Einheimischer Patient/Ethnischer Therapeut	Konflikt: Ödipal »Du bist offensichtlich so potent (durchsetzungsfähig etc.), dass du mir helfen kannst.«	Scham Trauer Wut	Idealisierung (ödipal getönt)	positive Übertragung für den Therapieeinstieg nutzen

In einer individualistischen Kultur ist die eigene Verantwortlichkeit des Individuums für das Erreichen eigener Lebensziele eine zentrale Überzeugung. In individualistischen Kulturen wird die Unterschiedlichkeit der Individuen besser toleriert, wichtige Lebensentscheidungen werden alleine verantwortet. Leistung und Freiheit, das Selbstbestimmungsrecht der Individuen werden gefördert.

Die kollektivistische Beziehungskultur wird problematisch, wenn sie in einer extremen Form gelebt wird und der Individuations- und Separationsentwicklung im Wege steht. Wenn Kinder nicht lernen, alleine sein zu können, eigene Interessen zu vertiefen und dadurch eine Erweiterung ihres psychischen Raums zu erleben, können sie in ihrem Leben bestimmte Situationen nicht meistern.

In den Therapien von Patienten aus kollektivistischen Kulturen erleben wir oft, dass diese die emotionale und räumliche Nähe zu ihren Angehörigen schätzen und suchen. Die kollektivistische Familie versorgt sich gegenseitig mit emotionaler Wärme. Das Bedürfnis der Patienten nach Nähe kann mit ihrem Wunsch kollidieren, eine soziale Rolle einzunehmen, die in der Familie bisher nicht bekannt oder erlaubt ist. Wenn eine junge Frau z. B. studieren oder ausziehen möchte, kann dieser Wunsch bei ihr und in ihrer Familie Angst auslösen, weil sie sich in der Fantasie von ihrer Familie entfernen und aus diesem System der emotionalen Nähe und Wärme aussteigen würde. Sie würde z. B. nicht mehr so viel Zeit mit der Familie verbringen, nicht, wie vorgesehen, bald mit eigenen Kindern für noch mehr Beziehungsdichte in der Familie sorgen. Aufgrund dessen würde die Patientin sich selbst vorwerfen, ihrer Familie gegenüber nicht loyal zu sein. Die Gegensätzlichkeit der kollektivistischen und der individualistischen Beziehungskulturen taucht in der Psychotherapie im Rahmen solcher Loyalitätskonflikte auf.

3.6.3 Hilfreiche therapeutische Interventionen

Joining

Joining wird als Bereitschaft des Therapeuten verstanden, sich in die Lebenswelt des Patienten und die seiner Familie einzufühlen und sich hineinzubegeben (Akgün 1991, El Hachimi und von Schlippe 2000 u. a.). Eine ethnisch geförderte Haltung, die mit den Wertvorstellungen der Dominanzkultur nicht übereinstimmt, sollte nicht als Widerstand oder Agieren eingeordnet, sondern zuerst akzeptiert werden, damit die individuellen Hintergründe des Patienten, diese Haltung für sich zu wählen, verstanden werden können. Als interkulturelle Offenheit des Therapeuten ist eine neugierige, respektvolle und akzeptierende Haltung gegenüber dem fremden Patienten zu verstehen. Bei der Klärung der Therapieziele sollte den kohäsiven Familienstrukturen mit einem systemischen Ansatz Rechnung getragen werden. Therapieziele sollten bzgl. ihrer Tragbarkeit in Familie und Bezugsgruppe geprüft werden.

Die Familie als zentrale Ressource des Patienten sollte immer in die therapeutischen Überlegungen einbezogen werden. Symbolisch nehmen wir die Familienmitglieder fast immer in die »Sitzung« mit, indem wir das Einverständnis des Patienten einholen, etwa eine Viertelstunde des Erstinterviews für die begleitenden

Familienmitglieder zu reservieren. Auf diese Weise werden mögliche Ängste der Familie verstanden und besänftigt, Eltern oder Partner als Unterstützer der Psychotherapie gewonnen.

Aktive eingreifende Haltung, Übernahme einer funktionalen Autorität

Der Therapeut sollte aktiv intervenieren, wenn er durch offene Unterstützung das Eintreten des gewünschten Verhaltens beschleunigen kann. Hierzu zählt auch die Beratung des Patienten in wesentlichen alltagspraktischen Bereichen, wie dem Umgang mit Behörden, Einschulung, Einbürgerung etc. Im Sinne des verhaltenstherapeutisch-kognitiven »Shaping« sollte der Patient im Aufbau des erwünschten sozialen, z. B. durchsetzungsfähigen Verhaltens unterstützt werden. In der tiefenpsychologischen Praxis beschreibt Mertens die Übernahme einer funktionalen Autorität durch den Therapeuten (Mertens 2009). Damit ist die Verantwortung des Analytikers gemeint, zu entscheiden, wie die Behandlung zum Besten des Patienten durchzuführen ist.

Förderung von Individuation und Autonomie

Oft wird die Anpassung im Aufnahmeland die Übernahme von mehr getrennten Beziehungsstrukturen und individuumsbezogenen Lebenszielen erforderlich machen. Kohte-Meyer (2000) beschreibt in diesem Zusammenhang in Anlehnung an Trimborn das soziale Über-Ich als einen Teil der Über-Ich-Struktur, die Triebbefriedigung nach den Regeln der Gruppe gestattet. Unserer Meinung nach kann der Therapeut durch Über-Ich-Entlastung die Übernahme von neuen, stärker individuierten Beziehungsstilen unterstützen. Dieses geschieht teilweise durch das Demonstrieren und Ansprechen der sozial erlaubten Beziehungen im Aufnahmeland. Hierzu gehört z. B. die Erschließung abgegrenzter sozialer Beziehungen, etwa durch die Teilnahme an regelmäßigen Aktivitäten bei Vereinen, Sprachkursen oder Unterstreichung der Abgrenzung des Individuums durch Aktivitäten wie Lesen, einen Spaziergang machen etc. Eine gute Möglichkeit, den innerpsychischen Raum des Patienten zu betonen, bietet die Arbeit mit Metaphern. Hierbei kann man den Patienten z. B. fragen, ob ihm zu einem bestimmten Thema ein Sprichwort, eine Fabel oder ein Märchen einfällt.

Mertens (2009) führt aus, dass der Mensch einerseits intentional über sein Schicksal verfügen kann und ihm andererseits, wie einer fremden Macht, kausal unterworfen sei, wenn man nach psychoanalytischer Sichtweise annimmt, dass er »Objekt seines psychodynamischen Unbewussten«, also seiner unbewussten Motivationen ist. In der tiefenpsychologischen Therapie sei es entscheidend wichtig, »die Autonomie gegenüber den inneren und äußeren konflikthaft erlebten Anforderungen zu stärken«. In der Psychotherapie von Personen, bei denen die Überzeugung tief verwurzelt ist, dass eine eigene Einflussnahme auf den Lebensweg nicht möglich ist, dass ihnen ihr »Schicksal« nur Negatives beschert, ist diese beschriebene Aufgabe der Autonomieförderung von besonders großer Bedeutung. Solche Überzeugungen kommen bei Migranten nicht selten vor. Die Erinnerung und Prägung durch kärgliche Lebenssituationen in der Primärfamilie oder die soziale Zurücksetzung als Frau können jahrelang solche Gefühle von »Fremdbestimmtheit, Hilflosigkeit und Resignation« aufrechterhalten und dazu führen, dass die Patienten bestimmte Handlungsoptionen in ihrer neuen Umgebung übersehen. Diese Patienten sollten darin unterstützt werden, eine Einfühlung in sich selbst zu entwickeln und eigene Handlungsentscheidungen zu generieren, anstatt dass sie die Abhängigkeit von sozialen Rollenvorstellungen und von eigenen imperativ auftretenden Triebwünschen fortsetzen. Ein erster Schritt kann darin bestehen, sich zu vergegenwärtigen, welchen Einfluss sie bisher auf die eigene Biografie genommen haben und welche Entscheidungen sie selbst getroffen haben (vgl. hierzu auch ▶ Kap. 13 bzgl. der kultursensitiven Arbeit mit Märchen sowie die Kasuistiken in diesem Buch).

Ressourcen des Kollektivs erfragen und aktivieren

Man kann durch direktes Erfragen, ob der Patient jemanden aus seinem Bekanntenkreis kenne, der mit einem ähnlichen Problem zu tun hatte und welche Lösungswege dieser gefunden habe, mögliche Lösungswege in Erfahrung bringen, die für die ethnische Bezugsgruppe akzeptabel sind. Mit dem Patienten kann dann überlegt werden, ob diese Lösungen auch für ihn in Frage kommen. In diesem Zusammenhang wurde auch empfohlen, mit einem »progressiven Mitglied« (vgl. Güc 1991) der ethnischen Gruppe oder der Familie zusammenzuarbeiten, das für sich die angestrebten Ziele schon umgesetzt hat. Eine junge Frau, die sich aufgrund fehlender innerpsychischer Visionen beim Besuch einer Universität/Hochschule unsicher fühlt, kann die Aufgabe bekommen, eine »Patin« für sich zu finden, die schon eine akademische Laufbahn hinter sich hat. Diese kann als Identifikationsfigur fungieren und selbst realisierte, von der ethnischen Gruppe akzeptierte Lösungen zum Vergleich und zur Orientierung anbieten. So wird die Studentin vielleicht Möglichkeiten finden, durch bestimmte symbolische Handlungen ihrer Familie und sozialen Gruppe zu signalisieren, dass sie sich noch an den gemeinsamen Werten orientiert, obwohl sie sich durch ihr Studium von der bisherigen Erfahrungswelt der Familie entfernt. Schließlich kann diese symbolische Handlung die fortgesetzte Teilnahme am sonntäglichen Familienfrühstück sein, das Servieren des Kaffees oder das Tragen »bedeckter« Kleidung. So wird vielleicht der Familie die Angst genommen ein Mitglied zu verlieren und das allgemeine Stressniveau gesenkt.

Kultursensitive Interventionen

Ein nächster Schritt wäre der Einbau dieser Haltungen oder Rituale in das therapeutische Konzept, wenn dies zu dessen Entwicklung oder Beschleunigung beiträgt. Schreiber (1995) berichtet kasuistisch über traditionelle Reinheitsrituale einer aus Äthiopien geflüchteten Patientin, die mit ihr zusammen vollzogen wurden und so erst den Beginn der Bearbeitung der Trauer ermöglichten. Yilmaz (2001) beschreibt kultursensitives Reframing als eine effektive Methode der Krisenintervention. Verhaltensweisen, die durch kulturelle Wertorientierungen motiviert sind, könnten auf diese Weise durch andere Werte, die den Patienten bekannt sind, ergänzt und bereichert werden. Durch die Neudefinierung der Situation erhalte der Patient Möglichkeiten, alternative Verhaltensweisen zu akzeptieren. Röder (1987) untersuchte in seinem Überblick, inwiefern die parallele Behandlung von türkeistämmigen Patienten durch Hodschas toleriert werden könne.

Ein ausführliches Beispiel für eine kultursensitive Intervention durch den Einsatz eines Märchens wird in ▶ Kap. 13 dargestellt.

Kontextsensitivität und Umgang mit dem sozialen Gefälle zwischen Klient und Behandler

Es liegt in der Natur der Flucht oder der Migration, dass diejenigen, die neu ankommen, bis auf wenige Situationen eine unterlegene Position in der Gesellschaft haben und damit eine deutliche Asymmetrie in der therapeutischen Beziehung entsteht. Eine *Asymmetrie zwischen dem Helfenden und der Hilfe suchenden Person* mag es in der psychotherapeutischen Beziehung häufiger geben, z. B. bzgl. des Wissens über gesetzlich verbriefte Rechte und Pflichten, das Schulwesen, Nachbarschaftsgepflogenheiten etc. Dieses Gefälle ist in der Behandlung von Geflüchteten besonders groß. Die Geflüchteten sind oft über längere Strecken in einer Position, in der ihnen viele Menschenrechte verwehrt bleiben. Durch politische Entscheidungen kann die Aufenthaltsberechtigung, die einer Daseinsberechtigung gleichkommt, entzogen werden.

Wie kann man nun dieses Gefälle überwinden und die Hilfebeziehung trotz dieses Gefälles gut gestalten? Eine Möglichkeit ist, darüber hinwegzusehen (=Tabuisierung). In Deutschland begegnen wir diesem Phänomen oft im Sinne eines falschen Verständnisses von Diskretion. Probleme der Patient:innen, die sich vermuten lassen, werden nicht aktiv thematisiert, aus der Sorge, übergriffig zu handeln. Andererseits fordern geflüchtete Patienten oft konkrete Hilfen an. Oft sind ihnen auch die differenzierten Zuständigkeiten der Helfer:innen und Behörden nicht bewusst. Fragen darüber, wieviel Engagement, Parteinahme und Unterstützung notwendig sind und welche Aufgaben in die Verantwortung von welchem Berufszweig gehören, werden oft diskutiert. Aus der Sicht von Sozialarbeit und Sozialpädagogik bemerkt Senneth, dass in der psychosozialen Arbeit die Bedürfnisse anderer ernst genommen und »das Selbst mit dem anderen vermengt« werden müssen. Die emotionale Berührung diene als notwendiger Ausgangspunkt für den Aufbau einer weiterreichenden sozialen Beziehung und Bindung. Nach Senneth braucht die Gegenseitigkeit im sozialen Leben wie in der Kunst Ausdrucksarbeit, sie muss dargestellt und aufgeführt werden. Die Behandlung von Migranten und Geflüchteten braucht ein besonderes Umfeld, besonderes Engagement. Die Behandler sollten gewahr werden, dass sie sich in einer besonderen Hilfebeziehung befinden, die ihnen eine besondere Selbsterfahrung abverlangt, und dass das empathische Einfühlen in die schwierige Lebenssituation und die traumatischen Erfahrungen mit emotionaler Erschöpfung einhergehen kann. Folgende Haltungen sind in diesem therapeutischen Setting hilfreich:

- *Kleine Schritte und langsame Entwicklung aushalten:* Menschen, die in Lebenswelten (politische Verfolgung, keine Schulbildung, Trennung, fehlende Beelterung) über längere Zeiträume traumatische Erfahrungen gemacht haben, brauchen viel Zeit, um sich zu stabilisieren und normalen Entwicklungen anzunähern, wie Schulerfolg, Regelmäßigkeit in Beziehungen etc.
- *Neben dem Trauma das Individuum nicht vergessen:* Neben allen kontextuellen Überlegungen kann ein therapeutisches Bündnis nur entstehen, wenn die Person sichtbar wird und zu Wort kommen kann.
- *Grenzen des Einzelengagements wahrnehmen und darüber hinausgehen:* Ohne eine Vernetzung mit anderen Helfern, Dolmetschern, Behörden und Unterstützern wird Traumaarbeit nicht gelingen.
- *An Traumafolgen arbeiten:* Neben den situativen aktuellen Bedürfnissen, darf der Traumahintergrund nicht vergessen werden, weil dieser eine stetige Belastung darstellt und alle Schritte des Ankommens und der Adaptation erschwert. Ein junger Mann klagte oft über verschiedene Schmerzen, auch in den Extremitäten. Dass es zu Frakturen gekommen war, die nicht behandelt wurden und nicht verheilten, vergaß er zu berichten.
- *Gut für sich sorgen:* Unter den Bedingungen dieser belastenden psychotherapeutischen Arbeit sollten Therapeut:innen einerseits kognitiv durch interkollegialen Austausch und Supervision, andererseits durch Entspannungs- und Erholungmaßnahmen gut für sich sorgen.

3.7 Psychotherapeutische Versorgungsstrukturen

Unter dem Stichwort »Inanspruchnahmebarrieren« wurde in den 1990er-Jahren oft hinterfragt, ob Migranten eine Bereitschaft haben, psychotherapeutische Behandlungsangebote zu nutzen. Erfahrungen in verschiedenen deutschen Städten haben gezeigt, dass die Vorstellungshäufigkeit von Migranten nach Implementierung von muttersprachlichen Behandlungsangeboten in Schwerpunkt- aber auch in Regelversorgungseinrichtungen deutlich zunimmt, in einigen Fällen sogar prozentual ihrem Bevölkerungsanteil entspricht (Erim-Frodermann et al. 2000, Schouler-Ocak 2000, Schepker et al. 1999).

3.7.1 Spezialisierte Behandlungsangebote in Deutschland

In den 1980er- und 1990er-Jahren entstanden vereinzelte Initiativen mit spezifischen Behandlungsangeboten, wie die Modellprojekte von Gallisch (1990) oder von Steffen und Koch (1995), die in erster Linie Behandlungsmöglichkeiten für türkische Migranten anboten. Rodewig (2000) beschrieb ein stationäres, psychotherapeutisches Setting für Migranten aus der Türkei. Die Effektivität einer Behandlungseinheit ausschließlich für türkisch sprechende Patienten begründete er durch den Einsatz von muttersprachlichen Psychotherapeuten. Den muttersprachlichen Therapeuten sei die sprachliche Verständigung sowie das Verständnis für kulturspezifische Wertvorstellungen und Verhalten besser möglich. So könnten z. B. familiäre Konflikte richtig eingeordnet und gedeutet werden. In diesem »monokulturellen« Setting müsse die sprachliche Verständigung nicht durch den Einsatz eines Übersetzers an emotionaler Dichte und Evidenz verlieren. Als besondere Therapieelemente beschrieb Rodewig die Vermittlung eines psychosomatischen Krankheitsmodells, eine störungsspezifische Gruppentherapie sowie die psychotherapeutische Arbeit mit den Patienten bekannten kulturellen Medien, z. B. orientalische Geschichten. Grube (2001) konnte zeigen, dass bei nicht von Schizophrenie betroffenen türkischen Patienten die Verweildauer im psychiatrischen Krankenhaus gesenkt werden konnte, wenn in die Diagnostik und Therapieplanung muttersprachliche türkische Mitarbeiter einer Beratungsstelle einbezogen wurden.

Inzwischen sind in vielen psychiatrischen oder psychosomatischen Kliniken und Beratungszentren spezielle ethnienbezogene Settings für Migranten ins Leben gerufen worden. Kulturspezifische und muttersprachliche institutionelle Angebote sind für viele kulturelle Gruppen beschrieben worden, die türkische Ethnie (Erim-Frodermann et al. 2000, Schouler-Ocak 2000, Rodewig 2000), für Migranten italienischer Herkunft (Bianchi-Schäffer 2000), für Patienten aus dem ehemaligen Jugoslawien (Branik und Molhaxha 2000), aus Polen (Namyslowski 2000), für Migranten aus der früheren Sowjetunion (Hitschfeld et al. 2000) und für gemischte Migrantengruppen (Lopez-Gonzalez 2000, Valdes-Stauber 2000, Skutta 2000).

In vielen deutschen Großstädten, wie Frankfurt, Essen, Düsseldorf, Berlin, Hamburg, Heidelberg, Bielefeld und Köln, sind psychosoziale Zentren für Migranten zustande gekommen. Inzwischen bieten viele psychosomatische und psychiatrische Krankenhäuser und Rehabilitationskliniken psychotherapeutische Behandlung in den Muttersprachen der Migranten an. Leider sind diese Angebote oft an den Einsatz und das Engagement einzelner Mitarbeiter gebunden und häufigen Veränderungen unterworfen. Inzwischen sind jedoch viele bikulturelle Therapeut:innen sowohl in Kliniken als auch in eigener Niederlassung tätig, so dass aktuell die kassenärztlichen Vereinigungen die besten Kontaktinformationen vorhalten.

Der Bedarf für Behandlungsmöglichkeiten für Geflüchtete war auch vor der Fluchtbewegung im Jahr 2015 nicht gedeckt und nahm danach und aktuell mit der Flucht aus der Ukraine ab 2022 exponentiell zu (**Bundesweite Arbeitsgemeinschaft Psychosozialer Zentren für Flüchtlinge und Folteropfer e. V.;** www.baff-zentren.org). In ▶ Kap. 4 sowie in ▶ Kap. 8 werden diesbezügliche Methoden und Projekte vorgestellt.

3.8 Ausblick

Aufgrund der oben beschriebenen Bevölkerungsentwicklung ist die Beschäftigung mit interkulturellen Aspekten und interkultureller Beziehungsdynamik für Psychotherapeuten unumgänglich geworden und wird in der Ausbildung einen immer wichtigeren Platz einnehmen. Diese Auseinandersetzung wird den Psychotherapeut:innen die Möglichkeit geben, einen Beitrag für eine Gesellschaft zu leisten, in der Heterogenität begrüßt und Solidarität großgeschrieben wird.

Literatur

Acosta FX, Yamamoto J & Leonard AE et al. (1982) Effective Psychotherapy for Low-Income and Minority Patients. In: Acosta FX, Yamamoto J, Leonard AE (Eds.) Effective Psychotherapy for Low-Income and Minority Patients. S. 1–29. New York: Plenum Press.
Akgün L (1991) Strukturelle Familientherapie bei türkischen Familien. Familiendynamik 16:24–36.
Akgün L (1999) Trennung und Scheidung bei Migranten aus sozialpsychologischer Sicht. In: Arbeiterwohlfahrt, Bezirksverband Niederrhein e. V. (Hrsg.) Ent-Scheidungs-Hilfe. Leitfaden zur Beratung von Migranten in Scheidungs- und Trennungsfragen. Essen.
Ardjomandi ME (2000) Der Ausgang des ödipalen Konfliktes im iranischen Kulturraum und seine Auswirkungen auf die analytische Psychotherapie iranischer Patienten. In: Rodewig K (Hrsg.) Identität, Integration und psychosoziale Gesundheit. Aspekte transkultureller Psychosomatik und Psychotherapie. S. 107–148. Gießen: Psychosozial-Verlag.
Atabay I (2001) Elternschule für türkische Familien. Projugend 4:19–22.
BAfF-Zentren: https://www.baff-zentren.org, Zugriff am 11.10.2023
Baxter H & Cheng LY (1996) Use of interpreters in individual psychotherapy. Australian New Zealand J Psychiatry 30:153–156.
Betancourt JR & Green AR (2010) Commentary: Linking cultural competence training to improved health outcomes: Perspectives from the field. Academic Medicine 85(4):583–585.
Bianchi-Schäfer M (1996) Ausländische Therapeutinnen – Fremdenhaß und die Auseinandersetzung mit der eigenen Nationalität. In: Kiesel D, Kriechhammer-Yagmur S, Von Lüpke H (Hrsg.) Gestörte Übertragung. Ethno-kulturelle Dimension im psychotherapeutischen Prozeß. S. 97–108. Frankfurt a. M.: Haag und Herchen.
Bianchi-Schäfer M (2000) Rückkehr: Wohin? Alter und Migration. In: Heise Th, Schuler J (Hrsg.) Transkulturelle Beratung, Psychotherapie und Psychiatrie in Deutschland. S. 115–127. Berlin: Verlag für Wissenschaft und Bildung.
Binder J, Simoes M (1978) Sozialpsychiatrie der Gastarbeiter. Fortschr Neurol Psychiat 46:342–359.
Birg H (2000) Perspektiven der Bevölkerungs- und Wanderungsentwicklung mit ihren Chancen und Risiken für den Wirtschafts- und Wohnstandort »Ländlicher Raum«. In: Ländliche Räume in Nordrhein-Westfalen. ILS – Schriften 85, herausgegeben vom Institut für Landes- und Siedlungsentwicklungsforschung (ILS) im Auftrag des Ministers für Umwelt, Raumordnung und Landwirtschaft des Landes Nordrhein-Westfalen und von der Akademie für Raumforschung und Landesplanung, Dortmund. S. 29.
Blos P (1967) The second individuation process of adolescence. Psychoanal Study Child 22:162–186.

Boos-Nünning U (1998) Migrationsforschung unter geschlechtsspezifischer Perspektive. In: Koch E, Özek M, Pfeiffer W, Schepker R (Hrsg.) Chancen und Risiken von Migration: deutsch-türkische Perspektiven. S. 304–316. Freiburg i.Br.: Lambertus.

Branik E & Molhaxha A (2000) Zur Rehabilitation von Patienten aus dem ehemaligen Jugoslawien in der Hochschwarzwaldklinik St. Blasien. In: Heise Th, Schuler J (Hrsg.) Transkulturelle Beratung, Psychotherapie und Psychiatrie in Deutschland. S. 185–199. Berlin: Wissenschaft und Bildung.

Cheng LY (1993) Psychotherapy supervision in Hong Kong: A meeting of two cultures. Australian and New Zealand Journal of Psychiatry 27:127–132.

Doorenbos AZ & Schim SM (2004) Cultural competence in hospice. American Journal of Hospice & Palliative Care 21(1):28–32.

DSM IV (1994) Diagnostisches und statistisches Manual psychiatrischer Störungen, wissenschaftliches Klassifikationsschema der Amerikanischen Psychiatrischen Gesellschaft APA, Washington, Deutsche Übersetzung 1995. Weinheim: Beltz.

Eberding A (1998) Arm – hilflos – ausgeliefert? Zur stereotypen Überzeugung über Mädchen türkischer Herkunft. In: Koch E, Özek M, Pfeiffer MW, Schepker R (Hrsg.) Chancen und Risiken von Migration: deutsch-türkische Perspektiven. S. 317–325. Freiburg i.Br.: Lambertus.

El Hachimi M & Von Schlippe A (2000) Systemische Therapie und Supervision in multikulturellen Kontexten. System Familie 13:3–13.

Erdheim M (1993) Das Fremde. Totem und Tabu in der Psychoanalyse. In: Streeck U (Hrsg.) Das Fremde in der Psychoanalyse: Erkundungen über das »Andere« in Seele, Körper und Kultur. S. 167–183. München: Pfeiffer (Neuauflage bei Psychosozial-Verlag 2000).

Erdheim M (1994) Das fremde Böse. Prax Kinderpsychol Kinderpsychiat 43:242–247.

Erim Y & Senf W (2002) Psychotherapie mit Migranten. Interkulturelle Aspekte in der Psychotherapie. Psychotherapeut 47:336–346.

Erim Y & Senf W (2007) Türkischstämmige Patientinnen mit masochistischen Persönlichkeitsanteilen und ein türkisches Märchen als therapeutisches Instrument: Der Einsatz von Märchen als kultursensible Intervention. Psychotherapie & Sozialwissenschaft 02:25–44.

Erim Y (2001) Muttersprachliche Gruppentherapie mit türkeistämmigen Migrantinnen. Gruppenpsychother Gruppendynamik 37:158–176.

Erim Y (2004) Interkulturelle Aspekte der therapeutischen Beziehung. Kollektive Übertragungsphänomene. PiD 5:368–374.

Erim Y (2007) Psychotherapie mit Migranten. In: Senf W, Broda M (Hrsg.) Praxis der Psychotherapie: ein integratives Lehrbuch der Psychiatrie. 4. Aufl. Stuttgart: Thieme.

Erim-Frodermann Y (1998) Muttersprachliche Psychotherapie als Ort der interkulturellen Begegnung in der einheimischen Institution. In: Kiesel D, von Lüpke H (Hrsg.) Vom Wahn und vom Sinn. Frankfurt a. M.: Brandes & Apsel.

Erim-Frodermann Y, Aygün S & Senf W (2000) Türkeistämmige Migranten in der psychotherapeutisch-psychosomatischen Ambulanz. In: Heise Th, Schuler J (Hrsg.) Transkulturelle Beratung, Psychotherapie und Psychiatrie in Deutschland. S. 157–169. Berlin: Verlag für Wissenschaft und Bildung.

Erim-Frodermann Y, Lichtblau K & Senf W (2000) Veränderungen in einer einheimischen Institution nach Implementierung von muttersprachlicher Psychotherapie. In: Strauß B, Geyer M (Hrsg.) Psychotherapie in Zeiten der Veränderung. S. 172–183. Wiesbaden: Westdeutscher Verlag.

Fisek GO & Schepker R (1997) Kontext-Bewußtheit in der transkulturellen Psychotherapie: Deutsch-türkische Erfahrung. Familiendynamik 22: 396–413.

Fisek GO (1998) Auswirkungen der Migration auf die Familienstruktur und auf die Erfordernisse der Familientherapie. Deutsch-türkische Erfahrungen. In: Koch E, Özek M, Pfeiffer W, Schepker R (Hrsg.) Chancen und Risiken von Migration: deutsch-türkische Perspektiven. S. 102–115. Freiburg i. Br.: Lambertus.

Gallisch M (1990) Psychologische Beratung und Therapie türkischer Patienten im Medizinkontext. Verhaltenstherapie und psychosoziale Praxis 4:435–457.

Garza-Guerrero AC (1974) Culture shock: Its mourning and the vicissitudes of identity. Journal of the American Psychoanalysis Association 22 (2):408–429.

Gerlach H & Abholz H-H (2009) Schwarze Patientinnen und weiße Hausärztinnen – Ein Vergleich der Ergebnisse von Fokusgruppen-diskussionen mit Patientinnen und Hausärztinnen. Zeitschrift für Allgemeinmedizin 11:444–450.

Gerlach H, Becker N & Abholz H-H (2008) Welche Erfahrungen haben deutsche Hausärzte mit Patienten mit Migrationshintergrund? Ergebnisse einer Fokusgruppendiskussion mit Hausärzten. Zeitschrift für Allgemeinmedizin 84:428–453.

Grube M (2001) Evaluation eines Verbundprojektes zur Behandlung psychisch erkrankter türkischer Migranten. Psychiatr Prax 28:81–83.

Gün AK (2007) Interkulturelle Missverständnisse in der Psychotherapie. Gegenseitiges Verstehen zwischen einheimischen Therapeuten und türkeistämmigen Klienten. Freiburg: Lambertus.

Gurris NF (1995) Die sexuelle Folter von Männern als weltweit systemische Methode der Folter. In: Attia I, Basque M, Kornfeld U, Lwanga GM, Rommelspacher B, Teiimoori P, Wachendorf U (Hrsg) Multikulturelle Gesellschaft, monokulturelle Psychologie? Antisemitismus und Rassismus in der psychosozialen Arbeit. S. 198–209. Tübingen: DgvT (Deutsche Gesellschaft für Verhaltenstherapie).

Haasen C, Yagdiran O & Maß R (2000) Differenzen zwischen der psychopathologischen Evaluation in deutscher und türkischer Sprache bei türkischen Migranten. Nervenarzt 71:901–905.

Häffner H, Moschel G & Özek M (1977) Psychische Störungen bei türkischen Gastarbeitern. Eine prospektive epidemiologische Studie zur Untersuchung der Reaktion auf Einwanderung und partielle Anpassung. Nervenarzt 48:268–277.

Hardy KV & Laszloffy TA (1995) The cultural genogram: Key to training culturally competent family therapists. Journal of Marital and Family Therapy 21:227–237.

Heuft G (1990) Bedarf es eines Konzeptes der Eigenübertragung? Forum der Psychoanalyse 6:299–315.

Hitschfeld K, Novikov J & Wall E (2000) Migranten aus der früheren Sowjetunion in stationärer Behandlung in einer psychiatrischen Klinik in Hamburg. In: Heise Th, Schuler J (Hrsg.) Transkulturelle Beratung, Psychotherapie und Psychiatrie in Deutschland. S. 207–217. Berlin: Wissenschaft und Bildung.

Holmes DE (1992) Race and transference in psychoanalysis and psychotherapy. Int J Psychoanal 19:389–422.

http://www.peer-counseling.org/. Zugriff am 17.01.2009.

Jeroen WK (2004) A need for ethnic similarity in the therapist-patient interaction? Mediterranean migrants in the Dutch mental heath-care. Journal of Clinical Psychology 60:543–554.

Kaihlanen AM, Hietapakka L & Heponiemi T (2019) Increasing cultural awareness: Qualitative study of nurses' perceptions about cultural competence training. BMC Nursing 18(38):1–9.

Kammerlander A & Abdallah-Steinkopff B (2000) Refugio München. Beratungs- und Behandlungszentrum für Flüchtlinge und Folteropfer. In: Heise Th, Schuler J (Hrsg.) Transkulturelle Beratung, Psychotherapie und Psychiatrie in Deutschland. S. 43–50. Berlin: Verlag für Wissenschaft und Bildung.

Kardiner A, Ovesey L (1951) The Mark of Oppression: A Psychosocial Study of the American Negro. New York: Norton.

Karger A & von dem Knesebeck O (2017) »Wie fremd ist mir der Patient?« – Erfahrungen, Einstellungen und Erwartungen von Ärztinnen und Ärzten bei der Versorgung von Patientinnen und Patienten mit Migrationshintergrund. Z Psychosom Med Psychother 63:280–296.

Karlsson R (2005) Ethnic matching between therapist and patient in psychotherapy: an overview of findings, together with methodological and conceptual issues. Cultural Diversity and Ethnic Minority Psychology 11:113–129.

Karon BJ (1958) The Negro Personality: A Rigorous Investigation of the Effect of Culture. New York: Springer.

Kirmayer L (2007) Psychotherapy and the Cultural Concept of the Person. Transcultural Psychiatry 44:232–256.

Kobel F, Morawa E & Erim Y (2020) Effectiveness of Inpatient Psychotherapy for Patients With and Without Migratory Background: Do They Benefit Equally? Front Psychiatry 11:542.

Kohte-Meyer I (1993) »Ich bin fremd, so wie ich bin«. Migrationserleben, Ich-Identität und Neurose. In: Streeck U (Hrsg.) Das Fremde in der Psychoanalyse. Erkundungen über das »Andere« in Seele, Körper und Kultur. S. 119–132. München: Pfeiffer (Neuauflage bei PsychosozialVerlag 2000).

König O (2001) Die Gruppe der Individuen. Gruppenpsychother Gruppendynamik 37:176–192.

Köpp W, Röhner R & Trebbin M (1993) Ausländische Patienten in der psychosomatischen Ambulanz. Psychother Psychosom Med Psychol 43:63–69.

Köse B (1995) Psychotherapie als »Glaubenssystem«. Probleme der psychosozialen Versorgung am Beispiel der Arbeitsmigranten aus der Türkei. In: Attia I, Basque M, Kornfeld U, Lwanga GM, Rommelspacher B, Teiimoori P, Vogelmann S, Wachendorf U (Hrsg.) Multikulturelle Gesellschaft, monokulturelle Psychologie? Antisemitismus und Rassismus in der psychosozialen Arbeit. S. 112–135. Tübingen: DgvT (Deutsche Gesellschaft für Verhaltenstherapie).

Kürsat-Ahlers E (1995) Migration als psychischer Prozeß. In: Attia I, Basque M, Kornfeld U, Lwanga GM, Rommelspacher B, Teiimoori P, Vogelmann S, Wachendorf U (Hrsg.) Multikulturelle Gesellschaft Monokulturelle Psychologie? Antisemitismus und Rassismus in der psychosozialen Arbeit. S. 157–171. Tübingen: DgvT (Deutsche Gesellschaft für Verhaltenstherapie).

Leyer EM (1991) Migration, Kulturkonflikt und Krankheit. Opladen: Westdeutscher Verlag.

Leyer EM (1995) Zur Rolle kulturspezifischer Kenntnisse in der therapeutischen Arbeit mit Migranten. In: Kiesel D, Kriechhammer-Yagmur S, Lüpke v. H (Hrsg.) Bittersüße Herkunft. S. 25–37. Frankfurt a. M.: Haag und Herchen.

Lindert J, Brähler E, Wittig U et al. (2008) Depressivität, Angst und posttraumatische Belastungsstörung bei Arbeitsmigranten, Asylbewerbern und Flüchtlingen. Psychother Psych Med 58:109–122.

Lopez-Gonzalez JM (2000) Medizinische Rehabilitationsmaßnahmen für südländische sozialversicherte Arbeitnehmer durch die Rentenversicherungsträger in der psychosomatischen Klinik Schömberg. In: Heise Th, Schuler J (Hrsg.) Transkulturelle Beratung, Psychotherapie und Psychiatrie in Deutschland. S. 181–184. Berlin: Verlag für Wissenschaft und Bildung.

Machleidt W & Callies IT (2004) Migration und Transkulturelle Psychiatrie. In: Berger M (Hrsg.) Psychische Erkrankungen: Klinik und Therapie. München, Jena: Urban und Fischer. S. 1161–1183.

Mahler MS, Pine F & Bergman A (1975) The Psychological Birth of The Human Infant. New York: Basic Books.

Mc Goldrick M (1982) Ethnicity and Family Therapy: an Overwiev. In: Mc Goldrick M, Pearce JK, Giordano J (Eds.) Ethnicity and Family Therapy. S. 3–30. New York, London: The Guilford Press.

Mehari F (2000) Beratungs-, Therapie- und Behandlungskonzeption des psychosozialen Zentrums für Flüchtlinge und Opfer organisierter Gewalt in Frankfurt am Main. In: Heise Th, Schuler J (Hrsg.) Transkulturelle Beratung, Psychotherapie und Psychiatrie in Deutschland. S. 51–62. Berlin: Verlag für Wissenschaft und Bildung.

Namyslowski J (2000) Stationäre Entwöhnungsbehandlung von Migranten aus Polen in der Paracelsus-Wiehengebirgsklinik, einer Fachklinik für Abhängigkeitskrankheiten in Bad-Essen aus 12-jähriger Perspektive. In: Heise Th, Schuler J (Hrsg.) Transkulturelle Beratung, Psychotherapie und Psychiatrie in Deutschland. S. 201–205. Berlin: Verlag für Wissenschaft und Bildung.

Nauck B (1985) »Heimliches Matriarchat« in Familien türkischer Arbeitsmigranten? Empirische Ergebnisse zu Veränderungen der Entscheidungsmacht und Aufgabenallokation. Zeitschrift für Soziologie 14:450–465.

Odell SM, Surtees PG, Wainwright NW et al. (1997) Determinants of general practitioner recognition. Br J Psychiatry 171:537–541.

Pfeiffer W (1991) Wodurch wird ein Gespräch therapeutisch? Zur kulturellen Bedingtheit psychotherapeutischer Methoden. Psychother Psychosom Med Psychol 41:93–101.

Pinderhughes E (1989) Understanding race, ethnicity and power. The key to efficacy in clinical practice. New York: Free Press.
Remschmidt H & Walter R (1990) Psychische Auffälligkeiten bei Schulkindern: eine epidemiologische Untersuchung. Göttingen, Toronto, Zürich: Hogrefe.
Rhee-Park W Sh & Löwenberg H (1996) Das Fremde in der Psychotherapie mit Fremden. Typische Objektbeziehungen bei Ostasiaten am Beispiel einer an Bulimie leidenden 18jährigen Koreanerin. Psychosozial 19 (1) (Nr. 63):43–52.
Röder F & Opalic P (1987) Der Einfluss der Hodschas (magischer Helfer) auf türkische psychiatrische Patienten in der Bundesrepublik – eine Auswertung klinischer Fallbeispiele. Psychiatr Prax 14:157–162.
Rodewig K (2000) Stationäre psychosomatische Rehabilitation von Migranten aus der Türkei. Sind monokulturelle Behandlungseinheiten sinnvoll? Psychotherapeut 45:350–355.
Rogers CR (1951) Client Centered Therapy. Boston: Houghton Mifflin.
Rommelspacher B (1995) Rassismus und Antisemitismus – wer ist betroffen? In: Attia I, Basque M, Kornfeld U, Lwanga GM, Rommelspacher B, Teiimoori P, Vogelmann S, Wachendorf U (Hrsg.) Multikulturelle Gesellschaft, monokulturelle Psychologie? Antisemitismus und Rassismus in der psychosozialen Arbeit. S. 5–17. Tübingen: DgvT (Deutsche Gesellschaft für Verhaltenstherapie).
Rommelspacher B (2000) Interkulturelle Beziehungsdynamik in Beratung und Therapie. In: Strauß B, Geyer M (Hrsg.) Psychotherapie in Zeiten der Veränderung. S. 161–171. Wiesbaden: Westdeutscher Verlag.
Salvendy TJ (2001) Die Rolle der Ethnie in der gegenwärtigen nordamerikanischen Gruppenpsychotherapie. Gruppenpsychother Gruppendynamik 37:97–112.
Sato T (2001) Autonomy and relatedness in psychopathology and treatment: a cross-cultural formulation. Genetic Soc General Psychol Monogr 127:89–127.
Sauer M (2002) Die Einbürgerung türkischer Migranten in Deutschland. Befragung zu Einbürgerungsabsichten und dem Für und Wider der Einbürgerung. In: Goldberg A, Halm D, Sauer M (Hrsg.) Migrationsbericht des Zentrums für Türkeistudien. Bd. 4. S. 165–228. Münster, Hamburg, Berlin, London: LIT Verlag.
Schachter JS, Hugh FB (1968) Transference and Countertransference in interracial analyses. J Am Psychoanal Assoc 16:792–808.
Schepker R (1998) Sinngebung in der Migration. Jugendliche Winner und Loser aus der türkeistämmigen Minorität. In: Kiesel D, von Lüpke H (Hrsg.) Vom Wahn und vom Sinn. Frankfurt a. M.: Brandes & Apsel.
Schepker R, Toker M (2009) Transkulturelle Kinder- und Jugendpsychiatrie: Grundlagen und Praxis. Berlin: Medizinisch Wissenschaftliche Verlagsgesellschaft.
Schepker R, Toker M, Eberding A (1999) Eine Institution in der psychosozialen Versorgung von türkischen Migrantenfamilien. Praxisrelevante Ergebnisse des Projekts »Familiäre Bewältigungsstrategien«. In: Gogolin I, Nauck B (Hrsg.) Migration, gesellschaftliche Differenzierung und Bildung. Resultate des Forschungsschwerpunktes FABER (Folgen der Arbeitsmigration für Bildung und Erziehung). S. 255–278. Leverkusen: Leske und Buderich.
Scholz R (2001) Die Neuverhandlung sozialer Ordnung in multikulturellen Gruppen. Gruppenpsychother Gruppendynamik 37:128–139.
Schouler-Ocak M (2000) Regelversorgungseinrichtung – PatientInnen türkischer Herkunft in der Institutsambulanz des Niedersächsischen Landeskrankenhauses Hildesheim. In: Heise Th, Schuler J (Hrsg.) Transkulturelle Beratung, Psychotherapie und Psychiatrie in Deutschland. S. 81–89. Berlin: Verlag für Wissenschaft und Bildung.
Schreiber S (1995) Migration, traumatic bereavement and transcultural aspects of psychological healing: loss and grief of a refugee woman from Begameder county in Ethiopia. Br J Med Psychol 68:135–142.
Skutta S (2000) Migrantenberatung der Beratungsstelle Wilhelmsburg. Ambulante transkulturelle Beratung und Psychotherapie für Klientinnen nicht-deutscher Herkunft. In: Heise Th, Schuler J (Hrsg.) Transkulturelle Beratung, Psychotherapie und Psychiatrie in Deutschland. S. 91–100. Berlin: Verlag für Wissenschaft und Bildung.
Statistisches Bundesamt: http://www.destatis.de/jetspeed/portal/cms/ Datenreport 2008, Zugriff am 28.01.2008.

Steffen K & Koch E (1995) Modell stationärer Versorgung von türkischen Patienten in einem psychiatrischen Krankenhaus. In Koch E, Özek M, Pfeiffer W, Schepker R (Hrsg.) Chancen und Risiken von Migration: deutsch-türkische Perspektiven. S. 194–198. Freiburg i. Br.: Lambertus.

Steinhausen H-C (1982) Psychische Störungen bei Gastarbeiterkindern im Rahmen einer kinder- und jugendpsychiatrischen Poliklinik. Zeitschrift für Kinder- und Jugendpsychiatrie 10:32–49.

Tang N, Gardner J (1999) Race, Culture, and Psychotherapy: Transference to Minority Therapists. Psychoanalytic Quarterly LXVIII: 1–20.

Tantam D (2007) Therapist-patient interactions and expectations. In: Bhugra D, Bhui K (Eds.) Textbook of Cultural Psychiatry. S. 379–387. Cambridge: Cambridge University Press.

Tataki R (1993) A different mirror: A history of multicultural America. Boston: Little Brown.

Tataki R (2002) Debating diversity: Clashing perspectives on race and ethnicity in America. 3rd edititon. New York: Oxford.

Toker M (1998) Sprachliche und kulturelle Zugänge in der Psychotherapie – Dolmetscher als Kotherapeuten? In: Koch E, Özek M, Pfeiffer W, Schepker R (Hrsg.) Chancen und Risiken von Migration: deutsch-türkische Perspektiven. S. 280–292. Freiburg i. Br.: Lambertus.

Trimborn W (1979) Der progressive Abwehrcharakter des Über-Ich. In: Cremerius J, Hoffmann SO, Trimborn W (Hrsg.) Über-Ich und soziale Schicht. S. 97–143. München: Kindler.

Valdes-Stauber J, Cranach M (2000) Transkulturelle psychiatrische Behandlung im Kreiskrankenhaus Kaufbeuren. In: Heise Th, Schuler J (Hrsg.) Transkulturelle Beratung, Psychotherapie und Psychiatrie in Deutschland. S. 219–228. Berlin: Verlag für Wissenschaft und Bildung.

Volkan V (1985) The need of having enemies and allies. Political Psychology 6 (2):219–247.

Yilmaz AT & Battegay R (1997) Gewalt in der Partnerschaft bei Immigrantinnen aus der Türkei. Nervenarzt 68:884–887.

Yilmaz AT (2001) Cultural Formulation: Clinical Case Study. In: Yilmaz AT, Weiss MG, Riecher-Rössler A (Eds.) Cultural Psychiatry: Euro-international Perspectives. S. 1–10. Basel: Karger.

Zentrum für Türkeistudien (2003) Endbericht zur Untersuchung, Bestandsaufnahme und Situationsanalyse von nachreisenden Ehepartnern aus der Türkei. Unveröff. Manuskript.

Zeul M (1995) Rückreise in die Vergangenheit. Zur Psychoanalyse spanischer Arbeitsmigrantinnen. Opladen: Westdeutscher Verlag.

Teil II Psychische Störungsbilder im Kontext der Migration

4 Psychische Gesundheit von Geflüchteten: Psychische Belastungen und psychotherapeutische Konzepte für Menschen mit Fluchterfahrung – Befunde zur posttraumatischen Belastungsstörung, Depression und Angst

Yesim Erim

4.1 Einleitung

In der Literatur wurden im Zusammenhang mit Flucht in erster Linie die posttraumatische Belastungsstörung (PTBS), Depression und die generalisierte Angst untersucht. Aus diesem Grunde werden in diesem Kapitel Ergebnisse über diese Krankheitsbilder zusammengefasst. In ▶ Kap. 5 geht es um die somatoforme Störung im Kontext von Flucht und Migration.

4.2 Exkurs: Posttraumatische Belastungsstörung

4.2.1 Symptome der posttraumatischen Belastungsstörung

Das erste Diagnosekriterium der posttraumatischen Belastungsstörung ist das Vorliegen eines Traumas. Dieses ist ein Ereignis von einem Schweregrad, der bei jedem Menschen eine extreme Belastung darstellen würde. Das Traumakriterium muss sowohl für den externen Beobachter als auch für die Betroffenen erfüllt sein. Neben dem Traumakriterium sind das Vorhandensein von Intrusionen, von Hyperarousal, einer physiologischen Übererregung sowie die Vermeidung von Triggersituationen als wichtige Kriterien für die Diagnosestellung notwendig. Die physiologische Übererregung hat mit der Aktivierung der Stresssysteme zu tun.

In den neuen Diagnose-Klassifikationen wird neben der klassischen posttraumatischen Belastungsstörung auch eine komplexe PTBS beschrieben. Die komplexe PTBS entsteht durch anhaltende und schwerste Traumatisierungen und geht mit weiteren persönlichkeitsnahen Symptomen einher, d.h. auch die Emotionsregulation und die Persönlichkeit sind tangiert. Bei der komplexen PTBS tauchen zusätzlich Probleme des Bewusstseins (Dissoziation) und der Aufmerksamkeit auf.

Wenn diese Veränderungen vorhanden sind, kommt es auch zu Störungen im Kontakt zu Mitmenschen, interpersonellen Problemen sowie zu Problemen in der Wahrnehmung der eigenen Person, des Selbstbildes.

4.2.2 Ätiologische Modelle der posttraumatischen Belastungsstörung

Biologische Modelle

Traumaspezifische Erlebensinhalte werden anders als Alltagserinnerungen abgespeichert, sie sind fragmentiert. Das Zusammenspiel zwischen den Hirnstrukturen, die die Entstehung des Langzeitgedächtnisses regulieren, ist durch die Reizüberflutung während des Traumas gestört. Auf der Ebene der Stressantwort, der Hypothalamus-Hypophysen-Nebennierenrinden-Achse, kommt es zu einer gestörten Ausschüttung des Stresshormons Cortisol (Szeszko et al. 2018). Zudem kommt es zu einer gesteigerten Aktivität der Amygdala, der Hirnregion, die uns auf unerwartete plötzliche Stresssituationen vorbereitet und in solchen Situationen eine schnelle Antwort produziert. Schließlich ist die Aktivität des Hippocampus, der Hirnregion, die für die Konsolidierung des Gedächtnisses zuständig ist, gestört (Kühn und Gallinat 2013). Die Amygdala und der Hippocampus sind Teile des limbischen Systems. Dieses besteht aus den Hirnarealen des Kortex, des präfrontalen Kortex, aus dem Hippocampus, dem Hypothalamus, der Amygdala und der Mamillarkörper. Das limbische System als ein Zusammenschluss und Netzwerk dieser Areale hat die Aufgabe, Emotionen und komplexe Verhaltensweisen zu steuern. Dieses System, das sowohl mit den subkortikalen Regionen als auch mit dem präfrontalen Kortex« verbunden ist, gibt unseren Erinnerungen eine sogenannte »emotionale Färbung«. Das heißt Erinnerungen, selbst Erlebtes, werden mit Gefühlen verbunden. Selbst erlebte Inhalte können wir aus diesem Grunde schneller und besser erinnern.

Veränderungen unter Stress

Wenn wir die Neurobiologie der posttraumatischen Belastungsstörung auf der humoralen Ebene betrachten, sehen wir, dass das Erleben von traumatischen Erfahrungen die Aktivität der Stressachse erhöht, damit wird mehr Cortisol und auch Adrenalin ausgeschüttet (Schumacher et al. 2019). Durch die anhaltende übermäßige Aktivität dieses Systems entsteht eine konstante Übererregung. Dabei spielen die Hormone, die aus der Hypophyse und aus der Nebennierenrinde ausgeschüttet werden, eine wichtige Rolle. Ein in diesem Zusammenhang wichtiges Hormon ist das Corticotropin Releasing Hormon (CRH), das Reaktionen der Furcht und Angst auslöst, wenn es im Tierversuch ins Gehirn injiziert wird. Dann nimmt der Schreckreflex zu, das Explorationsverhalten, also auch die Fähigkeit, zu lernen, nehmen ab. Der Hippocampus reduziert bzw. zügelt die CRH-Ausschüttung aus dem Hypothalamus. Wenn aber unter anhaltendem Stress der Hippocampus verkümmert, eine Art Atrophie stattgefunden hat, kann diese inhibitorische Funktion nicht mehr stattfinden.

Die zweite wichtige Region im limbischen System ist die der Amygdala. Sie wird durch die präfrontalen Strukturen reguliert und ist an der Entstehung von Angstgefühlen beteiligt. Die präfrontalen Hirnstrukturen haben einen inhibitorischen, d. h. einen zügelnden Effekt auf die limbischen Hirnregionen, z. B. die Amygdala. Bei Patienten mit langanhaltender PTBS wird eine Unterfunktion dieser medialen präfrontalen Strukturen vermutet, was mit einer verstärkten Aktivität der Amygdala einhergeht, in der Klinik sehen wir die übermäßige physiologische Erregung. Es handelt sich dabei um Unruhegefühle, einen beschleunigten Puls und Schweißausbrüche.

Psychologische Modelle

Foa und Kollegen (1989) unterscheiden in ihrem psychologischen Modell zwischen den Stimuluselementen, den Reaktionselementen und den Bedeutungselementen. Dabei wären die Stimuluselemente bei einem Verkehrsunfall z. B. das Autofahren, die Autobahn an sich oder eine hohe Geschwindigkeit. Diese würden die Reaktionselemente, nämlich die physiologischen Reaktionen hervorrufen, wie z. B. das Herzrasen und die Todesangst, die nach einem Unfallereignis bei jeder Autobahnfahrt der betroffenen Person auftauchen würden. Foa und Kollegen meinen, dass nicht diese physiologische Reaktion an sich das Krankheitsbild ausmacht, sondern die Bedeutungselemente, die Zuschreibungen der betroffenen Personen. Wenn z. B. die Zuschreibung diejenige sein sollte, dass die Reaktionen sehr gefährlich sind, dass sie immer anhalten werden, dass das Schrecken nicht aufhören wird, dann werden die Betroffenen eine posttraumatische Belastungsstörung in voller Ausprägung entwickeln. Das heißt, neben dem Trauma und natürlich den posttraumatischen Bedingungen sind die veränderten Kognitionen, das veränderte Selbstbild der Person wichtig. Auch wenn sie vor dem Trauma ein Selbstbild hatte mit dem Inhalt, dass sie meistens kompetent ist und dass die Welt um sie herum meistens sicher ist, hat die PTBS-Betroffene nach dem traumatischen Ereignis oft die Kognition, dass sie inkompetent ist und dass die Welt extrem gefährlich ist.

In einem weiteren Schritt können die Zuschreibungen so negativ sein, dass die Betroffenen unter »erschütterten Wertvorstellungen« (shattered assumptions) (Janos-Bullmann 1992) leiden. Die Autorin Janos Bullmann beschrieb einen Zustand der Betroffenen, die vor dem Trauma von ihrer eigenen Unverletzbarkeit überzeugt waren. Sie fanden die Welt bedeutungsvoll, verständlich und kontrollierbar. Nach dem traumatischen Erleben ist ihr Selbstbild verletzt, zudem denken sie, dass sie auch zukünftig verletzt werden würden, sie erleben die Welt als feindlich, unverständlich und ungerecht. Sich selbst erleben sie als beschädigt und wertlos. Das ist ein wichtiges Phänomen, an dem auch in der Psychotherapie der Betroffenen intensiv gearbeitet werden muss.

Ein biologisch-psychologisch integratives Modell

Tagay und Kollegen (2019) brachten neurobiologische und körperliche, sowie psychologische Veränderungen und sozialstrukturelle Veränderungen zusammen und erfassten mit ihrem Modell damit den Patienten auf einer ganzheitlichen bio-psycho-sozialen Ebene. In der Psychotherapie spielt die ganzheitliche Ebene eine wichtige Rolle, da der Körper/körperliche Fittness oder das Fehlen dessen einerseits eine wichtige Ressource bei der Migration oder gar der Flucht darstellt, andererseits oft auch vernachlässigt wird. Die fürsorgliche Haltung gegenüber dem Körper muss erst entdeckt werden.

4.2.3 Die posttraumatische Belastungsstörung bei Migranten und Geflüchteten

PTBS und Traumafolgestörungen kommen bei Migrant:innen häufiger vor als in der einheimischen deutschen Population (Tagay et al. 2008, Erim et al. 2009, Morawa & Erim 2016). Politische oder Kriegsflüchtlinge erleben (Silove 1999) selbst oder werden Zeuge von extremen traumatischen Ereignissen wie Verfolgung, körperliche Misshandlungen, Folter und Mord. Die Flucht erstreckt sich in vielen Fällen über Jahre. Nach der Ankunft im Aufnahmeland werden die Geflüchteten meist durch polizeiliche Maßnahmen erneut belastet, die denen im Heimatland ähneln, z.B. Anhörungen, Verpflichtungen zum Aufenthalt in bestimmten Unterkünften oder Städten (Hänel 2013). Das kumulative Auftreten derartiger Ereignisse verstärkt den negativen Einfluss auf die Gesundheit erheblich (Tinghog et al. 2017). Nach extremen Traumatisierungen und Verbrechen gegen die Menschlichkeit wird das Phänomen der »Erschütterung des Glaubens« (*moral injury*) beschrieben, das mit dem Verlust des Glaubens an sich selbst (*the self*), die Welt (*the world*) und die Menschen (*the mankind*) einhergeht (Silove 1999).

Womersley et al. (2018) beschreiben anhand einer Kasuistik Hoffnungslosigkeit und Verbitterung der Geflüchteten als Folgen von fehlender sozialer Anerkennung. Die Unmöglichkeit, das Erlebte im Dialog mit Mitmenschen zu teilen und daraus soziale Anerkennung zu erlangen, habe eine zentrale Bedeutung in menschlicher Interaktion. Das Fehlen sozialer Anerkennung und sozialer Kommunikation verhindere maßgeblich die Genesung der traumatisierten Geflüchteten. Anhand des kasuistischen Beispiels eines nordafrikanischen Asylsuchenden in einem Dorf in der Schweiz werden die Zusammenhänge verdeutlicht. Der Geflüchtete war in seinem Heimatland aufgrund einer eigenen Gewalthandlung verurteilt und jahrelang inhaftiert. Er fühlte sich ungerecht behandelt, dann gelang ihm die Flucht nach Europa. In der Schweiz kam es zu langen Wartezeiten unter inakzeptalen Wohnbedingungen, seine Anträge auf Anerkennung als politischer Asylant, oder auf Weiterreise nach Deutschland, wurden abgelehnt. Aufgrund fehlender Arbeitserlaubnis war es ihm nicht möglich, seinen Lebensunterhalt zu verdienen oder seine Angehörigen in der Heimat zu unterstützen. Er fühlte sich wertlos, fing an, Drogen zu konsumieren, machte später einen Suizidversuch und wurde in der Psychiatrie behandelt. In dieser Zeit erfuhr er, dass seine beiden Kinder im Heimatland verstarben. Fast gleichzeitig wurde seine Abschiebung entschieden. Nach der polizeilichen Mitteilung des Abschiebungsbescheids zündete sich Herr A. auf dem zentralen öffentlichen Platz des Dorfes mit Benzin an, konnte erfreulicherweise gerettet werden. Er hatte sich nun – mediales – Gehör verschafft. Die Autoren verstehen die Handlung dahingehend, dass Herr A. sich mit seiner Aktion nun endlich den gewünschten Dialogpartner und die soziale Anerkennung verschafft hatte, zu dem Preis, dabei sein Leben aufs Spiel zu setzen. Die öffentliche Selbstverbrennung ist eine kulturell bekannte Handlung in arabischen Ländern (Hayek), aber auch als Protesthandlung in der Türkei und in Deutschland. An diesem Beispiel wird deutlich, welche Ausmaße die Einsamkeits-, Verlassenheits- und Hoffnungslosigkeitsgefühle annehmen können und, dass das Bedürfnis, sich Gehör und soziale Unterstützung zu verschaffen, manchmal sogar die Form suizidaler Handlungen annehmen kann

Die PTBS wurde in vielen Kulturen als Folgestörung nach (Extrem-)Traumatisierungen beobachtet und beschrieben (Neuner et al. 2014, Terheggen et al. 2001, Erim et al. 2009, Leidinger et al. 2016). Es wurde auch beobachtet, dass Störungsbilder nach Traumaereignissen in einigen Kulturen nicht mit einer PTBS, sondern mit anderen Symptomkomplexen einhergehen. So wird aus der dänischen Flüchtlingsarbeit berichtet (Vindbjerg et al. 2014), dass traumatisierte Geflüchtete vorrangig auch über Depressivität, Angst, Postmigrationsstress, Hoffnungslosigkeit und Sorgen um Behördenentscheidungen klagen, konkrete Intrusionen oder Albträume dagegen weniger häufig angegeben werden. Neben Hypervigilanz und Vermeidung seien bei den Betroffenen fehlende Stimulation durch soziale Kontakte und körperliche Aktivität zu verzeichnen. Auch Somatisierung zeigt sich als wichtige Manifestation der psychischen Belastung bei Geflüchteten mit posttraumatischen Belastungssymptomen (Renner et al. 2021, Borho et al. 2021, Kounou et al. 2017). In einer qualitativen Untersuchung stellten wir bei syrischen Geflüchteten fest, dass viel mehr Vorstellungen über Depressivität und körperliche Krankheit vorlagen, als dass Symptome von Traumafolgestörungen bekannt waren (Zbidat et al. 2020). Eine häufige Folge von Traumatisierungen ist die Entwicklung oder Intensivierung vorbestehender chronischer Schmerzsyndrome (Söllner und Venkat 2017).

Zur frühzeitigen Identifikation psychisch belasteter Geflüchteter bietet sich der flächendeckende Einsatz eines Screeninginstrumentes wie des Refugee Health Screeners an, der anhand einer Selbstbeurteilung von den Geflüchteten in ihrer Muttersprache ausgefüllt werden kann. Dieser an unterschiedlichen Geflüchtetenpopulationen validierte Fragebogen zeichnet sich durch seine kurze Bearbeitungs- und Auswertungszeit aus und liefert anhand eines Scores für auffällige Belastungssymptome erste wichtige Hinweise auf eine mögliche psychische Erkrankung (Hollifield et al. 2016, Borho et al. 2022).

4.3 Postmigratorische Stress- und Belastungsfaktoren

Die Erlebnisse der Geflüchteten in der Heimat und während der Flucht, Verfolgungs- und Gewalterfahrungen, Verlust von wichtigen Bezugspersonen und Lebensperspektiven sind für den Betrachter sofort nachvollziehbar. Die postmigratorischen Belastungen werden in den letzten Jahren in der Forschung genauer betrachtet und ihnen wird zunehmend eine ebenso große Bedeutung als Risikofaktoren für die psychischen Probleme der Geflüchteten und der Migranten zugeschrieben, wie die vorausgegangenen Ereignisse im Heimatland.

Folgende postmigratorischen Belastungen bestimmen die Lebenssituation der Neuankömmlinge: Soziale Isolation durch den Verlust sozialer Netzwerke (Silove et al. 1997, Priebe et al. 2013), Arbeitslosigkeit aufgrund fehlender Passung der Berufsausbildung oder aufgrund von Einschränkungen der Arbeitserlaubnis. Armut sowie ein mangelnder Zugang zu grundsätzlichen sozioökonomischen Ressourcen (Rasmussen et al. 2010, Tay et al. 2015), wahrgenommene Diskriminierung (Ellis et al. 2008), durch schlechte Wohnverhältnisse und Distress ausgelöste erhöhte familiäre Gewalt (Betancourt et al. 2012, Fegert et al. 2018) und Schwierigkeiten bei der soziokulturellen Orientierung nach der Umsiedlung (Miller 2017) sind zu benennen. Für Asylsuchende gehören zu den Stressoren auch der Mangel an Sicherheit in Flüchtlingslagern (Rasmussen et al. 2010), die Unsicherheit bzgl. ihres rechtlichen Status und schließlich die über ihnen schwebende Gefahr, in das Ursprungsland abgeschoben zu werden.

In ihrer viel zitierten Arbeit fassten Laban et al. (2005) die Postmigrationsstressoren in fünf Kategorien zusammen: Familienbezogene Aspekte, Diskriminierung, Asylverfahren, sozioökonomische Lebensbedingungen und sozioreligiöse Aspekte. Diese Cluster standen in einem signifikanten Zusammenhang mit depressiven Störungen.

In zahlreichen Studien wurde gezeigt, dass postmigratorische Stressoren sogar eine größere Varianz im Ausmaß von Depressionen und Ängsten aufweisen als kriegsbedingte Trauma- und Verlusterfahrungen (Sack et al. 1996, Miller et al. 2017, Ellis et al. 2008). Sie wurden auch positiv mit posttraumatischer Belastungsstörung (PTBS) assoziiert (Ellis et al. 2008, Betancourt et al. 2012). Dies ist wahrscheinlich auf den traumatischen Charakter bestimmter Postmigrations-Stressoren (z. B. Gewalt in der Familie) und auf die Erschöpfung der Bewältigungsressourcen von Flüchtlingen durch kontinuierlich belastende Umweltbedingungen (z. B. Armut, Arbeitslosigkeit, lange Aufenthalte in unsicheren und überfüllten Unterkünften) zurückzuführen.

Die Arbeitsgruppe um Bozorgmehr (Nutsch & Bozorgmehr 2020) konnte einige dieser Faktoren für die Gruppe der syrischen Geflüchteten in Deutschland bestätigen. Sie ging anhand der bundesweiten und repräsentativen Daten der IAB-BAMF-SOEP (Institut für Arbeitsmarkt und Berufsforschung – Bundesamt für Migration und Flüchtlinge – Socioeconomic Panel) Befragung der Geflüchteten der Frage nach, welche postmigratorischen Belastungen mit Depressivität korreliert sind. Die

Autoren sahen den besonderen Einfluss der Anerkennung im Aslyverfahren als gesichert an. Geflüchtete mit einem abgelehnten oder noch nicht abgeschlossenen Asylverfahren hatten im Vergleich zu Geflüchteten mit einem anerkannten Asylantrag eine 1,76-fach höhere Wahrscheinlichkeit, depressive Symptome zu zeigen.

Demografische Merkmale wie Alter, Gechlecht, Partnerschaft und Bildung waren in dieser Untersuchung nicht signifikant mit Depressionen korreliert. Geflüchtete aus Ländern mit einer hohen Ausprägung des Political Terror Scale (PTS, Wood and Gibney, 2010)[5], d. h. mit einem hohen Grad an Verletzung von Menschenrechten durch staatliche Institutionen, wiesen jedoch eine 1,76-fach erhöhte Wahrscheinlichkeit auf, depressiv zu sein. Dieser Befund deutet darauf hin, dass die im Vorfeld der Migration erlebten soziopolitischen Repressalien einen Einfluss auf die nach der Umsiedlung gemessene Depressivität haben. In der Postmigrationsphase, die in dieser Befragung im Fokus stand, wurden Erwerbslosigkeit, Einsamkeit und ein abgelehnter oder noch nicht entschiedener Asylantrag als Risikofaktoren der Depressivität identifiziert. Demgegenüber wirkten eine stattgefundene Anhörung und eine höhere Wohnzufriedenheit als protektive Faktoren.

Unsere Erlanger Arbeitsgruppe konnte bei syrischen Geflüchteten die Trennung der Familienmitglieder (Georgiadou et al. 2020) und die Kürze der verbliebenen erlaubten Aufenthaltsdauer (Georgiadou et al. 2018) als signifikante postmigratorische Prädiktoren von psychischer Gesundheit bestätigen. Trotz Zunahme von integrationsfördernden Kompetenzen wie Spracherwerb und Berufstätigkeit blieben nach einem Zeitraum von insgesamt vier Aufenthaltsjahren die psychischen Belastungen auf einem hohen Niveau stabil. Auch die wahrgenommene Diskriminierung war ein signifikanter Prädiktor von Depressivität (Borho et al. 2020) (▶ Kap. 21). Bei Migranten mit langer Aufenthaltsdauer in Deutschland, bei türkeistämmigen Arbeitsmigranten oder ihren Kindern wiesen wir die wahrgenommene Diskriminierung als wichtigen postmigratorischen Belastungsfaktor nach (Morawa & Erim 2014).

4.4 Psychische Belastungen von Geflüchteten: Vorkommenshäufigkeiten von Depression, Angst und PTBS

Mehrere systematische Reviews analysieren die Vorkommenshäufigkeit von psychischen Symptomen bei Geflüchteten. Turrini et al. (2017) untersuchten in einer systematischen Metaanalyse die Vorkommenshäufigkeiten von PTBS, Depression

---

5 Political Terror Scale: Die Skala für politischen Terror ist ein jährlich erstelltes Maß für den vom Staat verursachten politischen Terror, d. h. für Verletzungen von Menschenrechten. Sie wurde in den frühen 1980er Jahren von Forschern der Purdue University entwickelt. Dieses Maß wird inzwischen in einigen psychosozialen Studien eingesetzt, um die durch politische Gefährdung erzeugten Stressbedingungen im Ursprungsland zu charakterisieren.

und Angst bei Geflüchteten. Für jedes dieser Outcomes wurde eine hohe Heterogenität der Punktprävalenzen gefunden (4–40% für Angstzustände, 5–44% für Depressionen, 9–36% für PTBS). D.h., die Autoren fanden erhebliche Schwankungen in den Prävalenzraten, die von niedrigen bis zu sehr hohen Vorkommenshäufigkeiten reichten. Diese Variabilität kann durch eine Reihe von methodischen und klinischen Faktoren erklärt werden. In der Methodik wurden in den Primärstudien unterschiedliche Designs und Strategien zur Wahl der Stichproben angewandt. Die diagnostischen Kriterien waren in den Studien nicht einheitlich. Es wurden unterschiedliche psychometrische Instrumente verwendet, sowohl strukturierte Interviews als auch Selbstbeurteilungsfragebögen, deren Validität teilweise fraglich war. Außerdem basierten die meisten der verwendeten Messinstrumente auf westlichen Vorstellungen von psychischer Gesundheit und Krankheit, d.h. sie waren nicht ausreichend interkulturell validiert, was zu einer fehlerhaften Einschätzung der Ausprägungen der Symptome in nicht westlichen Populationen geführt haben könnte.

Die Metaanalyse zeigte, dass die Vorkommenshäufigkeiten von Depressionen und Angst so hoch waren wie die von PTBS, wobei im Durchschnitt einer von drei Asylbewerbern und Flüchtlingen von einer dieser Krankheitsbilder betroffen war. Dieser Befund ist sehr bedeutsam, denn bisher wird eher die PTBS allein als wichtige psychische Störung bei Geflüchteten betrachtet. Die epidemiologische Bedeutung von Depressionen und Angst neben der PTBS ist also zu unterstreichen, sie sollten in der klinischen Versorgung und in der Begutachtung von Geflüchteten ausreichend berücksichtigt werden.

Giacco und Priebe (2018) kamen in ihrem systematischen Review zu dem Ergebnis, dass sich die Prävalenzraten psychischer Erkrankungen bei Geflüchteten nach der Zuwanderung nicht von denen der einheimischen Bevölkerung unterscheiden. Nur die posttraumatische Belastungsstörung (PTBS) sei bei Flüchtlingen häufiger anzutreffen. Bei langfristig umgesiedelten Flüchtlingen seien Angst und Depression wie in der einheimischen Bevölkerung die häufigsten psychischen Erkrankungen, sie seien mit einer insuffizienten sozialen Integration korreliert.

Blackmore et al. (2020) führten eine weltweite systematische Metaanalyse über psychische Störungen bei Geflüchteten durch. Einschlusskriterium war eine Stichprobengröße über 50 und die Durchführung eines standardisierten Interviews. Die Studie fokussierte nicht nur auf die posttraumatische Belastungsstörung, sondern auch auf Depression, Angststörungen und Psychosen. Insgesamt wurden 22 adäquate Studien zu PTBS identifiziert, die Inzidenz von PTBS betrug 31,46%. Auch diese Arbeitsgruppe stellte eine erhebliche Heterogenität zwischen den Studien fest. Subgruppenanalysen zeigten, dass die PTBS-Prävalenz für Frauen, für Personen mit Flüchtlingsstatus und mit afrikanischer Herkunft signifikant höher lag. In den acht größten Studien mit 200 oder mehr Teilnehmern war die PTBS-Prävalenz dagegen signifikant niedriger. Die Dauer der Zeit nach der Ankunft im Aufnahmeland hatte keinen signifikanten Einfluss auf die PTBS-Prävalenz. Es gab einen statistisch signifikanten Unterschied zwischen den diagnostischen Messinstrumenten, wobei die CAPS eine höhere Prävalenz der PTBS ergab gefolgt von der WHO-CIDI und der SCID und schließlich dem M.I.N.I. Hierbei handelt es sich um strukturierte diagnostische Messinstrumente.

Zum Vorkommen von Depressionen wurden 17 Studien identifiziert. Insgesamt lag die Prävalenz bei 31,51 %. Subgruppenanalysen zeigten, dass die Depressionsprävalenz in den kleineren Studien signifikant höher war. Asylbewerber und Flüchtlinge aus Europa wiesen höhere Häufigkeiten von Depressionen auf.

Insgesamt wurde eine Prävalenz von 11,09 % für Angststörungen diagnostiziert. Die Prävalenz von Angstzuständen war bei denjenigen höher, die weniger als 4 Jahre vom Ursprungsland getrennt waren, sowie bei Personen, die aus dem Nahen Osten stammten und die in Übergangsunterkünften lebten.

Die Metaanalyse von Blackmore et al. kommt zu dem Ergebnis, das PTBS und Depressionen bei Flüchtlingen und Asylbewerbern weiter verbreitet sind als in der Allgemeinbevölkerung. Nach den Daten des World Mental Health Surveys (Kessler et al. 2009) liegt die Lebenszeitprävalenz in der Allgemeinbevölkerung bei 3,9 % für PTBS (Koenen et al. 2017) und bei 12 % für jede depressive Störung. Im Vergleich dazu zeigen die Ergebnisse der Metaanalyse von Blackmore et al. für PTBS 31 % und für Depressionen 31,5 %. Damit sind die Vorkommenshäufigkeiten von PTBS und Depressionen bei den Geflüchteten deutlich höher. Allerdings scheint die Prävalenz von Angststörungen (11 %) und Psychosen (1,5 %) bei Flüchtlingen und Asylbewerbern geringer zu sein als die Lebenszeitprävalenz in der Allgemeinbevölkerung mit 16 % bzw. 3 % (Kessler et al. 2009).

Blackmore und Koautoren stellen eine Zunahme der Häufigkeit von PTBS und Depressionen im Vergleich zur systematischen Metaanalyse von Fazel von vor 15 Jahren (2005) fest und weisen darauf hin, dass die Flüchtlinge und Asylbewerber in der letzten Dekade unter massiven psychischen Belastungen durch zwei neue soziopolitische Veränderungen leiden. Die erste ist die Tatsache, dass in Regionen mit kriegerischen Konflikten die Zivilbevölkerung massiv in Mitleidenschaft gezogen wird. Zweitens ist das Umfeld in den Aufnahmeländern weniger freundlich geworden als in den letzten Dekaden, was sich nach der Meinung der Autoren in zunehmend strengeren Einwanderungspolitiken, einschließlich Inhaftierung, Abschiebung und verzögerter Gewährung des Flüchtlingsstatus und einer oft hohen Feindseligkeit der einheimischen Bevölkerung gegenüber den Geflüchteten abbilde.

In einer aktuellen systematischen Übersicht von Henkelmann et al. (2020) wurden 69 Studien und 14.888 Personen mit Fluchterfahrung erfasst, die Ergebnisse bestätigen bisherige Befunde, dass weltweit hohe Belastungen in Form von Angst, Depression und posttraumatischer Belastungsstörung bei Geflüchteten vorliegen, unabhängig vom Ankunftsland und der Aufenthaltsdauer. Die Autoren plädieren für die Erstellung angemessener, adaptierter und skalierbarer Messinstrumente und Berücksichtigung der Probleme der mentalen Gesundheit der Geflüchteten in der Gesundheitspolitik der jeweiligen Aufnahmeländer. In dieser Studie wurde zudem der häufige Befund bestätigt, dass die Prävalenzen höher ausfallen, wenn die Untersuchungen mit Selbstbeurteilungsfragebögen durchgeführt werden, als bei Studien, in denen mittels strukturierter Interviews Diagnosen gestellt werden. In einem weiteren systematischen Review untersuchten Caroll et al. in insgesamt 269 Studien die Prävalenzraten für PTBS ($n = 149$), Depression ($n = 218$) und generalisierte Angst ($n = 104$) und fokussierten insbesondere auf den Vergleich von freiwilligen Migranten versus Geflüchteten. Die berechnete allgemeine Prävalenz betrug für PTBS (30,54 %), Depression (28,57 %), und Angst (25,30 %,). Die Prävalenz psychischer

Erkrankungen fiel bei erzwungener Migration, also bei Geflüchteten, deutlich höher aus und war erwartungsgemäß in den Phasen der Fluchtreise höher, auch wenn man methodische Besonderheiten berücksichtigte.

In einer Meta-Analyse untersuchten Mesa-Vieira et al. speziell Migranten, die einem bewaffneten Konflikt ausgesetzt waren und stellten Prävalenzraten von 25 % für Major Depression, 31 % für posttraumatische Belastungsstörung und 14 % für allgemeine Angststörungen fest. Die Besonderheit dieser Studie war die Sicherung der Kategorie »Bewaffneter Konflikt«, damit war eine Unterscheidung zwischen Geflüchteten mit Kriegserfahrung und andern Gruppen möglich.

4.5 Ergebnisse einer bevölkerungsrepräsentativen Studie aus Deutschland

Eine aktuelle Analyse zur psychischen und körperlichen Gesundheit von Migranten und Geflüchteten in Deutschland wurde auf der Grundlage der IAB-SOEP-Migrationsstichproben veröffentlicht (Nutsch & Bozorgmehr 2020). Das SOEP ist eine repräsentative jährliche Befragung privater Haushalte, die seit 1984 in Westdeutschland und seit 1990 in der ganzen Bundesrepublik durchgeführt wird. 2013 und 2015 seien zwei zusätzliche IAB-SOEP-Migrationsstichproben gezogen worden, um repräsentative Aussagen zu neuen Migrationsbewegungen nach Deutschland machen zu können.

Im SOEP wurden für den Vergleich verschiedener Personen nach ihrem Migrations- und Fluchthintergrund fünf Vergleichsgruppen definiert: (1) Geflüchtete, die nach 2013 eingewandert sind, (2) Geflüchtete, die vor 2013 eingewandert sind, (3) Migrant:innen ohne Fluchterfahrung, die selbst zugewandert sind (direkter Migrationshintergrund), (4) Personen, die mindestens einen zugewanderten Elternteil haben (indirekter Migrationshintergrund) und (5) Personen ohne Migrationshintergrund. Damit wird die Stichprobe zuerst in Personen mit Fluchterfahrung und Personen mit Migrationshintergrund ohne Fluchtgeschichte eingeteilt. Diese zweite Gruppe sollte als Arbeitsmigranten bezeichnet werden. Die Gruppe der Personen mit Fluchterfahrung wird dann in eine Gruppe der vor 2013 und eine Gruppe der nach 2013 migrierten aufgeteilt. Die Arbeitsmigranten wiederum in eine Gruppe mit direktem (erste Generation) und eine Gruppe mit indirektem Migrationshintergrund (zweite Generation) eingeteilt.

Die psychische Befindlichkeit wurde mit dem SF-12 (Kurzform des Gesundheitssurveys) gemessen. Dieses Instrument beinhaltet eine Summenskala für die psychische und eine für die körperliche Gesundheit. Die Geflüchteten, die nach 2013 eingewandert sind, erzielten im Vergleich dieser vier Gruppen die beste *körperliche* Lebensqualität. Jedoch ist ihre *psychische* Gesundheit signifikant eingeschränkt gegenüber allen anderen Gruppen. Sie weisen ein signifikant niedrigeres psychisches Wohlbefinden auf als der Bevölkerungsdurchschnitt. Die Beeinträchtigung der psychischen Gesundheit geht vermutlich auf den Einfluss krisenhafter Lebensereignisse und Traumatisierungen im Heimatland und auf der Fluchtreise zurück, sowie auf postmigratorische Belastungen wie beengte Lebensverhältnisse, Unsicherheit bzgl. des Asylprozesses und Diskriminierungserfahrungen in Deutschland, wobei diese Aspekte nicht erfragt wurden und es sich hierbei um hypothetische Erklärungen handelt. Die körperliche und psychische Gesundheit von Geflüchteten aus jüngerer Zeit hat sich zwischen 2016 und 2018 leicht an den Bevölkerungsdurchschnitt angenähert.

Insgesamt wird eine über der einheimischen Bevölkerung liegende Prävalenz von posttraumatischer Belastungsstörung, von depressiven Störungen und generalisierter Angst durch die systematischen Analysen bestätigt. Die Belastungen halten in einem langen Zeitraum nach der Flucht an und werden durch posttaumatische Belastungen aufrechterhalten.

4.6 Psychosoziale Versorgung und Psychotherapie mit Geflüchteten: Besondere Bedarfe und Überblick über Interventionen

4.6.1 Psychosoziale Versorgung von Flüchtlingen

Forschungsaktivitäten zur psychosozialen Versorgung von Geflüchteten in den europäischen Aufnahmeländern haben nach der Fluchtmigration von 2015 zugenommen. Sie sind leider oft auf einen spezifischen Kontext bezogen und die Ergebnisse können nicht immer auf andere Millieus und Länder übertragen werden. Trotzdem können die Erkenntnisse der Studien in wichtigen allgemeinen Prinzipien guter Praxis zusammengefasst werden: Zur psychosozialen Versorgung von Geflüchteten gehört die Förderung der sozialen Integration, Erleichterung des Zugangs zur psychosozialen Behandlung und, falls erforderlich, die Bereitstellung spezifischer psychotherapeutischer Behandlungen. In Deutschland wurde der Zugang zur institutionellen Versorgung von Penka et al. (2018) mit dem Begriff *interkulturelle Öffnung* der Institutionen konzipiert. Als interkulturelle Öffnung wird die Gesamtheit der Maßnahmen definiert, die darauf abzielen, den Geflüchteten und Migranten einen ausreichenden und ähnlich guten Zugang zu psychosozialen Angeboten zu verschaffen, wie er den Einheimischen zur Verfügung steht.

4.6.2 Spezifische Interventionen

Folgende Interventionen werden in der Behandlung mit Geflüchteten mit posttraumatischer Behandlung eingesetzt und deren Effektivität wurde in Studien, Reviews und Metaanalysen untersucht.

Multimodale psychosoziale Konzepte: Insbesondere in der ersten Phase des Ankommens werden Geflüchtete in Flüchtlingsberatungsstellen mit multimodalen psychosozialen Konzepten (Sprach- und Kulturmittler, Sozialarbeiter, juristische Beratung) behandelt (Hänel 2013).

Kognitiv-verhaltenstherapeutische traumafokussierte Therapie: Kognitive Verhaltenstherapie, cognitive behavioral therapy, CBT geht auf A. Beck zurück und zielt darauf ab, negative Gedanken und Überzeugungen zu verändern. Die kognitive Bearbeitung von Symptom aufrechterhaltenden dysfunktionalen Bewertungen und Überzeugungen, die Habituation bzw. Integration der traumatischen Erfahrungen durch Traumaexposition, der Abbau des Vermeidungsverhaltens und problematischer Bewältigungsversuche sind mögliche Interventionen. Spezifische Formen von kognitiver Psychotherapie (CBT) werden für Geflüchtete eingesetzt. Dazu gehören die narrative Expositionstherapie (NET), traumafokussiert kognitive Psychotherapie, Stress-Inokulations-Training und kultursensitive kognitive Psychotherapien. Auch Eye Movement Desentization and Reprocesing Therapy (EMDR) wurde für Geflüchtete, im Besonderen für Kinder, empfohlen (Mc Donald 2017).

Narrative Expositionstherapie: Eine weitere Trauma-konfrontative Methode, die in Deutschland entwickelt wurde, ist die narrative Expositionstherapie. Die Konstanzer Schule, die Autoren Schauer und Neuner (Neuner 2013) sind die Urheber. Die Therapie beginnt mit einer Auseinandersetzung des Patienten mit seiner Lebensgeschichte, eine Lebenslinie wird gezeichnet und neben den belastenden und traumatisierenden werden auch positive Lebensereignisse und Ressourcen symbolisch festgehalten. Danach geht es darum, sich durch Erzählungen dem traumatischen Ereignis zu exponieren. Anerkennung des Leidens, Zeugnis und Schaffen einer Öffentlichkeit für das Unrecht und das erlittene Leiden spielen eine zentrale Rolle. Zuerst wurde Testimony Therapie von chilenischen Psychotherapeuten (Lira et al. 1989) erprobt. Die berichtete Lebenslinie wird vom Therapeuten, Betroffenen oder dem Dolmetscher schriftlich festgehalten. Es geht um einen distanzierten und geschützten Blick auf die Lebenslinie (-geschichte) und die Traumakonfrontation durch ausführliches Berichten der Lebensgeschichte. Für die narrative Expositionstherapie liegt ein Manual vor, die Effektivität ist mehrfach untersucht und gut belegt.

Stabilisierende Traumatherapien: Der Aufbau einer stabilen therapeutischen Beziehung, Einsatz von Distanzierungsmethoden und der Imagination wurden in ersten manualisierten Therapien mit Flüchtlingen erfolgreich erprobt (Kruse & Joksimovic 2016). Dieses Vorgehen wird in ▶ Kap. 9 ausführlich dargestellt.

Transdiagnostische Therapien: Transdiagnostische Methoden stellen die Symptome und nicht die Störungen in den Mittelpunkt. Sie können in Regionen mit limitierten Ressourcen eingesetzt werden, besonders bei Patienten mit Symptomen aus unterschiedlichen Beschwerdesyndromen (Mc Evoy 2009). Problem Management Plus (Dawson 2015) und Common Elements Treatment Approach (CETA) sind transdiagnostische Methoden. Sie werden weiter in diesem Kapitel ausführlich beschrieben.

4.6.3 Effektivität von Psychotherapie mit Geflüchteten

Nose et al. (2017) machen darauf aufmerksam, dass Traumata, die Flüchtlinge erlebt haben, sich in der Art, Schwere und Dauer von denen anderer Bevölkerungsgruppen unterscheiden. Mit diesen schweren Traumatisierungen werde eine Psychopathologie mit einem langfristigen und fluktuierenden Verlauf und einer hohen Komorbidität mit anderen Störungen, insbesondere Depression ausgelöst. Darüber hinaus ist die psychotherapeutische Behandlung nach der Umsiedlung in ein westliches Land durch kulturelle und sprachliche Barrieren, Schwierigkeiten bei der Entwicklung von Vertrauen zwischen Psychotherapeut und Patient sowie ein erhöhtes Risiko der sozialen Vereinsamung, des sozialen Ausschlusses oder der Diskriminierung erschwert.

Die psychotherapeutischen Interventionen, die in das systematische Review von Nose et al. (2017) eingeschlossen wurden, waren: narrative Expositionstherapie; eine manualisierte Kurzzeitvariante der kognitiven Verhaltenstherapie mit einem Trauma-Fokus (5 RCTs), andere Arten von CBT (5 RCTs); TFP (Trauma focused Therapy 2 RCTs), CROP (Culture-Sensitive Oriented Peers, 1 RCT), und FGI (Familiengruppenintervention, 1 RCT). Vier Studien untersuchten Gruppeninterventionen, von denen zwei in die Analyse eingeschlossen wurden. Die Studienteilnehmer hatten durchschnittlich an 17 persönlichen Sitzungen (3 bis 25) teilgenommen.

Subgruppenanalysen in Bezug auf die posttraumatische Belastungsstörung (PTBS) zeigten, dass NET bei PTBS-Symptomen zu einer Symptomreduktion im Vergleich zu inaktiven Kontrollen führte. Die Größenordnung des Effekts entspricht einer NNT (*number needed to treat*) von 6–7 Teilnehmern. NNT ist eine statistische Maßzahl, die angibt, wie viele Patienten pro Zeiteinheit (z. B. 1 Jahr) mit der Testmethode behandelt werden müssen, um bei der untersuchten Patientengruppe das gewünschte Therapieziel zu erreichen (Moore et al. 2008). Dieser Wert entspricht einer hohen Risikoreduktion pro Behandlung. Die anderen CBT-Typen zeigten zusammen keinen signifikanten Effekt.

Die gleiche Autorengruppe veröffentlichte im Jahr 2019 eine aktualisierte Metaanalyse über Ergebnisse von psychosozialen und psychotherapeutischen Interventionen bei Geflüchteten (Turrini et al. 2019). Folgende Interventionen wurden in die Metaanalyse eingeschlossen: NET, eine manualisierte Kurzzeitvariante der CBT mit Traumafokus (7 Studien); narrative Expositionstherapie für Kinder (KIDNET), eine für Kinder angepasste Form der NET (1 Studie); EMDR (4 Studien); Musiktherapie (1 Studie); Common Elements Treatment Approach (CETA, 1 Studie, CETA wird weiter im Text beschrieben); CBT (6 Studien); Writing for Recovery (1 Studie); Interpersonelle Psychotherapie (IPT) (1 Studie); Teaching Recovery Techniques (TRT), eine Form der CBT (1 Studie); Culture-Sensitive Oriented Peer (CROP) (1 Studie); Familien-Gruppen-Intervention (FGI, 1 Studie); Bedürfnisbefriedigung Intervention (1 Studie). Die Qualität der Studien variierte stark, 16 der 26 Studien, die in die primäre Ergebnisanalyse einbezogen wurden, zeigten in zwei oder drei Punkten des Cochrane Risk-of-Bias-Tool Auffälligkeiten, dieses ist ein Maß zur Beurteilung der Qualität von Studien, die in eine Metaanalyse inkludiert werden. Dabei geht es um wissenschaftlich unzulässige Vorannahmen beim Studiendesign, bei der Umsetzung oder bei der Berichterstattung.

Die Meta-Analyse der PTBS-Ergebnisse (20 Studien, 1.370 Teilnehmer) zeigte, dass psychosoziale Interventionen in ihrer Gesamtheit in der Reduktion von PTBS-Symptomen im Vergleich zu Kontrollinterventionen wirksam waren. Während CBT bei der Verringerung von PTBS- und Angstsymptomen wirksam war, war EMDR nur in Bezug auf depressive Symptome wirksam. NET zeigte in dieser Metaanalyse keinen signifikanten Effekt.

Zwischen Einzel- und Gruppeninterventionen gab es keine signifikanten Unterschiede bzgl. der Therapieeffekte. Während psychosoziale Interventionen gegenüber inaktiven Kontrollbedingungen wie Warteliste oder TAU (Treatment as usual) oder keine Behandlung wirksam waren, wurde keine Überlegenheit zu psychologischen Placebo-Bedingungen gesehen.

In Bezug auf das jeweilige Aufnahmeland lieferten Studien, die in HIC (high income countries) und Studien, die in LMIC (low and middle income countries) durchgeführt wurden, ähnliche Ergebnisse für PTBS und Angstzustände. Für Depressivität war die Wirksamkeit von psychosozialen Interventionen in Studien, die in LMICs durchgeführt wurden, höher.

In der Zusammenschau dieser Metaanalysen, die fast jährlich aktualisiert wurden, kann konstatiert werden, dass traumafokussierte CBT und NET, die inhaltliche Ähnlichkeiten aufweisen, aber auch supportive Therapieansätze zu Verbesserungen der psychischen Befindlichkeit führen. Ausführlich untersucht sind dabei in erster Linie die Wirksamkeit bei posttraumatischen und depressiven Symptomen.

Die Autoren des Reviews weisen auf einige Einschränkungen hin. Die *Nachbeobachtungszeiten* waren nicht sehr lang, sodass der Langzeiteffekt psychologischer Interventionen nicht gemessen werden konnte. Eine weitere Einschränkung ist, dass die eingeschlossenen Studien in Bezug auf die Herkunft der Populationen, die Aufenthaltsdauer seit der Umsiedlung und die Form der Ergebnismessungen sehr heterogen sind. All diese Unterschiede trugen wahrscheinlich zu dem sehr hohen Grad an statistischer Heterogenität bei, der bei der Zusammenfassung aller Studien festgestellt wurde.

Darüber hinaus wäre es wichtig, Informationen über die jeweils vorgenommene kulturelle Adaptation zu bekommen. Immer wenn die *kulturelle Adaptation* von Interventionen und Maßnahmen nicht beschrieben wurde und eine Beurteilung nicht möglich ist, könnte das die Genauigkeit der Studienergebnisse geschwächt haben, da die Kultursensitivität und kulturelle Adaptation der Interventionen in der Regel zu besseren therapeutischen Effekten führen.

Psychotherapie und Pharmakologie: In einem weiteren systematischen Review verglichen Coventry et al. (2020) *psychopharmakologische Therapien* und psychologische Interventionen und stellten fest, dass psychologische Interventionen mit einer stärkeren Reduktion von PTBS- und Depressionssymptomen und einer verbesserten Schlafqualität assoziiert waren. Sie gingen seltener mit Therapieabbrüchen einher.

4.6.4 Fazit

Aus der geschilderten Evidenz folgt, dass in der Behandlung von PTBS bei Geflüchteten traumafokussierte CBT oder EMDR, mit dem Zusatz von Stressmanagement-Interventionen empfohlen werden können. Zusätzlich können selektive Serotonin-Wiederaufnahme-Hemmer und trizyklische Antidepressiva für Erwachsene empfohlen werden, wenn psychosoziale Interventionen versagt haben oder wenn eine komorbide mittelschwere bis schwere Depression vorliegt.

Angesichts der dringenden psychischen Gesundheitsbedürfnisse von Asylbewerbern und Flüchtlingen sollte die Wirksamkeit von verschiedenen psychosozialen Interventionen untersucht und nachgewiesen werden. Auch supportive Psychotherapie kann kurzfristig eine Symptombesserung und Erleichterung bringen.

Die fehlende Verfügbarkeit von psychosozialen Interventionen, insbesondere langfristig und in wirtschaftlich benachteiligten Ländern, den LMICs, aber auch in westlichen Ländern mit einer guten Gesundheitsversorgung, stellt derzeit eine große Herausforderung für das Gesundheitssystem dar. Um die Verfügbarkeit von psychosozialen Interventionen zu ermöglichen, sollten kurze, einfache Gruppen- und Einzelinterventionen und ohne Fachärzte durchzuführende Versionen dieser evidenzbasierten psychosozialen Behandlungen als eine erschwingliche und skalierbare Alternative in Betracht gezogen werden. Solche Behandlungen werden derzeit in mehreren Ländern untersucht und frühe Ergebnisse aus RCTs weisen auf deren Wirksamkeit hin (van't Hof et al. 2018).

4.7 Skalierbare transdiagnostische Interventionen und kulturelle Adaptation

4.7.1 Die Skalierbarkeit von Psychotherapien in LMICs

Nun möchten wir unsere Aufmerksamkeit der weltweiten Versorgungsrealität widmen. Der aus dem Englischen übernommene Terminus »Skalierbarkeit« bezeichnet die Eigenschaft der Interventionen, in unterschiedlichen Settings einsetzbar und damit auf weitere Populationen »erweiterbar« zu sein. Dabei sind Länder mit eingeschränkten sozioökonomischen Ressourcen und Länder, die in kriegerische Konflikte verwickelt sind, von besonderem Interesse, die Weltgesundheitsorganisation (WHO) unterstützt viele Projekte, die daran arbeiten, die Probleme der mentalen Gesundheit in diesen Ländern zu lösen.

Probleme der psychischen Gesundheit machen weltweit einen beträchtlichen Teil der Belastungen durch Krankheiten aus (Murray et al. 2012). Der weltweite Notzustand ist durch Probleme des Gesundheitssystems wie Fachkräftemangel, fehlende finanzielle Ressourcen und fehlendes staatliches Engagement zu erklären sowie auf der Seite der Patienten die Befürchtung, dass die Nutzung von psychiatrischen und psychotherapeutischen Angeboten zu ihrer Stigmatisierung in der eigenen Peergroup sowie durch Behörden führen könnte (Saxena et al. 2007).

Leider erhält die Mehrheit der Menschen, die eine psychische Behandlung benötigen, diese nicht. Das Defizit ist in Ländern mit niedrigem und mittlerem Einkommen (LMICs) groß, aber das Fehlen ausreichender Psychotherapieangebote ist auch in Deutschland ein wichtiges Problem. Für die Behandlung von Geflüchteten in Deutschland konstatierte Wöller (2016), dass weder eine ausreichende Zahl muttersprachlicher Therapeuten noch eine genügende Anzahl von Sprachmittlern zur Verfügung stünde. Ressourcen des Gesundheitssystems müssten optimal genutzt und neue Ressourcen zielgerichtet geschaffen werden.

4.7.2 Transdiagnostische Interventionen und Task-Shifting

Angesichts der großen Belastung durch traumabedingte psychische Störungen in ressourcenarmen Gebieten, in denen es kaum psychosoziale Fachkräfte gibt, besteht ein Bedarf an Interventionsmodellen, die einerseits für *eine Reihe* von psychischen Problemen anwendbar, also transdiagnostisch sind, andererseits auch von Personen mit *geringer psychotherapeutischer* Ausbildung durchgeführt werden können.

Obwohl randomisierte kontrollierte Studien (RCTs) gezeigt haben, dass evidenzbasierte Therapien (EBTs), die von Laienhelfern angeboten werden, in LMICs wirksam sein können, war die Ausweitung und Nachhaltigkeit solcher EBTs bisher begrenzt (van Ginneken et al. 2013). Ein Hindernis dafür ist, dass die meisten EBTs so konzipiert sind, dass sie sich vorwiegend auf ein einziges Störungsbild konzentrieren, also störungsspezifisch sind und nur begrenzt die Information beinhalten, wie man mit multiplen komorbiden Diagnosen (z. B. bei der posttraumatischen Belastungsstörung) umgeht.

Eine mögliche Lösung wäre die Verwendung von transdiagnostischen Interventionen, die zur Behandlung nicht nur eines einzigen Störungsbildes, sondern einer Reihe von psychischen Gesundheitsstörungen und/oder Problemen eingesetzt werden können und darauf abzielen, auch komorbide Störungen zu behandeln (McHugh et al. 2009). Die Wirksamkeit von transdiagnostischen Behandlungen wurde in Ländern mit hohem Einkommen (HICs) mit vielversprechenden Ergebnissen über alle Altersgruppen und Störungen hinweg untersucht (z. B. Fairburn et al. 2009, Farchione et al. 2012). Wie Behandlungen für einzelne Störungen variieren auch transdiagnostische Ansätze in ihrem Behandlungsdesign. Einige sind modular aufgebaut, sodass die Elemente innerhalb einer Behandlung größtenteils unabhängig voneinander und in unterschiedlicher Reihenfolge durchgeführt werden können (Chorpita et al. 2005). Transdiagnostische Instrumente sind meistens so aufgebaut, dass die Therapeuten sich nicht strikt an ein Manual halten müssen, sondern die Module während der Behandlung den individuellen Bedürfnissen der Patienten anpassen können. Im Konkreten schreiben diese flexiblen Manuale oft keine strikten Inhalte für die einzelnen Sitzungen vor, auch die Anzahl der Sitzungen kann variiert werden. Andere sind mit einer bestimmten Reihenfolge der Elemente und einer festgelegten Anzahl von Sitzungen geplant (z. B. Problem Management Plus, Dawson et al. 2015).

4.7.3 Task-Shifting (Übernahme von therapeutischen Aufgaben durch Laienhelfer)

Viele skalierbaren Modelle, z.B. der Common Elements Treatment Approach (CETA), beschäftigen sich auch mit der Schulung von Laienhelfern. Dabei werden Laienhelfer in die Lage versetzt, mit definierten Praxiselementen und Entscheidungsregeln die Therapie weitestgehend selbständig durchzuführen. Die Regeln ermöglichen, basierend auf der Beschwerdedarbietung des Klienten, eine Auswahl zur Reihenfolge und Dosierung von Basis- und optionalen Behandlungselementen zu treffen (Chorpita & Daleiden 2009).

Murray et al. (2014) entwickelten eine transdiagnostische Behandlung, die den Laientherapeuten in ressourcenarmen Ländern die Möglichkeit bietet, flexible Lösungen für psychische Probleme ihrer Klienten zu entwickeln. Ihr Ansatz heisst Common Elements Treatment Approach. Das Ziel von CETA war die Vereinfachung eines Modells für Laienhelfer durch die Begrenzung der Anzahl von Therapie-Elementen (Modulen). Zudem sollten die Bausteine in einer einfachen Sprache verfasst sein, um den Laienhelfern das Verständnis zu erleichtern.

Damit sollte dem oben geschilderten Mangel an psychosozialen Helfern in Entwicklungsländern entgegengewirkt werden. Zwei RCTs zu CETA wurden im Irak und in Thailand mit Laienhelfern zur Behandlung von Folter- und Trauma-Opfern abgeschlossen (Bolton et al. 2014, Weiss et al. 2015). In beiden Studien war CETA wirksam bei der Reduktion von Depressionen, Angst und traumabezogenen Symptomen im Vergleich zu einer Wartekontrollbedingung.

Die CETA-Elemente, die bei traumatisierten Personen in mehreren Kulturkreisen erfolgreich zum Einsatz kamen, sind in ▶ Tab. 4.1 abgebildet.

Das CETA-Manual wird durch folgende Maßnahmen den Bedürfnissen der Laienhelfer und der Klienten in Ländern mit geringen Ressourcen gerecht: (1) Kleine Anzahl der Module im Manual, (2) vereinfachte Sprache, (3) kurze Schritt-für-Schritt-Anleitungen für jedes Modul (1–2 Seiten), einschließlich Beispieltexte darüber, was die Laienhelfer ihren Klienten sagen können, (4) spezifische Erklärungen, um die komplexen Konzepte der kognitiven Umstrukturierung für Berater und Klienten leichter zugänglich zu machen.

4.7.4 Interkulturelle Adaptation der CBT-Elemente bei CETA

Um die Akzeptanz der Intervention zu erleichtern, passten die Autoren die CETA CBT-Fähigkeiten auf die individuellen und familiären Bedürfnisse ihrer Klienten sowie auf die kulturellen Bedürfnisse der jeweiligen, z.B. der burmesischen Gemeinschaft an. So bauten sie burmesische Märchen, persönliche Anekdoten und Ausdrücke oder Sprichwörter ein, wenn sie die zentralen Prinzipien der Psychotherapie vermittelten. Kulturelle Adaptation umfasste auch die Aufnahme der bestehenden Stärken, z.B. Unterstützung durch Familie und Gemeinschaft, und bestehende Bewältigungsstrategien, wie z.B. Meditation, Lieder singen, Tee trinken mit Freunden. Die Klienten wurden ermutigt, Familienmitglieder und enge

Freunde zu den Einführungssitzungen einzuladen, damit diese die Rolle der Beratung verstehen und den Patienten unterstützen können.

Tab. 4.1: Elemente von CETA (Bolton 2014)

Baustein	Kurze Beschreibung	Eingesetzt in folgenden Situationen
Motivation (zur Teilnahme ermutigen)	wahrgenommene oder logistische Hindernisse bei der Therapieteilnahme berücksichtigen	allen Teilnehmern angeboten
Psychoedukation (Einführung)	Informationen zum Ablauf (Dauer, Inhalte, Erwartungen), Normalisieren (Entpathologisieren) der Beschwerden/Probleme	allen Teilnehmern angeboten
Angstmanagement und Entspannung	Strategien zur Reduktion von physiologischer Anspannung/Stress	optional, falls Klienten sich mit physiologischen Symptomen der Angst vorstellen
Verhaltensaktivierung	Erkennen und Umsetzen von positiven, stimmungssteigernden Aktivitäten	optional bei depressiven Symptomen
kognitive Umstrukturierung (auf eine andere Art und Weise denken), zwei Elemente	Erkennen und Verbinden von Gedanken, Gefühlen und Verhalten Evaluieren und Umstrukturieren von Gedanken, damit sie angemessener (akkurater) und funktionaler sind	allen Teilnehmern angeboten
imaginierte graduelle Exposition (Besprechung schwieriger Erinnerungen)	Konfrontation mit angstvoll besetzten oder vermiedenen traumatischen Erinnerungen	allen Teilnehmern angeboten wegen ihrer Traumageschichte
In-vivo-Exposition	Konfrontation mit ungefährlichen/harmlosen Triggern in der Umgebung des Klienten	Optional, wenn der Klient vor einer in Wirklichkeit nicht gefährlichen Situation Angst hat.
Sicherheit (Suizid, Homizid, andere Gefährdungen werden beurteilt und Maßnahmen geplant)	Beurteilung von Suizid- und Homizidrisiko, Risiko häuslicher Gewalt Entwicklung eines Sicherheitsplans	allen Teilnehmern angeboten, wenn notwendig
SBI bei Alkoholabhängigkeit (spezifische Intervention)	Einsatz von Motivational Interviewing, um den Patienten für eine Verhaltensänderung zu gewinnen	optional, bei schädlichem Alkoholgebrauch

Die Autoren unternahmen einige Schritte, um die Methode und die einzelnen Interventionen an die Kultur und die Lebenssituation der Teilnehmer anzupassen. Alle Berater und Supervisoren waren burmesische Flüchtlinge, die Sitzungen wurden in der Muttersprache und in vertrauter Umgebung durchgeführt. Während Skills nach CBT typischerweise als »westlich« angesehen werden, berichten die Autoren, dass sie feststellten, dass einige Techniken auf fern-östlichen Traditionen basieren. Bei der Entspannung (zur Bewältigung der Ängste) wurden burmesische Formen der Meditation eingesetzt. Bezüglich der Psychoedukation über den Umgang mit negativen, dysfunktionalen Gedanken, hätten die einheimischen Laienhelfer festgestellt, dass dieser Ansatz sehr mit dem Buddhismus übereinstimmt, weil die buddhistischen Lehren »Gleichgewicht« und »Harmonie« preisen, nicht jedoch extreme Gedanken oder Verhaltensweisen. Beim Aufbau positiver Aktivitäten wurde festgestellt, anderen zu helfen, Altruismus, die Stärkung der Beziehungen zu Familienmitgliedern und der Aufbau von Verbindungen zu Gemeindemitgliedern und Organisationen seien auch traditionelle burmesische Bewältigungsfähigkeiten. Die wichtigste Komponente der Behandlung, die alle Klienten erhielten, war die stufenweise In-sensu-Exposition traumatischer Erinnerungen. Dabei sollten die Klienten durch das Erzählen, die Narration, lernen, sich an Traumaerinnerungen zu gewöhnen.

Während des Trainings hätten viele Laienhelfer und Supervisoren Bedenken über diese Komponente geäußert, weil die Klienten persönliche Details über sich und ihr Leben preisgeben müssten, was im Gegensatz zu traditionellen burmesischen Praktiken stehe. Entgegen den Erwartungen seien die Klienten in der Lage gewesen, offen über ihre traumatischen Erfahrungen zu sprechen und hätten von Erleichterung berichtet, nachdem sie ihre schwierigen Erinnerungen erzählt hatten. Die Ergebnisse dieser Studie zeigen, dass die westlichen Interventionen in anderen Kulturen angemessen und wirksam sein können, wenn sie kulturell adaptiert werden.

4.7.5 Ein Modell der CBT für Geflüchtete

Die Effekte der kognitiv-behavioralen Psychotherapie für PTBS sind in westlichen Ländern sehr gut, bei Geflüchteten aber nur unzureichend untersucht. Erste Untersuchungen, z. B. mit Geflüchteten aus Kambodscha, haben positive Therapieergebnisse erbracht. Buhmann und ihr Team untersuchten die Effekte der CBT bei einer Gruppe von 85 traumatisierten Geflüchteten, die über 6 Monate mit Psychotherapie, Psychopharmakologie (Sertralin, bei Bedarf zusätzlich Tolvin) und mit sozialarbeiterischen Kontakten behandelt wurden. In der Therapie wurde nach dem CBT-Manual von Bisson und Andrew (2018) gearbeitet.

Das Manual besteht neben CBT-Interventionen auch aus Achtsamkeits- und Commitment-Modulen. Mehr als auf das Trauma wird auf die individuelle Lebenssituation und Möglichkeiten der Verbesserung in Zukunft fokussiert. Die vorgesehenen 21 Interventionen sind im Kasten »Interventionen der kognitiven Verhaltenstherapie in der Psychotherapie nach Fluchterfahrung« zusammengefasst. Die Ergebnisse dieser Studie werden an dieser Stelle ausführlich dargestellt, weil die

Autoren die konkreten Interventionen ausführlich beschrieben und die erzielten Erfolge analysierten. Sie fanden heraus, dass die Patienten desto mehr von der Psychotherapie profitierten, je mehr unterschiedliche Methoden zum Einsatz kamen. Wenn eine Intervention mehr als einmal eingesetzt wurde, profitierten die Patienten unabhängig von ihrer anfänglichen Symptombelastung deutlich besser.

Die Therapeuten setzten ein Messinstrument für die Therapieeignung der Patienten (Valbak et al. 2004) ein und untersuchten dieses Merkmal bei der Indikationsstellung. Das Instrument beinhaltet die Skalen Motivation, mentale Flexibilität, aktive Beteiligung an der Therapie, Empathie, Introspektion und Therapietreue. Die Ergebnisse der Beurteilung mit dieser Eignungsskala, die vor der Therapie durchgeführt wurde, korrelierten hoch mit dem positiven Therapieergebnis.

42 % der Patienten erhielten CBT nach Definition, bei dieser Gruppe wurden genuine CBT-Interventionen zum Zusammenhang von Kognitionen und Gefühlen eingesetzt. Bei diesen Patienten war ein signifikanter Rückgang der Symptomlast sowie eine Besserung der Lebenszufriedenheit zu beobachten. Bei 92 % der Patienten wurden Achtsamkeitselemente eingesetzt, bei 21 % der Patienten konnte eine Verhaltensanalyse und Fallbeschreibung erfolgen. Entgegen der oft diskutierten Sorge, dass Patienten aus nicht westlichen Kulturkreisen nicht willens oder in der Lage sein würden, CBT-Hausaufgaben zu erledigen, machten 50 % der Patienten regelmäßig Hausaufgaben. Trauma-Expositionen wurden lediglich bei 27 % der Patienten und damit bei einer deutlich kleineren Gruppe durchgeführt als geplant. Meistens wurde eine Exposition nur ein- oder zweimal durchgeführt. Die Autorinnen diskutieren, dass nicht ausgeschlossen werden kann, dass die seltene Umsetzung der Traumaexposition eher zur weiteren Sensiblisierung gegenüber Triggerreizen als zur Verbesserung führte. Die Therapeutinnen erklärten den seltenen Einsatz von Traumaexposition damit, dass Patienten hohe Stresslevel bei einer Exposition beklagten und in übersetzten Therapiesitzungen die Möglichkeit und Zeit für gut begleitete Expositionen begrenzt blieb.

Die Patient:innen wurden in der Regel über 6 Monate und in 14 Sitzungen behandelt. Alle Patienten profitierten; Patienten, die Hausaufgaben machten, erreichten eine höhere Verbesserung der Symptomatik als die restlichen. Die Autoren schlussfolgern, dass die CBT mit Achtsamkeit und Akzeptanztherapie in der Gruppe der Geflüchteten gut einsetzbar ist und Patienten die Methode gut annehmen können. Die Sorgen, dass CBT zu kompliziert sei, sei unbegründet, da die Patienten gerade von den zentralen Elementen der Methode wie kognitive Umstrukturierung und Hausaufgaben profitieren.

> **Interventionen der kognitiven Verhaltenstherapie in der Psychotherapie nach Fluchterfahrung, übersetzt nach Buhmann et al. (2015)**
>
> 1. Lebenslinie: Gibt einen Überblick über die wichtigsten Lebensereignisse und den Stress, den sie ausgelöst haben
> 2. Fallformulierung: Landkarte der Probleme und ihrer Ursachen
> 3. Problemidentifikation: Liste der Patientenprobleme und Ziele für die Therapie

4. Kognitiver Diamant: Verbindungen zwischen Gedanken, Gefühlen, körperlichen Empfindungen und Verhalten
5. Gedankenaufzeichnungen: Werkzeug zur Umstrukturierung von dysfunktionalen Gedanken.
6. Annahmen: Arbeiten mit grundlegenden Annahmen über das Selbst, andere und die Welt
7. Visualisierte Exposition (Exposition in sensu): Konfrontation in der Vorstellung mit traumaassoziierten Erinnerungen, Bildern, Gedanken, Gefühlen, Körperempfindungen
8. In-vivo-Exposition: Exposition, bei der der Patient tatsächlich die befürchteten Aufgaben ausführt
9. Interozeptive Exposition: Im erinnerten Trauma konfrontiert sich der Klient mit seinen körperlichen Empfindungen
10. Atemübungen: Die Atmung wird als Anker in der Gegenwart genutzt
11. Körper-Scan: Bewegen von Aufmerksamkeit von einem Körperteil zum anderen
12. Kreative Hoffnungslosigkeit: Der Patient wird ermutigt, eine scheinbar hoffnungslose Situation zu akzeptieren
13. Kontrolle und Akzeptanz: Verschiedene Werkzeuge, die dem Patienten erlauben, seine aktuelle Situation zu akzeptieren
14. Defusion (aus der Acceptance and Commitment Therapy, ACT): Indem wir unsere Gedanken beobachten, können wir uns von ihnen distanzieren
15. Werte (aus der Acceptance and Commitment Therapy, ACT): Entdecken, welche Werte in unserem Leben Sinn und Orientierung schaffen
16. Engagierte Handlung: Der Patient engagiert sich aktiv auf der Grundlage seiner Werte
17. Vermeidung: Entdeckung des Vermeidungsmusters und wie es das Funktionieren hemmt
18. Zwischenmenschliche Fähigkeiten: Fokus auf Kommunikationsfähigkeit und Wutmanagement
19. Rückfallverhütung: Fasst die Methoden und Techniken zusammen, die sich als besonders nützlich erwiesen haben
20. Hausaufgaben: Ist in alle oben beschriebenen Methoden integriert

4.8 Psychosoziale Versorgung von Geflüchteten in Deutschland

Flüchtlingsberatungsstellen

Die meisten Menschen mit Fluchterfahrung kommen erst Jahre nach ihrer Umsiedlung und nach dem Erhalt eines sicheren Aufenthaltstitels zur Psychotherapie in die Regelversorgungseinrichtungen (siehe auch Kasuistik in ▶ Buchteil V). Die psychosoziale Unterstützung findet bei ihrem Ankommen und später in erster Linie durch die Flüchtlingsberatungsstellen statt. Die meisten Beratungsstellen bieten multimodale psychosoziale Interventionen an, diese dienen der Bewältigung von migrationsbezogenen Belastungen in den Bereichen Wohnen, Spracherwerb und körperliche Gesundheit und werden von vielen Berufsgruppen, allen voran Psychotherapeut:innen, Sozialarbeiter:innen und teilweise ehrenamtlichen Helfern gemeinsam praktiziert (Abdallah-Steinkopf 2013). Die Beratungsstellen unterstützen die Geflüchteten in allen Bereichen, in erster Linie beim asylrechtlichen Anerkennungsverfahren und der Begutachtung. Sie haben sich bundesweit zusammengeschlossen, im Netz sind sehr wertvolle Informationen zur Versorgungslage und Interventionen abgelegt (Bundesweite AG der Psychosozialen Zentren für Flüchtlinge und Folteropfer, www.baff-zentren.org). Auch niedergelassene Fachärzte, Hausärzte und Psychotherapeuten können mit ihrem erlernten Handwerkszeug einen Beitrag zur Versorgung traumatisierter Flüchtlinge leisten, z. B. durch Erstellung von Stellungnahmen und Bescheinigungen für Behörden.

4.8.1 ROTATE: Eine ressourcenorientierte Traumatherapie mit EMDR und Task-Shifting

Das Therapiemanual Rotate stammt von deutschsprachigen Autoren und wurde auch außerhalb von Deutschland eingesetzt. Das Manual beschreibt eine Traumatherapie, die auf dem Aufbau von Ressourcen mit der EMDR-Methode basiert (ROTATE, Wöller et al. 2020). Das Vorgehen eignet sich besonders für Klienten mit komplexen Traumafolgestörungen. Hauptprinzipien von ROTATE sind eine psychodynamische Beziehungs- sowie Resilienz- und Ressourcenorientierung, kulturell adaptiertes Vorgehen sowie die Fokussierung auf die Selbstfürsorge der Therapeuten. ROTATE erwies sich als wirksam bei der Behandlung kambodschanischer Patienten mit einer hohen Anzahl von PTBS-Symptomen, emotionaler Belastung und Funktionseinschränkungen. ROTATE ist eine kurze, kulturell anpassbare Intervention, die sich eher auf die Stabilisierung und Stärkung von Ressourcen als auf die Konfrontation mit dem Trauma konzentriert. Sie kann lokalen Fachkräften und Paraprofessionellen beigebracht werden und den Zugang zu psychosozialer Versorgung für bedürftige Patienten verbessern (Steinert et al. 2016).

4.8.2 Wissenschaftliche Psychotherapie-Projekte in Deutschland und in europäischen Ländern

Das Team des EU-Forschungsprojektes STRENGTHS (Scaling up psychological interventions with Syrian Refugees) entwickelte skalierbare psychologische Interventionen mit dem Titel »Problem Management Plus« (PM+), die von geschulten Helfern, die keine psychologischen Fachkräfte sind, angeboten werden können. Sie können als Einzel-, Gruppen- oder Onlineversion eingesetzt werden, um Aspekte der psychischen Gesundheit und des psychosozialen Wohlbefindens syrischer Geflüchteter zu verbessern, unabhängig von Art und Schwere der psychischen Störungen. Die Programme bestehen aus fünf 90-minütigen Sitzungen. Während der Sitzungen lernen die Klienten vier Strategien: Stressbewältigung, Problemlösung, Aktivierung von Verhaltensmustern und Fertigkeiten zur Stärkung der sozialen Unterstützung (Sijbrandij et al. 2017).

Das im Jahr 2021 von der World Health Organization (WHO) veröffentlichte Selbsthilfepaket »SelfHelp+« liefert einen weiteren niederschwelligen Ansatz zur Steigerung des psychosozialen Wohlbefindens Geflüchteter. Im Rahmen dieser mediagestützten Methode werden Gruppen von Geflüchteten anhand von Audioaufnahmen und eines illustrierten Handbuches über Stressmanagementmethoden informiert und zu Diskussionen angeregt. Eine erste in Uganda durchgeführte Studie konnte bereits einen signifikant positiven Effekt dieser Methode auf die psychische Gesundheit der Teilnehmenden zeigen (Park et al. 2022).

Ein Modell der Leipziger Arbeitsgruppe zur Entwicklung einer entlastenden und stabilisierenden Selbsthilfe-App (Sanadak) für arabischsprachige Menschen mit Fluchterfahrung konnte zwar zur Reduzierung der Stigmatisierung psychischer Erkrankungen beitragen, brachte aber im Vergleich zu einer Vergleichsgruppe keine signifikanten Verbesserungen der psychischen Gesundheit hervor. Die Entwickler empfehlen die App als erste Hilfemaßnahme sowie zur Überbrückung von Wartezeiten auf eine ambulante Therapie (Röhr et al. 2021).

4.8.3 Traumapädagogik: Aufklärung und Schutz der Helfer und Task-Shifting

Die Fortbildungen zur Traumapädagogik sind zuerst als Schulung von pädagogischen Fachkräften entstanden, die in ihrem Arbeitsalltag Kindern und Jugendlichen mit Traumafolgestörungen begegnen. Das Ziel war, eine frühe Erkennung und frühzeitige Therapie der psychischen Belastungen bei Kindern und Jugendlichen zu ermöglichen. Die zunehmenden Zahlen von traumatisierten Flüchtlingen im Jahr 2015 führten zu einem hohen Bedarf an Informationen bei ehrenamtlichen und professionellen Helfern.

Traumapädagogische Schulungen können neben der Verbesserung der Frühdiagnostik und Prävention bei Angehörigen von helfenden Berufen sekundären Traumatisierungen vorbeugen. Sekundäre Traumatisierungen sind Traumafolgestörungen, die bei Angehörigen der Heilberufe durch (wiederholte) Konfrontation mit traumatischen Erlebnissen ihrer Klienten entstehen können. Ein Konzept für derartige Helferschulungen erarbeitete und erprobte die psychosomatische Abteilung des Universitätsklinikums Erlangen ab Januar 2016. Anhand standardisierter Themenschwerpunkte erweitern teilnehmende professionelle und ehrenamtliche Flüchtlingshelfer durch Erhalt von relevanten Informationen ihr Wissen in Bezug auf Traumafolgestörungen. Sie können posttraumatische Belastungssymptome besser identifizieren und Strategien und Skills zur Anwendung in Krisensituationen erlernen. Außerdem soll das Verständnis für das eigene erhöhte Risiko, an psychischen Störungen erkranken zu können, vertieft und Möglichkeiten zum Erhalt der eigenen psychischen Gesundheit angeregt werden (Grimm et al. 2017). Den hohen

Bedarf an solchen Schulungen bestätigten die teilnehmenden Helfer im Rahmen einer begleitend durchgeführten Befragung (Borho et al. 2019).

Im Zusammenhang mit Flüchtlingen arbeiten verschiedene Fachgesellschaften zudem an Maßnahmen, bei denen geeignete Migranten (psychisch stabil, der Landessprache mächtig, Beruf aus dem Gesundheitswesen oder Pädagoge) als traumainformierte Laienhelfer ausgebildet werden (Wöller 2016). Sie sollen sowohl belastete Personen identifizieren als auch stabilisierende und ressourcenaktivierende Maßnahmen, jedoch nicht Traumakonfrontationen durchführen, damit werden in Anbetracht der defizitären Versorgungssituation einige psychosoziale Aufgaben an Laienhelfer abgegeben (Task-Shifting).

4.8.4 Inhalte der Psychotherapiegespräche in einer Ambulanz für Geflüchtete

Nach diesen Informationen über internationale und deutschlandweite psychotherapeutische Angebote für Geflüchtete, möchten wir unseren Blick auf die alltäglichen Möglichkeiten der Versorgung an einer Universitätsklinik fokussieren. Ab 2016 wurde in der Ambulanz der Psychosomatischen und Psychotherapeutischen Abteilung am Universitätsklinikum Erlangen eine Sprechstunde für Geflüchtete eingerichtet. In einer Begleitstudie (Beyer et al. 2022) wurden die Inhalte der psychotherapeutischen Kontakte untersucht. Hierfür wurden einzelne Interventionen nach unterschiedlichen Therapiephasen einer traumaspezifischen Behandlung operationalisiert. Neben Beziehungsaufbau und Schaffung eines therapeutischen Arbeitsbündnisses wurden Motivationsaufbau und Herstellen von Commitment, Entwicklung von Problem- und Ressourcenverständnis, Zielklärung, Emotions- und Stressregulationsstrategien, Stabilisierungsmethoden, Kognitive Techniken, Konfrontationsmethoden, Transfer und Integration in den Alltag, Rückfallprophylaxe und Beachtung von kulturellen sowie religiösen Aspekten als Interventionen definiert und voneinander abgegrenzt.

Insgesamt 85 Patienten stellten sich zwischen März 2016 und August 2018 in der Spezialambulanz vor. 52,8 % der Männer und 46,9 % der Frauen litten an einer Posttraumatischen Belastungsstörung, 81,1 % der Männer und 56,2 % der Frauen an einer Depression. 64,1 % der Männer und 65,6 % der Frauen wiesen Komorbiditäten von mehr als zwei F-Diagnosen nach ICD-10 auf. Die Inhalte der untersuchten Behandlungen konnten in vier Kategorien eingeordnet werden: Interventionen, besondere Rahmenbedingungen, ärztlich-psychotherapeutische Maßnahmen und Beachtung kultureller sowie religiöser Aspekte. Insgesamt konnten die Behandlungen von 60 Geflüchteten untersucht werden.

Die häufigsten Interventionen waren Exploration von Beschwerden, das Festlegen der Sitzordnung und der Aufbau einer tragfähigen therapeutischen Beziehung, gefolgt von Validieren, Psychoedukation, Vermitteln von Hoffnung, Aufklären über Inhalt und Therapie und Aufklärung über die Schweigepflicht (▶ Abb. 4.1). Diese Ergebnisse zeigen, dass die Geflüchteten besondere Informationen benötigen, z. B. die Information, dass die Therapieinhalte geschützt sind, nicht an die Behörden und auch nicht an Mitglieder ihrer Peergroup, z. B. Personen aus der gleichen Aufnah-

4 Psychische Gesundheit von Geflüchteten

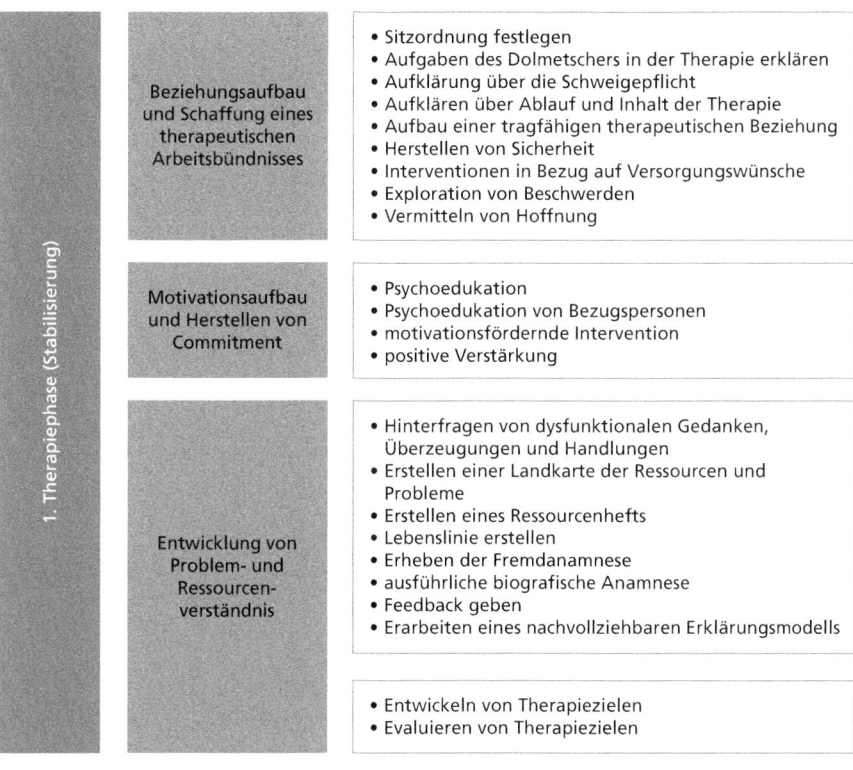

Abb. 4.1: Interventionen in der ersten Therapiephase (nach Beyer et al. 2022, © Georg Thieme Verlag KG)

meeinrichtung, weitergegeben werden. Dass auch Behörden nicht ohne zwingende Gründe Informationen über Einzelpersonen austauschen dürfen, ist für Bürger von repressiven Staaten nicht nachvollziehbar. Aus diesem Grund scheuen sich Geflüchtete davor, im Kontakt mit den Therapeuten an einer öffentlichen Institution/Behörde Informationen preiszugeben, die sich in ihrem Asylverfahren nachteilig auswirken könnten. Diese Hürde zu bewältigen und eine vertrauensvolle Beziehung aufzubauen ist ein wichtiger Schritt der Behandlung. In der Reihenfolge der häufigen Interventionen folgen positive Verstärkung, Herstellen von Sicherheit und ausführliche biografische Anamnese. Mit »Herstellen von Sicherheit« sind z. B. auch bestimmte Sitzordnungen, das Zulassen der Teilnahme von Begleitpersonen etc. gemeint. Es folgen die Interventionen Aktivieren von Ressourcen, Motivationsförderung, Fragen zum kulturellen Hintergrund, Fördern von Selbstfürsorge, Aufgaben des Dolmetschers in der Therapie erklären, Feststellen des Gesundheitszustandes, psychopharmakologische Therapie, Kontakt mit Weiterbehandlern herstellen und Informationen geben. Zu kommentieren sind hier im Besonderen die »Fragen zum kulturellen Hintergrund«, die zur klaren Verständigung von bestimmten Situationen dienen. Z. B. werden oft die Familien in die Behandlung einbezogen. Was mit der Familie kommuniziert werden darf, muss in diesem Zusammenhang genau abgesprochen werden. Das Fördern der Selbstfürsorge ist bei Zuständen von Hoffnungsverlust und Hilflosigkeit ein zentrales Thema. Patienten können sich körperlich und emotional vernachlässigen, obwohl inzwischen im Aufnahmeland eine bessere Versorgung, z. B. durch die Nutzung des Gesundheitswesens möglich wäre. Manche Patienten vernachlässigen sogar zu essen und zu trinken. In dieser Konstellation ist zu Beginn der Therapie ein psychopharmakologischer Zugang oft die einzig mögliche und effektive Hilfestellung.

Tab. 4.2: Phasenübergreifende Interventionen (Beyer et al. 2022, © Georg Thieme Verlag KG)

Situation	Intervention
Krisenintervention	• Intervention zur Krisenintervention durch Einbezug des sozialen Umfeldes • Intervention zur intrapsychischen Entlastung • Einweisen in die Akutpsychiatrie
Besonderes Wissen erwerben, einbringen oder weitergeben	• Lesen von mitgebrachten Schriftstücken • Kontakt mit Weiterbehandlern herstellen • Informationen über das Herkunftsland des Migranten einholen • Übersetzen(lassen) von mitgebrachten Schriftstücken • Informationen geben
Beachtung kultureller Aspekte	• Fragen zum kulturellen Hintergrund • Fragen zum religiösen Hintergrund • Antworten zu kulturellen Besonderheiten des Migrationslandes
Soziale Interventionen	• Ausstellen eines Attestes • Kontakt mit Behörden oder anderen Institutionen herstellen
Testdiagnostik	• Besprechen des Testergebnisses • Durchführen von Testdiagnostik
Medizinische Maßnahmen	• Psychopharmakologische Therapie • Feststellen des Gesundheitszustandes • Überweisung in die psychiatrische Weiterbehandlung

In der Studie wurden auch Interventionen erfasst, die über den Zeitraum des gesamten Behandlungsverlaufs notwendig werden können (▶ Tab. 4.2). Dazu gehören in erster Linie das Management der Krisen, die im Zusammenhang mit Ablehnungen und Abschiebungsgefahr im Asylverfahren, negativen Nachrichten aus dem Heimatland, in einer emotional angespannten Familienatmosphäre unter massiv beengten Wohnverhältnissen auftauchen können. In diesem Zusammenhang ist manchmal eine Einweisung auf eine schützende psychiatrische Station notwendig. Aktive Hilfestellungen werden in vielen Formen notwendig. Z. B. in der Vermittlung von Informationen, dem Lesen oder Erklären von Schriftstücken, die in einer schwierigen Amtssprache geschrieben sind. Dabei kann es sich um verschiedene Bescheide zum Wohngeld, zur Sozialhilfe etc. oder um einen Ausbildungsvertrag handeln, die kaum verstehbar sind und Angst auslösen. In einem weiteren Schritt kommen Interventionen, die die Regulierung des Kontakts zu Behörden beinhalten.

Oft ist es notwendig, Bescheinigungen zur Vorlage bei Behörden zu schreiben, die im Grunde die Bedürfnisse und die Lebenssituation der vulnerablen Betroffenen beschreiben. Dazu gehören Bescheinigungen, die auf die Notwendigkeit von sicheren und ruhigen Wohnverhältnissen hinweisen etc.

4.9 Fazit

Die meisten Studien, Reviews und Metaanalysen kommen zu dem Ergebnis, dass Geflüchtete Personen höhere Ausprägungen von posttraumatischen Belastungen, Depressivität und Angst aufweisen als die Allgemeinbevölkerung. Es ist zu berücksichtigen, dass die Studien eine hohe Heterogenität der untersuchten Flüchtlingssamples und auch eine weite Verteilung der Belastungswerte aufweisen. Soweit prospektive Daten vorhanden sind, konstatieren sie, dass die Ausprägung der psychischen Belastungen in den ersten Jahren nach der Umsiedlung unverändert bleibt, d. h., eine schnelle Genesung nicht zustande kommt.

In Anbetracht der großen Bevölkerungsgruppen von Geflüchteten fehlen ausreichende Behandlungsangebote und Kapazitäten in der psychosozialen Versorgung. Die meisten Geflüchteten bleiben mit ihren psychischen Problemen un- oder unterversorgt.

Wenn die Effekte von Psychotherapie in randomisiert kontrollierten Studien untersucht wurden, waren die Interventionen der Kontrollbedingung überlegen. Insgesamt wurden durch kognitiv-verhaltenstherapeutische Interventionen und die narrative Expositionstherapie in den randomisiert kontrollierten Studien mittlere bis hohe Effektstärken erreicht. Schwächen dieser Studien sind die wenig ausführliche Beschreibung der Intervention oder der durchgeführten kulturellen Adaptation, kleine Samples und fehlende Katamnesen. Die meisten Publikationen beschäftigen sich mit den Effekten der Psychotherapie bei der PTBS, wobei Depressionen und Angststörungen auch überhäufig vorliegen.

Um die Versorgung zu verbessern sind einerseits transdiagnostische Psychotherapien, andererseits die Kooperation mit Laienhelfern, das sogenannte Task-Shifting, z. B. von der WHO empfohlen worden. Einige Projekte zielen darauf ab, die Laienhelfer für die frühe präventive Diagnostik und die primäre psychosoziale Unterstützung zu befähigen.

Die Versorgung von Geflüchteten findet in Deutschland in erster Linie in Flüchtlingsberatungsstellen statt.

Inhaltlich ist die Sicherung der Behandlungsmotivation zu Beginn der Psychotherapie ein wichtiges Ziel. Reelle, der juristischen Stellung und der sozialen Benachteiligung der Geflüchteten geschuldete logistische Hindernisse sollten bei Therapiebeginn berücksichtigt und Lösungen diskutiert werden. Auch die Information über Psychotherapie und die Datenschutzregeln in Deutschland sind wichtig. Die Arbeitsweise mit Dolmetschern muss erklärt werden. Anschließend steht die Stabilisierung einschließlich der Entspannungsmethoden im Vordergrund.

Es gibt wenig Studien, die über den erfolgreichen Einsatz von Traumakonfrontation berichten. Die narrative Expositionstherapie scheint hier eine besondere Stellung als konfrontative Methode einzunehmen.

Forschungsdesiderate sind die *Akzeptanz, Effektivität und Kosteneffektivität* von spezifischen Interventionen zu untersuchen. Besonders wichtig wären Langzeitstudien, von gut definierten Interventionen im multizentrischen internationalen Design, um die Nachhaltigkeit der Ergebnisse im Laufe der Zeit und bei verschiedenen ethnischen Flüchtlingsgruppen zu untersuchen.

4.10 Vertiefung der Thematik in weiteren Kapiteln des Buches

Zur Vertiefung dieses Überblicks werden in ▶ Kap. 10 standardisierte Stabilisierungsübungen der Heidelberger Forschergruppe vorgestellt, deren Akzeptanz und Wirksamkeit untersucht wurde. Joksimovic präsentiert in ▶ Kap. 9 das Konzept einer stabilisierenden psychodynamischen Traumatherapie. Möllering und Dallwitz stellen in ▶ Kap. 8 die Arbeit eines psychosozialen Zentrums für Geflüchtete, auch anhand von Kasuistiken dar. Peschel-Krömker beschreibt in ▶ Kap. 11 die psychiatrisch-psychotherapeutische Versorgung von traumatisierten Kindern und Jugendlichen, auch als unbegleitete junge Geflüchtete, an einem Traumazentrum. In ▶ Kap. 18 wird in einer Kasuistik die Behandlung eines Patienten 30 Jahre nach seiner Flucht dargestellt.

Literatur

Abdallah-Steinkopff B & Soyer J (2013) Traumatisierte Flüchtlinge – Kultursensible Psychotherapie im politischen Spannungsfeld. In: Feldmann RE. & Seidler GH: Traum(a) Migration – Aktuelle Konzepte zur Therapie traumatisierter Flüchtlinge und Folteropfer. Gießen: Psychosozial-Verlag.

Adenauer H, Catani C, Gola H et al. (2011) Narrative exposure therapy for PTSD increases top-down processing of aversive stimuli–evidence from a randomized controlled treatment trial. BMC Neurosci 12:127.

Bass JK, Bolton PA, Murray LK (2007) Do not forget culture when studying mental health. Lancet 15;370(9591):918–919.

Bennett J & Detzner D (1997) Loneliness in cultural context: a look at the life-history narratives of older Southeast Asian An ecological model of refugee distress 135 refugee women. In The Narrative Study of Lives (ed. Lieblich A & Ruthellen J), S. 113–146. Sage Publications, Inc: Thousand Oaks, CA.

Betancourt TS, Newnham EA, Layne CM et al. (2012) Trauma history and psychopathology in war-affected refugee children referred for trauma-related mental health services in the United States. Journal of Traumatic Stress 25:682–690.

Beyer T, Morawa E, Graemer K et al. (2021) Versorgungsbedarf in einer psychosomatischen Spezialambulanz für Geflüchtete an einem Universitätsklinikum. Nervenheilkunde 40(09):719–724.

Bisson J & Andrew M (2007) Psychological treatment of post-traumatic stress disorder (PTSD). Cochrane Database Syst Rev (3):CD003388.

Blackmore R, Boyle JA, Fazel M et al. (2020) The prevalence of mental illness in refugees and asylum seekers: A systematic review and meta-analysis. PLoS Med 17(9):e1003337.

Bolton P, Lee C, Haroz EE et al. (2014) A transdiagnostic community-based mental health treatment for comorbid disorders: development and outcomes of a randomized controlled trial among Burmese refugees in Thailand. PLoS Med 11(11):e1001757.

Borho A, Georgiadou E, Grimm T et al. (2019) Professional and Volunteer Refugee Aid Workers-Depressive Symptoms and Their Predictors, Experienced Traumatic Events, PTSD, Burdens, Engagement Motivators and Support Needs. Int J Environ Res Public Health 16(22):4542.

Borho A, Morawa E, Erim Y (2022) Screening der psychischen Gesundheit von syrischen Geflüchteten in Deutschland: Der Refugee Health Screener. Z Psychosom Med Psychother 68(3):269–282.

Borho A, Morawa E, Schmitt GM et al. (2021) Somatic distress among Syrian refugees with residence permission in Germany: analysis of a cross-sectional register-based study. BMC Public Health 21(1):896.

Buhmann C, Andersen I, Mortensen EL et al. (2015). Cognitive behavioral psychotherapeutic treatment at a psychiatric trauma clinic for refugees: description and evaluation. Torture 25(1):17–32.

Carroll HA, Kvietok A, Pauschardt J et al. (2023) Prevalence of common mental health disorders in forcibly displaced populations versus labor migrants by migration phase: A meta-analysis. J Affect Disord 321:279–289.

Chorpita BF, Daleiden EL, Weisz JR (2005) Identifying and selecting the common elements of evidence based interventions: a distillation and matching model. Ment Health Serv Res 7(1):5–20.

Coventry PA, Meader N, Melton H et al. (2020) Psychological and pharmacological interventions for posttraumatic stress disorder and comorbid mental health problems following complex traumatic events: Systematic review and component network meta-analysis. PLoS Med 17(8):e1003262.

Dawson KS, Bryant RA, Harper M et al. (2015) Problem Management Plus (PM+): a WHO transdiagnostic psychological intervention for common mental health problems. World Psychiatry 14(3):354–357.

El Hayek S, Cherro M, El Harake N et al. (2022) Self-immolation in the Arab world: A systematic review. Burns 49(4):757–769.

Ellis H, MacDonald H, Lincoln A et al. (2008) Mental health of Somali adolescent refugees: the role of trauma, stress, and perceived discrimination. Journal of Consulting and Clinical Psychology 76(2):184–193.

Fairburn CG, Cooper Z, Doll HA et al. (2009) Transdiagnostic cognitive-behavioral therapy for patients with eating disorders: a two-site trial with 60-week follow-up. Am J Psychiatry 166(3):311–319.

Farchione TJ, Fairholme CP, Ellard KK et al. (2012) Unified protocol for transdiagnostic treatment of emotional disorders: a randomized controlled trial. Behav Ther 43(3):666–78.

Fegert JM, Diehl C, Leyendecker B et al. (2018) Scientific Advisory Council of the Federal Ministry of Family Affairs, Senior, Citizens, Women and Youth. Psychosocial problems in traumatized refugee families: overview of risks and some recommendations for support services. Child Adolesc Psychiatry Ment Health 12:5.

Foo SQ, Tam WW, Ho CS Et al. (2018) Prevalence of Depression among Migrants: A Systematic Review and Meta-Analysis. Int J Environ Res Public Health 15(9):1986.

Georgiadou E, Schmitt GM, Erim Y (2020) Does the separation from marital partners of Syrian refugees with a residence permit in Germany have an impact on their quality of life? J Psychosom Res 130:109936.

Georgiadou E, Zbidat A, Schmitt GM et al. (2018) Prevalence of Mental Distress Among Syrian Refugees With Residence Permission in Germany: A Registry-Based Study. Front Psychiatry 9:393.

Giacco D & Priebe S (2018) Mental health care for adult refugees in high-income countries. Epidemiol Psychiatr Sci. 27(2):109–116.

Grimm T, Georgiadou E, Silbermann A et al. (2017) Psychische und kontextuelle Belastungen, Motivationsfaktoren und Bedürfnisse von haupt- und ehrenamtlichen Flüchtlingshelfern. Psychother Psychosom Med Psychol 67(8):345–351.

Hänel F (2013) Zur teilstationären Behandlung von Folter- und Bürgerkriegsüberlebenden aus anderen Kulturkreisen. Die Tagesklinik des Berliner Behandlungszentrums für Folteropfer (bzfo/CCm). In: Feldmann RE, Seidler GH (Hrsg.). Traum(a) Migration. Aktuelle Konzepte zur Therapie traumatisierter Flüchtlinge und Folteropfer. S. 83–102. Gießen: Psychosozial-Verlag.

Henkelmann J-R, de Best S, Deckers C et al. (2020) Anxiety, depression and post-traumatic stress disorder in refugees resettling in high-income countries: systematic review and meta-analysis. BJPsych Open 6(4):e68.

Hinton DE & Patel A. Cultural Adaptations of Cognitive Behavioral Therapy. Psychiatr Clin North Am 40(4):701–714.

Hinton DE, Chhean D, Pich V et al. (2005) A randomized controlled trial of cognitive-behavior therapy for Cambodian refugees with treatment-resistant PTSD and panic attacks: a cross-over design. J Trauma Stress 18(6):617–629.

IAB-BAMF-SOEP Befragung der Geflüchteten (März 2023) https://www.diw.de/de/diw_01.c.838845.de/edition/iab-bamf-soep-mig_2020.html, Zugriff am 24.10.2023.

Kounou KB, Brodard F, Gnassingbe Aet al. (2017) Posttraumatic Stress, Somatization, and Quality of Life Among Ivorian Refugees. J Trauma Stress 30(6):682–689.

Laban CJ, Gernaat HBPE, Komproe IH et al. (2005) Postmigration Living Problems and Common Psychiatric Disorders in Iraqi Asylum Seekers in the Netherlands. J Nerv Ment Dis 193:825–832.

Leidinger R, Morawa E, Erim Y (2016) Iranische und deutsche Patienten in einer psychiatrischen Großstadtpraxis: Gibt es Unterschiede in Bezug auf Häufigkeit und Schweregrad psychischer Störungen? Psychiatr Prax 43(06):423–332.

McHugh RK, Murray HW, Barlow DH (2009) Balancing fidelity and adaptation in the dissemination of empirically-supported treatments: The promise of transdiagnostic interventions. Behav Res Ther 47(11):946–953.

Mesa-Vieira C, Haas AD, Buitrago-Garcia D et al. (2022) Mental health of migrants with pre-migration exposure to armed conflict: a systematic review and meta-analysis. Lancet Public Health 7(5):e469–e481.

Miller KE & Rasmussen A. (2017) The mental health of civilians displaced by armed conflict: an ecological model of refugee distress. Epidemiology and Psychiatric Sciences 26:129–138.

Moore A & McQuay HJ (2008) Was ist die Number Needed to Treat (NNT)?, Zeitschrift für Allgemeinmedizin 84: 161–164.

Morawa E & Erim Y. Zusammenhang von wahrgenommener Diskriminierung mit Depressivität und gesundheitsbezogener Lebensqualität bei türkisch- und polnischstämmigen Migranten [The interrelation between perceived discrimination, depressiveness, and health related quality of life in immigrants of Turkish and Polish origin]. Psychiatr Prax 41(4):200–207.

Murray LK, Haroz EE, Pullmann MD et al. (2019) Under the hood: lay counsellor element use in a modular multi-problem transdiagnostic intervention in lower resource countries. Cogn Behav Therap 12:e6.

Neuner F, Onyut PL, Ertl V et al. (2008) Treatment of posttraumatic stress disorder by trained lay counselors in an African refugee settlement: a randomized controlled trial. J Consult Clin Psychol 76:686–694.

Neuner F, Schauer M, Elbert T (2000/2001) Testimony-Therapie als Psychotherapie für Überlebende politischer Gewalt. Z pol Psychol 8:585–600.

Nickerson A, Steel Z, Bryant R et al. (2010) Change in visa status amongst Mandean refugees: relationship to symptoms and living difficulties. Psychiatry Research 187:267–274.

Nosè M, Ballette F, Bighelli I et al. (2017) Psychosocial interventions for post-traumatic stress disorder in refugees and asylum seekers resettled in high-income countries: Systematic review and meta-analysis. PLoS One 12(2):e0171030.

Nutsch N & Bozorgmehr K (2020) Der Einfluss postmigratorischer Stressoren auf die Prävalenz depressiver Symptome bei Geflüchteten in Deutschland. Analyse anhand der IAB-BAMF-SOEP-Befragung 2016 Bundesgesundheitsblatt Gesundheitsforschung Gesundheitsschutz 63(12):1470–1482.

Park AL, Waldmann T, Kösters M et al. (2022) Cost-effectiveness of the Self-Help Plus Intervention for Adult Syrian Refugees Hosted in Turkey. JAMA Netw Open 5(5):e2211489.

Penka S, Kluge U, Vardar A et al. The concept of »intercultural opening«: the development of an assessment tool for the appraisal of its current implementation in the mental health care system. Eur Psychiat 27:63–69.

Poole DN, Hedt-Gauthier B, Liao S et al. (2018) Major depressive disorder prevalence and risk factors among Syrian asylum seekers. Bmc Public Health 18(908):1–9.

Priebe S, Gavrilovic JJ, Bremner S (2013) Psychological symptoms as long-term consequences of war experiences. Psychopathology 46:45–64.

Rasmussen A, Nguyen L, Wilkinson J et al. (2010). Rates and impact of trauma and current stressors among Darfuri refugees in Eastern Chad. American Journal of Orthopsychiatry 80:227–236.

Renner A, Jäckle D, Nagl M et al. (2021). Predictors of psychological distress in Syrian refugees with posttraumatic stress in Germany. PloS One 16(8):e0254406.

Röhr S, Jung FU, Pabst A et al. (2021) A Self-Help App for Syrian Refugees With Posttraumatic Stress (Sanadak): Randomized Controlled Trial. JMIR Mhealth Uhealth 13;9(1):e24807.

ROTATE unter https://www.traumaaid.org/fileadmin/publications/TPSS_plus__Trauma-focused_Psycho-Social_Support_plus__ROTATE__Version_1.1__English_.pdf, Zugriff am 24.10.2023.

Sack WH, Clarke GN, Seeley J (1996) Multiple forms of stress in Cambodian adolescent refugees. Child Development 67:107–116.

Saxena S, Thornicroft G, Knapp M et al. (2007) Resources for mental health: scarcity, inequity, and inefficiency. The Lancet 370(9590):878–889.

Silove D (1999) The psychosocial effects of torture, mass human rights violations and refugee trauma: toward an integrated conceptual framework. J Nerv Ment Dis 187:200–207.

Silove D, Sinnerbrink I, Field A et al. (1997) Anxiety, depression and PTSD in asylum-seekers: associations with pre-migration trauma and post-migration stressors. British Journal of Psychiatry 170:351–357.

Söllner W & Venkat S (2017). Die Behandlung von traumatisierten Patienten in der multimodalen Schmerztherapie. Trauma Zeitschrift für Psychotraumatologie und ihre Anwendungen 15(1):52–63.

Steinert C, Bumke PJ, Hollekamp RL et al. (2017) Resource activation for treating post-traumatic stress disorder, co-morbid symptoms and impaired functioning: a randomized controlled trial in Cambodia. Psychol Med 47(3):553–564.

Tagay S, Zararsiz R, Erim Y et al. (2008) Traumatische Ereignisse und Posttraumatische Belastungsstörung bei türkischsprachigen Patienten in der Primärversorgung. Psychother Psych Med 58:155–161.

Tay AK, Rees S, Chen J et al. (2015) Associations of conflict-related trauma and ongoing stressors with the mental health and functioning of west papuan refugees in Port Moresby, Papua New Guinea (PNG). PloS ONE 10(4):e0125178.

Terheggen MA, Stroebe MS, Kleber RJ (2001) Western conceptualizations and eastern experience: a cross-cultural study of traumatic stress reactions among Tibetan refugees in India. J Trauma Stress 14:391–403.

The Political Terror Scale (PTS): A Re-introduction and a Comparison to CIRI Reed M. Wood Mark Gibney Human Rights Quarterly, Volume 32, Number 2, May 2010, S. 367–400. The Johns Hopkins University Press.

Tinghog P, Malm A, Arwidson C et al. (2017) Prevalence of mental ill health, traumas and postmigration stress among refugees from Syria resettled in Sweden after 2011: a population-based survey. BMJ Open 7(12):e018899

Turrini G, Purgato M, Acarturk C et al. (2019) Efficacy and acceptability of psychosocial interventions in asylum seekers and refugees: systematic review and meta-analysis. Epidemiol Psychiatr Sci 28(4):376–388.

Turrini G, Purgato M, Ballette F et al. (2017) Common mental disorders in asylum seekers and refugees: umbrella review of prevalence and intervention studies. Int J Ment Health Syst 11:51.

Valbak K, Rosenbaum B, Hougaard E (2004) Suitability for psychoanalytic psychotherapy: validation of the Dynamic Assessment Interview (DAI). Acta Psychiatr Scand 109(3):179–186.

van Ginneken N, Tharyan P, Lewin S et al. (2013) Non-specialist health worker interventions for the care of mental, neurological and substance-abuse disorders in low- and middle-income countries. Cochrane Database Syst Rev (11):CD009149.

Van't Hof E, Dawson KS, Schafer A et al. (2018) A qualitative evaluation of a brief multicomponent intervention provided by lay health workers for women affected by adversity in urban Kenya. Glob Ment Health (Camb) 5:e6.

Vindbjerg E, Klimpke C, Carlsson J (2014) Psychotherapy with traumatised refugees – the design of a randomised clinical trial. Torture 24:40–48.

Weiss WM, Murray LK, Zangana GA et al. (20115) Community-based mental health treatments for survivors of torture and militant attacks in Southern Iraq: a randomized control trial. BMC Psychiatry 15:249.

Wöller W (2016) Trauma-informierte Peer-Beratung in der Versorgung von Flüchtlingen mit Traumafolgestörungen. Psychother Psychosom Med Psychol 66(9–10):349–355.

Womersley G & Kloetzer L (2018) Being Through Doing: The Self-Immolation of an Asylum Seeker in Switzerland. Front Psychiatry 9:110.

Wood RM, Gibney M (2010) »The Political Terror Scale (PTS): A Re-Introduction and a Comparison to CIRI« Human Rights Quarterly 32(2):367–400.

Zbidat A, Georgiadou E, Borho A et al. (2020) The Perceptions of Trauma, Complaints, Somatization, and Coping Strategies among Syrian Refugees in Germany-A Qualitative Study of an At-Risk Population. Int J Environ Res Public Health 17(3):693.

5 Somatoforme Störungen im Kontext von Migration und Flucht

Yesim Erim und Eva Morawa

5.1 Einleitung

In diesem Kapitel untersuchen wir die Besonderheiten somatoformer Symptome im Kontext von Migration und Flucht. Wir möchten der Frage nachgehen, ob die häufige Vermutung im klinischen Alltag, dass Migrant:innen ihre emotionalen Belastungen nicht durch psychische, sondern überwiegend durch somatische Beschwerden zum Ausdruck bringen und somatoforme Störungen, z. B. somatoforme Schmerzstörungen, bei Migrant:innen überhäufig vorkommen, durch wissenschaftliche Evidenz zu bestätigen ist.

Eine Reihe von internationalen Studien hat den Einfluss von Migration und Akkulturation auf somatoforme Symptombildungen untersucht. In einer Übersicht fassten Escobar und Gureje (2007) den Einfluss der kulturellen und sozialen Faktoren auf die Epidemiologie der somatischen Symptome zusammen. Die Autoren bevorzugten den Terminus »idiopathic somatic complaints and syndromes« (ISCS), da ihnen dieser Begriff in konzeptueller Hinsicht offener zu sein scheint als Begriffe wie somatoforme Störung oder funktionelle Störungen. Sie stellten fest, dass es eine universelle Tendenz gibt, psychologische Belastungen in Form von körperlichen Symptomen darzustellen und damit die Aufmerksamkeit der Mediziner:innen zu erlangen. In den meisten Kulturen seien die somatischen (oder somatoformen) Symptome bekannt und führten zu einer vermehrten Frequentierung der Ärzt:innen sowie zur Durchführung nicht notwendiger medizinischer Untersuchungen, mit dem Risiko, durch diese Prozesse iatrogene Schäden hervorzurufen.

Ein Rückblick in die Geschichte der körperlichen Symptome, die im Zusammenhang mit psychischer Belastung auftreten, zeigt, dass Sydenham im 17. Jahrhundert Schmerzstörungen und Konvulsionen als psychische Störungen bezeichnete (Sydenham 1697). Briquet (1859) ordnete eine Reihe körperlicher Syndrome der »Hysterie« zu, die er erstmalig beschrieb. Stekel (1943) war der Erste, der den Begriff der Somatisation benutzte, und Lipowski beschrieb 1988 das moderne Konzept der Somatisierung. Nachdem die somatoforme Störung in die diagnostischen Kategorien des DSM und der ICD aufgenommen wurde, wurde insbesondere aufgrund der Häufigkeit der somatoformen Symptome in klinischen Stichproben von psychisch kranken Personen diskutiert, ob die Kategorie insgesamt aufgelöst und in die dritte diagnostische Ebene des DSM eingefügt oder als eine neue diagnostische Ebene in der ICD behandelt werden sollte (zur Kritik an der Klassifikation der somatoformen Störungen vgl. auch Ronel et al. 2008). Schließlich wurde im DSM-5 eine grundlegende Revision vorgenommen (vgl. Ehret & Berking 2013).

Diagnosen wurden gestrichen (z. B. die undifferenzierte somatoforme Störung, die Schmerzstörung), in ein anderes Diagnose-Kapitel verschoben (z. B. die körperdysmorphe Störung) oder neu eingeführt (die somatische Belastungsstörung, Somatic Symptom Disorder, bislang die somatoforme Störung). Während im DSM-IV das Fehlen einer medizinischen Ursache für körperliche Symptome für die Diagnosestellung einer somatoformen Störung zentral war, ist dies im DSM-5 (American Psychiatric Association 2018) nicht mehr der Fall. Vielmehr ist nun für die Diagnose einer »somatischen Belastungsstörung« entscheidend, ob die Patient:innen exzessive Gedanken, Gefühle oder Verhaltensweisen zeigen, die sich auf die somatischen Symptome oder damit zusammenhängende Gesundheitssorgen beziehen (= Kriterium B). Empirische Evidenz belegt die gute Validität, Reliabilität und den klinischen Nutzen der neu eingeführten Diagnose der »somatischen Belastungsstörung« (Löwe et al. 2022).

5.2 Häufigkeit der Somatisierungsstörung in unterschiedlichen Kulturen

Studien, die in den USA, Puerto Rico, Deutschland und Italien durchgeführt wurden, ergaben Lebenszeitprävalenzen von 0,1 % (USA) bis 0,8 % (Deutschland) für die Somatisierungsstörung. Die Lebenszeitprävalenz für die sogenannte »kleine Somatisierung« (Abriged Somatization) lag zwischen 5,6 % in Deutschland und 19 % in Puerto Rico. Für die sogenannten idiopathischen Beschwerden (ISCS, s. o.), die eine weitere Kategorie darstellen, lagen die Prävalenzen deutlich höher. 22 % der Allgemeinbevölkerung in Deutschland gaben mindestens eine somatische Beschwerde an, die zu einer erheblichen Beeinträchtigung führte (Escobar & Gureje 2007). In einer jüngeren Studie zur Gesundheit Erwachsener in Deutschland (DEGS1) lag die 12-Monats-Prävalenz für irgendeine somatoforme Störung in der deutschen Allgemeinbevölkerung bei 3,5 % (Jacobi et al. 2014). In einer weiteren bevölkerungsrepräsentativen Stichprobe in Deutschland erfüllten 4,5 % der Teilnehmenden die Kriterien einer somatischen Belastungsstörung (Häuser et al. 2020).

Auch in der Primärversorgung wurden viele Untersuchungen durchgeführt. Escobar et al. (1998a & 1998b) stellten in den USA eine Prävalenz von 0,5 % für die Somatisierungsstörung (DSM-IV) fest und eine Prävalenz von 22 % für die »Abriged Somatization«. In dieser Studie schienen Migrant:innen im Vergleich zu in den USA geborenen Einheimischen höhere Raten an somatoformen Störungen aufzuweisen. Dieser Unterschied war jedoch nicht mehr gegeben, wenn für demografische Faktoren kontrolliert wurde. In Allgemeinarztpraxen in Deutschland wurde die Prävalenz der somatischen Belastungsstörung (Kriterium A, B und C erfüllt) auf 7,7 % geschätzt, bei 21,5 % waren Kriterium A und B erfüllt (Lehmann et al. 2022).

In einer Studie der WHO in 15 Zentren aus 14 Ländern (N = 5438) war lediglich ein konsistentes Ergebnis im internationalen Vergleich festzustellen, nämlich dass es eine signifikant erhöhte Somatisierungsrate in lateinamerikanischen Ländern gibt (Gureje 2004). Dieser Befund wurde durch ein Review jüngeren Datums bestätigt (Lanzara et al. 2019).

5.3 Somatisierung und symbolische Bedeutung der Symptome

Es wird vermutet, dass somatoforme Symptome Korrelate für psychische Belastungen darstellen und Laientheorien (Bermejo & Muthny 2008), eingebettet in den kulturellen Kontext, ihre Form und Ausprägung wesentlich mitbestimmen. Die kulturspezifische Wahrnehmung von Körpersensationen und körperlicher Krankheit sowie kulturell bestimmte Inanspruchnahmegewohnheiten spielen dabei eine wichtige Rolle. Im internationalen Vergleich wird deutlich, dass die Unterschiede weniger in der Prävalenz von somatoformen Störungen, sondern eher in ihrer Ausgestaltung liegen. Symptomlisten ermöglichen diesen internationalen Vergleich. Weltweit scheinen gastrointestinale Symptome an erster Stelle zu stehen. In lateinamerikanischen Ländern und in der Karibik scheinen dissoziative Symptome wie Besessenheits- und Trancezustände häufig vorzukommen. In afrikanischen Ländern wurden »Hitzegefühl«, »Taubheit«, »Hautsensationen«, in Indien »Brennen in Händen und Füßen« und »Sensationen im Kopf« häufig angegeben. In westlichen Ländern, z.B. in den USA, Kanada und in europäischen Ländern, werden auch somatoforme Symptome präsentiert, die immunologische Krankheitsbilder »nachahmen« (Escobar 1995).

In ihrer oben erwähnten Übersichtsarbeit kommen Escobar und Gureje (2007) zu dem Ergebnis, dass die symbolische Bedeutung somatoformer Symptome in manchen Kulturen deutlicher ist als in anderen. Nach Meinung der Autoren ist der symbolische Sinngehalt der somatoformen Symptome noch nicht ausreichend untersucht. Sie empfehlen, ethnische Kategorien möglichst genau zu berücksichtigen, anstatt viele in einer Kategorie zusammenzufassen, wie z.B. »Hispanics« für die große Gruppe von Puerto Ricaner:innen, Kubaner:innen, Südamerikaner:innen und anderen lateinamerikanischen Populationen, um diese Bedeutungsinhalte der somatoformen Symptome differenzierter untersuchen zu können.

5.4 Symbolgehalt der Schmerzsymptome bei türkischstämmigen Migrant:innen

Studien mit Migrant:innen türkischer Herkunft zeigen die Dominanz von Schmerzsymptomen unter den häufigsten somatischen Beschwerden (Sariaslan et al. 2014, Morawa et al. 2017). In unserer klinischen Arbeit sehen wir, dass somatoforme Störungen, insbesondere die anhaltende somatoforme Schmerzstörung, bei Migrantinnen einen wichtigen Symbolgehalt haben, einerseits gewisse Unzufriedenheiten und Ressentiments zum Ausdruck bringen und andererseits die neue Position der Älterwerdenden in der Familie verdeutlichen. Mit dem Älterwerden steigt die Stellung der Frauen in der familiären Hierarchie, sie dürfen mehr Einfluss auf die Entscheidungen ihrer Familie ausüben, ihnen wird das Recht eingeräumt, keine Haushaltstätigkeit mehr zu übernehmen und diese Aufgaben ihren Töchtern oder den Schwiegertöchtern zu überlassen. Chronische Schmerzen gehören zum Körpergefühl der Patientinnen, die ihre Beschwerden in ihren Familien gerne kundtun, um die ihnen gemäß ihrem Alter gebührende Aufmerksamkeit zu erhalten. Andererseits entsteht mit zunehmendem Alter der Patient:innen teilweise ein deutlicherer Wunsch danach, Beziehungen und den Alltag der Familie mehr nach den heimatlichen Mustern zu gestalten, was in der Aufnahmegesellschaft mit Schwierigkeiten einhergehen kann. Dazu gehört z. B. der Wunsch nach häufigen Kontakten mit Kindern und Enkelkindern, die aufgrund der Wohnsituation oder der Berufstätigkeit nicht realisierbar sind. Auch ein bilanzierender Rückblick in die eigene Biografie und der Vergleich mit Verwandten und Bekannten, die in der Heimat geblieben sind und die Belastungen der Migration nicht auf sich genommen haben, schlussendlich jedoch ähnliche Verbesserungen ihrer sozioökonomischen Stellung in der Gesellschaft erreicht haben, lässt die Migrant:innen in einer pessimistischen Perspektive als »Verlierer« erscheinen. Diese Wahrnehmungen können als fortgesetzte Aspekte des migrationsbezogenen Stresses verstanden werden. Die somatoformen Störungen, die sich oft als Schmerzstörungen manifestieren, sind therapeutisch aufwendig, es wurde auch berichtet, dass der Behandlungserfolg nach einer medizinischen Rehabilitation (somatische und psychische Störungsbilder) bei türkischstämmigen Migrant:innen geringer ausfiel als bei einheimischen Patienten (Schmelling-Kludas et al. 2003). In einer eigenen Studie waren die somatoformen Beschwerden bei Migrant:innen schwerer zu beeinflussen als Depression und Angst (Kobel et al. 2020), wobei diese Besonderheit der somatoformen Symptome auch für einheimische Patient:innen zu konstatieren ist.

Häufige Somatisierungen in der türkischen Stichprobe sind neben den oben beschriebenen Schmerzstörungen sexuelle Funktionsstörungen, d. h. die erektile Dysfunktion beim Mann, die auch für arabischstämmige Migranten in Frankreich beschrieben wurde (Ben Jelloun 1986), und der nicht organische Vaginismus bei der Frau. Symbolisch deutet die erektile Dysfunktion oft auf befürchtete Verluste, Angst vor Verlust der Stellung in der Familie, auf Partnerschaftsprobleme hin und kann im Rahmen einer depressiven Entwicklung auftreten. Der nicht organische Vaginismus ist häufig ein Zeichen von sexueller Unlust in Anbetracht von Migrationsstress und sexueller Ängste junger Frauen nach der Einreise als Heiratsmigrantinnen (Erim et al. 2008).

5.5 Erklärungsansätze für kulturelle Unterschiede in der Ausprägung/Prävalenz somatoformer Symptome

Es gibt unterschiedliche Theorien, die die kulturellen Differenzen in der Ausprägung bzw. der Prävalenz somatoformer Symptome erklären. Die sogenannte klassische »Somatisierungshypothese« besagt, dass manche Kulturen stärker dazu neigen, psychischen Stress als somatische Sensationen auszudrücken (Bragazzi et al. 2014). Die Kultur beeinflusst die Wahrnehmung der somatischen Symptome, ihre Bedeutung sowie das Wissen über die Körperfunktionen, ferner auch die krankheitsbezogenen Überzeugungen (z. B. Krankheitskonzepte und -bewältigungsstrategien, Kontrollüberzeugungen etc.). Von Mitgliedern mancher Kulturen, z. B. der kollektivistischen, wird angenommen, dass sie emotionale Belastungen in Form von körperlichen Symptomen darstellen, weil die Manifestation psychischer Symptome die sozialen Beziehungen, die in kollektivistischen Kulturen eine zentrale Rolle spielen, bedrohen könnte (Kirmayer & Young 1998). Auch die Angst vor Stigmatisierung aufgrund psychischer Symptome bzw. Erkrankungen sowie bei Männern die Angst, als schwach zu gelten, könnten weitere Gründe für die Tendenz darstellen, psychische Belastungen zu somatisieren (Escobar et al. 1987).

Ein anderer Erklärungsansatz geht davon aus, dass kulturelle Differenzen in der Ausprägung somatoformer Symptome durch Differenzen in der Ausprägung und Hochgradigkeit negativer Emotionen, wie z. B. Depressivität, moderiert werden, sodass die höhere Tendenz zu somatisieren durch ein höheres Ausmaß an depressiven Symptomen vermittelt sein könnte (Beirens & Fontaine 2011). Die oben erwähnte Dominanz von Schmerzsymptomen unter körperlichen Beschwerden bei türkischen Migrant:innen könnte auch mit der in Studien (Kavuk et al. 2006) beobachteten Beziehung zwischen dem Vorhandensein komorbider depressiver Symptome und einer erhöhten Schmerzwahrnehmung zusammenhängen. Diese These könnte durch international angelegte Studien zur allgemeinen Lebenszufriedenheit Bestätigung finden, bei denen die Menschen aus der Türkei einen der letzten Plätze belegen, mit über 65 % der Frauen, die sich als »unglücklich« bezeichneten (World Happiness Report 2023).

Ferner könnte auch der sozioökonomische Status als eine weitere erklärende Variable für die Somatisierungstendenz in Betracht gezogen werden. Es existiert nämlich eine starke empirische Evidenz für den Zusammenhang zwischen ungünstigen sozioökonomischen Bedingungen und einer schlechteren Gesundheit (Fryers et al. 2005), sodass postuliert werden könnte, dass nicht (nur) die Kultur, sondern auch die sozioökonomische Lage einen wesentlichen Einfluss auf die Somatisierungstendenz ausübt.

Schließlich könnte die erhöhte Somatisierungstendenz in bestimmten Migrantengruppen neben den kulturellen und sozioökonomischen Einflüssen auch auf postmigratorische Stressoren attribuiert werden, die direkt oder indirekt auf die Ausprägung somatoformer Symptome einwirken (Cariello et al. 2020).

Insgesamt betrachtet, kann das Phänomen einer erhöhten Somatisierungstendenz wahrscheinlich am besten als eine komplexe Interaktion kultureller, psychologischer, physiologischer und sozialer Faktoren erklärt werden. Die Untersuchung dieses komplexen Bedingungsgefüges bleibt ein wichtiges Forschungsdesiderat.

5.6 Somatisierung und Akkulturation

Eine Hypothese, die im Zusammenhang mit Somatisierungssyndromen und der Migration untersucht wurde, ist, dass bei zunehmendem Akkulturationsgrad (= Grad der Anpassung der Zugewanderten an die Aufnahmegesellschaft) die Somatisierungstendenz der Migrant:innen rückläufig sein müsste. Verschiedene Maße wurden zur Erfassung des komplexen Konstruktes Akkulturation eingesetzt, z. B. Sprachkompetenz, Aufenthaltsdauer, Akkulturationsstile etc. (vgl. Schumann et al. 2020).

Die Studienergebnisse zum Zusammenhang zwischen Akkulturation und Somatisierung sind inkonsistent. Einige Untersuchungen zeigten, dass eine geringere Somatisierungsrate mit einem höheren Grad an Akkulturation assoziiert ist (Parker et al. 2005). Andere Studien dagegen konnten diesen Zusammenhang nicht bestätigen (Shim et al. 2014) oder fanden bei den am stärksten akkulturierten Migrant:innen die meisten körperlichen Symptome (Bauer et al. 2012). Außerdem wurde auch eine Beziehung zwischen einer höheren Somatisierung und einer kürzeren Aufenthaltsdauer (Shiroma & Alarcon 2011), schlechteren Sprachkenntnissen des Aufnahmelandes (Dunlop et al. 2020) sowie jüngerem Einreisealter (Leathers et al. 2021) konstatiert.

Eine Schwäche dieser Untersuchungen ist, dass diesbezügliche prospektive Studien fehlen und keine einheitliche Operationalisierung des Konstruktes Akkulturation verwendet wird.

5.7 Somatisierung und Depressivität

Nicht nur bei den einheimischen Patient:innen, sondern auch bei denjenigen mit Migrations- oder Fluchthintergrund ist eine hohe Komorbidität zwischen Somatisierung und Depressivität zu konstatieren. In einer eigenen Untersuchung haben Erim et al. (2011) bei 43,9 % der türkischstämmigen Patient:innen einer psychosomatischen Ambulanz mit einer depressiven affektiven Störung eine komorbide Somatisierungsstörung diagnostiziert, während 85,7 % der Patient:innen mit einer Somatisierungsstörung eine komorbide depressive Störung aufwiesen. In einer weiteren Studie der Arbeitsgruppe (Morawa et al. 2017) wurde auch in einer nicht klinischen Stichprobe von Personen türkischer Herkunft ein bedeutsamer Zusammenhang zwischen somatoformen und depressiven Symptomen detektiert: mehr als die Hälfte (53,1 %) der Studienteilnehmenden mit einer starken Ausprägung der somatoformen Symptome zeigte gleichzeitig ein schweres Ausmaß an depressiver Symptomatik; außerdem wurde eine hohe Korrelation zwischen depressiven und somatoformen Symptomen gefunden (Korrelationskoeffizient r = 0,74). Auch in einer Untersuchung unserer Arbeitsgruppe mit 116 syrischen Geflüchteten (Borho et al. 2021) zeigte sich eine hohe Komorbidität: 75 % der Geflüchteten mit einer moderaten bis schweren Ausprägung somatischer Symptome wies gleichzeitig eine klinisch relevante depressive Symptomatik auf.

5.8 Somatisierung bei türkischen Migranten/-innen in deutschen und internationalen Studien

Ein systematisches Review von Igde et al. (2019), das 23 Studien zwischen 2000 und 2018 einschloss, analysierte die soziodemografischen und migrationsbedingten Einflussfaktoren auf depressive und somatoforme Störungen bei türkeistämmigen Personen in Deutschland sowie die subjektiven Krankheitskonzepte und Einstellungen gegenüber der Psychotherapie. Leider verfügte keine der ins Review einbezogenen Studien über ein prospektives Studiendesign. Das Review zeigt eine weitestgehend konsistente Befundlage zur erhöhten Prävalenz bzw. Ausprägung depressiver und somatoformer Störungen bei Personen türkischer Herkunft verglichen mit einheimischen Deutschen.

Die Autor:innen ordneten die erhöhte psychische Belastung einer multifaktoriellen Genese zu. Niedriges Bildungsniveau und niedriger sozioökonomischer Status sowie Diskriminierungserfahrungen wurden als mögliche Ursachen angesehen. Türkeistämmige Frauen stellen eine besonders vulnerable Gruppe dar. Die Autor:innen betonten allerdings, dass die Gruppe der Personen mit türkischem Migrationshintergrund heterogen ist, auch im Hinblick auf die subjektiven Krankheitskonzepte, die in der Psychotherapie individuell exploriert werden müssen. Der Bildungsstand habe einen Einfluss auf die Krankheitsmodelle: Reich et al. (2015) beobachteten bei türkischen Patient:innen, dass ein niedriger Bildungsstatus mit fatalistsich-externalen Krankheitskonzepten und geringerer Motivation für eine Psychotherapie korrelierte. Ferner spielte in diesem Kontext auch der Grad der Akkulturation eine wichtige Rolle. In einer weiteren Studie waren integrierte Türkeistämmige im Vergleich mit marginalisierten über Psychotherapie besser informiert sowie für diese stärker motiviert, während die Letzteren eine Stigmatisierung befürchteten (Calliess et al. 2007).

In einer psychosomatischen Rehaklinik (Schmelling-Kludas et al. 2003) lagen bei 184 türkischen Migrant:innen, die stationär psychotherapeutisch behandelt wurden, am häufigsten chronisch verlaufende somatoforme Störungen, insbesondere Schmerzstörungen (26%) vor, gefolgt von Depressionen. Aufgrund des geringen Behandlungserfolgs wurden in dieser Studie auch die Therapie- und Veränderungsmotivation türkischer Patient:innen diskutiert. Auch hier wurden unter anderem der geringe Bildungsstatus und die fehlenden Deutschkenntnisse thematisiert.

Auch Bretz et al. (2019) fanden bei türkischen Allgemeinarztpatient:innen eine signifikant negativere Einstellung gegenüber Psychotherapie im Vergleich zu deutschen Patient:innen. Eine größere Aufgeschlossenheit für die Psychotherapie war mit hoher Schulbildung, höherer Depressivität, hoher sozialer Unterstützung, weiblichem Geschlecht und Elternschaft assoziiert.

Bei türkischen Patient:innen in psychiatrischen Institutsambulanzen wurden zu einer Stichtagserhebung signifikant häufiger affektive Störungen (F3) sowie neurotische, Belastungs- und somatoforme Störungen (F4) im Vergleich mit deutschen Patient:innen diagnostiziert (Schouler-Ocak et al. 2010).

In einer österreichischen Studie (Deisenhammer et al. 2012) mit 139 depressiven Patientinnen (einheimische österreichische, einheimische türkische und türkische Migrantinnen) zeigten die beiden türkischen Samples eine signifikant höhere Ausprägung somatischer Symptome als die autochthonen österreichischen Patient:innen. Die Migrantinnen klagten signifikant häufiger als die einheimischen Türkinnen über Kopf- und Rükenschmerzen sowie Mundtrockenheit. Im Vergleich mit einheimischen österreichischen Patientinnen berichteten die Migrantinnen signifikant häufiger sieben somatische Symptome: Kopf-, Rücken- und Gliederschmerzen, Zahnprobleme, abdominale Beschwerden, Schwindel und körperliche Erschöpfung.

Insgesamt ist also in den meisten Studien mit türkischen Migrant:innen eine im Vergleich mit einheimischen Referenzgruppen höhere Somatisierungstendenz zu konstatieren, die multikausal bedingt sein kann, v.a. durch soziokulturelle und postmigratorische Faktoren. Eine Beschreibung von Studien unserer Arbeitsgruppe zu somatoformen Symptomen bei türkischen Migrant:innen ist in ▶ Kap. 5.9 zu finden.

5.9 Eigene Untersuchungen zur Somatisierung/somatoformen Symptomen bei Personen mit Migrationshintergrund

Unsere Arbeitsgruppe untersuchte somatoforme Beschwerden bei vielen unterschiedlichen Migrantengruppen. In unseren Studien mit Patient:innen verschiedener ethnischer Herkunft (v. a. türkische und iranische Migrantenkollektive) und in verschiedenen Settings, z. B. psychosomatische Ambulanz, psychosomatische (Tages-)Klinik, Allgemeinarztpraxis und psychiatrische Praxis, gehörten bei den Patient:innen mit Migrationshintergrund die Somatisierungsstörung, die mittelgeradige depressive Episode sowie die Posttraumatische Belastungsstörung zu den häufigsten Diagnosen (Erim et al. 2011, Leidinger et al. 2016, Kobel et al. 2020). Die häufigsten somatoformen Beschwerden im türkischen Patientenkollektiv stellten Schmerzsymptome dar (Rückenschmerzen, Schmerzen in den Armen oder Beinen, Kopf- oder Gesichtsschmerzen) (Sariaslan et al. 2014).

In den meisten unserer Untersuchungen zu Inanspruchnahmepopulationen (Sariaslan et al. 2014, Leidinger et al. 2016, Kobel et al. 2020) wie auch zu nicht klinischen Samples (polnische Migrant:innen: Morawa et al. 2013, türkische Migrant:innen im Rahmen des Pretests der Nationalen Kohorte: Morawa et al. 2017) haben wir eine höhere Ausprägung der somatischen Symptome bei Personen mit Migrationshintergrund im Vergleich mit deutschen Referenzgruppen festgestellt, wobei die erste Migrantengeneration signifikant höhere altersadjustierte Werte als die zweite Generation sowie Frauen höhere Belastungen als Männer aufwiesen. Außerdem wurde eine geringere Somatisierung durch eine geringere Anzahl diagnostizierter somatischer Erkrankungen und durch bessere Sprachkenntnisse prädiziert (Morawa et al. 2017).

Unsere Arbeitsgruppe führte auch eine komparative Studie zur Wirksamkeit der stationären Psychotherapie durch bzgl. somatoformer, depressiver, posttraumatischer und Angstsymptomatik bei Patient:innen mit und ohne Migrationshintergrund (Kobel et al. 2020). Die Patient:innen mit Migrationshintergrund zeigten beim Therapiebeginn eine signifikant höhere Ausprägung somatoformer und posttraumatischer Symptome als die einheimischen deutschen Patient:innen. Einheimische deutsche Patient:innen verbesserten sich signifikant hinsichtlich aller vier Indikatoren der psychischen Gesundheit, während Patient:innen mit Migrationshintergrund sich lediglich in depressiver und Angstsymptomatik signifikant verbesserten. Es ist jedoch zu betonen, dass sowohl Migrant:innen als auch Einheimische die höchsten Response- und Remissionsraten für die depressiven Symptome und die geringsten für die somatoformen Symptome erreichten.

In einer qualitativen Studie mit syrischen Geflüchteten (Zbidat et al. 2020) untersuchten wir anhand semistrukturierter Interviews individuelle Definitionen eines Traumas und analysierten zusätzlich Hinweise auf das Vorliegen einer Somatisierungsstörung. Diese waren bei der Hälfte der Stichprobe zu beobachten. Zu den häufigsten somatoformen Beschwerden gehörten kardiovaskuläre Symptome und Schmerzen.

Insgesamt ist unseren Studien zu entnehmen, dass im Vergleich mit deutschen Referenzgruppen die Migrant:innen eine höhere Somatisierung demonstrieren. Frauen und die erste Migrantengeneration stellen vulnerable Gruppen dar. Ein höherer Akkulturationsgrad, z. B. in Form einer guten Sprachkompetenz, bildet einen protektiven Faktor.

5.10 Somatisierung und kulturgebundene Syndrome

Bei einigen bekannten »kulturgebundenen Syndromen« handelt es sich vermutlich um somatoforme Störungen mit kulturspezifischer Ausgestaltung der Beschwerden. Z. B. konnte bei einem Sample von 29 Patient:innen mit dem Dhat-Syndrom (Perme et al. 2005) nachgewiesen werden, dass sie sich in ihren Krankheitsüberzeugungen signifikant von körperlich Kranken unterscheiden und dass sie Ähnlichkeiten mit Patient:innen mit somatoformen Störungen aufweisen.

5.11 Somatisierung bei Geflüchteten

Während bereits eine solide Befundlage zu Prävalenzen von PTBS sowie depressiver und Angstsymptomatik bei Geflüchteten existiert, sind Studien zur Somatisierung in dieser vulnerablen Zielgruppe viel seltener.

In einer Untersuchung unserer Arbeitsgruppe bei syrischen Geflüchteten lag die Prävalenz für die klinisch relevante Ausprägung somatischer Symptome (PHQ-15 ≥ 10) bei 24,1 % (Borho et al. 2021), während in einer qualitativen Studie mit syrischen Geflüchteten bei der Hälfte der Respondent:innen Hinweise auf eine Somatisierung vorhanden waren (Zbidat et al. 2020). Andere in Deutschland durchgeführte Studien mit Geflüchteten berichteten Raten von somatisierenden Teilnehmer:innen zwischen 9,8 % (Renner et al. 2021) und 31,3 % (Nesterko et al. 2020), internationale Studien zwischen 37,14 % (Schweitzer et al. 2011) und 42,8 % (McGrath et al. 2020).

Die starke Variation der Prävalenzen ist u. a. auf verschiede Messinstrumente und verschiedene Studienpopulationen und Charakteristika der Stichproben zurückzuführen. Außerdem sind höhere Prävalenzen in solchen Studien zu finden, in welchen die Somatisierung anhand von Selbstbeurteilungsfragebögen und Cut-off-Werten erfasst wurde, während die Prävalenz der mit strukturierten klinischen Interviews diagnostizierten Somatisierungsstörung wesentlich geringer ausfiel, z. B. zwischen 0,4 % bis 8,7 % bei Geflüchteten aus Algerien, Kambodscha, Äthiopien und Palästina (De Jong et al. 2003).

Als häufige Risikofaktoren der Somatisierung wurden folgende Variablen identifiziert: weibliches Geschlecht, höheres Alter, niedriges Bildungsniveau, geringer sozioökonomischer Status und geringe Sprachkenntnisse (Cheung et al. 2019, McGrath et al. 2020, Mölsä et al. 2014, Nesterko et al. 2020). Dagegen bildet die Erwerbstätigkeit einen wichtigen protektiven Faktor (Gühne et al. 2022). In einer Untersuchung unserer Arbeitsgruppe (Borho et al. 2021) bildeten eine höhere Ausprägung depressiver und Angstsymptome sowie eine größere Anzahl an Arztbesuchen signifikante Prädiktoren für ein höheres Ausmaß an somatischen Symptomen.

Postmigratorische Stressoren, wie z. B. Verlust von wichtigen Bezugspersonen, Anpassungserfordernisse wie notwendiger Spracherwerb und Diskriminierungserfahrungen (Lanzara et al. 2019, Jannesari et al. 2020, Mellor et al. 2021) wurden als ursächliche Bedingungen für die Somatisierungstendenz nachgewiesen.

Insgesamt lässt sich der Studienlage entnehmen, dass bei Geflüchteten höhere Prävalenzen für Somatisierung im Vergleich zu freiwilligen Migrant:innen sowie zu der Allgemeinbevölkerung des Aufnahmelandes zu konstatieren sind. Postmigratorische Stressoren, v. a. Diskriminierungserfahrungen, sind mit einem höheren Ausmaß an somatischen Symptomen assoziiert.

5.12   Fazit und therapeutische Implikationen

Internationale Vergleichsstudien zeigen, dass es eine universelle Tendenz gibt, psychologische Belastungen in Form von körperlichen Symptomen darzustellen. Die Prävalenz von somatoformen Beschwerden scheint in lateinamerikanischen Ländern am höchsten zu sein. Eine kulturell gesteuerte Symptomwahl wird durch die Studienlage bestätigt.

In der Mehrheit der Studien wurde bestätigt, dass bei Migrant:innen und Geflüchteten eine häufigere Somatisierungsrate zu konstatieren ist als bei der einheimischen Bevölkerung. Dieser Befund ist nicht nur durch den kulturellen Unterschied, sondern auch durch den Migrationsstress zu erklären. Auch das Nachlassen der somatoformen Beschwerden bei zunehmender Aufenthaltsdauer im neuen Land kann im Zusammenhang mit der Abnahme des Migrationsstresses gesehen werden. Neben einer »unterschiedlichen kulturellen Prägung« scheinen also die schwierigen Lebensbedingungen eine wichtige Rolle in der Genese somatoformer Beschwerden bei Migranten zu spielen.

Folgende Empfehlungen für die therapeutische Arbeit mit Migrant:innen und Geflüchteten mit somatoformen Störungen lassen sich aus den Studienergebnissen und der klinischen Expertise ableiten:

- In der Diagnostik sollte eine ausführliche Anamnese der aktuellen Lebensbedingungen erhoben werden, einschließlich der postmigratorischen Veränderungen, wahrgenommener Diskriminierung, der aufenthaltsrechtlichen Aspekte sowie des Akkulturationsgrades.

- Auch prämigratorische traumatische Erlebnisse sollen erfasst werden.
- Das Vorliegen komorbider Erkrankungen, v. a. einer PTBS, Depression oder Angststörung, soll diagnostisch abgeklärt werden.
- Die individuellen Krankheitskonzepte und Krankheitsbewältigungsstrategien sollen exploriert und ggf. dysfunktionale Aspekte bearbeitet werden.
- Der Einbezug der Familie in die Therapie anhand explorativer Familiengespräche ist meistens sehr sinnvoll, nicht nur zum besseren Verständnis der Funktionalität der Beschwerden, sondern auch um die Familienmitglieder als Unterstützer der therapeutischen Aktivitäten zu gewinnen.
- Und schließlich gelten natürlich auch für die Gruppen von Migrant:innen und Geflüchteten die gleichen evidenzbasierten psychotherapeutischen Methoden wie für die Einheimischen.

Literatur

Ajdacic-Gross V, Horvath S, Canjuga M et al. (2006) How ubiquitous are physical and psychological complaints in young and middle adulthood? A longitudinal perspective. Soc Psychiatry Psychiatr Epidemiol 41:881–888.

American Psychiatric Association (2018) Diagnostisches und Statistisches Manual Psychischer Störungen DSM-5. Deutsche Ausgabe herausgegeben von Peter Falkai und Hans-Ulrich Wittchen, mitherausgegeben von Manfred Döpfner, Wolfgang Gaebel, Wolfgang Maier, Winfried Rief, Henning Saß und Michael Zaudig. 2. korrigierte Auflage. Göttingen: Hogrefe.

Aroian KJ, Norris AE (1999) Somatization and depression among former Soviet immigrants. J Cult Divers 6(3):93–101.

Bauer AM, Chen CN, Alegría M (2012) Prevalence of physical symptoms and their association with race/ethnicity and acculturation in the United States. Gen Hosp Psychiatry 34(4):323–331.

Beirens K, Fontaine JR (2011) Somatic complaint differences between Turkish immigrants and Belgians: do all roads lead to Rome? Ethn Health 16(2):73–88.

Ben Jelloun T (1986) Die tiefste der Einsamkeiten. Das emotionale und sexuelle Elend nordafrikanischer Immigranten. Internationale Texte zu Problemen von Emigration. S. 23–27; 115 ff. Basel: Stroemfeld/Roter Stern.

Bermejo I, Muthny FA (2008) Laientheorien zu Krebs und Herzinfarkt – ein transkultureller Vergleich gesunder Deutscher und Spanier. In: Muthny FA, Bermejo I (Hrsg.): Interkulturelle Medizin. Laientheorien, Psychosomatik und Migrationsfolgen. S. 15–25. Köln: Deutscher Ärzteverlag.

Borho A, Morawa E, Schmitt GM et al. (2021) Somatic distress among Syrian refugees with residence permission in Germany: analysis of a cross-sectional register-based study. BMC Public Health 21(1):896.

Bragazzi NL, Puente GD, Natta WM (2014) Somatic perception, cultural differences and immigration: results from administration of the Modified Somatic Perception Questionnaire (MSPQ) to a sample of immigrants. Psychol Res Behav Manag 7:161–166.

Bretz J, Sahin D, Brandl EJ et al. (2019) Kulturabhängigkeit der Einstellung gegenüber psychotherapeutischer Behandlung bei Türkeistämmigen und Personen ohne Migrationshintergrund. Psychother Psychosom Med Psychol 69(5):176–181.

Briquet P (1859) Traité clinique et thérapeutique de l'hystérie. Paris: Bailliére & fils.

Calliess IT, Schmid-Ott G, Akguel G et al. (2007) Einstellung zu Psychotherapie bei jungen türkischen Migranten in Deutschland. Psychiatr Prax 34(7):343–348.

Cariello AN, Perrin PB, Morlett-Paredes A (2020) Influence of resilience on the relations among acculturative stress, somatization, and anxiety in latinx immigrants. Brain Behav 10(12):e01863.

Cheung A, Makhashvili N, Javakhishvili J et al. (2019) Patterns of somatic distress among internally displaced persons in Ukraine: analysis of a cross-sectional survey. Soc Psychiatry Psychiatr Epidemiol 54(10):1265–1274.

de Jong JT, Komproe IH, Van Ommeren M (2003) Common mental disorders in postconflict settings. Lancet 361(9375):2128–2130.

Deisenhammer EA, Coban-Başaran M, Mantar A et al. (2012) Ethnic and migrational impact on the clinical manifestation of depression. Soc Psychiatry Psychiatr Epidemiol 47(7):1121–1129.

Dunlop BW, Still S, LoParo D et al. (2020) Somatic symptoms in treatment-naïve Hispanic and non-Hispanic patients with major depression. Depress Anxiety 37(2):156–165.

Ehret AM & Berking M (2013) DSM-IV und DSM-5: Was hat sich tatsächlich verändert? Verhaltenstherapie 23:258–266.

Erim Y, Atay H, Sander D et al. (2008) Psychische Gesundheit von Migranten: eine Einführung mit typischen Kasuistiken aus einer muttersprachlichen Spezialambulanz für türkischstämmige Migranten. In: Muthny FA, Bermejo I (Hrsg.) Interkulturelle Medizin. Laientheorien, Psychosomatik und Migrationsfolgen. Köln: S. 57–71. Deutscher Ärzteverlag.

Erim Y, Morawa E, Özdemir DF et al. (2011) Prävalenz, Komorbidität und Ausprägungsgrad psychosomatischer Erkrankungen bei ambulanten Patienten mit türkischem Migrationshintergrund. Psychother Psychosom Med Psychol 61(11):472–480.

Erim-Frodermann Y, Lichtblau K, Senf W (2000) Veränderungen in einer einheimischen Institution nach Implementierung von muttersprachlicher Psychotherapie. In: Strauß B, Geyer M (Hrsg.): Psychotherapie in Zeiten der Veränderung. S. 172–183. Wiesbaden: Westdeutscher Verlag.

Escobar JI & Gureje O (2007) Influence of Cultural and Social Factors on the Epidemiology of Idiopathic Somatic Complaints and Syndroms. Psychosom Med 69(9):841–845.

Escobar JI (1995) Transcultural aspects of dissociative and somatoform disorders. Psychiatr Clin North Am 18:555–569.

Escobar JI, Burnam MA, Karno M et al. (1987) Somatization in the community. Arch Gen Psychiatry 44(8):713–718.

Escobar JI, Gara M, Silver RC et al. (1998b) Somatisation disorder in primary care. Br J Psychiatry 173(3):262–266.

Escobar JI, Waitzkin H, Silver RC et al. (1998a) Abridged somatization: a study in primary care. Psychosom Med 60(4):466–472.

Fryers T, Melzer D, Jenkins R et al. (2005) The distribution of the common mental disorders: social inequalities in Europe. Clin Pract Epidemiol Ment Health 1:14.

Gühne U, Jung F, Röhr S et al. (2022) Berufliche Teilhabe von syrischen Geflüchteten mit posttraumatischer Stress-Symptomatik in Deutschland. Psychiatr Prax 49(7):352–358.

Günay E & Haag A (1990) Krankheit in der Emigration: eine Studie an türkischen Patientinnen in der Allgemeinpraxis aus psychosomatischer Sicht. Psychother Psychosom Med Psychol 40:417–422.

Gureje O (2004) What can we learn from a cross-national study of somatic distress? J Psychosom Res 56(4):409–412.

Häuser W, Hausteiner-Wiehle C, Henningsen P et al. (2020) Prevalence and overlap of somatic symptom disorder, bodily distress syndrome and fibromyalgia syndrome in the German general population: A cross sectional study. J Psychosom Res 133:110111.

Igde E, Heinz A, Schouler-Ocak M et al. (2019) Depressive und somatoforme Störungen bei türkeistämmigen Personen in Deutschland. Nervenarzt 90(1):25–34.

Jacobi F, Höfler M, Siegert J et al. (2014) Twelve-month prevalence, comorbidity and correlates of mental disorders in Germany: the Mental Health Module of the German Health Interview and Examination Survey for Adults (DEGS1-MH). Int J Methods Psychiatr Res 23(3):304–319.

Jannesari S, Hatch S, Prina M et al. (2020) Post-migration Social-Environmental Factors Associated with Mental Health Problems Among Asylum Seekers: A Systematic Review. J Immigr Minor Health 22(5):1055–1064.

Kavuk I, Weimar C, Kim BT et al. (2006) One-year prevalence and socio-cultural aspects of chronic headache in Turkish immigrants and German natives. Cephalalgia 26(10):1177–1181.

Kirmayer LJ & Young A (1998) Culture and somatization: clinical, epidemiological, and ethnographic perspectives. Psychosom Med 60(4):420–430.

Kobel F, Morawa E, Erim Y (2020) Effectiveness of Inpatient Psychotherapy for Patients With and Without Migratory Background: Do They Benefit Equally? Front Psychiatry 11:542.

Lanzara R, Scipioni M, Conti C (2019) A Clinical-Psychological Perspective on Somatization Among Immigrants: A Systematic Review. Front Psychol 9:2792.

Leathers C, Kroenke K, Flanagan M et al. (2021) Somatic, Anxiety, and Depressive (SAD) Symptoms in Young Adult Latinx Immigrants: Prevalence and Predictors. J Immigr Minor Health 23(5):956–964.

Lehmann M, Pohontsch NJ, Zimmermann T et al. (2022) Estimated frequency of somatic symptom disorder in general practice: cross-sectional survey with general practitioners. BMC Psychiatry 22(1):632.

Leidinger R, Morawa E, Erim Y (2016) Iranische und deutsche Patienten in einer psychiatrischen Großstadtpraxis: Gibt es Unterschiede in Bezug auf Häufigkeit und Schweregrad psychischer Störungen? Psychiatr Prax 43(6): 324–332.

Lipowski ZJ (1988) Somatization: the concept and its clinical application. Am J Psychiatry 145:1358–1368.

Löwe B, Levenson J, Depping M et al. (2022) Somatic symptom disorder: a scoping review on the empirical evidence of a new diagnosis. Psychological Medicine 52:632–648.

Maier C, Razum O, Schott Th (2009) Medizinische Rehabilitation und Behandlungserfolg bei Patienten mit türkischem Migrationshintergrund. In: Muthny FA, Bermejo I (Hrsg.) Interkulturelle Medizin. Laientheorien, Psychosomatik und Migrationsfolgen. S. 85–104. Köln: Deutscher Ärzteverlag.

Mak WW & Zane NW (2004) The phenomenon of somatization among community Chinese Americans. Soc Psychiatry Psychiatr Epidemiol 39(12):967–974.

McGrath M, Acartürk C, Roberts B et al. (2020) Somatic distress among Syrian refugees in Istanbul, Turkey: A cross-sectional study. J Psychosom Res 132:109993.

Mellor R, Werner A, Moussa B et al. (2021) Prevalence, predictors and associations of complex post-traumatic stress disorder with common mental disorders in refugees and forcibly displaced populations: a systematic review. Eur J Psychotraumatol 12(1):1863579.

Mölsä M, Punamäki RL, Saarni SI et al. (2014) Mental and somatic health and pre- and post-migration factors among older Somali refugees in Finland. Transcult Psychiatry 51(4):499–525.

Morawa E, Dragano N, Jöckel KH et al. (2017) Somatization among persons with Turkish origin: Results of the pretest of the German National Cohort Study. J Psychosom Res 96:1–9.

Morawa E, Senf W, Erim Y (2013) Die psychische Gesundheit polnisch-stämmiger Migranten im Vergleich zur polnischen und deutschen Bevölkerung. Z Psychosom Med Psychother 59(2):209–217.

Nesterko Y, Jäckle D, Friedrich M et al. (2020) Factors predicting symptoms of somatization, depression, anxiety, post-traumatic stress disorder, self-rated mental and physical health among recently arrived refugees in Germany. Confl Health 14:44.

Parker G, Chan B, Tully L et al. (2005) Depression in the Chinese: the impact of acculturation. Psychol Med 35(10):1475–1483.

Perme B, Ranjith G, Mohan R et al. (2005) Dhat (semen loss) syndrome: a functional somatic syndrome of the Indian subcontinent? Gen Hosp Psychiatry 27(3):215–217.

Reich H, Bockel L, Mewes R (2015) Motivation for Psychotherapy and Illness Beliefs in Turkish Immigrant Inpatients in Germany: Results of a Cultural Comparison Study. J Racial Ethn Health Disparities 2(1):112–123.

Renner A, Jäckle D, Nagl M et al. (2021) Traumatized Syrian Refugees with Ambiguous Loss: Predictors of Mental Distress. Int J Environ Res Public Health 18(8):3865.

Rief W, Hiller W, Heuser J (1997) SOMS – Das Screening für Somatoforme Störungen. Manual zum Fragebogen. Bern: Hans Huber.

Ritsner M, Ponizovsky A, Kurs R et al. (2000) Somatization in an immigrant population in Israel: a community survey of prevalence, risk factors, and help-seeking behavior. Am J Psychiatry 157:385–392.

Ronel J, Noll-Hussong M, Lahmann C (2008) Von der Hysterie zur F45.0. Geschichte, Konzepte, Epidemiologie und Diagnostik. Psychotherapie im Dialog 9:207–216.

Ryder AG, Yang J, Zhu X et al. (2008) The cultural shaping of depression: somatic symptoms in China, psychological symptoms in North America? J Abnorm Psychol 117(2):300–313.

Sariaslan S, Morawa E, Erim Y (2014) Psychische Symptombelastung bei Patienten einer Allgemeinarztpraxis: deutsche und türkischstämmige Patienten im Vergleich. Nervenarzt 85(5): 589–595.

Schmeling-Kludas C, Fröschlin R, Boll-Klatt A (2003) Stationäre psychosomatische Rehabilitation für türkische Migranten: Was ist realisierbar, was ist erreichbar? Rehabilitation 42:363–370.

Schouler-Ocak M, Bretz HJ, Hauth I et al. (2010) Patienten mit Migrationshintergrund in Psychiatrischen Institutsambulanzen–ein Vergleich zwischen Patienten mit türkischer und osteuropäischer Herkunft sowie Patienten ohne Migrationshintergrund. Psychiatr Prax 37(8):384–390.

Schumann M, Bug M, Kajikhina K et al. (2020) The concept of acculturation in epidemiological research among migrant populations: A systematic review. SSM Popul Health 10:100539.

Shim G, Freund H, Stopsack M et al. (2014) Acculturation, self-construal, mental and physical health: an explorative study of East Asian students in Germany. Int J Psychol 49(4):295–303.

Shiroma PR & Alarcon RD (2011) Time for healing: somatization among chronically mentally ill immigrants. J Cult Divers 18(1):3–7.

Stekel W (1943) The Interpretation of Dreams. New York: Liveright.

Sydenham T (1697) Discourse concerning hysterical and hypochondriacal distempers. In: Sydenham's Complete Method of Curing Almost All Diseases, and Description of Their Symptoms, to Which Are Now Added Five Discourses of the Same Author Concerning.

Vromans L, Schweitzer RD, Brough M et al. (2021) Persistent psychological distress in resettled refugee women-at-risk at one-year follow-up: Contributions of trauma, post-migration problems, loss, and trust. Transcult Psychiatry 58(2):157–171.

Zbidat A, Georgiadou E, Borho A et al. (2020) The Perceptions of Trauma, Complaints, Somatization, and Coping Strategies among Syrian Refugees in Germany-A Qualitative Study of an At-Risk Population. Int J Environ Res Public Health 17(3):693.

6 Kinder und Jugendliche mit Migrationshintergrund als Patient:innen

Renate Schepker und Mehmet Toker

6.1 Allgemeine gesellschaftliche Situation

Migration aus dem Ausland hat viele Ursachen und es liegen immer individuelle Motivlagen für die Migrierenden vor. Die Geschichte der Bundesrepublik bildet diese vielfältigen Facetten anschaulich ab. Mit dem Ende des 2. Weltkriegs kam es zunächst zu einem immensen Flüchtlingsstrom aus osteuropäischen Gebieten, der auch nach der Gründung der Republik und der Zweiteilung Europas in Ost- und Westblock anhielt (Aus- und Übersiedler). Der gleichzeitige Wirtschaftsaufschwung zeigte jedoch einen noch höheren Arbeitskräftebedarf, der von diesen Zuwanderern nicht gedeckt werden konnte, sodass aus dem Süden Europas gezielt Arbeiter:innen angeworben wurden. Während die Kriegsflüchtlinge noch als Familien in der BRD aufgenommen wurden, galt dies für die »Gastarbeiter« zunächst nicht. Für Anwerber und Angeworbene handelte es sich zunächst nur um einen befristeten Aufenthalt, zumeist mit dem Wunsch nach baldiger Rückkehr in die Heimat und zur Familie. Mit der Dauer ihres Aufenthalts im »Gastland« änderte sich aber ihre Lebensplanung. Die Familien wurden erst in den 1970er-Jahren nachgeholt, Kinder unterschiedlichen Alters kamen als Quereinsteiger ins Schulsystem. Familien aus dem Ausland siedelten sich nun dauerhaft an, was von der Politik noch für Jahrzehnte ignoriert wurde.

In den 1990er-Jahren begann der vermehrte Zuzug von Menschen aus Osteuropa, insbesondere Polen und der früheren UdSSR, wobei Kontingentflüchtlinge (hier überwiegend Menschen jüdischen Glaubens und mit jüdischen Vorfahren) eine gesonderte Rolle einnahmen. Alle diese Familien kamen wie auch die zuvor Nachgezogenen aus Südeuropa mit geringen Sprachkenntnissen, was besondere Anforderungen an ihre Integration und die Aneignung hiesiger Gebräuche, Werte und Normen stellte. In den 2000er-Jahren nahmen Zuzüge aus dem EU-Ausland zu, hinzu kamen Saisonarbeitskräfte v. a. aus Polen, und in den letzten Jahren aus Osteuropa (z. B. Rumänien). Über all die Jahrzehnte war Deutschland auch ein Zufluchtsort für Geflüchtete wie z. B. aus dem Libanon und zuletzt aus Syrien, Irak und Afghanistan, wobei ihre rechtliche Stellung über eine Duldung ihre Integration zusätzlich erschwerte, sofern sie nicht ebenfalls (Syrien und Nordirak) zu den Kontingentflüchtlingen gehörten. Mit dem Flüchtlingsstrom aus dem Ukraine-Krieg kamen besonders viele Kinder.

In Deutschland leben somit Menschen mit Migrationshintergrund (MMH), die sich in ihrer Zusammensetzung sehr unterscheiden und zunehmend zur »Normalität« werden (▶ Kap. 1). Laut Statistischem Bundesamt hat der Bevölkerungsanteil von MMH von 2005–2019 von 17,9 % auf 26 % zugenommen. Von diesen Menschen hat die Hälfte einen deutschen Pass, von denen wiederum fast die Hälfte im Ausland geboren ist. Insgesamt bringen 2/3 der MMH eine eigene Migrationserfahrung mit. Der hohe Anteil von selbst Migrierten zeigt sich in fast allen Gruppen von MMH, wenn deren Geburtsstaaten oder die ihrer Eltern zugrunde gelegt werden. Die größte Gruppe stammt aus der Türkei (2,82 Mio.), wobei lediglich 47,4 % über eigene Migrationserfahrungen verfügen. Im Vergleich zu den ebenfalls früheren »Gastarbeiternationalitäten« ist hier von einer längeren und stärkeren Sesshaftigkeit auszugehen. So haben MMH aus Italien zu 60 % eigene Migrationserfahrungen, aus Spanien zu 65,7 %. Diese Daten legen den Schluss nahe, dass die Zuwanderung nach Deutschland weiterhin von Flucht, ökonomischen Krisen und den besonderen Bedingungen eines grenzoffenen Europas bestimmt wird und somit die Integration von neu zugewanderten MMH und ihren Familien eine vorrangige Aufgabe bleibt.

Die Diversität der Zugewanderten stellt eine besondere Herausforderung dar. Neben der zahlenstärksten Gruppe von Zuwanderern aus der Türkei lebten 2019 in Deutschland in hoher Zahl Menschen aus Polen (2,24 Mio.), der Russischen Föderation (1,39 Mio.), Kasachstan (1,25 Mio.), gefolgt von MMH aus dem ehemaligen Jugoslawien (1,18 Mio.), Italien (0,87 Mio.) und Syrien (0,84 Mio.). Von den seit 2010 aus Syrien, Irak und Afghanistan eingereisten Schutzsuchenden (insgesamt knapp 1 Mio. Menschen) war 2019 jeder Dritte unter 17 Jahre alt, 20–25 % waren schulpflichtig (Statistisches Bundesamt – www.destatis.de, Stand: 11.06.21).

Aus kinder- und jugendpsychiatrischer Sicht ist nicht nur bedeutsam, aus welchen Kulturräumen die Familien mit Migrationshintergrund stammen, sondern in welcher Lebenssituation sie sich im Aufnahmeland befinden. Dabei sind folgende Zahlen des Statistischen Bundesamtes beeindruckend: Der Anteil von Kindern und Jugendlichen mit Zuwanderungshintergrund in der Bevölkerung steigt von Jahr zu Jahr. Inzwischen haben in Deutschland 40 % der Kinder unter 10 Jahren einen Migrationshintergrund. 21,5 % der Jugendlichen bis 20 Jahre hat eigene Migrationserfahrungen.

Das Erfordernis von Integrationsdiensten für selbst eingewanderte Kinder und Jugendliche und ihre Familien besteht also in einem vergleichbaren Ausmaß, wie vor 40 Jahren. Die Konzentration von MMH auf westdeutsche Großstädte bedeutet gerade für diese, dass psychosoziale Angebote für Kinder und Jugendliche, sei es in Beratungsstellen oder kinder- und jugendpsychiatrischen Praxen und Kliniken, Patienten mit Zuwanderungshintergrund als den »Normalfall« berücksichtigen müssen. Wichtig erscheint dabei der Aspekt, dass ihre soziale Lage im Vergleich zur Bevölkerung ohne Migrationshintergrund mit einer erhöhten Armutsgefährdung einhergeht. Laut Statistischem Bundesamt waren gemäß ihrem Bevölkerungsanteil doppelt so viele MMH erwerbslos oder armutsgefährdete Erwerbstätige und dreimal so viele unter den 18–24-Jährigen hatten verglichen mit Einheimischen keinen Schulabschluss. Erfreulich war jedoch, dass inzwischen unter den 25–34-Jährigen gleich viele einen Hochschulabschluss vorweisen konnten (z. T. mit anderer Qualifikation im Ausland erworben) (Statistisches Bundesamt 2017)

Eine besondere Gruppe unter den Jugendlichen und jungen Volljährigen MMH stellen unbegleitete minderjährige Flüchtlinge (UMA) dar, die nach der Einreise seitens der Kinder- und Jugendhilfe in Obhut genommen werden müssen und zumeist der stationären Jugendhilfe zugeführt werden. 2019 lebten insgesamt 38.926 unbegleitete Minderjährige und junge Volljährige in der Zuständigkeit der Kinder- und Jugendhilfe, darunter waren 14.916 unbegleitete Minderjährige und 24.010 junge Volljährige. Der Anteil an weiblichen UMA betrug ca. 20 %.

6.2 Versorgungslage

Beginnend Ende der 1970er-Jahre waren Kinder und Jugendliche aus Zuwandererfamilien zunächst ein bedeutsames Thema in Pädagogik und Sozialwissenschaften. Es ging um ihre Partizipation in Bildungseinrichtungen und ihre spezifische Förderung. Erst in den 1980er-Jahren begann sich auch die Kinder- und Jugendpsychiatrie – sehr zaghaft zwar – mit dem Thema der Auswirkungen von Migration auf das psychische Befinden von Kindern zu beschäftigen. Aus einem Nischendasein ist dieses Thema allerdings nur knapp herausgetreten. In einem der Lehrbücher der Kinder- und Jugendpsychiatrie taucht es in der Rubrik »Spezifische Entwicklungsbedingungen« auf (Fegert et al. 2012).

Das Gutachten des Wissenschaftlichen Beirats für Familienfragen (2016) beschreibt nach wie vor bestehende gesundheitliche Benachteiligungen von Kindern und Jugendlichen mit Migrationshintergrund anhand der KIGGS-Studien und anderer Daten: seltenere Vorsorgeuntersuchungen, geringere Impfraten, höhere Raten an Adipositas, geringere Inanspruchnahme medizinischer Leistungen. Eine in einigen Studien gefundene höhere Belastung mit psychischen Problemen verschwand, wenn eine Adjustierung in Hinsicht auf sozioökonomische Faktoren erfolgte. Diese Ergebnisse wurden in der 2. Welle des KIGGS-Survey bestätigt (Santos-Hövener et al. 2019). Es blieb allerdings eine höhere Belastung mit Gewalterfahrungen. Für den kurativen Bereich werden Home-Treatment-Ansätze empfohlen.

Verfügbare Daten zur Inanspruchnahme von Psychotherapie zeigen, dass Zuwanderer in den psychosozialen Versorgungseinrichtungen nach wie vor nicht ausreichend repräsentiert sind: weder als Patienten oder Klienten noch als Helfer. Inanspruchnahmebarrieren sind ein weltweites Problem in Zuwanderergruppen und bei ethnischen Minderheiten. Dabei sind es nicht allein sprachliche Verständigungsprobleme oder Informationsdefizite, auf die dieses Phänomen zurückzuführen ist. Das lässt sich z. B. in Deutschland an der recht großen Zurückhaltung auch von deutschsprechenden Aussiedlerfamilien ablesen, psychiatrische Hilfe in Anspruch zu nehmen.

Geht man von dem Postulat aus, dass psychiatrische Hilfesysteme von Familien aufgesucht werden, wenn die Hoffnung besteht, dort im emotionalen Leid oder in der damit zusammenhängenden erzieherischen, familiären oder partnerschaftlichen Krise verstanden zu werden und adäquate Hilfe zu erhalten, so liegen die Barrieren nicht nur auf Seiten der Zuwanderer. Mehrere Studien zeigen, dass eine höhere Inanspruchnahme mit der Anwesenheit von Therapeuten mit eigenem Migrationshintergrund zusammenhängt. Dabei ist nicht unbedingt erforderlich, dass ein

Berater gleicher Ethnizität immer die Beratung selbst durchführt, sondern dass dieser quasi eine Garantenstellung für die Kulturkompetenz, Offenheit und damit die Vertrauenswürdigkeit bedeutet. Diese Therapeuten wirken schwellensenkend als positive Identifikationsfiguren. Sie können u. a. nachvollziehen, wie bedeutsam medialer Kontakt zum Herkunftsland sein kann und wie schwierig sich andererseits Nachrichten von Kriegen oder Naturkatastrophen in der alten Nachbarschaft auf das Familienklima auswirken können; sie können die Bedeutsamkeit der Partnerwahl emotional nachvollziehen, haben eigene Diskriminierungserfahrungen gemacht und haben sich unausweichlich mit den eigenen kulturellen Wurzeln auseinandergesetzt. Nach Charlier (2016) öffne das den Weg zu einer gelungenen Integration in die Aufnahmegesellschaft.

Allein die Präsenz von Therapeuten mit Zuwanderungshintergrund bedeutet allerdings nicht, dass sich quasi im Selbstlauf die Behandlung von Zuwanderern qualitativ verbessert. Inhaltlich stellt sich vielmehr die Aufgabe, den Grad an kulturellen und migrationsspezifischen Einflüssen auf die präsentierte Störung und die Störungsdynamik richtig einzuschätzen und darauf aufbauend die Behandlungsstrategien zu modifizieren. Eine Auseinandersetzung mit impliziten Konstrukten transkultureller Kompetenz bei Psychotherapeut:innen legten jüngst Steinhäuser et al. (2021) vor.

6.3 Gibt es migrationsspezifische Risikofaktoren für psychische Erkrankungen bei Jugendlichen?

Von Steinhausen, einem der Pioniere der Forschung an Zuwanderern im Fach, stammt die Annahme, »(...), dass mit zunehmendem Ausmaß an kultureller Distanz und fehlender Integration das Risiko von Fehlentwicklungen zunimmt. Das Vermittlungsglied zur individuellen Störung des Kindes ist dabei (...) die Störung familiärer Funktionen, die bei ausgeprägten Kulturkonflikten ansteigt« (Steinhausen 1993, S. 31). In diesem Zitat wird auf verschiedene Paradigmen abgehoben, die im Lichte der neueren Forschungsergebnisse nicht mehr haltbar sind. Weder kann empirisch eine höhere psychiatrische Gefährdung als bei einheimischen Kindern und Jugendlichen in gleicher sozialer Lage angesetzt werden (Migrations-Stress-Paradigma), noch müssen angesichts der Erkenntnisse der neueren Resilienzforschung Kulturdifferenzen zu unweigerlichen intergenerationalen Konflikten führen (Kulturdifferenz-Paradigma) (Schepker & Toker 2008). Allerdings stieg nach den Ergebnissen einer Feldstudie aus Essen die Gefahr der psychopathologisch relevanten Auffälligkeit bei Kindern in der Familie mit der kulturellen Distanz zu beiden, nämlich der Herkunfts- und der Aufnahmekultur, d. h. bei marginalisierten Familien (Schepker & Toker 2008). Diskriminierungserlebnisse leisten einen eigenen Beitrag zur Pathogenität bzw. zur Chronifizierung von Störungen. Wir folgen Auernheimer (1988), der betont, dass Entfremdungserfahrungen nur in Verbindung mit Diskriminierungserfahrungen seitens der Aufnahmegesellschaft und der dadurch bedingten Marginalität sowie in Verbindung mit struktureller Benachteiligung und kultureller Verarmung die Persönlichkeitsentwicklung beeinträchtigte. Berliner Gymnasiasten zeigten dann ein deutliches statistisches Risiko hinsichtlich einer stärkeren Symptombelastung (Freitag 2000). Soziologisch fördern Diskriminierungserfahrungen den Erhalt der Herkunftssprache und haben gleichzeitig einen negativen Effekt auf den Spracherwerb der Sprache des Aufnahmelandes für die Kinder. Mit den Eltern fühlen sich gleichermaßen die Kinder diskriminiert, insbesondere die gleichgeschlechtlichen. Zur Aktualität von Diskriminierungserfahrungen bis heute stellt der Sachverständigenrat deutscher Stiftungen für Integration und Migration fest, dass bei phänotypisch differenten Menschen mit Akzent nur 41,1 % in Deutschland keine Diskriminierungserfahrungen angeben (Sachverständigenrat Integration und Migration 2018).

Diskriminierungserleben kann regressiv als selbstwertmindernd verarbeitet werden, im Extremfall als psychotische Symptomatik oder proaktiv als subjektive Rechtfertigung expansiv-dissozialen Verhaltens.

Aber Migration als solche wirkt für Kinder und Jugendliche nicht aus sich heraus pathogen (Wissenschaftlicher Beirat für Familienfragen 2016). Ganz im Gegenteil, sie sollte vielmehr – egal ob selbst vollzogen oder in der sogenannten 2. Generation über die Eltern und Zugehörigkeit zu einer ethnischen Minorität – ähnlich wie die Adoleszenz als ein Entwicklungsanreiz angesehen werden. Migration schafft einen Zuwachs an Möglichkeiten für die Familie und das Individuum. Es ergeben sich dadurch kreative Lösungswege für die Identitätsentwicklung und für die Integration von zuvor als unvereinbar geltenden Werten und Normen. Selbst im Fall von Traumatisierungen im Herkunftsland bietet die Migration eine Chance, da eine Neuformulierung der Biografie ermöglicht wird. Dabei ist es fast unerheblich, ob in Anlehnung an das Schema von Berry der familiäre und individuelle Weg im Sinne einer Integration (gleichstarke positive Betonung der Werte und Normen der Herkunfts- und Aufnahmekultur) oder in einer Segregation (stärkere Betonung der Werte der Herkunftskultur mit Bezogenheit auf die eigenethnische Gemeinde im Aufnahmeland) gewählt wird. In beiden Lebensformen fanden sich in unserer eigenen Studie erfolgreiche Adaptationen von Familien in der Migration (Schepker & Toker 2008). Nach der World-Vision-Kinderstudie nimmt der Grad der Kommunikation zuhause in der Muttersprache vom Status des Ausländers zum Status des Deutschen mit zugewanderten Eltern im Durchschnitt stark ab (52 % auf 22 %), ebenso sinkt die subjektive Bedeutung von Religiosität in der Familie in den Augen der Kinder (Hurrelmann et al. 2007).

Selbstverständlich kann Migration auch zu einer Destabilisierung bisher noch funktionaler Familiensysteme führen. Statusverlust und Unterschichtung setzen die Migranten und ihre Kinder ebenso den mit der Unterschichtzugehörigkeit verbundenen erhöhten Risiken aus wie einheimische Unterschichtkinder. Insbesondere ist dies dann zutreffend, wenn dies mit einer Marginalisierung einhergeht, die sich subjektiv als kulturelle Wurzellosigkeit äußert. Zahlenmäßig stammen deutlich mehr Kinder mit Migrationshintergrund aus der untersten Herkunftsschicht (17 %) als einheimische deutsche (6 % der 8–11-Jährigen). Jedoch wohnen Kinder mit Migrationshintergrund nach der World-Vision-Kinderstudie 2007, die 8–11-Jährige befragte, deutlich häufiger mit beiden Elternteilen zusammen als einheimische und zu 34% (gegen 24%) in Familien mit zwei und mehr Geschwistern (ebd.). Das hat sich bis 2020 leicht angenähert: 71% der Einheimischen, aber 78% der Kinder mit Migrationshintergrund leben nach dem Mikrozensus (2020) in einem ehelichen Haushalt, 19% der Einheimischen versus 17% der Kinder mit Migrationshintergrund bei einem alleinerziehenden Elternteil. Dabei bleiben deutlich weniger Paare mit Migrationshintergrund i. w. S. kinderlos als Paare ohne.

6.4 Epidemiologie

Die KIGGS-Studien fanden einen zuwanderungsspezifischen Unterschied im Sinne einer Höherbelastung mit psychopathologischen Auffälligkeiten bei Kindern mit beidseitigem gegenüber Kindern mit einseitigem Migrationshintergrund und zusätzlich bei diesen eine Höherbelastung gegenüber Einheimischen insbesondere bei Mädchen, wobei der Wissenschaftliche Beirat für Familienfragen (2016) auf maskierte sozioökonomische Effekte hinweist, die allerdings auch eine gegenseitige Verstärkung mit psychischer Symptomatik bedingen können. Dabei sind diese epidemiologischen Daten insofern begrenzt, als dass sie nur das Elternurteil mittels des Strengths- and Difficulties-Questionnaire (SDQ) umfassen, wenngleich dieser mehrsprachig validiert ist.

Betrachtet man die einzelnen Störungsbilder, so wird Enuresis als funktionelle Störung bei türkeistämmigen Zuwandererkindern gehäuft benannt (Stein 1990), auch bei Flüchtlingskindern (Ceri et al. 2016). Verschiedene kulturspezifische Erklärungen werden für diese Häufung angeführt. So soll die Sauberkeitserziehung wenig systematisch erfolgen, es bestehe bei längerer Stillphase eine spätere Sauberkeitserwartung, die mit der Beschneidung kurz vor der Einschulung gekoppelt sei und die Erziehungspraktiken legten weniger Gewicht auf Selbstkontrolle (Petersen 2000). Eine eigene Studie ergab bzgl. der Verteilung von Diagnosen bei Kindern mit türkischem Zuwanderungshintergrund und deutschen Kindern ohne Zuwanderungshintergrund signifikant häufiger die Diagnose einer Enuresis, jedoch umgekehrt eine geringere Belastung hinsichtlich der Diagnose einer Aufmerksamkeits- und Aktivitätsstörung (Schepker et al. 2003). Dass sich die Hyperaktivitätsstörung z. B. ebenfalls im KIGGS-Survey (Santos-Hövener et al. 2019) bei Migranten deutlich seltener fand als bei einheimischen Jugendlichen, wird auch international u. a. in Zusammenhang mit einer kulturell unterschiedlichen Symptomtoleranz der Familien diskutiert. Unruhiges Verhalten mag dann der allgemeinen, bei Jungen sogar manchmal sehr gewünschten, Lebhaftigkeit (was mit späterer Durchsetzungsstärke assoziiert wird) zugeschrieben werden. Gerade im schulischen Kontext finden sich dann unterschiedliche Erklärungen für das unruhige Verhalten des Kindes zwischen Lehrern und Eltern (ADHS-Verdacht vs. schwache oder sogar diskriminierende Lehrerpersönlichkeit), was v. a. auf dem Hintergrund unterschiedlicher kulturell verankerter Unterrichtsstile aus der Erfahrungswelt der Eltern zu Erwartungsdiskrepanzen führen kann.

Bzgl. der früher häufig Migranten ländlicher Herkunft zugeschriebenen Konversionssymptomatik ist heute davon auszugehen, dass manche Somatisierungsstörung eher als »kulturtypische Chiffre« für eine psychische Störung oder auch nur Befindlichkeitsstörung interpretierbar ist (▶ Kap. 5) (Gün 2007). Bedeutungszumessungen von Beschwerden bezogen auf einzelne Organe sollten daher in der Erstsprache erhoben werden.

Für die Anorexia nervosa ist bekannt, dass sie sich in ländlichen Herkunftsgebieten und in Kulturkreisen mit einem nicht westlichen Weiblichkeitsideal deutlich seltener findet (Wohlfahrt et al. 2006). Für Essstörungen spielt zudem die Verfügbarkeit von Nahrungsmitteln eine wesentliche Rolle, weswegen sie sich in Schwellenländern deutlich seltener finden. Nach Smink et al. (2012) sowie Pike und Dunne (2015) steigt die Prävalenz bei jugendlichen Mädchen mit der Globalisierung weltweit an, ebenso mit der Migration und der Integration in ein westliches Aufnahmeland und nähert sich dann den dortigen Prävalenzen an.

Elektiver Mutismus in einer fremden Sprachumgebung tritt bei zugewanderten Kindern weltweit und kulturunabhängig häufiger auf (Toppelberg 2005). Besteht die mutistische Symptomatik nur im deutschen Sprachkontext, aber nicht im erstsprachlichen, kann das auf eine Störung in der Familie hinweisen, etwa auf Integrationsschwierigkeiten oder eine depressive Störung der Mutter, die für die Symptombeseitigung ebenfalls angesprochen werden sollte. Differenzialdiagnostisch muss allerdings eine Sprechverweigerung nach eben erst erfolgter Migration oder ein traumatisch bedingter Mutismus abgegrenzt werden.

Vor allem nach dem Einbezug von Asylbewerbern oder Flüchtlingskindern in die Epidemiologie imponiert ein höheres Risiko für psychische Störungen in Form vollständig oder unvollständig ausgeprägter posttraumatischer Belastungsstörungen bzw. dissoziativer Störungen oder anderen Angststörungen nach traumatischen Erlebnissen (Belhadj-Kouider et al. 2014, Witt et al. 2015, Ceri et al. 2016, Betancourt et al. 2017). Deutlich häufiger ist mit posttraumatischen Belastungsstörungen vor allem bei Jugendlichen mit eigener Migrationserfahrung, beispielsweise mit Flüchtlingsstatus und Kriegs- bzw. Inhaftierungs- und Verfolgungserfahrungen zu rechnen. Die Bremer Jugendstudie (Essau et al. 1999) führte bereits das gegenüber Vergleichspopulationen häufige Vorkommen auf den relativ hohen Flüchtlingsanteil in ihrer Stichprobe zurück. Adam (1994) leitet bei Kindern und Familien, deren Migrationsgrund die Flucht vor Kriegsereignissen oder Verfolgung war, psychische Traumatisierungen als primären Risikofaktor neben sekundärer Überforderung durch Parentifizierung wegen der Übernahme elterlicher Schutz- und Vermittlungsfunktionen ab, bestätigt durch die Übersicht von Arakelyan und Ager (2021). Eine Metaanalyse von Bajo Marcos et al. (2020) ergänzt hierzu die Bedeutung von erlebtem Kontrollverlust bei Kindern und die Bedeutung von positiven Aufnahmeerfahrungen mit schneller Integration in Schule und sozialer Umgebung sowie guter Familienkohäsion. Diese Erkenntnisse wurden im Umgang mit geflüchteten Kindern aus der Ukraine im Jahr 2022 schnell umgesetzt. Bekannt sind Konfliktkonstellationen durch das Leben in Asylbewerberheimen bzw. Erstaufnahmeeinrichtungen, durch drohende Abschiebung und deren Auswirkungen auf die Familiendynamik, was existenzielle Ängste in die aktuelle Lebenssituation hinein verlängern und jeglichen Behandlungsfortschritt unterminieren kann. Das Leben mit Eltern, die an Folgezuständen von Folter und anderen Traumatisierungen nach Verfolgung leiden, ist ein starker Risikofaktor, der als »transgenerationale Traumatisierung« beschrieben worden ist, der sich in neueren Metaanalysen erneut nachweisen lässt (Scharpf et al. 2021, Arakelyan & Ager 2021). Die für Kinder aus den Familien Vertriebener und anderer Flüchtlinge des 2. Weltkriegs in analytischen Behandlungen beschriebene Dynamik zeichnet sich aus durch unbewusst bleibende psychische Prozesse, die die dissoziierte Wahrnehmung und Erinnerung fördern. Die neueren Studien betonen zudem die unzureichend auszufüllende positive Elternfunktion infolge der Traumatisierung und geringere emotionale Verfügbarkeit der Eltern.

Vielfach werden Jugendliche in kinder- und jugendpsychiatrischen Kliniken und Notdiensten erst in der akuten Krise vorgestellt. Kenntnisse über den Umgang mit Suizidalität in der jeweiligen Herkunftskultur können helfen, den Hilfebedarf genauer einzuschätzen. So hat Deutschland traditionell eine eher niedrige Suizidrate bezogen auf die jugendliche Bevölkerung, v. a. verglichen mit Zuwanderern aus den früheren GUS-Staaten. Raten vollendeter Suizide in Herkunftskulturen sind abhängig von verfügbarer medizinischer Hilfe, verfügbaren Mitteln für Suizide (z. B. toxische Pflanzenschutzmittel), aber auch vom jeweiligen gesellschaftlichen Verhältnis zum Tod und von der verfügbaren sozialen oder familiären Unterstützung, wobei eine Angleichung der Suizidraten an diejenigen des Aufnahmelandes einige Jahre nach der Migration mehrfach beschrieben wurde. Plener et al. (2015) fanden in einer populationsbasierten Studie deutlich erhöhte Raten für Suizidversuche und Suiziddrohungen bei Neuntklässlern mit Migrationshintergrund gegenüber ihren Klassenkameraden und replizierten damit einen analogen Befund bei mexikanischen Zuwandererkindern in den USA und an jungen erwachsenen Frauen in Deutschland (Sachverständigenrat Integration und Migration 2018). Dabei stieg das Risiko bei eigener Migrationserfahrung der Jugendlichen. Darüber hinaus wurde nichtsuizidales selbstverletzendes Verhalten (NSSI) erfragt, das von Jugendlichen mit Migrationshintergrund doppelt so häufig wie von einheimischen, nämlich in 43 %, bejaht wurde. Zwar war die Stichprobe nicht repräsentativ und es fehlten klinische Untersuchungen z. B. auf Depression, die Ergebnisse sind dennoch bedenklich. Ursächlich lassen sich nicht kommunizierbare Scham-Affekte, v. a. bei Mädchen z. B. nach sexuellen Übergriffen diskutieren (vgl. Schepker 2017) oder auch innerhalb der Familien nicht anders bewältigbare Konflikte und Spannungen. Demgegenüber fand eine andere Forschergruppe wesentlich niedrigere Selbstverletzungsraten bei geflüchteten afghanischen und syrischen Schülern in Belgien, die dennoch höher als die der Einheimischen ausfielen (Verroken et al. 2018). Umgebungsvariablen waren in dieser Untersuchung wenig einflussreich, aber die selbstverletzenden Kinder zeigten durchgängig erhöhte Problemscores im SDQ.

Nach den verfügbaren epidemiologischen Daten aus Deutschland sind Zuwandererkinder nicht suchtgefährdeter als einheimische Kinder: So konsumieren einheimische Jugendliche mehr und öfter illegale Suchtmittel sowie zumindest gleich viel Alkohol wie zugewanderte, auch rauchen sie laut KIGGS-Survey häufiger. Muslimische Jugendliche sind bezogen auf Alkoholkonsum durch kulturelle Abstinenzgebote eher geschützt. Allerdings scheint ein kleiner, marginalisierter Zuwandereranteil mit besonders riskantem Konsum zu existieren, etwa mit schnellerem i.v.-Konsum bei illegalen Drogen oder Gebrauch von schlecht dosierbaren Schnüffelstoffen.

Eine deutlich abhängigkeitsgefährdete kleine Subgruppe stellen geflüchtete Jugendliche und junge Erwachsene mit posttraumatischen Belastungsstörungen aus Kriegsgebieten dar, bei denen Substanzen zur Selbsttherapie dienen. Ein neuer Trend sind Geflüchtete, die bereits im Heimatland drogenabhängig waren, was in einer Inanspruchnahmestichprobe an 139 Suchthilfeeinrichtungen bei mehr als der Hälfte der Fall war (Kuhn et al. 2018). Diese laufen Gefahr, einen gefährlichen und wahllosen Konsum zu betreiben, ihre Motive liegen im Vergessen der prekären Lebenssituation. Auch ehemalige Kindersoldaten hatten oft bereits im Herkunftsland eine manifeste Abhängigkeit entwickelt. Probleme liegen hier insbesondere im rechtlich nicht geregelten Zugang zu Substitution und Behandlung, mit Ausnahme unbegleiteter minderjähriger Flüchtlinge.

Die Bundesregierung geht davon aus, dass bei Kindern von Zuwanderern aus den GUS-Staaten verstärkte Präventionsbemühungen erforderlich sind und fördert Initiativen, deren Eltern zu erreichen und niedrigschwellige Angebote zu etablieren (Belhadj-Kouider et al. 2014, Ludwig 2019). Nach Kuhn et al. (2018) sind Geflüchtete aus dem Balkan und den GUS-Staaten besonders gefährdet sich schnell in der offenen Drogenszene zu vernetzen.

6.5 Therapeutische Grundhaltungen

Die therapeutische Arbeit setzt voraus, dass sich die Behandler über solcherart skizzierte biografische, soziale und familiäre Bestimmungsstücke im Klaren sind. Vielfach kann ein Grundfehler therapeutischen Handelns darin gesehen werden, dass im Sinne einer positiven Diskriminierung Verhaltensauffälligkeiten bagatellisiert oder gar – mit Bezug auf eine vermeintliche kulturelle Basis – entschuldigt werden. Wenig Sinn machen auch Zielsetzungen, die auf einer ethnisierenden Zuschreibung im Rahmen einer vordergründig migrantenfreundlichen, jedoch diskriminierenden Haltung beruhen, z.B., wenn von unausweichlichem Rollenverhalten muslimischer Mädchen ausgegangen wird und Diagnostik und Therapie darauf ausgerichtet sind, »emanzipatorisch« gegen die vermeintliche Herkunftskultur zu wirken. Sozialen Konflikten den Mantel einer Psychopathologie umzuhängen, hilft ebenso wenig. Bei Kindern und Jugendlichen aus Zuwandererfamilien sind strukturelle Benachteiligungsfaktoren in unvergleichlich höherem Grad anzutreffen als bei autochthonen Familien. Daraus ergibt sich mittelbar ein kinder- und jugendpsychiatrisches Risiko. So ergaben die niedersächsischen Schülerstudien, dass Kindesmisshandlungen in Familien, die von Arbeitslosigkeit und Sozialhilfe betroffen sind, mehr als doppelt so häufig vorkommen als in privilegierten Familien, jedoch unabhängig vom Migrationsstatus. Dabei gaben deutlich höhere Anteile der türkischstämmigen und der aus den GUS-Staaten und aus dem früheren Jugoslawien stammenden Jugendlichen schwere Misshandlungserfahrungen durch die Eltern an, ebenso den Bezug von Transferleistungen und negative Integrationscharakteristika – mit teils mehr als doppelten Anteilen gegenüber den einheimischen (Pfeiffer et al. 2018). Weitere faktische Benachteiligungen sind hinsichtlich des verfügbaren Wohnraums und des Wohnumfelds (Problemstadtteile mit schlechter Infrastruktur, geringen Freizeit- und Betreuungsangeboten, hoher Kriminalitätsbelastung, mäßiger Anbindung an den öffentlichen Nahverkehr und wenig gepflegten kommunalen Einrichtungen) festzuhalten, sodass die Beauftragte der Bundesregierung in ihrem 12. Bericht offen von strukturellen Teilhabebeeinträchtigungen durch die Wohnsituation spricht (Widmann-Mauz 2019, S. 248).

Vom obligaten Kindergartenplatz vor der Einschulung scheinen derzeit Zuwandererkinder anteilmäßig am stärksten zu profitieren und zu 90 % zu nutzen. Konzepte der Förderung bei noch unterentwickeltem Sprachgebrauch im Deutschen sind in nahezu allen Bundesländern entstanden und werden derzeit evaluiert. Sprachstandsmessungen haben sich durchgesetzt (Widmann-Mauz 2019). Wie bedeutsam eine nicht nur auf die Deutschkenntnisse reduzierte Förderung im Kindergarten ist, zeigen die die soziale Ungleichheit festschreibenden schulischen Entwicklungsverläufe von Kindern mit Zuwanderungshintergrund, wie dies die Ergebnisse der PISA- und der IGLU-Studien belegten (OECD 2018, ifs Dortmund 2016). So besteht zwischen Kindern mit und ohne Migrationshintergrund im Bereich Lesekompetenz auch unter Berücksichtigung des sozioökonomischen Status noch ein signifikanter Abstand. Nur 16 % der Schüler mit Migrationshintergrund finden sich im obersten Leistungsquartil, und Schüler der 2. Generation schnitten etwas besser ab. Kinder aus Migrantenfamilien bleiben in der elementaren Lesekompetenzstufe, die sich auch auf die mathematische und naturwissenschaftliche Leistungsfähigkeit auswirkt, über mehr als ein Lernjahr hinter den einheimischen zurück. Dies beeinflusst die weitere Bildungskarriere: 41 % der Jugendlichen mit Migrationshintergrund schließen ihre schulische Laufbahn höchstens mit einem Hauptschulabschluss ab, und 15 % 2017 die Schule ohne Abschluss (Widmann-Mauz 2019). 19 % im Gegensatz zu 28 % aller Schüler ohne Migrationshintergrund erlangten das Abitur oder die Fachhochschulreife (hier war allerdings ein deutlicher Anstieg über 10 Jahre zu verzeichnen), wobei die Durchschnittsnoten schlechter ausfallen. Die Sonder- bzw. Förderschulbesuchsquoten von Kindern mit Migrationshintergrund sind weiterhin überproportional hoch.

Zur mindestens gleichbleibend hohen, wenn nicht steigenden Jugendarbeitslosigkeit unter Zuwandererkindern trägt die schulische Situation selbstverständlich bei, es wird des Weiteren ein Bevorzugungseffekt von einheimischen Bewerbern konstatiert, wobei je nach Migrationskonstellation der Erwerbsstatus unterschiedlich ausfällt. Es bleibt eine Differenz zwischen 73 % Erwerbstätigen mit Migrationshintergrund und 86 % einheimischen Erwerbstätigen (Autorengruppe Bildungsberichterstattung 2016).

Vor dem Hintergrund dieser Statistiken ist es nicht verwunderlich, wenn in der kinderpsychiatrischen und -therapeutischen Praxis hoffnungsvolle Erwartungen und massive Ängste und Befürchtungen auf Seiten der Familien dergestalt nebeneinanderstehen, dass Arbeitsbündnisse oft nur schwer herstellbar sind. Es besteht häufig ein großes Misstrauen dahingehend, dass durch die aufgesuchte psychosoziale Institution Ausgrenzungs- und Diskriminierungserfahrungen fortgeführt werden könnten. Ängste, die Untersuchung könnte eine von der Schule beabsichtigte Umschulung auf eine Förderschule unterstützen, oder die eigenen Erziehungsschwächen könnten durch das Jugendamt (den Staat) zum Anlass genommen werden, die Kinder aus der Familie zu nehmen, stehen neben einem großen Bedürfnis nach Unterstützung in Fragen der Förderung und Erziehung der Kinder. Diese Bedürfnisse beruhen zum Teil darauf, dass die eigene soziale Lage als prekär erfahren wird. Das Migrationsziel, nicht nur sich, sondern auch den eigenen Nachkommen bessere Lebensbedingungen zu schaffen, ist von großer subjektiver Relevanz, weil sich eine Inkaufnahme der aus der Migration entstehenden Mühen, Kränkungen und Trauer nicht anders rechtfertigen ließe. Auf der anderen Seite besteht eine hohe Korrelation zwischen der sozioökonomischen Lage der Familie und der seelischen Gesundheit der Kinder, wie wir dies in der Essener Feldstudie feststellen konnten (Schepker & Toker 2008) und es im KIGGS-Survey bestätigt wurde (s. o.). Wir fanden einen negativen Effekt insbesondere in Familien, wo der Vater aufgrund von Arbeitslosigkeit seine traditionelle Rolle nicht mehr ausreichend einnehmen kann. Die Ergebnisse der Feldstudie wiesen jedoch auch darauf hin, dass neben dem sozioökonomischen Faktor die Familiendynamik und die Risikobelastung der Kinder (z. B. durch Über- oder Unterforderung in der Schule) einen noch bedeutenderen Einfluss ausüben. Schlimmstenfalls werden in der Klinik/Praxis/Beratungsstelle also Kinder vorgestellt, deren Väter aufgrund ihrer Persönlichkeitsdisposition oder ihres depressiven Rückzugs vor dem Hintergrund von Arbeitslosigkeit nicht als identitätsstiftend und als positives Vorbild zur Verfügung stehen, deren Mütter alleingelassen und überlastet sind und auf die die Projektionen der Eltern nach stellvertretendem sozialen Aufstieg gerichtet sind.

Für die psychotherapeutische Arbeit und die Beratung erscheint ein familientherapeutischer Zugang unabdingbar – nicht zuletzt aufgrund der unter Migrationsbedingungen zunächst eher steigenden Familienkohäsion (Schepker & Toker 2008). Es ist essenziell, die innerfamiliäre Rollenteilung ebenso zu erfassen wie Subsysteme mit der Möglichkeit progressiver Identifizierungen auszumachen, mit denen weitergearbeitet werden kann. Intensiver Kontakt zur Familie verringert mögliche Loyalitätsspaltungen. Die bestehende Schweigepflicht gegenüber der Familie für Einzelsitzungen mit Jugendlichen muss andererseits stark betont werden, da sich solche Settingfragen den Familien nicht immer unmittelbar erschließen und die Aufnahme des Therapeuten ins System der Familie sich schnell als selbstverständlich einstellen kann (Güç 1991).

Unabhängig davon, ob es sich um einen Psychotherapeuten oder um einen Arzt handelt, wird seine Rolle von Zuwanderern eher als die eines väterlich auftretenden, aktiv-fragenden und Orientierung gebenden Arztes gesehen und weniger als die eines kühlen Diagnostikers, der differenzierte Beschwerdeschilderungen entgegennimmt (Gün 2007). Auch wenn schnelle und einfache Lösungen vom Arzt und Psychotherapeuten erwartet werden, bedarf es gerade deswegen einer sehr sensiblen und geduldigen Diagnostik, die zunächst unter Hinweis auf die Schweigepflicht, die Ängste und Schamgefühle der vorstellenden Eltern zum Gegenstand haben sollte. Gerade im Kontext der Schullaufbahnberatung, die häufig auf Veranlassung der

Schulen erfolgt, sollte den Eltern unmissverständlich deutlich gemacht werden, dass psychiatrische und psychotherapeutische Arbeit nicht im Auftrag von Schulen erfolgt, sondern nur im Auftrag von Familien und deren Beratung bzw. Behandlung zum Ziel hat. Erst ein solcher Schutzraum kann Familien und ihren Behandlern eine gemeinsame Suche nach Lösungen in schwierigen Lebenssituationen der Kinder ermöglichen. Der Untersucher sollte sich allerdings auch darüber im Klaren sein, dass sein diagnostisches Instrumentarium, im Falle von Schulproblemen die Testpsychologie, nur unzureichend in der Lage ist, ein Befähigungsniveau oder eine Persönlichkeitsbeschreibung kulturadäquat zu erfassen. Gerade im Falle der Leistungsdiagnostik mithilfe von Intelligenztests sind das Kind diskriminierende Fehleinschätzungen häufig (Schepker & Toker 2008). So zeigen sich im Vergleich zu autochthonen Kindern bei verschiedenen Verfahren für Kinder mit Migrationshintergrund um ca. 10 IQ-Punkte niedrigere Durchschnittswerte, was sich im Übrigen auch bei Kindern mit niedrigem sozioökonomischem Status findet, was wiederum durch geeignete Frühförderprogramme kompensiert werden könnte (Tellegen et al. 1998). Deswegen sollten Kinder aus Zuwandererfamilien hinsichtlich ihrer Alltagskompetenzen und in ihrem Arbeitsverhalten mit Gewichtung auf qualitative Verfahren und einer differenzierten Anamneseerhebung untersucht werden. Neben der Verhaltensbeobachtung gehören hierzu auch Fragen nach faktischen Ressourcen, wie Verfügbarkeit von Verwandten oder Bekannten oder kommunaler Dienste bei der Hausaufgabenbetreuung, und Überlegungen zur logopädischen (Dysgrammatismus) oder heilpädagogischen Förderung (z. B. Wahrnehmungsförderung, Schaffung alternativer Spielanreize zur Steigerung von Konzentration, Ausdauer und Analyse- und Synthesefähigkeiten).

Erst vor dem Hintergrund von auf diese Weise aggregiertem Wissen über das Kind und seine Familie, deren sozioökonomische Lage und ihre kulturellen sowie migrationsspezifischen Besonderheiten lassen sich bei ausreichendem Vertrauensverhältnis gemeinsam Überlegungen zur kinderpsychiatrischen und/oder kinderpsychotherapeutischen Arbeit anstellen, die das Ziel hat, dem Kind eine bessere psychosoziale Adaptation zu ermöglichen. Erst dann können auch die Möglichkeiten von Hilfen zur Erziehung (Jugendamt) und Kooperation mit der Schule thematisiert werden.

So ergibt sich im Gesamt aus Sicht der Kinder- und Jugendpsychiatrie für die Versorgung von Kindern aus Zuwandererfamilien das Erfordernis eines nicht nur familientherapeutischen, sondern auch sozialpsychiatrischen Angebots, wo in einem Klima interkultureller Offenheit und Neugierde überinstitutionelle Versorgungs- und Kooperationsmodelle geschaffen und genutzt werden. Auch einzeltherapeutisches Vorgehen ist gewinnbringend möglich (Schepker 2017).

Literatur

Adam H (1994) Psychisches Erleben von Flüchtlingskindern. Ein kinderpsychiatrischer Beitrag. In: Kiesel D, Kriechhammer-Yagmur S, von Lüpke H (Hrsg.) Kränkung und Krankheit. Psychische und Psychosomatische Folgen der Migration. S. 81–94. Frankfurt: Haag und Herchen.
Arakelyan S & Ager A (2021) Annual research review: A multilevel bioecological analysis of factors influencing the mental health and psychosocial well-being of refugee children. J Child Psychol Psychiat 62:484–459.
Autorengruppe Bildungsberichterstattung (2016) Bildung in Deutschland 2016. Ein indikatorengestützter Bericht mit einer Analyse zu Bildung und Migration. Bielefeld: Bertelsmann.
Bajo Marcos E, Serrano I, Fernandes Garcia MM (2020) The antecedents of well-being in first-generation migrant children: A systematic review. Health and Well-Being 13(3):677–692.
Belhadj-Kouider E, Koglin U, Lorenz AL (2014) Interethnische Analysen der Verteilungen psychischer Störungen bei Kindern und Jugendlichen in einer Inanspruchnahmepopulation. Praxis Kinderpsychol Kinderpsychiat 63:272–288.
Betancourt TS, Newnham E, Birman D et al. (2017) Comparing trauma exposure, mental health needs, and service utilization across clinical samples of refugee, immigrant, and US-origin children. J Trauma Stress 30:209–218.
Ceri V, Özlü-Erkilic Z, Özer Ü et al. (2016) Psychiatric symptoms and disorders among Yazidi children and adolescents immediately after forced migration following ISIS attcks. Neuropsychiatr 30:145–150.
Charlier M (2016) Psychische Konflikte der Postmigranten-Generation. In: Burkhart-Mußmann C, Dammasch f (Hg) Migration, Flucht und Kindesentwicklung. Das Fremde zwischen Angst, Trauma und Neugier. S. 174–187. Frankfurt: Brandes & Apsel.
Deutscher Bundestag (2020) Bericht der Bundesregierung zur Situation unbegleiteter Minderjähriger in Deutschland vom 05.03.20, Drucksache 19/17810; https://dserver.bundestag.de/btd/19/178/19178.pdf, Zugriff am 25.11.2023.
Essau CA, Conradt J, Petermann F (1999) Häufigkeit der Posttraumatischen Belastungsstörung bei Jugendlichen: Ergebnisse der Bremer Jugendstudie. Zeitschrift für Kinder- und Jugendpsychiatrie 27:37–45.
Fegert JM, Eggers C, Resch F (HG, 2012) Psychiatrie und Psychotherapie des Kindes- und Jugendalters. 2. vollst. überarbeitete Auflage. Berlin-Heidelberg: Springer.
Freitag CM (2000) Sozialstatus und Verhaltensstörungen. Ein Vergleich zwischen Jugendlichen aus deutschen und ausländischen Familien. Eschborn: Klotz.
Güç F (1991) Ein familientherapeutisches Konzept in der Arbeit mit Immigrantenfamilien. Familiendynamik 16:3–23.
Gün AK (2007) Interkulturelle Missverständnisse in der Psychotherapie. Gegenseitiges Verstehen zwischen einheimischen Therapeuten und türkeistämmigen Klienten. Freiburg: Lambertus.
Hurrelmann K, Andresen S und TNS Infratest Sozialforschung (2007) Kinder 2007. 1. World Vision Kinderstudie. Frankfurt: Fischer Taschenbuch.
Ifs Dortmund (2016): Pressemappe zur IGLU-Studie 2016. Verfügbar unter: http://www.ifs.tu-dortmund.de/downloads/IGLU_2016_Pressekonferenz_Handreichung.pdf, Zugriff am 5.10.2021.
Kuhn S (2018) Drogenkonsum und Hilfebedarfe von Geflüchteten in niedrigschwelligen Einrichtungen der Suchthilfe in Deutschland. Abschlussbericht des Zentrums für interdisziplinäre Suchtforschung der Universität Hamburg. Hamburg: Eigendruck, auch zugänglich über: https://www.bundesgesundheitsministerium.de/fileadmin/Dateien/5_Publikationen/Drogen_und_Sucht/Berichte/Abschlussbericht/Abschlussbericht_Gefluechtete_Drogenabhaengige.pdf, Zugriff am 4.10.2021.
Ludwig D (Drogenbeauftragte der Bundesregierung) (2019) Drogen- und Suchtbericht 2019. Berlin: Zarbock; auch verfügbar unter https://www.bundesgesundheitsministerium.de/fi

leadmin/Dateien/5_Publikationen/Drogen_und_Sucht/Berichte/Broschuere/Drogen-_und_Suchtbericht_2019_barr.pdf, Zugriff am 31.10.2023.

OECD (2018) PISA 2018 Ergebnisse (Kurzfassung). Verfügbar unter: https://www.oecd.org/pisa/publications/PISA2018_CN_DEU_German.pdf, Zugriff am 05.10.2021.

Petersen A (2000) Enuresis bei türkischen Kindern – ethnologische Überlegungen zur Epidemiologie. In: Koch E, Schepker R, Taneli S (Hrsg.): Psychosoziale Versorgung in der Migrationsgesellschaft. Deutsch-türkische Perspektiven. S. 173–185. Freiburg: Lambertus.

Pfeiffer C, Baier D, Kliem S (Hg) (2018) Zur Entwicklung der Gewalt in Deutschland. Schwerpunkte: Jugendliche und Flüchtlinge als Täter und Opfer. Zürcher Hochschule für Angewandte Wissenschaften, Institut für Delinquenz und Kriminalprävention. Verfügbar unter https://www.bmfsfj.de/resource/blob/121226/0509c2c7fc392aa88766bdfaeaf9d39b/gutachten-zur-entwicklung-der-gewalt-in-deutschland-data.pdf, Zugriff am 05.10.2021.

Pike K & Dunne PE (2015) The rise of eating disorders in Asia: a review. J of Eating disorders 3:33

Plener PL, Munz LM, Allroggen M et al. (2015) Immigration as a risk factor for non-suicidal self-injury and suicide attempts in adolescents in Germany. Child adolesc Psychiatry Ment Health 9:34.

Sachverständigenrat deutscher Stiftungen für Integration und Migration (SVR-Forschungsbereich) (2018) »Wo kommen Sie eigentlich ursprünglich her?«. Diskriminierungserfahrungen und phänotypische Differenz in Deutschland, Berlin: Eigendruck, auch zugänglich über: https://www.svr-migration.de/wp-content/uploads/2018/01/SVR-FB_Diskriminierungserfahrungen.pdf, Zugriff am 03.10.2021.

Santos-Hövener C, Kuntz B, Frank L et al. (2019) Zur gesundheitlichen Lage von Kindern und Jugendlichen mit Migrationshintergrund in Deutschland. Ergebnisse aus KiGGS Welle 2. Bundesgesundheitsb. 61: 1253–1262.

Scharpf F, Kaltenbach E, Nickerson A et al. (2021) A systematic review of socio-ecological factors contributing to risk and protection of the mental health of refugee children and adolescents. Clin Psychol Rev 83:101931.

Schepker R & Toker M (2008) Transkulturelle Kinder- und Jugendpsychiatrie. Berlin: Medizinisch Wissenschaftliche Verlagsgesellschaft.

Schepker R (2017) Kultursensible Psychotherapie mit Kindern und Jugendlichen. Göttingen: Vandenhoek und Ruprecht.

Schepker R, Toker M, Eberding A (2003) Ergebnisse zur Prävention und Behandlung jugendpsychiatrischer Störungen in türkeistämmigen Zuwandererfamilien unter Berücksichtigung von Ressourcen und Risiken. Praxis der Kinderpsychologie und Kinderpsychiatrie 52:689–706.

Smink FRE, van Hoeken D, Hoek HW (2012) Epidemiology of eating disorders: incidence, prevalence and mortality rates. Curr Psychiatry Rep 14:406–414.

Statistisches Bundesamt (2021) hier: Maria Metzing: Lebenssituation von Migrantinnen und Migranten, deren Nachkommen und Geflüchteten in Deutschland. In: Statistisches Bundesamt (Hrsg.): Datenreport 2021.

Steinhausen HC (1993) Psychische Störungen bei Kindern und Jugendlichen. Lehrbuch der Kinder- und Jugendpsychiatrie. München, Wien, Baltimore: Urban und Schwarzenberg.

Steinhäuser T, von Agris A, Büssemeier C et al. (2021). Transkulturelle Kompetenz: Spezialkompetenz oder psychotherapeutische Kompetenz? Einschätzungen von Psychotherapeuten und Patienten. Psychotherapeut 66:46–53.

Tellegen PJ, Winkel M, Wijnberg-Williams BJ et al. (1998) Snijders-Oomen Nonverbaler Intelligenztest (SON-R 2 ½-7). Manual. Frankfurt: Swets & Zeitlinger.

Toppelberg CO, Tabors P, Coggins A et al. (2005): Differential diagnosis of selective mutism in bilingual children. J Am Acad Child Adolesc Psychiatry 44(6):592–595.

Verroken S, Schotte C, Derluyn I et al. (2018) Starting frim scratch: prevalence, methods, and functions of non-suidical self-injury among refugee minors in Belgium. Child Adolesc Psychiatry Ment Health 12:51.

Widmann-Mauz A (Beauftragte der Bundesregierung für Migration, Flüchtlinge und Integration) (2019) 12. Bericht. Deutschland kann Integration: Potenziale fördern, Integration fordern, Zusammenhalt stärken. Frankfurt: Zarbock. Auch verfügbar unter: https://www.bundesregierung.de/breg-de/suche/deutschland-kann-integration-potenziale-foerdern-integration-fordern-zusammenhalt-staerken-1823794, Zugriff am 5.10.2021.

Wissenschaftlicher Beirat für Familienfragen (2016) Migration und Familie. Kindheit mit Zuwanderungshintergrund. Wiesbaden: Springer Fachmedien.

Witt A, Rassenhofer M, Fegert JM et al. (2015) Hilfebedarf und Hilfsangebote für die Versorgung von unbegleiteten minderjährigen Flüchtlingen. Eine systematische Übersicht. Kindheit und Entwicklung 24:209–224.

Wohlfart E & Zaumseil M (Hrsg.) (2006) Transkulturelle Psychiatrie – Interkulturelle Psychotherapie. Interdisziplinäre Theorie und Praxis. Heidelberg: Springer.

Teil III Implementierung von Psychotherapieangeboten für Migranten und Geflüchtete

7 Interkulturelle Öffnung in den Institutionen der Gesundheitsdienste

Ali Kemal Gün

> *Toleranz sollte eigentlich*
> *nur eine vorübergehende Gesinnung sein;*
> *sie muss zur Anerkennung führen.*
> *Dulden heißt beleidigen [...],*
> *die wahre Liberalität ist Anerkennung.*
> Johann Wolfgang von Goethe

7.1 Einleitung

Zur Eingrenzung des Themas sollte zu Beginn angemerkt werden, dass im vorliegenden Aufsatz nicht die interkulturelle Öffnung von Institutionen im Allgemeinen behandelt wird, sondern die Institutionen des Gesundheitsdienstes im Zentrum stehen. Diese wurden geschaffen, um die Versorgung der in Deutschland ansässigen Bevölkerung zu gewährleisten. Die Versorgung der Menschen mit Zuwanderungsgeschichte erfolgt somit zunächst im Rahmen der Regelversorgung, ohne die Berücksichtigung migrantenspezifischer Versorgungsaspekte.

Die Auseinandersetzung mit dem Thema der Gesundheitsversorgung von Menschen mit Zuwanderungsgeschichte ist in den Institutionen der Regeldienste nicht neu. Es gibt diesbezüglich zahlreiche Veröffentlichungen. In Fachkreisen, die sich mit dieser Thematik auseinandergesetzt haben, herrscht Einigkeit darüber, dass in Deutschland von einer erfolgreichen Integration der Zuwanderer in die regulären Gesundheitsdienste nicht gesprochen werden kann. Ein Mangel an Integrationsleistungen ist festzustellen, wenn es darum geht, die Regeldienste so zu verändern und zu strukturieren, dass sie in der Lage sind, die Menschen mit Zuwanderungsgeschichte entsprechend ihren spezifischen Bedürfnissen zu versorgen.

Um eine Änderung des Inanspruchnahmeverhaltens der Migranten zu bewirken, müssen die bestehenden Zugangsbarrieren gesenkt bzw. abgebaut werden. Ohne eine bewusste und entschlossene Ausrichtung der Regeldienste hin zu einer interkulturellen Öffnung und eine damit einhergehende gezielte Organisations- und Personalentwicklung ist dies nicht möglich.

7.2 Inanspruchnahmeverhalten der Migranten und Zugangsbarrieren zu den Regeldiensten

Trotz der jahrzehntelangen Migrationsgeschichte seit der Nachkriegszeit existieren sowohl im stationären/teilstationären als auch im ambulanten Bereich ernstzunehmende Zugangsbarrieren. Insbesondere, wenn es um psychische Probleme geht, nehmen Migranten häufig erst spät fachliche Hilfe in Anspruch. Oft wird zuerst versucht, die Probleme im Familien-, Verwandten- oder Bekanntenkreis zu lösen. Gleichzeitig werden in der Primärversorgung die Probleme meist spät bzw. überhaupt nicht erkannt, sodass die Erkrankungen oft bereits einen chronischen Verlauf angenommen haben, wenn professionelle Hilfe in Anspruch genommen wird. Ärzte werden zwar häufig wegen somatoformer Störungen aufgesucht, psychische und psychosomatische Probleme bleiben jedoch in der Regel unerkannt oder werden nicht mitgeteilt. Nach dem Motto »konnte der eine nicht helfen, dann kann es vielleicht der andere« werden die Behandler häufig gewechselt. So entstehen jahrelange Odysseen durch die medizinisch-therapeutischen Versorgungseinrichtungen. Bei der Anamneseerhebung stellt man immer wieder fest, dass bei der Frage, wer der Vorbehandler war, mehrere Praxen bzw. Regeldienste genannt werden (vgl. Gün 2007, S. 32, Gün 2018, S. 142).

Fragt man den Patienten auf der einen und den Behandler auf der anderen Seite, so werden unterschiedliche Gründe sichtbar, die zum Entstehen dieser Situation beitragen:

- Verständigungsschwierigkeiten sprachlicher, kultureller und religiöser Art
- Schwierigkeiten beim Aufbau einer tragfähigen Behandler-Patient-Beziehung
- verhältnismäßig höherer Arbeitsaufwand für die Behandler
- mangelnde interkulturelle Kompetenz der Behandler bzw. des Behandlerteams
- fehlende strukturelle Rahmenbedingungen in der Versorgung und Behandlung der Migranten-Patienten in ihren (oft) spezifischen Problemlagen

Dies hat zur Folge, dass Migranten-Patienten häufig von sich aus die Behandlung vorzeitig abbrechen bzw. aus der stationären Behandlung vergleichsweise früh entlassen werden. Im ambulanten Bereich meiden sie u. a. wegen sprachlicher Schwierigkeiten und insbesondere aufgrund von kulturell, religiös und ethnisch kontextualisierten Erwartungen eine Behandlung bei einheimischen Behandlern. Die bestehenden Zulassungsbeschränkungen für Ärzte und Psychologen sowie die Nichtberücksichtigung der sprachlichen und kulturellen Kompetenzen bei der Bedarfsplanung führen – insbesondere in Großstädten wie Köln, München, Hamburg und Berlin – zu einer drastischen Unterversorgung der Migranten-Patienten (vgl. Gün 1995, S. 55f., Gün 2004, Gavranidou 2006, S. 6f.; Kommunales Gesundheitskonzept für Menschen mit Migrationshintergrund in Köln 2008, Berliner Erklärung 2008). Der Zustand im ambulanten Versorgungsbereich ist somit Ausdruck einer strukturellen Diskriminierung der Patienten mit Migrationshintergrund.

Obwohl besonders in den letzten Jahren eine zunehmende Sensibilisierung zu verzeichnen ist und gute Ansätze erprobt werden, bestehen immer noch ernst zu nehmende Zugangsbarrieren zu den sozialen und auf Gesundheit bezogenen Diensten. Die Erfahrungen zeigen, dass Zugangsbarrieren zu den Regeldiensten eher durch die monoethnische Ausrichtung der Institutionen geschaffen werden als durch eine ablehnende Haltung der Zugewanderten. Die Annahme, dass es die Migranten seien, die von sich aus die Angebote der Dienste nicht in Anspruch nähmen, wurde inzwischen, z. B. durch den bleibenden Erfolg der muttersprachlichen Migrationsambulanzen, revidiert. Aufgrund der zu den Regeldiensten bestehenden Barrieren finden die Migranten keinen Zugang zu den Gesundheitsinstitutionen. Diese haben nämlich die kulturelle Öffnung nicht umgesetzt und verfügen nicht über entsprechende interkulturelle Kompetenzen, um die Menschen mit Migrationshintergrund angemessen zu behandeln (Kehrseiten des gleichen Phänomens).

Ausgehend von den Ergebnissen unterschiedlicher Untersuchungen kann zusammenfassend von folgenden Zugangsbarrieren zu den Einrichtungen der Regelversorgung gesprochen werden:

- Unkenntnis bzw. mangelnde Informationen der Migranten über das bestehende Angebots- und Versorgungssystem
- Sprach- und Verständnisbarrieren
- fehlende bilinguale Fachkräfte bzw. Fachkräfte mit Fremdsprachenqualifikation oder einer anderen Muttersprache als Deutsch
- kulturelle Hemmnisse
- geschlechtsspezifische Hemmnisse
- migrations- oder zielgruppenspezifische Hindernisse
- mangelndes Vertrauen in interkulturelle Verständigungsmöglichkeiten
- fehlende Fachkenntnisse und Fähigkeiten der professionell Tätigen, mit spezifischen Problemlagen umzugehen
- fehlendes interkulturelles Einfühlungsvermögen und mangelhafte interkulturelle Kompetenz der Fachkräfte
- Ignoranz der Politik bzgl. bestehender Probleme
- fehlende finanzielle Mittel auf Seiten der Einrichtungen
- fehlende bzw. unzureichende Vernetzung
- Misstrauen gegenüber den Repräsentanten der dominanten Mehrheitsgesellschaft auf Seiten der Migranten und somit auch Skepsis und Misstrauen gegenüber den sozialen und therapeutischen Einrichtungen (Behördenimage)
- Fremdheitsgefühle und das Erleben einer Hemmschwelle, die durch Begriffe wie »Therapie«, »Psychologie« und »Beratung« hervorgerufen wird
- ein nicht ganzheitlicher Problemlösungsansatz
- mangelnde Integration von beiden Seiten
- ein zu sehr auf die Mittelschicht orientierter Therapie- und Beratungsansatz
- Angst vor aufenthaltsrechtlichen bzw. ausländerrechtlichen Konsequenzen, z. B. bei Verstößen Drogenabhängiger gegen das BTM-Gesetz

Diese Zugangsbarrieren haben zur Folge, dass Migranten die Angebote der Regelversorgungseinrichtungen nur sehr bedingt in Anspruch nehmen. »Familien mit Migrationshintergrund haben einen deutlich eingeschränkten Zugang zu Beratungseinrichtungen, weil sie in sozial deprivierten Stadtbezirken leben und weil sie durch die Inanspruchnahmebarrieren bedingt ›deutschen‹ Einrichtungen fern bleiben« (Boos-Nünning 2000, S. 105). Von stationären bis hin zu ambulant-komplementären Einrichtungen der gesundheitlichen Versorgung der Migranten ist ein dringender Nachholbedarf vorhanden. Dieser kann nicht im Rahmen einer »Spezialversorgung« bzw. durch »zielgruppenspezifische Angebote« gedeckt werden. Schepker und Toker halten im Bereich der Jugendlichen mit Zuwanderungshintergrund, deren Anteil auf über 40 % geschätzt wird, eine »Spezialversorgung« für »absurd«.

> »Eher muss sich jede Institution im Sinne der eingangs zitierten WHO-Maxime den Herausforderungen globaler Mobilität fachlich und strukturell stellen. Regionale Arbeitsteilungen und Absprachen in Hinsicht auf Schwerpunktbildungen im Sinne einer ›Spezialisierung innerhalb der Regelversorgung‹ sind davon unbenommen« (vgl. Schepker & Toker 2009, S. 151).

7.3 Interkulturelle Öffnung der Gesundheitsdienste – eine Herausforderung für die gesamte Gesellschaft und eine zeitgerechte Notwendigkeit

Unter »interkultureller Öffnung« wird hier die Anpassung der Institutionen der Regeldienste an die Erfordernisse einer multikulturellen, multiethnischen und multireligiösen Gesellschaft verstanden. Dies setzt einen als Gesamtstrategie angelegten mittel- und langfristigen Prozess der Organisations- und Personalentwicklung voraus. Dabei geht es nicht darum, zum Abbau der einzelnen Zugangsbarrieren pragmatische, sachbezogene Lösungen zu finden, sondern die Entwicklung und Umsetzung eines generellen Veränderungsprozesses in die Wege zu leiten. interkulturelle Öffnung muss zu einem unverzichtbaren Bestandteil der Organisationskultur werden und einen umfassenden strategischen Ansatz beinhalten.

Bellaart versteht interkulturelle Öffnung als einen Prozess, bei dem die Institution sich zum Ziel setzt, sich in eine multikulturelle Institution zu verändern, in der es erstens als selbstverständlich gilt, auf ethnisch-kulturelle Verschiedenartigkeit Rücksicht zu nehmen und in der zweitens dieses Vorgehen alle Schichten und Facetten der Organisation mit einbezieht (vgl. Bellaart 2002, S. 69).

Zusammengefasst kann interkulturelle Öffnung als ein bewusst gestalteter Prozess definiert werden, der den Menschen aus unterschiedlichen Kulturen, Ethnien und Religionen einen gleichberechtigten Zugang zu den von den Regeldiensten bereitgestellten Versorgungsleistungen ermöglicht und für eine gleichwertige Qualität in Behandlung, Beratung und Betreuung sorgt.

> »In einem Land mit gesetzlich geregelter Zuwanderung wie der Bundesrepublik Deutschland geht es nicht um die einseitige Anpassung der Migrantenpopulation an das Gesundheitssystem, sondern um die Öffnung und Qualifizierung des Systems in allen seinen Bereichen, wie z. B. im Bereich der psychiatrisch-psychotherapeutischen Versorgung, für die Bedürfnisse und psychohygienischen Erfordernisse der Migrantenpopulation. Es geht dabei um einen wechselseitigen Prozess des Kompetenzzuwachses und der Vertrauensbildung mit dem Ziel, MigrantInnen mit denselben hohen Qualitätsstandards und Heilerfolgen zu behandeln wie Einheimische« (Machleidt 2002).

Die Bundeskonferenz der Ausländerbeauftragten des Bundes, der Länder und der Gemeinden erklärte zum Thema »Migration und Gesundheit«:

> »Jeder Mensch hat Anspruch auf bestmögliche medizinische Beratung und Versorgung, unabhängig von Herkunftssprache und -kultur. Für Migranten trifft dies oft nicht zu. Trotz inzwischen zahlreicher und verdienstvoller Initiativen und Modellversuche ist aber eine Interkulturelle Öffnung im Gesundheitswesen auch heute eher die Ausnahme. Das Gesundheitswesen der Bundesrepublik Deutschland ist in seiner Regelversorgung immer noch unzureichend auf die Bedürfnisse von Migranten eingestellt. Sowohl auf Seiten des Gesundheitswesens als auch der Migranten gibt es spezifische Probleme und Missverständnisse« (Resolution: Bundeskonferenz der Ausländerbeauftragten 2002).

Auch die Arbeitsgruppe »Armut und Gesundheit« beim Bundesministerium für Gesundheit fordert in ihrer Empfehlung an Bund, Länder, Kassenärztliche Bundesvereinigung, Krankenkassen, Bundesärztekammer, Wohlfahrtsverbände etc.:

> »[…] Die vorhandenen Versorgungsstrukturen sind generell noch zu wenig patientenorientiert. Speziell stellt dies ein besonderes Problem dar, da Verständigungsschwierigkeiten sprachlicher und kultureller Art den Zugang zur Versorgung und Information stark behindern. Sprach- und Kulturbarrieren erschweren ebenfalls Anamnese, Diagnose, Therapie und Rehabilitation mit der Folge von Fehldiagnosen, Mehrfachuntersuchungen mit Drehtüreffekt und Chronifizierung von Erkrankungen« (Bundesministerium für Gesundheit 2001, zitiert nach Wesselman 2004, S. 21–22).

Die Europäische Region der WHO zählt Migranten zu den besonders benachteiligten Bevölkerungsgruppen. Die soziale Benachteiligung in der Aufnahmegesellschaft, die sich in den spezifischen Lebens- und Arbeitsbedingungen von Migranten zeigt, wird auch im Zusammenhang mit der Gesundheitsversorgung deutlich. Trotz jahrzehntelanger Migrationserfahrung kann in Deutschland nicht von einer Chancengleichheit in der Gesundheitsversorgung gesprochen werden.

Chancengleichheit in der Gesundheitsversorgung ist nach Whitehead nur dann gegeben, wenn gleicher Zugang zu und gleiche Inanspruchnahme von verfügbaren Versorgungsleistungen bei gleichem Bedarf und gleicher Qualität für Einheimische und Zugewanderte gegeben ist (vgl. Whitehead 1990, S. 11). Die Chancenungleichheit der Migranten in den jeweiligen Aufnahmegesellschaften wird zunächst dadurch erkennbar, dass sie einer Fülle von Stressoren bzw. Begleitumständen ausgesetzt sind, die sich von denen der Einheimischen in Inhalt und Intensität unterscheiden.

Die Gesundheitsversorgung der Migranten muss im Zusammenhang mit multiplen psychosozialen Faktoren betrachtet werden. Denn die psychosoziale Situation und die Probleme der Versorgung tragen wesentlich dazu bei, dass bei Migranten größere Erkrankungs- und Sterblichkeitsrisiken vorhanden sind als bei der deutschen Vergleichspopulation (vgl. Collatz 1995, S. 31). Um so wichtiger ist es, dass die Gesundheitsdienste sich intensiver als bisher mit der Gesundheitssituation und Gesundheitsversorgung von Migranten auseinandersetzen und sich den spezifischen Bedürfnissen dieser Bevölkerungsgruppe entsprechend umstrukturieren: »Unsere Strukturen im Gesundheitswesen sind, sowohl auf der Seite der Leistungserbringer als auch auf der Seite der Krankenkassen, zu wenig auf die spezifischen Bedürfnisse von Zuwanderern ausgerichtet« (Jordan 2000, S. 22). Die Strukturen der Gesundheitsdienste (defizitäre Angebotsstrukturen, mangelnde interkulturelle Ausrichtung, mangelnde interkulturelle Kompetenzen usw.) tragen dazu bei, dass Menschen mit Zuwanderungsgeschichte sowohl im stationären wie auch im ambulanten Bereich benachteiligt sind. Dies zeigt sich insbesondere im Bereich der Inanspruchnahme von Gesundheitsdiensten und in der Qualität der dort erbrachten Leistungen. Deren Verbesserung ist eine entscheidende Voraussetzung zum Abbau von Zugangsbarrieren und zur Schaffung interkultureller Öffnung.

Will man die Versorgung der Menschen mit Zuwanderungsgeschichte nachhaltig verbessern und die Strukturen der Regelversorgung an die demografische Entwicklung unserer Gesellschaft anpassen, so ist die interkulturelle Öffnung eine zwingende Voraussetzung dafür. Wenn die interkulturelle Öffnung im Rahmen der Gesamtstrategie des Regeldienstes als Ziel formuliert und die Strukturen dementsprechend angelegt werden, dann werden Migranten diese Regeldienste auch entsprechend ihrem Anteil an der Gesamtbevölkerung in Anspruch nehmen.

In der LVR-Klinik Köln, wo der Verfasser dieses Artikels neben seiner Haupttätigkeit als psychologischer Psychotherapeut auch das Amt des Integrationsbeauftragten innehat, beträgt der Anteil der Patienten mit Migrationshintergrund fast 40 %. Dieser Prozentsatz entspricht dem Anteil der Menschen mit Migrationshintergrund an der Gesamtbevölkerung im Einzugsgebiet der Klinik.

7.3.1 Qualitätskriterien zur interkulturellen Öffnung der Gesundheitsdienste

Um die Inanspruchnahme effizient gestalten und Zugangsbarrieren zu den Regeldiensten abbauen zu können, muss die interkulturelle Öffnung konsequent, unmissverständlich und bewusst betrieben und gefördert werden. Dies hängt davon ab, ob und inwieweit die Einrichtung in der Lage ist, interkulturelle Kompetenzen und Strukturen zu fördern und bereitzustellen.

Oft wird die interkulturelle Ausrichtung einer Institution daran gemessen, ob es unter den Mitarbeitern Beschäftigte bzw. Fachkräfte mit Migrationshintergrund gibt bzw. wie hoch deren Anteil ist. Obwohl dies ein wichtiges Indiz für eine Organisationsentwicklung in die richtige Richtung ist, reicht dieses eine Kriterium bei Weitem nicht aus, um von einer interkulturellen Öffnung sprechen zu können. Eine Institution ist nicht interkulturell ausgerichtet, nur weil sie eine oder mehrere Fachkräfte mit Migrationshintergrund beschäftigt. Interkulturelle Öffnung ist ein Prozess, an dem alle Organisationsebenen beteiligt sein müssen. Es reicht nicht aus, wenn dies von »oben« gewollt ist. Es bedarf einer konsequenten und kontinuierlichen Begleitung von »oben« und einer ebenso kontinuierlichen Mitarbeit von »unten«.

»Die Forderung, interkulturelle Öffnung müsse ›von oben gewollt und von unten akzeptiert‹ werden, genügt nicht mehr. In mehreren Projekten, beispielsweise in Stuttgart und Frankfurt am Main, versuchte die obere Managementebene von Einrichtungsträgern das Thema an niedrigere Hierarchieebenen zu delegieren – implizit mit der Überzeugung, dass ‚die das nötiger haben'. Die Leitung selbst meinte, mit einem entsprechenden Beschluss genug getan zu haben. Ohne kontinuierliche Mitarbeit auch der Leitung ist ein Öffnungsprozess jedoch nicht durchführbar. Auf allen Ebenen muss Überzeugungsarbeit geleistet werden und die Einbindung von relevanten Akteuren gelingen« (Hinz-Rommel 2000, S. 155).

Interkulturelle Öffnung eines Gesundheitsdienstes zeichnet sich u. a. dadurch aus, dass die Rahmenbedingungen an ein interkulturell orientiertes Arbeitskonzept angepasst und dabei sprachliche, kulturelle, ethnische und religiöse Hintergründe der Patienten berücksichtigt werden. Dies kann durch strukturelle Maßnahmen (organisatorisch, ablauftechnisch etc.), personelle Maßnahmen (Personalauswahl, Zusammensetzung des Personals) und Maßnahmen der Fort-, Weiter- und Ausbildung erreicht werden (Gün 2018, S. 144).

Im Folgenden soll nun versucht werden, beispielhaft einige ausgewählte Bereiche aufzuführen, anhand derer der Prozess der interkulturellen Öffnung eines Gesundheitsdienstes deutlich wird.

Interkulturelle Kompetenz

Der Erwerb von interkultureller Kompetenz von Seiten der Beschäftigten ist ein wichtiges Zeichen dafür, ob eine Einrichtung sich zur interkulturellen Öffnung bekennt und dafür Anstrengungen unternimmt. Dabei kommt es auf die Implementierung interkultureller Kompetenzen in die Institutionsstrukturen an. Unter interkultureller Kompetenz wird hier die Fähigkeit und Bereitschaft zu Selbstreflexion, Empathie, Flexibilität und Anerkennung von Vielfalt verstanden.

Die Vermittlung von »interkultureller Kompetenz« in Theorie und Praxis muss ein verbindlicher Bestandteil der Aus-, Fort- und Weiterbildungscurricula für das gesamte Fachpersonal sein. Interkulturelle Kompetenz bezieht sich sowohl auf das Herkunftsland als auch auf das Einwanderungsland und umfasst drei Aspekte (vgl. Bolten 1999, 2000, Gün 2007):

- kognitive Kompetenzen (i. S. der Kenntnisse über die fremdkulturellen Aspekte der jeweils anderen Kultur)
- affektive Kompetenzen (i. S. der Fähigkeit zur emotionalen Selbstreflexion und Selbstkontrolle)
- verhaltens- bzw. handlungsbezogene Kompetenzen (i. S. der Anpassung des eigenen Verhaltens und Haltungen an die Verhaltensmuster und Haltungen der jeweiligen Kultur)

Zum Erwerb und zur Erweiterung der interkulturellen Kompetenzen ist die Entwicklung von innerbetrieblichen Curricula und die kontinuierliche Aus-, Fort- und Weiterbildung für alle Fachkräfte unverzichtbar. Die Qualität und Nachhaltigkeit von Maßnahmen zur interkulturellen Öffnung in den Institutionen der Gesundheitsdienste sind entscheidend mit der interkulturellen Kompetenz der Mitarbeiter:innen verbunden (vgl. Widmann-Mauz 2021, S. 78).

Aus-, Fort- und Weiterbildung

Interkulturelle Themen sollten zu einem festen Bestandteil der internen Fort- und Weiterbildungscurricula werden. Ausgehend von der Annahme, dass Patienten mit Migrationshintergrund nicht nur von Muttersprachlern behandelt werden können, muss mittel- und kurzfristig dafür gesorgt werden, dass das gesamte Fachpersonal zur Erlangung von interkulturellen Kompetenzen aus-, fort- und weitergebildet wird.

Kultursensitive Fort- und Weiterbildungscurricula sollen Kenntnisse über die sprachlichen, kulturellen, ethnischen, religiösen, soziokulturellen und psychosozialen Aspekte vermitteln. Dazu gehören nicht nur die Bezugssysteme des Herkunftslandes, sondern auch die Bezugssysteme und Lebenssituationen der Migranten im Einwanderungsland.

Einstellung von Mitarbeitern mit Mutter- und Fremdsprachenkompetenzen

Das Vorhandensein von interkultureller Kompetenz sollte ein Einstellungskriterium bei allen Personalauswahlverfahren sein. Bei der Personalauswahl sollten – bei gleicher Qualifikation – Bilingualität und fremdsprachliche Kompetenzen als ein zusätzliches Auswahlkriterium berücksichtigt werden. Es ist wichtig, dass die Zusammensetzung des Personals die multikulturelle, multiethnische und multireligiöse Vielfalt der Gesellschaft im Sinne einer gelebten positiven und chancenreichen Selbstverständlichkeit widerspiegelt. Die Höhe des Anteils an Fachpersonal mit einer anderen Muttersprache als Deutsch und mit Fremdsprachenqualifikation, insbesondere der bilingualen Therapeuten, ist ein wichtiges Indiz zur interkulturellen Öffnung der Einrichtung.

Einrichtung der Stelle eines Integrationsbeauftragten

Angesichts der strukturellen Schwächen unseres Versorgungssystems und der defizitären Qualität der Versorgungsleistungen wird deutlich, dass die Einrichtung von Integrationsbeauftragtenstellen im Gesundheitssektor zu Veränderungen der Institutionen auf dem Weg zu einer interkulturellen Öffnung unverzichtbar ist. Das Amt des Integrationsbeauftragten sollte auf der Ebene der Geschäftsführung bzw. der Betriebsleitung angesiedelt werden. Zu seinen Aufgaben gehört es, gezielte Maßnahmen (i. S. v. interkultureller Öffnung) zur Verbesserung der Versorgung von Menschen mit Migrationshintergrund zu entwickeln, zu etablieren und diese anhand einer Checkliste zur Überprüfung der Interkulturalität kontinuierlich zu überwachen und zu evaluieren. Die Integrationsbeauftragten würden damit den Auftrag haben, innerhalb der Institution dazu beizutragen, eine strukturelle Integration zu schaffen und die Qualität der Leistungen für Zuwanderer zu erhöhen Sie arbeiten nach einem in regelmäßigen Abständen aktualisierten Konzept, welches ein unverzichtbarer Bestandteil der Organisationskultur ist.

Oft herrscht gerade in der Politik – aber auch in Fachkreisen – die Meinung, ein migrantengerechter und migrantenspezifischer Behandlungsansatz wäre schon gegeben, wenn sprachliche Kompetenzen (z. B. Dolmetscher) dem Fachpersonal zur Seite gestellt oder sogar fremdsprachiges Personal in der Einrichtung tätig sei. Eine strukturelle Verbesserung der stationären Versorgung verlangt jedoch eine Reihe weitergehender Veränderungen, die nur durch die Einrichtung einer Stelle eines institutionell fest verankerten Integrationsbeauftragten gewährleistet werden können (vgl. Gün 2003).

Der Integrationsbeauftragte ist Ansprechpartner in allen Fragen, die die Versorgung von Patienten mit Migrationshintergrund betreffen. Die Frage, welche Aufgabenbereiche Integrationsbeauftragte haben sollen, kann nur ausgehend von der spezifischen Situation der jeweiligen Einrichtung bzw. der Versorgungsinstitution, der Patientenstruktur und dem Versorgungsschwerpunkt beantwortet werden. Die Erfüllung dieser Aufgaben ist nur dann möglich, wenn die dafür notwendigen Rahmenbedingungen (z. B. Stabsstelle) geschaffen und die Integrationsbeauftragten mit eindeutigen Kompetenzen autorisiert werden. Es darf nicht außer Acht gelassen werden, dass die Tätigkeit des Integrationsbeauftragten eine Querschnittaufgabe ist und der Erfolg u. a. auch davon abhängt, ob dieser von der Leitungsebene beabsichtigt und von den Mitarbeitern (mit)getragen wird. Das heißt, dass auf der einen Seite das Vorhandensein von Problembewusstsein und die Bereitschaft zur Verbesserung der Strukturen auf der Leitungsebene und auf der anderen Seite die Überzeugung von der Vorteilhaftigkeit der Maßnahmen seitens des Fachpersonals gegeben sein müssen. Diese Verbindung ist wesentlich für die Frage, ob Integrationsbeauftragte ihre Tätigkeit sinnvoll umsetzen können. Einige Kliniken (z. B. die LVR-Klinik Köln, Vitos GmbH, das München Klinik Schwabing, die Psychiatrische Klinik Bad Hersfeld) haben gute Erfahrungen mit der Einstellung bzw. Ernennung von Integrationsbeauftragten gemacht und diese Erfahrungen können – mit je spezifisch unterschiedlichen Schwerpunkten – auf andere Institutionen übertragen werden.

Aufbau eines Dolmetschernetzes

Patienten mit Migrationshintergrund, die der deutschen Sprache nicht ausreichend mächtig sind, sollten nach Möglichkeit von Fachpersonal mit Mutter- bzw. Fremdsprachenkompetenz behandelt werden. Wenn dies nicht möglich ist, dann sollten fachlich qualifizierte professionelle Dolmetscher, die möglichst interkulturell kompetent sind, herangezogen werden.

Insbesondere bei der psychotherapeutischen Behandlung und im Bereich der psychiatrischen und psychosozialen Versorgung von Patienten kommt es ganz entscheidend auf die Möglichkeit der sprachlichen Verständigung und den differenzierten sprachlichen Ausdruck an. Hier sind an die Sprachkompetenz besonders hohe Anforderungen zu stellen.

Bei der Lösung des Sprachproblems gibt es klare Prioritäten:

1. Als optimal gilt es, wenn das für die Behandlung zuständige Fachpersonal über eine entsprechende Qualifikation sowie einen mutter- und/oder fremdsprachlichen Hintergrund verfügt, d. h., dass die Personen nicht nur Sprachkenntnisse besitzen, sondern auch mit dem kulturellen, religiösen und ethnischen Hintergrund des zu Behandelnden vertraut sind. Diese zusätzlichen Kompetenzen sollten durch die Institution auch eine entsprechende Anerkennung erfahren. Diese Bedingungen werden am ehesten für die größeren ethnischen Gruppen möglich sein.
2. Als suboptimal gilt es, wenn die Behandlung von Fachpersonal mit Fremdsprachenkompetenz durchgeführt wird, d. h., die Behandler zwar nicht aus dem Kultur- und Sprachraum des Patienten stammen, aber eine gemeinsame Sprache sprechen (z. B. ein Deutschmuttersprachler spricht mit einem Patienten aus Afrika Französisch) und über interkulturelle Basis-Kompetenzen verfügen.
3. Erst wenn weder muttersprachliches noch Fachpersonal mit Fremdsprachenkompetenz vorhanden ist, sollte der Einsatz von Dolmetschern in Betracht gezogen werden. Dabei reichen reine Sprachkenntnisse nicht aus. Die Dolmetscher sollten möglichst für den Gesundheitssektor ausgebildete Fachdolmetscher sein oder sich zumindest in der Fachsprache auskennen. Es liegen inzwischen auch gute Erfahrungen zum Einsatz von Sprach- und Integrationsmittlern (SIM) sowie Telefon- und Videodolmetschern vor. Dabei muss ausdrücklich darauf hingewiesen werden, dass Face-to-Face-Dolmetschen immer die erste Wahl ist. Es sollte also nach Möglichkeit Face-to-Face-Dolmetschen bevorzugt werden, insbesondere wenn es um psychotherapeutische und psychiatrische Behandlungen geht.
4. Um Zugangsbarrieren im Zusammenhang mit der Sprache zu senken, sollte möglichst ein regionales (für selten vorkommende Sprachen auch überregionales) Dolmetschernetz aufgebaut werden.

Interne Fremdsprachenliste

Obwohl die Möglichkeit zur Kostenersparnis nicht in einer Minderung der Qualität des Dolmetschens resultieren darf, könnten Einrichtungen – zusätzlich zu der Inanspruchnahme der professionellen und interkulturell geschulten Dolmetscherdienste – auf die systematische Erfassung der in der eigenen Einrichtung vorhandenen sprachlichen und kulturellen Ressourcen zurückgreifen. Dies ist insbesondere dann wichtig, wenn z. B. Notsituationen vorliegen und das Heranziehen eines professionellen Dolmetschers aus zeitlichen und organisatorischen Gründen nicht (sofort) möglich ist. Daher ist die systematische Erfassung der internen Ressourcen sowie das Erstellen und regelmäßige Aktualisieren einer internen Fremdsprachenliste, in der Mitarbeiter mit Mutter- und Fremdsprachenqualifikation aufgeführt sind, von großer Bedeutung.

Muttersprachliches Informationsmaterial und Übersetzung relevanter Formulare

Da in der Praxis Dolmetscher nur in besonderen Situationen eingesetzt werden, erweist es sich als hilfreich, mehrsprachiges Informationsmaterial für Patienten und deren Angehörige, häufig genutzte Formulare, Merkblätter und Aufklärungsmaterialien, die für die Behandlung und Betreuung der Patienten von Bedeutung sind, zur Verfügung zu stellen. Diese Informationen sollten gegebenenfalls in die Muttersprache der Patienten übersetzt werden.

Datenerhebung

Ohne gesicherte Daten über die Patienten mit Migrationshintergrund können weder Zugangsbarrieren nachgewiesen noch die bestehenden Versorgungskonzepte den speziellen Bedürfnissen von Migranten angepasst werden. Daher sollte ein internes Datenerhebungsverfahren, das Auskünfte über diese Patientengruppen gibt, über die Patienten mit Migrationshintergrund eingeführt und vor allem über die Zeit weiter gepflegt werden.

Die zu erfassenden Daten werden selbstverständlich je nach Art und Schwerpunkt der Einrichtung variieren. Generell gesprochen sollten jedoch nach Möglichkeit folgende Daten erfasst werden: Geschlecht, Alter, Staatsangehörigkeit, Religionszugehörigkeit/Konfession, Geburtsland, Geburtsland der Eltern, Muttersprache, Muttersprache der Eltern, Deutschkenntnis/Einschätzung des Grads der Deutschkenntnisse etc.

Qualitätszirkel Integration

Der Aufbau eines internen multiprofessionellen Arbeitskreises »Qualitätszirkel Integration«, der sich aus unterschiedlichen Berufsgruppen und Bereichen zusammensetzt, ist ein weiterer wichtiger Baustein in der Realisierung von interkultureller Öffnung. Dieser Qualitätszirkel sollte u. a. an der Erstellung eines Konzeptes zur Interkulturellen Öffnung mitwirken, dessen Realisierbarkeit überprüfen, sich mit den Bedingungen und Möglichkeiten bzgl. der Umsetzung auseinandersetzen und schließlich den Umsetzungsprozess begleiten.

Interkultureller Konsildienst und interkulturelle Supervision

Insbesondere bei Schwierigkeiten in der Behandlung bietet sich die Hinzuziehung von Kolleg:innen an, die interkulturell kompetent sind und sich mit den sprachlichen, kulturellen, ethnischen und religiösen Besonderheiten der zu behandelnden bzw. betreuenden Patienten auskennen. Dies stellt eine gute Möglichkeit dar, die

Qualität der Versorgung zu verbessern. Zudem bereichert und fördert der kollegiale Austausch die fachlichen Kompetenzen der Mitarbeiter und des gesamten Teams.

Auch die feste Verankerung von interkulturellen Supervisionen für die Mitarbeiter, in denen Themen behandelt werden, welche die Behandlung von Patienten mit Migrationshintergrund betreffen, ist von großer Bedeutung. Dies kann in Form einer team- bzw. fallbezogenen Supervision angeboten werden und dazu dienen, spezifische Besonderheiten der Patienten aus unterschiedlichen Kulturen, Ethnien und Religionen besser zu verstehen und zu behandeln.

Nutzung von vorhandenen Ressourcen

In vielen Institutionen des Regeldienstes sind inzwischen Mitarbeiter aus verschiedenen Herkunftsländern beschäftigt. Deren sprachliche, kulturelle und religiöse Kompetenzen können für die Erfüllung der Kriterien eines »migrantenfreundlichen« Regeldienstes fruchtbar gemacht werden. Wenn die Einrichtung die Kompetenzen ihrer Mitarbeiter systematisch erfasst und gezielt einsetzt, können vorhandene Ressourcen erschlossen werden, ohne dass zusätzliche Kosten entstehen. Für diese zusätzlichen Tätigkeiten sind jedoch die Bereitschaft der jeweiligen Mitarbeiter und gegebenenfalls ein zeitlicher Ausgleich für den Einsatz als Sprach- und Integrationsmittler notwendig. Aus vielen Gründen (z. B. Reaktivierung eigener traumatischer Erfahrungen im Herkunftsland) sollte eine möglicherweise distanzierte Haltung des Mitarbeiters in diesem Zusammenhang unbedingt respektiert werden.

Interne Gremien

Die interkulturelle Öffnung ist eine Querschnittsaufgabe und gehört daher in alle internen Gremien und Arbeitskreise (wie z. B. Leitungskonferenz, Strategiekonferenz, Qualitätsmanagementkonferenz, Strukturen des Krankenhaus-Informationssystems), in denen Pläne und Konzepte zur Zukunft der Einrichtung behandelt und thematisiert werden. Dadurch kann erreicht werden, dass die Einrichtung mittel- und langfristig gemäß der demografischen Patientenstruktur organisiert wird. Dies erstreckt sich auf alle Bereiche, ausgehend von Behandlungskonzepten bis hin zur Beschilderung und Verköstigung.

Intranetportal

Jede Einrichtung im Gesundheitsdienst, die über die Möglichkeit einer Intranetverbindung verfügt, sollte ein Intranetportal aufbauen und pflegen, das den Beschäftigten möglichst alle migrantenrelevanten Informationen zugänglich macht. Dadurch sollen die Mitarbeiter der Einrichtung in der Behandlung, Beratung und Betreuung des Migrantenklientels unterstützt, entlastet und auf dem Laufenden gehalten werden.

Öffentlichkeitsarbeit

Als Grundhaltung der Einrichtung hinsichtlich der Interkulturellen Öffnung und interkulturellen Kompetenz sollten transparente Kommunikationsstrukturen etabliert werden. Dabei sollten die interkulturelle Ausrichtung und das Leitbild der Einrichtung in der Öffentlichkeit bewusst betont und nach innen und nach außen kommuniziert werden. Die Einrichtung sollte sich unmissverständlich zur Senkung der sozialen und kulturellen Zugangsbarrieren und die Bedeutung der interkulturellen Kompetentenzen ihres Fachpersonals und dessen kultursensibler Haltung bekennen.

Qualitätskriterien und Checkliste zur Überprüfung der Interkulturalität

Jede Institution des Gesundheitsdienstes sollte Qualitätskriterien erarbeiten, anhand derer eine effiziente Gesundheitsversorgung von Migranten gewährleistet und im Handlungskonzept der Einrichtung dauerhaft, konkret und messbar verankert werden kann. Zur Überprüfung der Interkulturalität einer Einrichtung lassen sich Checklisten einsetzen, die eine fortgesetzte Zielprüfung ermöglichen.

Inzwischen sind einige Checklisten als Audit-Instrumente – auch im Bereich der Gesundheitsversorgung – entwickelt worden. Anhand dieser können sich Institutionen bzgl. ihrer organisatorischen Entwicklungsaufgaben zur Interkulturalität einschätzen und eine Selbstbewertung der interkulturellen Ausrichtung ihrer Einrichtung vornehmen.

7.3.2 Leitkriterien für eine interkulturell geöffnete bzw. ausgerichtete Institution des Gesundheitsdienstes (Checkliste)

Hier soll nun der Versuch unternommen werden, eine Liste von Kriterien (Checkliste zur Überprüfung der interkulturellen Öffnung der Gesundheitsdienste) aufzustellen, anhand derer erkennbar ist, ob eine Einrichtung interkulturell geöffnet ist und interkulturelle Kompetenzen vorweisen kann.

Checkliste: Leitkriterien für eine interkulturell geöffnete bzw. ausgerichtete Institution des Gesundheitsdienstes[6]

Bei der Selbstbewertung Interkulturalität wird zu jeder Aussage eine 6er-Skala (mit den Polen links: trifft gar nicht zu, rechts: trifft zu 100 % zu, außerdem ganz rechts: weiß nicht) angeboten.

☐ ☐ ☐ ☐ ☐ ☐
trifft gar nicht zu   trifft zu 100 % zu   weiß nicht

Die Fragen sind in folgende Bereiche gegliedert:

- Patientenorientierung
- Mitarbeiterorientierung
- Organisation und Führung
- Qualitätsmanagement

Patientenorientierung

1. Der Anteil der Patient:innen mit Migrationshintergrund entspricht etwa dem Bevölkerungsanteil der Menschen mit Migrationshintergrund im Einzugsgebiet der Einrichtung.

☐ ☐ ☐ ☐ ☐ ☐
trifft gar nicht zu   trifft zu 100 % zu   weiß nicht

2. Die Behandlungskonzepte der Institution berücksichtigen die Bedürfnisse der Migrantenpatienten (z. B. Klinik- und Stationskonzepte).

☐ ☐ ☐ ☐ ☐ ☐
trifft gar nicht zu   trifft zu 100 % zu   weiß nicht

3. Im Bereich der Psychiatrie und Psychotherapie werden die vom Referat für Transkulturelle Psychiatrie der Deutschen Gesellschaft für Psychiatrie, Psychotherapie und Nervenheilkunde (DGPPN) anerkannten »Sonnenberger Leitlinien« umgesetzt.

☐ ☐ ☐ ☐ ☐ ☐
trifft gar nicht zu   trifft zu 100 % zu   weiß nicht

---

6 Diese Checkliste ist die überarbeitete und weiterentwickelte Version der in der 1. Auflage dieses Buches enthaltenen Checkliste des Verfassers (vgl. Gün 2018, S. 155–157).

4. Es wird nach einem ganzheitlichen Behandlungs-, Beratungs- und Betreuungsansatz gearbeitet (z. B. systemische Ansätze unter Einbeziehung der Angehörigen, Berücksichtigung der kultursensiblen Ansätze bei der Behandlung etc.).
☐ ☐ ☐ ☐ ☐ ☐
trifft gar nicht zu   trifft zu 100 % zu   weiß nicht

5. Mehrsprachige Informationsmaterialien für Patient:innen und deren Angehörige, häufig genutzte Formulare, Merkblätter und Aufklärungsmaterialien, die für die Behandlung und Betreuung der Patient:innen von Bedeutung sind, stehen zur Verfügung.
☐ ☐ ☐ ☐ ☐ ☐
trifft gar nicht zu   trifft zu 100 % zu   weiß nicht

6. Behandlungs-, Beratungs- und Betreuungsangebote werden überwiegend von interkulturell geschulten Fachkräften angeboten.
☐ ☐ ☐ ☐ ☐ ☐
trifft gar nicht zu   trifft zu 100 % zu   weiß nicht

7. Die Einrichtung verfügt über eine interne Fremdsprachenliste, in denen mutter- und fremdsprachige Mitarbeiterinnen und Mitarbeiter aufgeführt sind.
☐ ☐ ☐ ☐ ☐ ☐
trifft gar nicht zu   trifft zu 100 % zu   weiß nicht

Mitarbeiterorientierung

8. Bei der Personalauswahl werden bei gleicher Qualifikation Menschen mit Migrationshintergrund, Fremdsprachenkenntnissen und interkultureller Kompetenz bevorzugt.
☐ ☐ ☐ ☐ ☐ ☐
trifft gar nicht zu   trifft zu 100 % zu   weiß nicht

9. Bei Stellenausschreibungen wird hierauf ausdrücklich hingewiesen.
☐ ☐ ☐ ☐ ☐ ☐
trifft gar nicht zu   trifft zu 100 % zu   weiß nicht

10. Handelt es sich um eine kirchliche Institution, so sind bei der Personaleinstellung die konfessionsgebundenen Einschränkungen eindeutig aufgehoben.
☐ ☐ ☐ ☐ ☐ ☐
trifft gar   trifft zu   weiß nicht
nicht zu   100% zu

11. Dies gilt auch für Aufstiegsmöglichkeiten in Leitungspositionen.
☐ ☐ ☐ ☐ ☐ ☐
trifft gar   trifft zu   weiß nicht
nicht zu   100% zu

12. Der Anteil der Mitarbeiter:innen mit Migrationshintergrund, insbesondere derjenigen mit einer anderen Muttersprache als Deutsch, entspricht in etwa dem Bevölkerungsanteil der Menschen mit Migrationshintergrund im Einzugsgebiet der Einrichtung.
☐ ☐ ☐ ☐ ☐ ☐
trifft gar   trifft zu   weiß nicht
nicht zu   100% zu

13. Der Anteil der bilingualen Therapeuten entspricht in etwa der Anzahl der Menschen mit Migrationshintergrund im Einzugsgebiet der Einrichtung.
☐ ☐ ☐ ☐ ☐ ☐
trifft gar   trifft zu   weiß nicht
nicht zu   100% zu

14. Die interkulturelle Ausrichtung der Institution wird von Mitarbeiter:innen erkennbar angenommen.
☐ ☐ ☐ ☐ ☐ ☐
trifft gar   trifft zu   weiß nicht
nicht zu   100% zu

15. Interkulturelle Themen sind ein fester Bestandteil der internen Fort- und Weiterbildungscurricula.
☐ ☐ ☐ ☐ ☐ ☐
trifft gar   trifft zu   weiß nicht
nicht zu   100% zu

16. Es ist ein inhaltlich umfassendes Curriculum zum Erwerb interkultureller Kompetenz entwickelt worden.
☐ ☐ ☐ ☐ ☐ ☐
trifft gar   trifft zu   weiß nicht
nicht zu   100% zu

17. Es werden Maßnahmen getroffen, um zu verhindern, dass die mutter- und fremdsprachigen Mitarbeiter:innen mit der Zeit resignieren (z. B. aufgrund von »Mädchen für alles«-Einsätzen).
☐ ☐ ☐ ☐ ☐ ☐
trifft gar   trifft zu   weiß nicht
nicht zu   100% zu

18. Es besteht die Möglichkeit eines interkulturellen Konsildienstes und interkultureller Supervision.
☐ ☐ ☐ ☐ ☐ ☐
trifft gar   trifft zu   weiß nicht
nicht zu   100% zu

Organisation und Führung

19. Chancengleichheit und der Abbau der Zugangsbarrieren sind als Ziele definiert.
☐ ☐ ☐ ☐ ☐ ☐
trifft gar   trifft zu   weiß nicht
nicht zu   100% zu

20. Die Mitarbeiterinnen und Mitarbeiter werden hinsichtlich der interkulturellen Ausrichtung der Institution kontinuierlich sensibilisiert.
☐ ☐ ☐ ☐ ☐ ☐
trifft gar   trifft zu   weiß nicht
nicht zu   100% zu

21. Die Mitarbeiter:innen werden aktiv von den Führungskräften motiviert, das Curriculum in Anspruch zu nehmen.
☐ ☐ ☐ ☐ ☐ ☐
trifft gar   trifft zu   weiß nicht
nicht zu   100% zu

22. Die Institution bezeichnet sich öffentlich als eindeutig interkulturell ausgerichtet.
☐ ☐ ☐ ☐ ☐ ☐
trifft gar   trifft zu   weiß nicht
nicht zu   100% zu

23. Die interkulturelle Orientierung der Einrichtung wird in der Öffentlichkeit bewusst betont.
☐ ☐ ☐ ☐ ☐ ☐
trifft gar   trifft zu   weiß nicht
nicht zu   100% zu

24. Teams sind mehrsprachig und multikulturell zusammengesetzt.
☐ ☐ ☐ ☐ ☐ ☐
trifft gar						trifft zu			weiß nicht
nicht zu						100% zu

25. Die Mitarbeiter:innen mit Migrationshintergrund bekleiden entsprechend ihrer fachlichen Qualifikation auch Leitungspositionen bzw. sind mit übergeordneten Aufgaben betraut.
☐ ☐ ☐ ☐ ☐ ☐
trifft gar						trifft zu			weiß nicht
nicht zu						100% zu

26. Interkulturelle Öffnung ist als strukturelle und konzeptionelle Gesamtstrategie im Handlungskonzept der Einrichtung dauerhaft, konkret und messbar verankert (z. B. Klinikkonzept, bedarfsorientierte Verteilung des fremdsprachigen Personals, kultursensible Konsildienste etc.).
☐ ☐ ☐ ☐ ☐ ☐
trifft gar						trifft zu			weiß nicht
nicht zu						100% zu

27. Die Einrichtung ist mit ambulant komplementären Diensten, insbesondere mit Migrantenselbstorganisationen und politischen Gremien gut vernetzt.
☐ ☐ ☐ ☐ ☐ ☐
trifft gar						trifft zu			weiß nicht
nicht zu						100% zu

28. Die Einrichtung ist von außen deutlich als eine interkulturell geöffnete Institution erkennbar (z. B. Homepage, Wegeleitsystem, Thematisierung bei öffentlichen Auftritten etc.).
☐ ☐ ☐ ☐ ☐ ☐
trifft gar						trifft zu			weiß nicht
nicht zu						100% zu

29. Es sind personelle und strukturelle Rahmenbedingungen geschaffen worden, die einen gleichberechtigten Zugang zu allen Bereichen bzw. Angeboten der Einrichtung ermöglichen.
☐ ☐ ☐ ☐ ☐ ☐
trifft gar						trifft zu			weiß nicht
nicht zu						100% zu

30. Unter der Ebene der Geschäftsführung bzw. des Vorstands ist das Amt eines Integrationsbeauftragten mit entsprechenden zeitlichen Ressourcen implementiert.

☐ ☐ ☐ ☐ ☐ ☐
trifft gar   trifft zu   weiß nicht
nicht zu   100 % zu

31. Es ist ein gut funktionierendes Dolmetschernetz aufgebaut worden, das kontinuierlich gepflegt wird.

☐ ☐ ☐ ☐ ☐ ☐
trifft gar   trifft zu   weiß nicht
nicht zu   100 % zu

32. Es gibt genügend kompetente Fachkräfte, insbesondere muttersprachliche und bilinguale Therapeuten, an die sich die Mitarbeiter:innen bei migrantenspezifischen Fragestellungen wenden können.

☐ ☐ ☐ ☐ ☐ ☐
trifft gar   trifft zu   weiß nicht
nicht zu   100 % zu

33. Die Leitung der Einrichtung fördert konkrete Maßnahmen zur interkulturellen Öffnung in der Einrichtung und setzt sie um.

☐ ☐ ☐ ☐ ☐ ☐
trifft gar   trifft zu   weiß nicht
nicht zu   100 % zu

Qualitätsmanagement

34. Interkulturelle Orientierung ist ein selbstverständlicher Bestandteil des Qualitätsmanagements und im Leitbild der Einrichtung verankert.

☐ ☐ ☐ ☐ ☐ ☐
trifft gar   trifft zu   weiß nicht
nicht zu   100 % zu

35. Es sind mit fachlichen und organisatorischen Kompetenzen ausgestattete Querschnittstellen geschaffen bzw. sensibilisiert worden (z. B. Integrationsbeauftragte, Qualitätsmanagement).

☐ ☐ ☐ ☐ ☐ ☐
trifft gar   trifft zu   weiß nicht
nicht zu   100 % zu

36. Die Einrichtung hat Qualitätskriterien für die Behandlung des Migrantenklientels erarbeitet.
☐ ☐ ☐ ☐ ☐ ☐
trifft gar　　　　　　　　　　　　　　　trifft zu　weiß nicht
nicht zu　　　　　　　　　　　　　　　 100% zu

37. Die Einrichtung verfügt (im Sinne einer Selbstüberprüfung) über eine Checkliste zur kontinuierlichen Überprüfung der Interkulturalität.
☐ ☐ ☐ ☐ ☐ ☐
trifft gar　　　　　　　　　　　　　　　trifft zu　weiß nicht
nicht zu　　　　　　　　　　　　　　　 100% zu

38. Strukturelle Diskriminierung (z. B. Ablehnung der Behandlung von Patienten ohne oder mit mangelnden Deutschkenntnissen) wird durch (selbst-) reflexive Lern- und Veränderungsprozesse in der Einrichtung ermittelt und aufgearbeitet.
☐ ☐ ☐ ☐ ☐ ☐
trifft gar　　　　　　　　　　　　　　　trifft zu　weiß nicht
nicht zu　　　　　　　　　　　　　　　 100% zu

39. Bei Qualitätssicherungsmaßnahmen werden die Bedürfnisse der Migrantenpatienten angemessen berücksichtigt.
☐ ☐ ☐ ☐ ☐ ☐
trifft gar　　　　　　　　　　　　　　　trifft zu　weiß nicht
nicht zu　　　　　　　　　　　　　　　 100% zu

40. Die Patient:innen mit Migrationshintergrund fühlen sich in der Einrichtung gut aufgehoben, behandelt, beraten und betreut.
☐ ☐ ☐ ☐ ☐ ☐
trifft gar　　　　　　　　　　　　　　　trifft zu　weiß nicht
nicht zu　　　　　　　　　　　　　　　 100% zu

41. Es wird die Patienten- bzw. Kundenzufriedenheit von Menschen mit Migrationshintergrund gezielt erfasst.
☐ ☐ ☐ ☐ ☐ ☐
trifft gar　　　　　　　　　　　　　　　trifft zu　weiß nicht
nicht zu　　　　　　　　　　　　　　　 100% zu

42. Alle patientenbezogenen Befragungen zur Erfassung der Patientenzufriedenheit enthalten migrantensensible Fragen.
☐ ☐ ☐ ☐ ☐ ☐
trifft gar　　　　　　　　　　　　　　　trifft zu　weiß nicht
nicht zu　　　　　　　　　　　　　　　 100% zu

43. Die Befragungen werden in relevanten Sprachen der Migrantenpatienten durchgeführt.

☐ ☐ ☐ ☐ ☐ ☐
trifft gar   trifft zu   weiß nicht
nicht zu   100% zu

44. Die Nutzung vorhandener Ressourcen wird bewusst wahrgenommen und gemessen (z. B. interne Fremdsprachenliste, Einsatz von Sprach- und Integrationsmittlern, Informations- und Aufklärungsmaterialien etc.).

☐ ☐ ☐ ☐ ☐ ☐
trifft gar   trifft zu   weiß nicht
nicht zu   100% zu

45. Zur Erfassung der Patientenstruktur wird ein internes Datenerhebungsverfahren eingeführt. Die Ergebnisse werden in die strukturellen und strategischen Überlegungen einbezogen.

☐ ☐ ☐ ☐ ☐ ☐
trifft gar   trifft zu   weiß nicht
nicht zu   100% zu

7.4 Zusammenfassung

Es ist davon auszugehen, dass die mangelnde interkulturelle Öffnung der Regeldienste mit einem allgemeinen Mangel an institutionellen Integrationsleistungen einhergeht. In diesem Artikel wird argumentiert, dass die alleinige Einstellung von mutter- und fremdsprachigem Fachpersonal und die Etablierung von Dolmetscherdiensten noch nicht mit einer interkulturellen Öffnung gleichzusetzen ist. Zur Gewährleistung eines gleichberechtigten Zugangs und zur Verringerung von Zugangsbarrieren für Migranten sind vielmehr weitreichende strukturelle Veränderungen vonnöten, die anhand einiger ausgewählter Beispiele beschrieben wurden. Migrantenspezifische Behandlung kann nicht erfolgreich durchgeführt werden, wenn sie nicht mit oberster Priorität organisiert wird. Ohne eine interkulturelle Öffnung der Gesundheitsdienste ist es weder möglich, die Zugangsbarrieren zu diesen Diensten zu senken, noch die interkulturelle Kompetenz des Fachpersonals zu verbessern. Interkulturelle Öffnung ist als eine Mammutaufgabe für die Gesundheitsdienste zu betrachten und muss nach dem Motto »von oben gewollt und von unten getragen« sowohl auf der Leitungs- als auch auf Mitarbeiterebene angesiedelt werden. Dabei geht es um eine strategische und strukturelle Anpassung der Dienste an die Bedürfnisse der Menschen mit Migrationshintergrund und an den demografischen Wandel unserer Gesellschaft im Zeitalter der Globalisierung. Dies setzt zunächst auf allen Ebenen eine Bewusstseinsbildung voraus. Wenn die Leitungen der Institutionen der Gesundheitsdienste den Willen und die Bereitschaft zeigen, ihre Institution interkulturell zu öffnen, ihre Mitarbeiter interkulturell kompetent aus-, fort- und weiterzubilden und interkulturelle Ausrichtung dauerhaft, konkret und messbar zu verankern, dann wird dies auf Dauer nicht nur zu einer deutlichen Verbesserung der Versorgung von Migrantenpatienten führen, sondern wesentlich auch zu einer Verbesserung der generellen Qualität beitragen.

Literatur

Bellaart H (2002) Interkulturelle Ausrichtung der Verwaltung in den Niederlanden – Beispiel Jugendhilfe. In: Friedrich-Ebert-Stiftung. Dokumentation der Fachkonferenz »Interkulturelle Öffnung der Verwaltung – Zuwanderungsland Deutschland in der Praxis« in Berlin vom 23./24. Mai 2002.

Berliner Erklärung (2008) Berliner Erklärung: Zur Notlage bei der psychologischen und psychotherapeutischen Versorgung von Menschen mit Migrations- und Fluchthintergrund. Berliner Initiative: Psychologische und psychotherapeutische Versorgung von Menschen mit Migrations- und Fluchthintergrund in Berlin. Oktober 2008.

Bolten J (1999) Internationales Personalmanagement als interkulturelles Prozeßmanagement: Perspektiven für die Personalentwicklung internationaler Unternehmungen. In: Schmeisser W (Hrsg.) Personalführung und Organisation. München: Vahlen.

Bolten J (2000) Interkultureller Trainingsbedarf aus der Perspektive der Problemerfahrungen entsandter Führungskräfte. In: Götz K (Hrsg.) Interkulturelles Lernen/Interkulturelles Training. Managementkonzepte. Band 8. 3. verbesserte Auflage. München: Hampp.

Boos-Nünning U (2000) Familien in der Migration – soziale Lage, Entwicklung und Auswirkungen für soziale Versorgungsstrukturen. In: Koch E, Schepker R, Taneli S (Hrsg.): Psychosoziale Versorgung in der Migrationsgesellschaft. Freiburg: Lambertus.

Bundesministerium für Gesundheit (2001) Empfehlungen der Arbeitsgruppe Armut und Gesundheit, Migration und gesundheitliche Versorgung. Dokument der Fachtagung »Fremdsein und Gesundheit«. Bonn.

Collatz J (1995) Besondere Gesundheits- und Versorgungsprobleme von MigrantInnen in Deutschland. In: Dokumentation der Fachtagung des Kölner Gesundheitsforums – Projektgruppe »Gesundheitsprobleme ausländischer Bürgerinnen und Bürger«. Gesundheitsversorgung der Migrantinnen und Migranten in Köln – Überangebot mit Defiziten – Köln.

Gavranidou M (2006) Einführung. In: Landeshauptstadt München, Referat für Gesundheit und Umwelt (Hrsg.) Interkulturelle Öffnung von psychiatrischen Einrichtungen. Dokumentation des Fachtags vom 2. Juli 2004.

Gün AK (1995) Gesundheitsversorgung der Migrantinnen/Migranten in Köln, Ergebnisse eines im Gesundheitsamt durchgeführten Modellprojektes. In: Dokumentation der Fachtagung des Kölner Gesundheitsforums – Projektgruppe »Gesundheitsprobleme ausländischer Bürgerinnen und Bürger«. Gesundheitsversorgung der Migrantinnen und Migranten in Köln – Überangebot mit Defiziten – Köln.

Gün AK (2003) Vortrag: »Erfahrungen aus der Stationären psychiatrischen Versorgung der Rheinischen Kliniken Köln«. In: Dokumentation des Werkstattgesprächs »Psychiatrische Versorgung von Migrantinnen und Migranten in Nordrhein-Westfalen«. Am 1. April 2003 im Ministerium für Gesundheit, Soziales, Frauen und Familie in Düsseldorf.

Gün AK (2004) »Psychotherapeutische Versorgung im Versorgungsgebiet Köln«. Brief an »Berufungsausschuss für Ärzte -Psychotherapiefür den Bezirk der KV Nordrhein«, 23.06. 2004.

Gün AK (2007) Interkulturelle Missverständnisse in der Psychotherapie. Gegenseitiges Verstehen zwischen einheimischen Therapeuten und türkeistämmigen Klienten. Freiburg: Lambertus.

Gün AK (2018): Interkulturelle therapeutische Kompetenz. Möglichkeiten und Grenzen psychotherapeutischen Handelns. Stuttgart: Kohlhammer Verlag.

Hinz-Rommel W (2000) Interkulturelle Öffnung als Innovation – Erfahrungen für die Praxis. Blätter der Wohlfahrtspflege 7–8:154 ff.

Jordan E (2000) Grußworte und Statements. In: Gardemann J, Müller W, Remmers A (Hrsg.) Migration und Gesundheit. Perspektiven für Gesundheitssysteme und öffentliches Gesundheitswesen. Düsseldorf: Akademie für öffentliches Gesundheitswesen.

Machleidt W (2002) Die 12 Sonnenberger Leitlinien zur psychiatrisch-psychotherapeutischen Versorgung von MigrantInnen in Deutschland. Der Nervenarzt 73:1208–1209.

Resolution (2002). Resolution: Die Bundeskonferenz der Ausländerbeauftragten des Bundes, der Länder und der Gemeinden am 28./29. Mai 2002 in Wolfsburg zum Thema: »Migration und Gesundheit«.

Schepker R & Toker M (2009) Transkulturelle Kinder- und Jugendpsychiatrie, Grundlagen und Praxis. Berlin: Medizinisch Wissenschaftliche Verlagsgesellschaft.

Wesselman E, Lindemeyer T, Lorenz AL (2004) Wenn wir uns nicht verstehen, verstehen wir nichts. Übersetzen im Krankenhaus. Der Klinikinterne Dolmetscherdienst. Frankfurt: Mabuse.

Whitehead M (1990) The Concepts and Principles of Equity in Health. World Health Organisation, Regional Office for Europa, Copenhagen. In: Rosendahl C, Borde T (Hrsg.) Interkulturelle Kompetenz im Gesundheits- und Sozialwesen. Curriculum für eine berufsbegleitende Weiterbildung/Zusatzqualifikation. Evangelische Fachhochschule Hannover, Institut für praxisbezogene Forschung. Frühjahr 2002.

Widmann-Mauz A (Beauftragte der Bundesregierung für Migration, Flüchtlinge und Integration) (Hrsg.) (2021). Das kultursensible Krankenhaus. Ansätze zur interkulturellen Öffnung. 2. überarbeitete und erweiterte Auflage. Berlin: Eigenverlag.

8 Psychosoziales Zentrum für Geflüchtete an einer Psychosomatischen Klinik: Möglichkeiten und Grenzen

Andrea Möllering und Kathrin Dallwitz

8.1 Einführung: Psychosoziales Zentrum für Flüchtlinge und Folteropfer

Psychosoziale Zentren für Geflüchtete und Folteropfer (PSZ) bieten Beratung, Sozialarbeit und Psychotherapie für Flüchtlinge, die durch Verfolgung, Folter, Haft, Krieg und durch die Flucht traumatisiert sind oder die psychisch erkrankt sind.

Der Dachverband der Psychosozialen Zentren, Einrichtungen und Initiativen, die sich die psychosoziale und therapeutische Versorgung von Geflüchteten in Deutschland zur Aufgabe gemacht haben, ist die Bundesweite Arbeitsgemeinschaft Psychosozialer Zentren für Flüchtlinge und Folteropfer e. V. (BAfF). Hierbei handelt es sich um einen Verein, der 1997 offiziell eingetragen wurde. Derzeit sind in der BafF 47 psychosoziale Behandlungszentren, Initiativen und Einrichtungen für die medizinische, psychotherapeutische und psychosoziale Versorgung und Rehabilitation von Opfern von Folter und anderen schweren Menschenrechtsverletzungen vernetzt: www.baff-zentren.org. Wie die BAfF finanzieren sich auch die PSZ überwiegend durch Projektgelder und Spenden. »Fast alle PSZ waren 2020 einem Wohlfahrtsverband angeschlossen.« (Qualitätsbericht, BafF 2022). Die Rahmenbedingungen für die PSZs in Deutschland sind zum Teil sehr unterschiedlich.

Der Versorgungsbericht der BAfF 2022 (www.baff-zentren.org) macht die nicht angemessene (psycho-)therapeutische Versorgung von Menschen mit Fluchterfahrung in Deutschland deutlich. So konnten 2020 in den über 40 Psychosozialen Zentren (und durch entsprechende Kooperationspartner:innen) nur 4,6 % des potenzialen Versorgungsbedarfes gedeckt werden, das waren 19.352 Klient:innen aus über 100 Ländern, davon u. a. 18,9 % Überlebende von Folter, 5,0 % LSBTIQ* und 2,8 % Opfer von Menschenhandel, 13,7 % Minderjährige (davon 1/3 unbegleitet).

8.2 Psychosoziales Zentrum für (traumatisierte) Flüchtlinge in Bielefeld und Umgebung

Das PSZ Bielefeld ist ein Kooperationsprojekt zwischen der Klinik für Psychotherapeutische und Psychosomatische Medizin (Evangelisches Klinikum Bethel, Universitätsklinikum OWL der Universität Bielefeld, Campus Bielefeld-Bethel) und dem Arbeitskreis (AK) Asyl Bielefeld e. V., mit jeweils unterschiedlichen Trägern und wurde 2014 gegründet. Die Förderung der Mitarbeiter:innen im PSZ im Rahmen der Klinik erfolgt überwiegend durch Landesmittel NRW ergänzt durch Fördermittel der Diakonie und Eigenmittel des Trägers. Im AK Asyl erfolgt die Förderung schwerpunktmäßig über Landesmittel, Bundesmittel und weitere Projektgelder, z. B. Aktion Mensch, UNO-Flüchtlingshilfe sowie Spenden.

Der AK Asyl Bielefeld e. V. wurde als Verein 2006 gegründet und weist seit vielen Jahren eine hohe Expertise in der Arbeit mit Geflüchteten in sämtlichen Bereichen der Flüchtlingsarbeit auf: Beratung für Geflüchtete in Landeserstaufnahmeeinrichtungen und kommunal zugewiesene Personen im Asylverfahren und mit Duldung, MediNetz Bielefeld (Unterstützung bei der Suche nach medizinischer Hilfe insb. für Menschen ohne Papiere), UMF-Beratung (unbegleitete minderjährige Flüchtlinge) und Uni-Beratung (www.ak-asyl.info).

Die Klinik für Psychotherapeutische und Psychosomatische Medizin ist eine Fachabteilung des Evangelischen Klinikums Bethel mit insgesamt 68 stationären und teilstationären Behandlungsplätzen und hat seit mehreren Jahrzehnten einen Traumaschwerpunkt etabliert, der zurückgeht auf das Konzept der Psychodynamisch Imaginativen Psychotherapie (Reddemann 2021), das in der Klinik von Prof. Dr. L. Reddemann entwickelt wurde, die die Klinik bis 2003 leitete.

Das Evangelische Klinikum Bethel (EvKB) ist Teil des Universitätsklinikums OWL der Universität Bielefeld. Es ist ein Haus der regionalen Versorgung mit insgesamt rund 1.755 stationären Betten zuzüglich teilstationärer und ambulanter Angebote mit insgesamt 4.600 Mitarbeitenden und ca. 170.000 behandelten Patient:innen pro Jahr (www.evkb.de).

8.2.1 Ziel der Arbeit

(Traumatisierte) Geflüchtete, die oftmals mit unterschiedlichen Komorbiditäten in die Behandlung kommen (PTBS, Angsterkrankungen, depressive Erkrankungen, somatoforme Störungen, dissoziative Störungen, Suchterkrankungen, Persönlichkeitsstörungen etc.) werden den Gegebenheiten entsprechend sozialarbeiterisch, psychologisch und psychotherapeutisch versorgt, unterstützt durch medizinische und psychologische Diagnostik der Traumafolgestörung. Ziel ist die Förderung der seelischen Gesundheit durch eine Reduktion der Symptome. Neben psychoedukativen Inhalten bzgl. Traumafolgestörungen, werden den Klient:innen stabilisierende Techniken im Umgang mit ihrer jeweiligen Symptomatik vermittelt. Sie erhalten Unterstützung in asyl- und aufenthaltsrechtlichen Verfahren und lernen, sich in den Systemen Gesundheit, Behörden, Arbeit, Bildung, Unterstützung etc. zurechtzufinden und dort selbstständig zu handeln. Auf diese Weise erlangen die Klient:innen äußere und innere Sicherheit. Darüber hinaus trägt die Arbeit des PSZ dazu bei, auf politischer und administrativer Ebene die Lebensumstände der Klient:innen zu verbessern sowie Kenntnisse über Traumafolgen bei Geflüchteten und den adäquaten Umgang damit in der Gesellschaft zu verbreiten.

Die Arbeit des PSZ findet an den beiden Standorten (AK Asyl e. V. und Klinik) der beiden Träger in engem fachlichen Austausch in ambulanter Form statt. Enge Zusammenarbeit und gemeinsame Kooperationen mit weiteren Beratungsstellen sowie anderen Akteuren in der Geflüchtetenhilfe tragen ebenfalls zu einer umfassenden Versorgung der Klient:innen bei.

8.2.2 Weitere Tätigkeitsfelder

- Schulungen und Fortbildungen für Fachkräfte und ehrenamtliche Unterstützer:innen
- Akquirierung, Fortbildung und Supervision für Sprach- und Kulturmittler:innen (Zito & Martin 2016)

Intervision für niedergelassene Psychotherapeut:innen, Psycholog:innen und Ärzt:innen, die mit Geflüchteten arbeiten. Vernetzung mit regionalen und überregionalen Beratungsstellen und anderen relevanten Akteuren (z. B. BafF e. V.), Gremien-, Lobby- und Öffentlichkeitsarbeit. Ein zentraler Aspekt der Arbeit im PSZ ist, dass es sich bei den Klient:innen meist um Menschen handelt, die nicht über ausreichende Deutschkenntnisse verfügen und dass nur in sehr begrenztem Umfang muttersprachliche Mitarbeitende zur Verfügung stehen. Ein Großteil der Kontakte erfordert somit die Zuhilfenahme von Sprach- und Kulturmittler:innen, die in besonderer Art und Weise für diese Tätigkeit geschult und (supervisorisch) begleitet werden müssen. Gerade wenn es sich bei den Sprach- und Kulturmittelnden um Menschen handelt, die selbst von Flucht und Vertreibung betroffen sind, ob direkt oder auch indirekt z. B. über transgenerationale Erfahrungen, ist es wichtig, diese gut auf die teils hoch emotional belastende Arbeit vorzubereiten und auch eine entsprechende Begleitung anzubieten. Die Berücksichtigung dieser kultur- und sprachsensiblen Aspekte stellt einerseits eine Herausforderung, andererseits aber auch eine Bereicherung und Chance sowohl für persönliche als auch für institutionelle Weiterentwicklung dar (Wöller & Joksimovic 2018).

Zentral für die Arbeit im PSZ ist eine durchgängig vernetzte Sichtweise und eine multiprofessionelle Herangehensweise, wobei insbesondere der sozialarbeiterischen Einschätzung und Begleitung eine wesentliche Rolle zukommt.

8.2.3 Welche Behandlungsform für welche Patient:innen im PSZ Bielefeld

Viele der im PSZ vorgestellten geflüchteten Menschen erlebten traumatische Erfahrungen, in der Mehrzahl handelt es sich hier um mehrere, sich teils wiederholende Ereignisse. Nicht selten erfolgten sexuelle Traumatisierungen, sowohl bei Frauen als auch bei Männern. In einer 2021 im Deutschen Ärzteblatt erschienenen Kurzmitteilung zum Thema »Erfahrungen von sexualisierter Gewalt und psychischer Belastung bei männlichen und weiblichen neuankommenden Geflüchteten in Deutschland« werden Hinweise auf ein hohes Maß an sexuellen Traumatisierungen deutlich (Nesterko et al. 2021): Eine Befragung von 1.316 Bewohner:innen einer Erstaufnahmeeinrichtung, die zwischen Mai 2017 und Juni 2018 neu aufgenommen wurden, mittels SSS-8 und PHQ-9 sowie PCL-5, zeigte folgende Ergebnisse: Rücklaufquote 42,7 %, insgesamt 206 Personen (36,7 %) haben Erfahrung von sexualisierter Gewalt angegeben: 128 von 392 Männern und 78 von 170 Frauen. Die Werte für somatoforme Beschwerden, Depressionssymptome und PTBS-Symptome lagen in allen Gruppen über den Werten von Menschen, die angaben, keine Erfahrung mit sexualisierter Gewalt zu haben.

Eine differenzierte Betrachtungsweise zur Behandlung soll am Beispiel der Posttraumatischen Belastungsstörung (PTBS) DIMDI 1999), einer der umschriebenen Traumafolgeerkrankungen gemäß ICD-10, verdeutlicht werden. In einer Metaanalyse von Morina et al. (2014) über 81.642 Patient:innen mit PTBS konnte gezeigt werden, dass nach einer Periode von 40 Monaten (Mittelwert) im Durchschnitt 44 % der Betroffenen ohne spezifische Behandlung im Verlauf keine PTBS-Symptomatik mehr aufwiesen (Morina et al. 2014).

Ausgehend vom aktuellen Wissensstand ist bekannt, dass ein wesentlicher Faktor der psychischen Entwicklung in der sozialen Unterstützung nach traumatischen Erfahrungen besteht. Es erscheint wichtig, die Rolle der Sozialarbeit und auf Stabilisierung fokussierender Interventionen in der Arbeit im PSZ zu unterstreichen.

Auch wenn i. d. R. sogenannte traumakonfrontative/traumabearbeitende Verfahren als Goldstandard in der Behandlung traumatisierter Menschen gelten, ist die Erfahrung in unserem PSZ, dass nur ein Bruchteil der von uns behandelten, geflüchteten Menschen von einem traumakonfrontativen Verfahren profitieren würde. Im Gegenteil ist es vielmehr so, dass solche therapeutischen Interventionen gerade bei dieser Patient:innengruppe ein hohes Risiko für eine Destabilisierung darstellen können und nur unter sorgfältiger Abwägung der Regulations- und Stabilisierungsfähigkeit der Betroffenen überhaupt indiziert erscheinen.

Letztendlich widerspricht dies auch nicht der aktuellen Studienlage, die den Fokus auf traumabearbeitende Verfahren legt: So wird oftmals damit argumentiert, dass bei Traumafolgeerkrankungen umschriebene traumakonfrontative Therapieinterventionen Mittel der Wahl sind und hierbei wird u. a. auf die Studienlage Bezug genommen, die dies festschreiben würde. Bei differenzierter Betrachtung der Studienlage, z. B. der Metanalyse von Bisson et al. (2013) (mit 70 Studien von 1990–2012 und einer Fallzahl von insgesamt 4.761), ist zu berücksichtigen, dass es sich bei den Studien insgesamt um kleine Fallzahlen handelt, eine hohe Dropout-Rate (also Abbrecher während der Therapie), teils mehr als 30 %, zu finden ist und i. d. R. keine Intention-to-treat-Analyse, also Wertung der Abbrecher als »Therapieversager« vorhanden ist. Lediglich eine einzige Studie erfüllte hier alle 4 Gütekriterien (weniger als 10 Studien erfüllten 2 Gütekritierien). In der Regel wurden für PTBS psychische Komorbiditäten ausgeschlossen, aber 87,8 % der PTBS-Patienten haben Komorbiditäten, meist findet sich ein Wartegruppendesign ohne ausreichende Katamnese. Die Kriterien, die für die zitierten Studien herangezogen werden, erfassen somit einen Großteil der Patient:innen nicht, die auch in einem PSZ vorstellig werden. Aussagen zur »generellen Wirksamkeit« traumakonfrontativer Behandlungsansätze sollten somit mit der nötigen kritischen Distanz betrachtet werden. Bei den Menschen, die in einem PSZ vorstellig werden, fehlt insbesondere ein sicherer Aufenthaltstitel, sodass sie mit ständiger Unsicherheit, Angst und auch der Sorge vor Abschiebung konfrontiert sind und sich meist in einer ständigen oder sich wiederholt krisenhaft zuspitzenden psychischen Ausnahmesituation befinden, was den Einsatz von traumakonfrontativen Methoden sehr kritisch erscheinen lässt.

8.2.4 Chancen und Grenzen der Integration des psychologisch/psychotherapeutischen/ärztlichen Teils des PSZ in die Klinik

Chancen:

- *Eine wichtige Chance ist die Auseinandersetzung* der Klinikmitarbeitenden mit Rahmenbedingungen, die eine PSZ-Arbeit mit sich bringt, die im günstigen Fall zu einer größeren Offenheit geflüchteten Menschen gegenüber führt. Hierdurch ergeben sich auch Möglichkeiten mit Menschen aus anderen Kulturen in Kontakt zu kommen, auch über die Arbeit mit Sprach- und Kulturmittler:innen und dadurch die Chance zu haben, das eigene Erleben und Handeln (beruflich aber auch privat) zu reflektieren, und sich persönlich weiterzuentwickeln.
- Durch direkten Austausch mit Mitarbeitenden des PSZ auch unmittelbares Erleben der Wirksamkeit eigenen therapeutischen Handelns. Die psychotherapeutische Arbeit mit geflüchteten, traumatisierten Menschen in unsicheren Lebenssituationen ist oft unmittelbar. Betroffene profitieren oftmals erheblich schon von basalen therapeutischen Interventionen trotz der oft widrigen Umstände.
- Positive Auswirkungen auf die Behandlung von Menschen mit Migrations- und Fluchthintergrund, von Menschen aus anderen Ländern und Kulturen allgemein, wenn diese z. B. schon länger in Deutschland leben und in eine »reguläre« Klinikbehandlung kommen, u. a. auch dadurch, dass es mehr »Berührungspunkte« gibt, Wissen dadurch verstärkt wird und Ängste oder sogar Ressentiments abgebaut werden können.
- Nutzung der Klinikstrukturen und der Erfahrung, aber auch des »Ansehens« der Klinik in der Arbeit mit Geflüchteten.
- Festgefahrene eigene (auch institutionelle) Strukturen werden hinterfragbarer und im günstigen Fall modifiziert.
- Ein wesentlicher Vorteil aus der eigenen Erfahrung heraus ist das Zusammenspiel unterschiedlicher Kernkompetenzen. So verfügt im Fall des PSZ Bielefeld der AK Asyl e. V. über eine jahrelange, hoch differenzierte Expertise in der Sozialarbeit mit geflüchteten Menschen, die Klinik ihrerseits über ein fundiertes Wissen zu psychischen Erkrankungen und hier insbesondere Traumafolgeerkrankungen. Hieraus ergeben sich wertvolle Synergieeffekte.

Grenzen der Integration des psychologisch/psychotherapeutischen/ärztlichen Teils des PSZ in die Klinik:

- Klinikabläufe sind i. d. R. sehr komplex und bedürfen sicherer äußerer Rahmenbedingungen. Die Integration einer anderen Versorgungsstruktur, wie z. B. des PSZ, muss deshalb so erfolgen, dass die Abläufe in der Klinik nicht in ungünstiger Weise gestört werden. Dies gilt u. a. für rein formale Abläufe: wer wird wann wo in Empfang genommen, wie werden die Formalitäten erledigt etc. aber auch für inhaltliche Abläufe. Wenn es sich wie in unserem Beispiel um eine Klinik handelt, in der es einen Schwerpunkt in der Behandlung traumatisierter Menschen gibt, dann ist es erforderlich, dass entsprechende äußere, sichere Rahmenbedingungen geschaffen werden und z. B. ein wiederholtes Aufsuchen von Menschen, die sich nicht in der Klinik in Behandlung befinden, in den Behandlungsräumen der Klinikpatient:innen vermieden werden sollte.
- Über die geförderten Mittel im PSZ gibt es z. B. keine Sekretariats- oder Ambulanzstelle, die die Einbestellung der PSZ-Patient:innen und der Sprach- und Kulturmittler:innen organisiert.
- Die Rahmenbedingungen der Verträge für Psycholog:innen und Ärzt:innen im PSZ sind schlecht. Es handelt sich nur um befristete Stellen, die ein hohes Maß an Eigenverantwortung und Erfahrung fordern bei unsicheren Zukunftsperspektiven. Hinzu kommt, dass anders als im Klinikkontext, bei dem es eine fachgebundene Leitung gibt (i. d. R. Chefärzt:innen, ltd. Psycholog:innen, psychologische Psychotherapeut:innen, Oberärzt:innen, Fachärzt:innen etc.), die Arbeit im PSZ oft ohne diese Strukturen auskommen muss, die Anforderungen aber erheblich komplex sind, etwa bei der Frage von Einschätzung akuter Suizidalität oder akuter psychotischer Dekompensation.
- Eine besondere Herausforderung stellt/e die Covid-19-Pandemie dar. Hier galten und gelten spezielle Regelungen für Kliniken. Da die Räumlichkeiten des PSZ zumindest teilweise in die Klinik integriert sind, war es erforderlich, die Abläufe im PSZ hierauf abzustimmen. Einerseits war es möglich, positive Erfahrungen der Klinik direkt zu übertragen, andererseits war es aber auch erforderlich, dass das PSZ sich in diesem Bereich den Vorgaben der Klinik anpassen musste ohne eigenen Gestaltungsspielraum.
- Im ärztlichen Bereich ist aufgrund des »Ärztemangels« zu befürchten, dass es sehr schwierig bis unmöglich sein wird, Ärzt:innen auf Facharztniveau unter den oben beschriebenen Rahmenbedingungen für die Arbeit in einem PSZ zu gewinnen. Auch für die Psycholog:innen des PSZ stellt es eine deutliche Belastung dar, aufgrund der fortgesetzten Befristung ihrer Stellen an dieser anspruchsvollen Tätigkeit festzuhalten, wenn sie erleben, dass sie durch die Tätigkeit in einer Klinik schnell an eine unbefristete Anstellung kommen würden.

Als hilfreich erscheint es, wenn eine Klinik schon über eine Ambulanz verfügt (dies ist bei uns noch nicht der Fall), da in diesem Fall die PSZ-Arbeit anders in diese Strukturen eingebunden werden kann.

Die Arbeit mit geflüchteten Menschen, die sich in einem unsicheren Aufenthaltsstatus befinden, stellt eine besondere Herausforderung auch an die Rahmenbedingungen der beteiligten Institutionen dar. Eine angestrebte Integration in das bestehende Versorgungssystem scheitert oft schon daran, dass Voraussetzungen wie die Zuhilfenahme von Sprach- und Kulturmittler:innen erst geschaffen werden müssen, dies ist für niedergelassene Behandler:nnen ohne entsprechende sozialarbeiterische Unterstützung u. U. gar nicht möglich. Auch benötigen die geflüchteten Menschen, die oft unter sehr schwierigen Rahmenbedingungen leben und nicht selten von Abschiebung bedroht sind, flexible Bedingungen, etwa bei krisenhafter Zuspitzung ihrer Beschwerden. Nicht selten erschweren auch »äußere« Aspekte die regelmäßige Inanspruchnahme der Intervention: lange Anfahrtswege, nicht gesicherte Versorgung von z. B. Kindern etc., was im ambulanten Bereich wesentlich rascher zu Problemen auch für die Behandler:innen führen kann, als in einem PSZ. In den PSZs ist in der Regel eine stärkere Niederschwelligkeit der Angebote gegeben, was den Betroffenen hilft, die Zusammenarbeit aufrechtzuerhalten. Von erheblicher Bedeutung ist aber die Möglichkeit der engen Zusammenarbeit von Sozialarbeiter:innen und Psycholog:innen/Ärzt:innen. Auf Seiten der Sozialarbeiter:innen sind besondere Kompetenzen und ausreichende zeitliche Kapazitäten erforderlich. Ihre Aufgabe ist es, Stabilisierung im Alltag ganz praktisch mit den Klient:innen zu besprechen und zu organisieren. Dies beinhaltet ressourcenorientierte Selbstwertstärkung und Tagesstrukturierung durch Freizeit, Bildung/Arbeit; Koordination der verschiedenen Angebote im psychosozialen und medizinischen Bereich, Sicherheit in der Wohnung, Begleitung und Unterstützung bei Behörden, Koordination des Bedarfs an Sprachmittler:innen etc. Wenn für diese Aufgaben Sozialarbeiter:innen zur Verfügung stehen, erleichtert dies die Vermittlung an ambulant arbeitende Psychotherapeut:innen, die sonst oft vor der Komplexität der Anforderungen zurückschrecken.

Therapeutische Interventionen sollten immer den Möglichkeiten und Fähigkeiten des Gegenübers auch vor dem Hintergrund der aktuellen Lebenssituation angepasst sein. Auch wenn die äußeren Rahmenbedingungen (z. B. ein unsicherer Aufenthaltsstatus) i. d. R. erhebliche Auswirkungen auch auf die psychische Situation der Betroffenen haben, sind therapeutische Behandlungsansätze auch bei unsicherem Aufenthaltsstatus wirksam (Joksimovic et al. 2011).

8.3 Fallbeispiele

Fallbeispiel 1

Eine junge, aus dem Iran geflüchtete Frau stellte sich zunächst sozialarbeiterisch vor. Deutlich wurde hier v. a. eine sehr prekäre Lebenssituation in einer Sammelunterkunft für geflüchtete Menschen, die ihr keine Rückzugsmöglichkeiten bot und zu wiederholten verbal grenzüberschreitenden Situationen durch männliche Geflüchtete, die ebenfalls in der Unterkunft lebten, führte. Ferner wurde eine schwere depressive Symptomatik ersichtlich. Im Verlauf kam es dann sehr rasch zu einer krisenhaften Zuspitzung der Situation der Frau, die in einem psychotisch anmutenden Zustand mit Suizidalität mündete und eine geschlossene, psychiatrische Behandlung erforderlich machte. Im Anschluss an diese

Behandlung war eine psychologische Anbindung an das PSZ möglich. Hier ergaben sich rasch Hinweise auf komplexe Traumaerfahrungen, die v. a. durch die aktuelle Wohnsituation in erheblichem Maße reaktiviert wurden. Da sich die Wohnsituation zunächst nicht ändern ließ, kam es rasch zu einer erneuten Zuspitzung der psychischen Situation mit erneut deutlichen suizidalen Impulsen und psychotisch anmutenden (im Verlauf aber als Flashbackerleben bei schwerwiegenden Traumaerfahrungen zu verstehenden) Symptomen. Durch das vorsichtig gewachsene Vertrauensverhältnis zur behandelnden Psychologin konnte dann mit der Patientin eine erneute »geordnete« psychiatrische, stationäre Behandlung besprochen und veranlasst werden (es kam zu keiner erneuten Notwendigkeit einer Behandlung nach Psych-KG) und in enger Absprache mit den Klinikärzt:innen war es möglich, die äußeren, die Symptomatik in erheblichem Maße beeinflussenden Faktoren, weiter zu eruieren und äußere Veränderungsschritte einzuleiten. Dies alles erfolgte unter Zuhilfenahme von Sprach- und Kulturmittler:innen. Nach Entlassung aus der Klinik war die nahtlose Fortführung der Behandlung im PSZ gegeben.

Fallbeispiel 2

Es handelt sich um einen jungen Mann, der als unbegleiteter minderjähriger Flüchtling aus einem arabischsprachigen Land nach Deutschland kam und in seiner Heimat aufgrund seiner religiösen Zugehörigkeit (seit langem verfolgte Glaubensgemeinschaft) schwere Diskriminierungs- und Gewalterfahrungen gemacht hatte. Im Rahmen einer gewalttätigen und lebensbedrohlichen Handlung, die gegen seine Familie und ihn aufgrund ihrer Religionszugehörigkeit ausgeübt wurde, ohne dass staatliche Hilfestellung für die Familie folgte, kam es schließlich zur Flucht. In den Anhörungen beim Bundesamt (BAMF) und auch in der richterlichen Anhörung (nach negativem Bescheid des BAMF) war auffällig, dass der junge Mann nicht sprechen konnte, bei sichtlichem Bemühen. Letztendlich wurde sein Asylantrag abgelehnt. Zu diesem Zeitpunkt wurde der Patient aus einer Jugendhilfeeinrichtung heraus sozialarbeiterisch im PSZ vorgestellt. In diesem Kontakt ergab sich der Verdacht auf eine psychische Erkrankung, sodass zunächst eine fachärztliche, diagnostische Einschätzung im PSZ auch mit dem Ziel der Erstellung einer fachärztlichen Stellungnahme für das Asylverfahren erfolgte. Hierbei wurde eine schwere und komplexe Traumafolgestörung deutlich, die v. a. auf dem Boden schwerer, über Jahre andauernder, sexueller, außerfamiliärer Gewalterfahrungen basierte (mit Zuspitzung in einer umschriebenen Gewaltsituation, bei der der Patient auch erheblich verletzt wurde, die letztendlich zur Flucht führte), und vom Patienten aufgrund einer erheblichen Scham- und Schuldthematik weder bei der Anhörung im Bundesamt noch bei der Befragung vor Gericht benannt werden konnte, v. a. da die dortigen Rahmenbedingungen in erheblichem Maße Aspekte in dem Patienten reaktivierten, die mit den Traumatisierungen verbunden waren. Erstmalig war es somit möglich, das Verhalten des Patienten besser einordnen zu können, neben der psychischen Erkrankung auch psychosoziale Aspekte genauer zu verstehen (u. a. Abbruch der Schule, starke Weglauftendenzen) und der Bearbeitung zugänglich zu machen. Ferner konnte der Patient einer somatischen Diagnostik und Behandlung zugeführt werden, die aufgrund körperlicher, aus den Gewalterfahrungen resultierenden Folgeschäden, die er aus Scham zuvor immer verschwiegen hatte, dringend erforderlich war. Gleichzeitig waren die neuen Erkenntnisse auch relevant für das Asylverfahren.

8.4 Diskussion und Ausblick

Die Arbeit mit geflüchteten Menschen, v. a., wenn diese noch einen unsicheren Aufenthaltsstatus haben, bei gleichzeitig hoher Belastung und/oder psychischer Erkrankung, stellt Behandler:innen sowohl bzgl. der notwendigen Rahmenbedingungen als auch bzgl. der »eigenen Themen« vor eine Herausforderung. Es ist unbedingt erforderlich, dass es bei dieser Arbeit eine enge Zusammenarbeit verschiedener Berufsgruppen gibt. Hier kommt v. a. auch Sozialarbeiter:innen eine wesentliche Funktion zu, da therapeutische Interventionen in eine differenzierte Betrachtung der Lebensrealität der Betroffenen eingebettet sein sollten. Wenn es gelingen kann, diesen Menschen Halt zu geben und Wege zu bahnen, die eine Stabilisierung bewirken und die Integration fördern, sowie diejenigen zu identifizieren, die speziellere Hilfen wie z. B. auch eine traumaorientierte Therapie benötigen, dann ist unsere Erfahrung, dass sich dies positiv auf die eigene persönliche und berufliche Entwicklung auch der Behandler:innen und im Sinne einer Multiplikatorenfunktion auch auf andere »Kllinikmitarbeitende« auswirken kann, aber auch bestehende Strukturen wenn nötig auf konstruktive Art und Weise zu Veränderungen anregen kann. Es wäre wünschenswert, wenn sich die Versorgungslage für geflüchtete Menschen gerade mit unsicherem Aufenthaltsstatus auch in Hinsicht auf Fragestellungen nach qualifizierten, diagnostischen, fachärztlichen Einschätzungen, die v. a. im Asylverfahren eine hohe Bedeutung haben, verbessern würde. Gerne bieten wir hier auch eine Vernetzung für interessierte Kliniken an (psychosomatik@evkb.de).

Literatur

BAfF (Bundesweite Arbeitsgemeinschaft der Psychosozialen Zentren für Flüchtlingen und Folteropfer) (2022) Flucht und Gewalt: Psychosozialer Versorgungsbericht Deutschland 2022. https://www.baff-zentren.org/produkt/flucht-gewalt-psychosozialer-versorgungsbericht-deutschland-2022/, Zugriff am 02.11.2023.

Bisson JI, Roberts NP, Andrew M et al. (2013) Psychological therapies for chronic post-traumatic stress disorder (PTSD) in adults. Cochrane Database of systematic reviews 2013(12): CD003388.

Deutsches Institut für medizinische Dokumentation und Information (DIMDI) im Auftrag des Bundesministeriums für Gesundheit (1999) ICD-10-SGBV, 10. Revision. Stuttgart: Kohlhammer Verlag.

Joksimovic L, Wöller W, Happ M et al. (2011) Gruppentherapeutische Interventionen bei traumatisierten Flüchtlingen. Gruppenpsychother Gruppendynamik 47:192–210.

Morina N, Wicherts JM, Lobbrecht J et al. (2014). Remission from post-traumatic stress disorder in adults: a systematic review and meta-analysis of long-term outcome studies. Clin Psychol Rev 34(3):249–255.

Nesterko Y, Schönenberg K, Glaesmer H (2021) Sexual violence and mental health in male and female refugees newly arrived in Germany. Dtsch Ärztebl Int 118:130–131.

Reddemann L (2021) Psychodynamisch Imaginative Traumatherapie, 11. Aufl. Stuttgart: Klett-Cotta-Verlag.

Wöller W & Joksimovic L (2018). Kultursensibilität in der Behandlung. In: Schellong J, Epple F, Weidner K (Hrsg) Praxisbuch Psychotraumtologie. S 192–194. Stuttgart: Thieme.

Zito, D. & Martin E. (2016) Umgang mit traumatisierten Flüchtlingen: Ein Leitfaden für Fachkräfte und Ehrenamtliche. Weinheim: Beltz Juventa.

Teil IV Spezielle Aspekte der Psychotherapie mit Migranten und Geflüchteten

9 Stabilisierende psychodynamische Traumatherapie für Geflüchtete: Ein Leitfaden für das therapeutische Vorgehen bei PTBS und Somatisierung

Ljiljana Joksimovic

9.1 Einleitung

Neben Not und Verfolgung in den Kriegsgebieten sind Geflüchtete auch auf ihren gefährlichen Fluchtrouten häufig lebensbedrohlichen Situationen und Traumatisierungen ausgesetzt. Die Flucht in die Sicherheit, aus den von Krieg, Umbruch und wirtschaftlichem Zerfall zerrütteten Heimatländern, geht mit großer Hoffnung auf ein besseres und friedliches Leben am Zielort einher. Diese Hoffnung ist meist die entscheidende Kraft bei der Überwindung von zahlreichen Hindernissen auf den Fluchtwegen.

Mit der Ankunft im Zielland sind die Belastungen aber nicht beendet. Die neuen Lebensumstände verlangen enorme Anpassungsleistungen und stellen die ohnehin verunsicherten Menschen (Li et al. 2016), aber auch deren Helfer:innen vor besondere Herausforderungen (Joksimovic et al. 2019). Die Postmigrationsstressoren, wie das Unwissen über das Schicksal der einzelnen Familienmitglieder, die erschwerte Familienzusammenführung, die längeren Aufenthalte in Asylheimen, Unsicherheiten hinsichtlich des Bleiberechts, Sprachbarrieren, soziale und kulturelle Orientierungslosigkeit, Diskriminierungs- und Rassismuserfahrungen, soziale Ausgrenzung und fehlende Partizipation, können sich, genauso wie Stressoren vor und während der Flucht, belastend auf die psychische Gesundheit auswirken (Hynie 2018, Sangalang et al. 2018).

In der psychotherapeutischen und psychosomatischen Versorgung von traumatisierten Flüchtlingen und Asylsuchenden sind daher psychogenetische, kulturspezifische, soziale und historisch-politische Aspekte der psychischen Gesundheit zu beachten. Aspekte wie Religiosität, Spiritualität sowie Weltanschauungen spielen dabei auch eine wichtige Rolle. Posttraumatische Störungen, die durch Völkermord oder Genozide verursacht werden, bei denen eine soziale Gruppe das Ziel geplanter Verfolgung ist, bedürfen darüber hinaus einer besonderen Berücksichtigung dieser Kontextbedingungen (Reddemann 2022). Ob eine Integration der erlebten Traumata und ein würdiges psychisches Weiterleben am Fluchtort möglich wird, hängt bei psychisch kranken traumatisierten Geflüchteten oft davon ab, in welchem Maße sie eine angemessene psychotherapeutische Begleitung erhalten.

Grundsätzlich empfiehlt sich bei traumatisierten Flüchtlingen mit einer stabilisierenden ressourcenorientierten Traumatherapie, die für die spezifische Situation der Geflüchteten und Asylsuchenden adaptiert ist, zu beginnen (Kruse et al. 2009).

Viele psychisch kranke Geflüchtete sind aber mit Hilfesuche in einem Gesundheitssystem, dessen Strukturen, Regeln und Wertesystem sie nicht kennen, regelrecht überfordert. Oft suchen sie Notfallambulanzen auf und nehmen stationäre Behandlung in Anspruch (Pfortmueller et al. 2016, Rukavina 2016) auch beim Vorliegen psychosozial bedingter Erkrankungen. Eine retrospektive Studie zu den gesundheitlichen Problemen von Asylbewerber:innen aus dem Mittleren Osten inkl. Syrien, welche vom 01.11.2011 bis 30.06.2014 die Abteilung für Notfallmedizin der Universitätsklinik Bern in der Schweiz aufgesucht haben, zeigt, dass in hohem Maße psychische Erkrankungen und unspezifische körperliche Symptome die Behandlungsanlässe bei jungen Flüchtlingen waren (Pfortmueller et al. 2016). Die Autorinnen weisen auf die Notwendigkeit hin, dass die behandelnden Ärzt:innen für die höhere Inzidenz von ungeklärten körperlichen Symptomen bei dieser Population sensibilisiert werden müssen.

Aber auch Psychotherapeut:innen müssen für häufige Komorbidität zwischen Traumafolgestörungen und organisch ungeklärten körperlichen Symptomen sensibilisiert werden.

Im Rahmen einer kontrollierten Studie untersuchten Kruse et al. (2009) bei mehrfach und kumulativ traumatisierten bosnischen Kriegsflüchtlingen mit einer posttraumatischen Belastungsstörung und Somatisierungsstörung die Effekte einer psychodynamisch orientierten Psychotherapie im Einzelsetting nach dem Konzept der psychodynamisch-imaginativen Psychotherapie (Reddemann 2004). Nach einer 25-stündigen stabilisierenden muttersprachlichen Einzelpsychotherapie zeigten die Patient:innen der aktiven Behandlungsgruppe eine signifikante Reduktion der PTBS-Symptomatik und der beklagten körperlichen Beschwerden. Die Symptomatik in der Kontrollgruppe blieb unverändert. Die hohen Effektstärken über $d = 1$ in der Interventionsgruppe weisen auf die hohe Wirksamkeit der Intervention hin, auch bei Patient:innen mit ungesichertem Aufenthaltsstatus, wenngleich die Studie einige Limitationen aufweist (z.B. fehlende Randomisierung). In der Praxis machen die unsichere psychosoziale Situation und Lebensumstände der Geflüchteten oft ein länger dauerndes, stabilisierendes Vorgehen notwendig.

Im Folgenden wird der Leitfaden für die in dieser Studie angewandte und in Anlehnung an das Konzept der psychodynamisch-imaginativen Psychotherapie (Reddemann 2004) adaptierte stabilisierende psychodynamische Traumatherapie für Geflüchtete mit PTBS und Somatisierung dargestellt (Joksimovic & Kruse 2017, Kruse et al. 2009). Eine wesentliche Voraussetzung für die Anwendung dieses Therapieleitfadens stellen die verlängerte, psychodynamisch orientierte Diagnostik und Indikationsstellung dar. Sie umfassen, je nach Patient:in, drei bis zu fünf Gespräche zur Erhebung einer ausführlichen Anamnese zu Beschwerden, Vorerkrankungen, Biografie und aktuellen Lebensbedingungen und, soweit es möglich ist, traumatisierenden Ereignissen.

9.2 Grundlagen der stabilisierenden psychodynamischen Traumatherapie für Flüchtlinge

Die allgemeinen Therapieprinzipien leiten sich aus den Charakteristika beider Störungen ab und beinhalten die Einbindung psychoedukativer Elemente sowie das Verständnis für das spezifische Klageverhalten und die spezifische Beziehungsgestaltung der Patienten mit Traumafolgestörungen und komorbider Somatisierung (Albus et al. 2010, Reddemann et al. 2010). Weitere Therapieprinzipien leiten sich aus den Erkenntnissen der klinischen interkulturellen Psychotherapie (Erim 2009), aus der besonderen Lebenssituation der Geflüchteten (Birck 2002, Bierwirth et al. 2011) und den Anforderungen der diversitätsbewussten Psychotherapie ab (Van Keuk et al. 2011). Sie beinhalten die Sensibilität für:

- spezifische Kommunikationsmerkmale in unterschiedlichen Ländern
- die unterschiedlichen Tabus, Geschlechterrollen, Rituale und Religionen
- den unterschiedlichen Umgang mit Autoritäten und Regeln
- die reale Unsicherheit hinsichtlich des Aufenthaltes

9.3 Inhalte und Interventionen

Die stabilisierende psychodynamische traumatherapeutische Intervention für Geflüchtete beinhaltet folgende Elemente:

- Aufbau der therapeutischen Beziehung
- Reduktion des Stressniveaus
- Psychoedukation
- biografisch orientierte traumaspezifische Arbeit an den kognitiven Inhalten
- Kurzformen von Entspannungsverfahren
- Affektregulation und stabilisierende Übungen
- selbstfürsorgende Verantwortungsübernahme
- sozialtherapeutische Unterstützung

Idealerweise sind diese Inhalte als mehr oder weniger aufeinanderfolgende Phasen durchzuführen. Allerdings hat es sich in der Praxis in einzelnen Fällen als sinnvoll erwiesen, z. B. mit der sozialen Unterstützung zu beginnen, um die Arbeit an anderen Inhalten überhaupt möglich zu machen (Birck 2002).

Die Interventionen erfolgen im transkulturellen Setting und sind an die Belastungen im Exil angepasst. Sie werden im Folgenden dargestellt.

9.3.1 Aufbau der therapeutischen Beziehung

Traumatisierte Geflüchtete wenden sich zwar an Psychotherapeut:innen, in der Hoffnung, dass ihnen geholfen werden kann. Sie bringen aber das Vertrauen in die therapeutische Beziehung und die therapeutische Methode i. d. R. nicht von sich aus mit (Douma 2013). Die Hoffnung basiert also nicht per se auf dem Vertrauen zu Therapeut:innen und auf der Überzeugung über die Wirkung der psychotherapeutischen Methode als solche, sondern vielmehr auf dem dringenden Wunsch, dass Leiden und Schrecken aufhören sollen. Die Unkenntnis über die psychotherapeutische Methode, Fremdheitserlebnisse im Gesundheitssystem, Ausgrenzungs- und Ausschlusserfahrungen im Aufnahmeland durch juristische Barrieren, Beschämungs- und Diskriminierungserlebnisse sowie Verlust von Würde, können den Aufbau der vertrauensvollen therapeutischen Beziehung erschweren (Douma 2013), der in maximalem Kontrast zur traumatisierenden Situation gestaltet werden muss (Wöller 2013). Auf Basis der Forschungsergebnisse zur zentralen Rolle der therapeutischen Arbeitsbeziehung für den Behandlungserfolg (Morgen et al. 1982, Ackerman & Hilsenroth 2003, Norcross 2011) und der klinischen Erfahrungen in der Arbeit mit Menschen aus Krisengebieten (Joksimovic et al. 2015), stehen folgende Elemente der Förderung der Arbeitsbeziehung im Zentrum:

- Vermittlung von Hoffnung
- Vermittlung von Sicherheit und Akzeptanz
- Aufgreifen von Skepsis und Ängsten der Patienten
- Förderung der kooperativen Arzt-Patienten-Beziehung

Vermittlung von Hoffnung

Das Leben im Exilland bedeutet auch die Enttäuschung von großen Hoffnungen. Nicht selten müssen sich Geflüchtete anhören: »Ich kann/darf/will Ihnen keine (falsche) Hoffnung machen«. Notwendig sind aber Interventionen, die den Geflüchteten das Gefühl vermitteln, dass ihnen geholfen wird. Das Gefühl des Patienten, dass ihm geholfen werden kann, ist ja im Allgemeinen positiv mit dem Therapieergebnis verbunden (Morgen et al. 1982). Dabei geht es nicht darum, den Geflüchteten als Patient:innen unrealistische Versprechungen und Hoffnungen zu machen. Es ist aber wichtig, zu versichern, dass wir sie mit ihren Problemen nicht allein lassen und dass sie stets Hoffnung auf Besserung haben dürfen.

P. Ich denke oft, dass mir keiner helfen kann und dass alles sinnlos ist.
T. Wann denken Sie so?
P. Jetzt gerade, oder gestern, habe ich wieder den ganzen Tag starke Kopfschmerzen gehabt, die Nacht nicht geschlafen. Gestern sind wieder Menschen in meiner Heimatstadt umgebracht worden. Wenn ich das höre, will ich nicht mehr leben.

T. Ich kann verstehen, dass nachdem Sie Nachrichten aus Ihrer Heimat bekommen haben, Sie so mutlos geworden sind. Ich möchte Ihnen dennoch Mut machen, die Behandlung fortzusetzen. Ich kann Ihnen versichern, dass ich Ihnen mit meiner Hilfe (weiter) zur Verfügung stehe.
P. Danke, das ist schön zu hören. Wissen Sie, ich höre oft: »Ich kann Ihnen nicht helfen«.
T. Wie ist das für Sie?
P. Das macht mich kaputt.

Vermittlung von Sicherheit und Akzeptanz

Traumatisierte Geflüchtete haben mehrfach die Erfahrungen der Grenzüberschreitung und des Ausgeliefertseins erlebt. Daher kommt der Wahrung der Autonomie und Kontrolle in der Therapie durch Transparenz und Ernstnehmen der Patient:innen eine große Rolle zu, ebenso wie dem Bedürfnis nach Sicherheit und Orientierung (Wöller 2013). Interventionen hierzu beinhalten die wertschätzende Spiegelung der aktuellen Unsicherheit der Patient:innen.

T. Mir ist aufgefallen, dass Sie immer wieder die meiste Zeit über Ihre Sorgen um Ihr Asylverfahren berichten.
P. Ja, es tut mir leid, manchmal schäme ich mich dafür, aber das ist einfach mein größtes Problem.
T. Ich finde es sehr gut, dass Sie hier über das reden, was Sie belastet.
P. Und ich denke immer, dass das keiner mehr hören kann.
T. Doch, ich kann es hören. Ich frage mich aber, ob es auch andere Belastungen aus Ihrem Alltag gibt, über welche Sie gerne reden würden und weil Sie denken, dass das keiner hören will, es nicht tun?
P. Ja, viele.
T. Ich versichere Ihnen, dass ich darüber mehr erfahren möchte und lade Sie ein, darüber zu berichten.

Aufgreifen von Skepsis und Ängsten der Patienten

Die Skepsis und Ängste der Patient:innen hinsichtlich der Therapie sollen angesprochen werden und als berechtigte Sorgen validiert werden.

P. Ich frage mich schon manchmal, wie diese Gespräche mir helfen sollen. Das verstehe ich nicht so richtig.
T. Ich kann es Ihnen gerne erklären. Bevor ich es tue, möchte ich Sie fragen, wie das für Sie ist, dass Sie es nicht verstehen.
P. Das macht mir große Angst, dass es nicht besser wird.

Förderung einer kooperativen Zusammenarbeit

Die Förderung der kooperativen Beziehung stellt eine der größten Herausforderungen in der psychotherapeutischen Arbeit mit Flüchtlingen dar. Die Gründe hierfür sind vielfältig, v. a. sind die Erfahrungen im Zusammenhang mit der erlebten Fremdbestimmung, Ohnmachtserfahrungen, Einschränkungen in der Freiheit, Entwicklungs- und Bewegungsmöglichkeiten in den Bereichen wie Beruf, Wohnen, Ausbildung etc. durch Dritte zu beachten (Birck 2002). Dennoch sind Geflüchtete als Patient:innen manchmal fast einem reflexartigen, unterschwelligen Vorwurf, dass sie ausschließlich an »unseren« sozialen Leistungen und nicht an »unseren« Therapien interessiert seien, ausgesetzt. Es wird davon ausgegangen, dass sie eher eine autoritäre, passiv-versorgende Beziehung zu dem Experten bevorzugen. Die derart anmutende Einstellung ist aber vor dem Hintergrund früherer und aktuell erlebter gesellschaftlicher Erfahrung von Nichtteilhabe und fehlender Mitbestimmung zu verstehen. Daher stellt die frühe und explizite Unterstützung der Eigenverantwortlichkeit und Kooperation in der Patient:in-Therapeut:innen-Beziehung eine wichtige Voraussetzung für ein gutes Arbeitsbündnis dar. In erster Linie gehört zur Förderung einer vertrauensvollen Zusammenarbeit die Klärung der Therapieziele, die den traumatisierten Patient:innen hilft, sich zu orientieren und ihre Therapiefortschritte immer wieder zu überprüfen. In Bezug auf die Förderung der aktiven Zusammenarbeit und der Übernahme von Verantwortung in der Therapie ist es besonders hilfreich, sich vor Augen zu führen, dass in der Arbeit mit Geflüchteten ein Therapeut mit einem Patienten zu tun hat, welcher sich in einer gänzlich anderen Lebenslage befindet, als der Therapeut selbst. Allein diese Asymmetrie kann mit Gefühlen von Scham, Ohnmacht, Fremdheit und Angst einhergehen und ein Hemmnis für eine Mitwirkung »auf gleicher Augenhöhe« in der Therapie darstellen. Bedingt durch diese Asymmetrie können auch bei Therapeuten Scham- und Schuldgefühle entstehen, sowie Vermeidung von Konfrontation, was wiederum der Förderung der partnerschaftlichen Arbeit im Wege steht. Partnerschaftliche Arbeit setzt auf der Seite der Therapeuten Flexibilität, Authentizität, Ehrlichkeit, respektvolles Auftreten, Vertrauenswürdigkeit und Offenheit voraus. Unter lähmenden negativen Gefühlen können sie abhandenkommen und in Rigidität, Angst, Misstrauen, Erschöpfung, Vorwurfshaltung etc. umschlagen.

T. Können Sie sich vorstellen, wenn Sie das Gefühl haben, dass ihre Betreuerin Sie nicht genug unterstützt, es ihr zu sagen?
P. Nein, das kann ich nicht. Könnten Sie mit ihr sprechen?
T. Was macht es für Sie so schwierig, es ihr zu sagen?
P. Na ja, ehrlich gesagt, ich habe Angst, dass sich das gegen mich richtet.
T. Und wie?
P. Keine Ahnung, so denke ich.
T. Und ich denke, dass es für Sie gut wäre, wenn Sie probieren, Ihre Unzufriedenheit anzusprechen. Ich könnte Sie dabei unterstützen und das mit Ihnen üben. Was sagen Sie dazu?
P. Oh, ok. Und wie?
T. Das kann ich Ihnen erklären.

9.3.2 Reduktion des Stressniveaus

Stressreduktion ist ein übergeordnetes Ziel in der Therapie mit Flüchtlingen mit posttraumatischer Belastungsstörung und Somatisierung und hat Vorrang vor jeder sonstigen therapeutischen Arbeit. Ziel ist es, das psychophysiologische Hyperarousal im psychotherapeutischen sowie im Kontext alltäglicher Belastungssituationen zu reduzieren und alternative Lösungsmöglichkeiten, sowohl für Trigger in der Therapie als auch für Alltagstrigger, zu erarbeiten. Auch der Kontakt mit dem Therapeuten kann als bedrohliche stressinduzierende Situation erlebt werden. Viele verhalten sich schon im Warteraum oder während der Therapie so, dass der Eindruck entsteht, sie möchten am liebsten gleich wieder gehen, z. B. setzen sie sich nur auf die Vorderkante des Stuhls, ziehen nicht ihre Jacke aus, legen die Tasche auf die zitternden Knie, reichen, bevor sie sich hinsetzen, Briefumschläge mit Dokumenten ein, die zu sichten sind, bringen Familienangehörige oder andere Begleiter:innen mit. Es ist wichtig, die Patient:innen nicht zusätzlich durch stresssteigernde Interventionen zu belasten. Dies ist nicht immer so einfach, weil gerade die Verhaltensweisen von durch Angst und Dauerstress gequälten Patient:innen bei Therapeuten durchaus auch negative Gegenübertragungsreaktionen hervorrufen können. Folgende stresssteigernde Interventionen können die Folge sein: Unpräzise und ungeduldige Deutungen der Stressreaktionen als Übertreibung oder Zeichen eines »sekundären Krankheitsgewinns«, unnötiges Erfragen von traumatischem Material, harte Konfrontation mit realen Unsicherheiten, langes Schweigen etc. Erschwerend kommt hinzu, dass aufgrund von unsicheren und belastenden Lebensbedingungen und soziokulturellen Prägungen bei Flüchtlingen Therapien ohnehin durch häufige Krisen, diffuse Symptombelastungen, starke Gefühlsreaktionen und starke Beschäftigung mit Zukunftsangst und Leid gekennzeichnet sind.

Folgende stresslindernde Interventionen sind hilfreich, wie Verständnis dafür, dass der oder die Patient:in:

- sich auf das Äußerste belastet fühlt,
- mit allen ihr/ihm zur Verfügung stehenden Mitteln auf ihre/seine Belastung und auf das, was ihr/ihm angetan wurde, hinweisen muss (z. B. mit leidender Körperhaltung) sowie
- Verständnis für die Befürchtung von Patient:innen, dass sie eine bestimmte Situation nicht alleine meistern können und sich aktive Hilfe von Psychotherapeut:innen wünschen.

Das schließt in keiner Weise die dringende Forderung und Förderung einer aktiven Mitarbeit der Patient:innen an der Stressreduktion aus. Es ist aber ein mitfühlendes, nicht urteilendes und geduldiges Vermitteln der Techniken zur Stressreduktion, wie z. B. gezielte Lenkung von Aufmerksamkeit notwendig.

> P. Ich schlafe seit Tagen nicht mehr. Mein Magen zittert. Sehen Sie nur, wie schlecht es mir geht, ich kann mich nicht beruhigen, ich war gestern wieder im Krankenhaus, in der Nacht. Sie haben mir gesagt, ich soll zum Hausarzt

gehen. Er tut aber auch nichts. So ist es jeden Tag, jeden Tag. Ich halte es nicht mehr aus.
T. Was genau halten Sie nicht mehr aus?
P. Ah, das ist alles so schwer, weiß ich nicht, alles ist einfach zu schwer für mich.
T. Ich habe gleich als sie reinkamen, gedacht, dass sie etwas sehr beunruhigt hat.
P. Sie sind die Einzige, die das sieht, aber Sie können auch nichts für meinen kaputten Körper tun. Können Sie mich bitte zu einem weiteren Spezialisten schicken.
T. Wenn wir gemeinsam feststellen, dass es Sinn macht, dass ich Sie in diesem Wunsch unterstütze, werde ich es tun, vorher möchte ich das gerne mit Ihnen gemeinsam klären.
P. Wie meinen Sie das? Ich habe es nicht richtig verstanden. Wie können Sie helfen?
T. Ich könnte z. B. mit Ihrem Hausarzt darüber sprechen, aber …
P. Haben Sie seine Nummer? Mein Sohn kann sie Ihnen geben. Soll ich meinen Sohn reinholen, damit er Ihnen die Nummer vom Arzt gibt? (Pat. steht auf)
T. Ich merke, wie wichtig es für Sie ist, dass ich Sie aktiv unterstütze. Sie sollen aber bitte Ihren Sohn nicht reinholen. Wenn wir feststellen, dass es notwendig ist, dass ich mit Ihrem Hausarzt spreche, können Sie mir die Nummer gerne geben.
T. Wo Sie so stehen, täte es Ihnen gut, sich im Raum zu bewegen? Prüfen Sie das ruhig.
P. (Pat. setzt sich schnell wieder hin)
T. Ich habe den Eindruck, dass Sie jetzt noch mehr aufgewühlt sind. Dass mit der Bewegung habe ich ernst gemeint, das kann helfen sich zu beruhigen.
P. Das stimmt. Ich kann aber jetzt nichts dafür, mir geht es einfach schlecht.
T. Versuchen Sie bitte, mit meiner Hilfe die Aufmerksamkeit auf den Tag, bevor Sie aufgrund von Schmerzen und Atembeschwerden zum Arzt gingen, zu lenken. Was war das für ein Tag? Was haben Sie an dem Tag gemacht?
P. Das weiß ich gar nicht mehr.
T. Kann ich verstehen, so schnell könnte ich ja auch nicht sagen, was ich vor zwei oder drei Tagen gemacht habe …
P. Das glaube ich nicht, Sie könnten das bestimmt, aber ich kann es überlegen …
T. Das ist gut. Wissen Sie, was das für ein Wochentag war?
P. Beim Arzt war ich am Montag. Dann muss das der Sonntag gewesen sein. Sie möchten wissen, was ich am Sonntag gemacht habe?
T. Genau das.
P. Wir haben wie immer Besuch gehabt und haben wieder über alle diese Kriegsthemen gesprochen.

Es bleibt wichtig, den Patient:innen, die zu starken Stressreaktionen neigen, zu vermitteln, wie wichtig es ist, die Stressoren zu identifizieren und zu kennen, um selbstfürsorglicher handeln zu können.

9.3.3 Psychoedukation

Psychoedukation ist im psychodynamischen Umgang sowohl mit der Posttraumatischen Belastungsstörung (Reddemann 2005) als auch mit der Somatisierungsstörung (Henningsen 2002) hilfreich. Ebenso im transkulturellen Kontext bewährt sich das psychoedukative Vorgehen (Ottomeyer 2011). Patient:inneninformationen sollen zu folgenden Themen aufklären: Was ist ein Trauma? Welche gesundheitlichen körperlichen und seelischen Folgen können durch Traumata entstehen? Welche Faktoren führen zur Verschlechterung und zu Chronifizierung und wie kann Psychotherapie helfen? In einem für die Patient:innen fremden System sind Psychotherapeut:innen noch mehr verpflichtet, psychotherapeutische Vorgehensweisen und Empfehlungen zu erklären. Hierbei hilft es, sprachliche Metaphern und Beispiele aus der bisherigen bzw. aktuellen Lebensrealität der Patienten zu nutzen oder Bildmaterial zu entwickeln. Die Psychoedukation beinhaltet das Element der beruhigenden Aufklärung (Ottomeyer 2011). Allein durch die Anerkennung, dass der oder die Patient:in traumatisierenden Situationen ausgesetzt war und dies Folgen für seine bzw. ihre Gesundheit hat, erfolgt oft eine Beruhigung. Dies kann für Menschen, denen ihre Verfolgung, traumatisierenden Erlebnisse oder erlittene Folter im Asylverfahren nicht geglaubt werden, eine wichtige entlastende Bedeutung haben.

T. Ich habe den Eindruck, dass es Sie beruhigt, dass ich wahrnehme, dass es Ihnen sehr schlecht geht.
P. Ja, klar. Das ist normal.
T. Ich kann verstehen, dass die weiterführenden Untersuchungen in Ihren Augen extrem wichtig sind.
P. Ja, sehr wichtig.
T. Ich muss aber auch sagen, dass ich da anderer Meinung bin. Wenn Sie möchten, kann ich Ihnen aus meiner fachlichen Sicht begründen, warum ich denke, dass diese Untersuchung zum jetzigen Zeitpunkt nicht notwendig ist.
P. Weiß ich nicht.
T. Denken Sie, dass ich Ihnen am besten helfe, wenn ich Ihre Meinung diesbezüglich teile?
P. Irgendwo schon.
T. Ich kann es Ihnen auch das nächste Mal erklären. Sie wirken auf mich immer noch sehr angespannt.
P. (weint) Bin ich auch.
T. Und was macht Sie jetzt traurig?
P. Dass ich im Kopf auch weiß, dass all diese Beschwerden von meiner Psyche aus kommen, aber trotzdem Angst habe, dass etwas mit meinem Körper nicht in Ordnung ist.

9.3.4 Arbeiten an kognitiven Inhalten

Arbeit an kognitiven Verzerrungen ist unerlässlich. »Kognitive Arbeit hat für den traumatisierten Patienten den Vorteil, dass er mehr Kontrolle hat. Das schließt eine psychodynamische Sichtweise nicht aus.« (Reddemann 2005) Zusätzlich zu der traumaspezifischen Arbeit an den Kognitionen soll bei Flüchtlingen milieu-, biografie- und kulturspezifisch vorgegangen werden. Dabei können gesundheitsrelevante, kulturell bedingte Überzeugungen (z. B. dass eine erlebte Vergewaltigung Schande für die gesamte Familie bringe etc.) oder für viele politisch verfolgte Menschen die spezifische Überzeugung (z. B. Wiederherstellung der Gesundheit ist ausschließlich durch Recht und Gerechtigkeit möglich) eine besonders wichtige Rolle spielen.

P. Ich bin für alle nur ein Problem. Für meine Familie bin ich eine Schande.
T. Sie halten sich aufgrund dessen, was Ihnen andere Menschen angetan haben für wenig wertvoll?!
P. Ja.
T. Und gehen davon aus, dass Sie dadurch eine Schande für Ihre Familie sind.
P. Ja.
T. Derartige Gedanken nennen wir in der Psychotherapie »negative Überzeugungen«.
P. Ja, so denke ich. Das ist so.
T. Diese negativen Gedanken über uns selbst tun uns nicht gut.
P. Was soll ich machen?
T. Sie können dem einiges entgegensetzen. Möchten Sie, dass wir uns das jetzt anschauen?
P. Ja, klar. Ich will mir auch helfen.

9.3.5 Kurzformen von Entspannungsverfahren

Adaptierte Kurzformen von Entspannungsverfahren wie die Progressive Muskelrelaxation nach Jacobson lassen sich gut in die Therapie integrieren und geben den Patient:innen ein Gefühl verstärkter Selbstwirksamkeit.

9.3.6 Affektregulation und stabilisierende Übungen

Traumatisierte Geflüchtete werden oft von negativen Affekten überflutet. Quälende traumaassoziierte diffuse Affektzustände und starke negative Gefühle im Zusammenhang mit aktuellen Belastungen können das Erleben prägen. Einige Patient:innen schildern ihre Emotionen von Angst, Ärger, Traurigkeit etc. und lassen ihre Belastung deutlich erkennen. Andere berichten vermeidend, ohne innere Beteiligung, neigen eher zu Untertreibung in der Darstellung von Affekten und berichten zunehmend von körperlichen Beschwerden. Neben der Vermittlung von Techniken der Stabilisierung und der Affektregulation gilt es auch, der Affektdifferenzierung besondere Aufmerksamkeit zu schenken, d. h. einer Klärung des Vergangenheits-

und Gegenwartsanteils an der aktuellen Affektüberflutung. Bei traumatisierten Flüchtlingen durchdringen Emotionen der Vergangenheit und intrusive Erinnerungen an traumatische Situationen die Reaktionen auf aktuelle Belastungen. Bei Flüchtlingen, die in psychosozialer Unsicherheit leben müssen, kann die Klärung alleine nicht immer eine genügende Distanzierung schaffen, sie ermöglicht aber Therapeut:innen und Patient:innen, präziser geeignete stabilisierende Übungen auszusuchen und zu vermitteln. Bei der Affektüberflutung, welche überwiegend mit den Erinnerungen an traumatische Situationen während des Krieges und der Flucht zu tun haben, hat sich in unseren Therapien die imaginative Technik des »Wegpackens«, auch »Container-Technik« oder »Übung des inneren Tresors« genannt, als extrem nützlich bewährt (Reddemann 2004, Wöller 2013). Bereits bei der Einladung an Patient:innen, sich einen verschließbaren Behälter, eine abschließbare Kiste oder einen Tresor vorzustellen und die angst- und schreckerregenden Bilder, Gedanken etc. hineinzupacken und zu verschließen, tauchten ganz spontan oft positive »Gegenbilder« auf. So wurde es vielen Patient:innen möglich, neben dem Tresor für schreckerregendes Material auch einen Tresor oder Behälter für Schätze, auch in der Therapie erarbeiteten Schätze, zu entwickeln. Diese Schätze wurden in den imaginierten Lieblingsmetalldosen aus der Kindheit, in welchen beispielsweise bunte Papierservietten oder Murmeln aufbewahrt wurden, gesammelt. Die Patient:innen erhalten so Zugang zu den Ressourcen ihrer Kindheit, indem sie anhand der kleinen Geschichten die schönen, wenn auch teilweise idealisierten Kindheitserinnerungen aktualisieren.

Die Patient:innen werden in belastenden Situationen wie z. B. bei drohender Abschiebung, von Affekten überflutet, sei es, dass ihre traumatischen Erlebnisse getriggert werden, sei es, dass sie retraumatisiert werden. In diesen Situationen erwiesen sich in der Praxis die Übungen der inneren Helfer als hilfreich. Erfahrungsgemäß können sich Flüchtlingspatienten bereits bei der Annahme einer unfreiwilligen Rückkehr so bedroht fühlen, dass es zu Reizüberflutungen in Form von Angst-, Panik- und diffusen Unruhezuständen, lebensmüden Gedanken oder komplexen körperlichen Reaktionen kommt. Die damit verbundenen Zukunftssorgen um sich und eigene Kinder lassen sich nur schwer »wegpacken«. Die affektive Regulation scheitert hier laut Angaben der Patient:innen häufig daran, dass der Tresor nicht ausreichend groß ist, die Tür immer wieder aufgeht oder im Tresor bereits andere Belastungen vorzufinden sind, die bedrohliche Formen annehmen. Diese Übung kann Patient:innen noch mehr an ihre Belastungsgrenzen bringen. Dagegen lassen sich diese emotionalen Überflutungen im Bezug z.B. auf drohende Abschiebung mit der Übung »der inneren und weisen Helfern« gut auffangen. Oft berichten Patient:innen von weisen Entscheidungen und weisen inneren Stimmen, so etwas wie einem guten Bauchgefühl, das sie in lebensbedrohlichen Situationen gerettet hat. Sie können diese Ressource nutzbringend imaginativ ausbauen und darauf zurückgreifen.

9.3.7 Selbstfürsorgende Verantwortungsübernahme

Da das Trauma bis in den Körper hineingreift, sind kultur- und traumasensible Maßnahmen der Gesundheitsförderung im Sinne einer selbstfürsorgenden Verantwortungsübernahme – z. B. beim Vorliegen von körperlichen Erkrankungen (z. B. chronische Schmerzen, Asthma, Diabetes, Erkrankungen des Bewegungsapparats) und schädigenden Verhaltensweisen wie Rauchen, vermehrtem Alkoholkonsum etc. – ein wichtiger Teil der stabilisierenden Traumatherapie. Das Ziel der ausreichenden körperlichen Stabilisierung ist es, dass Patient:innen die traumakonfrontative Phase der Therapie ohne allzu große Belastung oder gar psychosomatische Dekompensation durchführen können.

9.3.8 Sozialtherapeutische Unterstützung

Aufgrund von ausgeprägten sozialen Problemen (z. B. negative Entscheidungen über Familienzusammenführungen, Probleme mit der Unterbringung, kein Zugang zur Ausbildung etc.) kann eine umfassende sozialarbeiterische und sozialtherapeutische Unterstützung der Geflüchteten notwendig werden. Die Sicherung der basalen Bedürfnisse, Schaffung basaler sozialer Sicherheit, die soziale Integration in Deutschland, verbunden mit Klärung der Wohnverhältnisse und Arbeitsmöglichkeiten, stehen häufig im Vordergrund. Psychische Störungen können Barrieren der Integration darstellen. Therapeuten betätigen sich immer wieder als Sozialarbeiter oder Rechtsberater, sehen sich sogar manchmal verpflichtet, bei Behörden zu intervenieren. Die psychotherapeutische Arbeit mit den traumatisierten Flüchtlingen droht so in eine seltsame Dynamik abzurutschen und von den Modellen einer Traumatherapie abzuweichen (Ottomeyer 2011). Wer als Psychotherapeut:in mit Flüchtlingen arbeitet kennt das, muss stets an der Begrenzung dieser Dynamik arbeiten. Um dieser Problematik zu begegnen, erweist es sich als hilfreich, die psychotherapeutische Arbeit in eine multimodale, multiprofessionelle Therapie zu integrieren unter Einbezug der sozialarbeiterischen Betreuung. Die Therapeuten sollten aber in der Lage sein, zu differenzieren, ob diese sozialen Belastungen, durch Patient:innen selbst beeinflussbar sind.

9.4 Weitere stabilisierende Formen der Traumatherapie mit Flüchtlingen

Auch wenn im Rahmen einer stabilisierenden Einzeltherapie die PTBS-Symptomatik reduziert auftreten kann (Kruse et al. 2009), sind zahlreiche traumatisierte Geflüchtete durch Alltagsaufgaben wie z. B. den Umgang mit Behörden, Kontakte mit der Schule und Lehrern, zwischenmenschliche Konflikte, familiäre Problemsituationen etc. trotz der Symptombesserung überfordert und können diese kaum bewältigen. Das macht oft jahrelang eine intensive sozialarbeiterische Betreuung und Begleitung in vielen Lebensbereichen notwendig. Nach der Symptomreduktion infolge der Stabilisierungsphase der Traumatherapie, ist ein nahtloses traumakonfrontatives Verfahren daher nicht bei allen Flüchtlingen angezeigt. Gründe hierfür können eine unsichere psychosoziale Situation, schwere körperliche Krankheiten, schwere familiär bedingte Belastungen aber auch schwere Defizite im interpersonellen Bereich sein. Die interpersonelle Seite traumabedingter psychischer Störungen bei Flüchtlingen bleibt in bisherigen Therapiekonzepten oft unzureichend berücksichtigt (Joksimovic et al. 2011). Die Betroffenen können sich dadurch den Anforderungen der Aufnahmegesellschaft und der Integration nicht ausreichend stellen.

Der gruppentherapeutische Ansatz bietet eine Möglichkeit, die interpersonelle Kompetenz und die Bewältigungskompetenz für schwierige soziale Situationen zu stärken und die soziale Isolierung zu reduzieren. Traumatisierte und politisch verfolgte Geflüchtete zeigen sich aber gegenüber einer Gruppenpsychotherapie häufig äußerst kritisch und misstrauisch. Wir beobachteten, dass als Ergebnis unserer stabilisierenden Kurzzeittherapie ein funktionierendes, sicheres, wechselseitiges Arbeitsbündnis entstand. Dies bedeutet, dass viele Patient:innen motiviert waren, ihre durch Traumata entstandenen interpersonellen Schwierigkeiten in der Gruppe zu bearbeiten. Hierzu wurde ein Stufenmodell der psychodynamisch orientierten Gruppenpsychotherapie für Geflüchtete entwickelt (Joksimovic et al. 2011), das durch eine Stärkung interaktioneller Fähigkeiten insbesondere auf Integration und Inklusion in die neue Gesellschaft abzielt. Die Kombination einer möglichst kurzen stabilisierenden Behandlung im Einzelsetting und einer nachfolgenden längerfristigen stabilisierenden Gruppenpsychotherapie ist die Besonderheit der Stabilisierungsphase im »Düsseldorfer Modell« (Joksimovic et al. 2011, Joksimovic 2010, Joksimovic et al. 2014).

Dieses Modell wurde bisher in der Arbeit der transkulturellen Ambulanz der Klinik für Psychosomatische Medizin und Psychotherapie in Düsseldorf mit schwer traumatisierten Flüchtlingsfrauen aus dem Kosovo, an ehemaligen Lagerinsassen aus Bosnien, an Folteropfern aus verschiedenen Ländern und Kontinenten, an komplex traumatisierten Frauen aus Tschetschenien sowie bei Migrant:innen mit Erfahrungen massiver intrafamiliärer Gewalt angewandt (Joksimovic et al. 2011, Joksimovic et al. 2014). Spezifische stabilisierende, resilienzbasierte, kunsttherapeutische Einzel- und Gruppentherapieangebote können je nach Indikation ein ergänzendes stabilisierendes Angebot darstellen (Heriniaina 2010).

Begleitend ist in der stabilisierenden Arbeit mit Flüchtlingen oftmals eine psychopharmakologische Behandlung von Traumafolgestörungen und der damit verbundenen Komorbiditäten und Krisensituationen erforderlich. Dieses erfordert eine spezifische Beratung, da Menschen mit PTBS dazu neigen, die Wirkung von Medikamenten verzerrt wahrzunehmen (Laddis 2011, Levine & Orabona 2007). Auch in der pharmakologischen Behandlung ist eine »Diversity« bzw. transkulturelle Kompetenz im klinischen Arbeitsfeld notwendig.

Die traumakonfrontative psychotherapeutische Behandlung kann im Anschluss an eine gelungene Stabilisierungsphase erfolgen (Reddemann 2004). Auch unserer

Erfahrung nach verläuft die Traumakonfrontation bei Flüchtlingen wesentlich schonender, wenn Patient:innen im Vorfeld nachhaltig stabilisiert wurden.

Die psychotherapeutische Arbeit mit Flüchtlingen kann das traumatische Geschehen und das mit der Flucht verbundene Lebensschicksal dieser Menschen nicht ungeschehen machen. Sie nimmt auch keinen direkten Einfluss auf die gesellschaftlichen Rahmenbedingungen, die eine Integration fördern oder erschweren können. Sie kann die Geflüchtete dabei unterstützen, Wege zu finden, unter diesen Bedingungen ein würdevolles Leben zu führen, das weniger vom Vergangenen beherrscht wird, sondern Möglichkeiten für die Gestaltung der Zukunft eröffnet.

Literatur

Ackerman SJ & Hilsenroth MJ. (2003) A review of therapist characteristics and techniques positively impacting the therapeutic alliance. Clinical Psychology Review 23(1):1–33.

Albus C, Kruse J, Wöller W (2010) »Hätte ich die Beschwerden nicht, wäre alles gut«. Patienten mit somatoformen Störungen. In: Wöller W, Kruse J. (Hrsg.): Tiefenpsychologisch fundierte Psychotherapie. Basisbuch und Praxisleitfaden. 3. Aufl. Stuttgart: Schattauer.

Bierwirth J (2011) Psychotherapie mit traumatisierten Flüchtlingen. In: van Keuk E, Ghaderi C, Joksimovic L, David D. (Hrsg.): Diversity Transkulturelle Kompetenz in klinischen und sozialen Arbeitsfeldern. S. 281–287. Stuttgart: Kohlhammer Verlag.

Birck A (2002) Psychotherapie mit traumatisierten Flüchtlingen. Psychotraumatologie 3(4):42.

Douma M (2013) Therapeutic Alliance with Traumatized Refugees and Asylum Seekers in relation to Treatment Change. 2013 Open Access http://dspace.library.uu.nl/bitstream/hand le/1874/292162/Thesis%20Marianna%20Douma.pdf?sequence=2.

Erim Y (2009) Klinische Interkulturelle Psychotherapie. Ein Lehr- und Praxisbuch. Stuttgart: Kohlhammer Verlag.

Haasen C, Demiralay C & Reimer J (2008) Acculturation and mental distress among Russian an Iranian migrants in Germany. European Psychiatry 23:10–13.

Henningsen P & Hartkamp N (2002) Somatoforme Störungen: Leitlinien und Quellentexte (Leitlinien Psychosomatische Medizin und Psychotherapie. Stuttgart: Schattauer Verlag.

Heriniaina N (2010) Kunsttherapie mit jungen Flüchtlingsfrauen: Ein Konzept zur Förderung ihrer Resilienz. München: AVM Akademische Verlagsgesellschaft.

Hynie M (2018) The Social Determinants of Refugee Mental Health in the Post-Migration Context: A Critical Review. Canadian journal of psychiatrie 63(5):297–303.

Joksimovic L & Kruse J (2017) Stabilisierende psychodynamische Traumatherapie für Flüchtlinge – ein Leitfaden für das therapeutische Vorgehen bei PTBS und Somatisierung. Psychotherapie Psychosomatische Medizin 66:1–10.

Joksimovic L (2010) Psychotherapeutische Institutsambulanzen für Migranten und Flüchtlinge. Psychotherapie im Dialog 4:341–345.

Joksimovic L, Bergstein V, Rademacher J (2019) Mentalisierungsbasierte Psychotherapie und Beratung von Geflüchteten. Grundlagen und Interventionen für die Praxis. Stuttgart: Kohlhammer Verlag.

Joksimovic L, Schröder M, Kunzke D (2014) Gruppenpsychotherapie mit traumatisierten Flüchtlingen. Theoretische und behandlungspraktische Ansätze. Ärztliche Psychotherapie 9:74–79.

Joksimovic L, Schröder M, Van Keuk E (2015) Psychotherapy with Immigrants and Refugees from Crisis Zones. In: Schouler-Ocak M. (Hrsg.): Trauma and Migration: Cultural Factors in the Diagnosis and Treatment of Traumatised Immigrants. S. 223–241. Heidelberg: Springer.

Joksimovic L, Wöller W, Happ M et al. (2011) Gruppentherapeutische Interventionen bei traumatisierten Flüchtlingen. Gruppenpsychotherapie. Gruppendynamik 47(3):192–210.

Kruse J, Joksimovic L, Cavka M et al. (2009) Effects of trauma-focused psychotherapy upon war refugees. Journal of Traumatic Stress 22 (6):585–592.

Laddis A (2010) Outcome of crisis intervention for borderline personality disorder and post-traumatic stress disorder: a model for modification of the mechanism of disorder in complex posttraumtic syndromes. Ann Gen Psychiatry 9(19).

LeVine ES & Orabona Mantell E (2007) The integration of psychopharmacology and psychotherapy in PTSD treaetment: A biopsychosocial model of care. In: Carll E. Hrsg. Trauma psychology: Issues in violence, disaster, health and illness. Band 2, S. 282–314. Westport: CT Praeger Pupilshers.

Li S, Lidell BJ & Nickerson A (2016) The relationship between postmigration stress and psychological disorders in refugees. Current Psychiatry Reports 18:89.

Morgen R, Luborsky L, Crits-Christoph P et al. (1982) Predicting the outcomes of psychotherapy by the Penn helping alliance rating method. Arch Gen Psychiatry 39:397–402.

Norcross JC (Hrsg.) (2011) Psychotherapy Relationships That Work: Evidence-Based Responsiveness. online edn, Oxford Academic. https://doi.org/10.1093/acprof:oso/9780199737208.001.0001.

Ottomeyer K (2011) Die Behandlung der Opfer. Über unseren Umgang mit dem Trauma der Flüchtlinge und der Verfolgten. München: Klett-Cotta.

Pfortmueller CA, Schwetlick M, Mueller T et al. (2016) Adult Asylum Seekers from the Middle East Including Syria in Central Europe: What Are Their Health Care Problems? PLoS One 11(2):e0148196.

Reddemann L & Joksimovic L. (2022). Psychodynamisch imaginative Traumatherapie in der Behandlung von Patienten mit sozialem Trauma. In: Hamburger A, Hancheva C, Volkan V (Hrsg.): Soziales Trauma. Berlin, Heidelberg: Springer.

Reddemann L (2004) Psychodynamisch imaginative Traumatherapie. PITT – Das Manual. Paderborn: Junfermann.

Reddemann L (2005) Imagination als heilsame Kraft – Zur Behandlung von Traumafolgen mit ressourcenorientierten Verfahren. Stuttgart: Klett-Cotta.

Reddemann L, Wöller W, Kruse J (2010) Opfer traumatischer Gewalt. Patientinnen mit posttraumatischen Störungsbildern. In: Wöller W, Kruse J. (Hrsg.): Tiefenpsychologisch fundierte Psychotherapie. Basisbuch und Praxisleitfaden. 3. Aufl. Stuttgart: Schattauer.

Rukavina, M (2016) Medizinische Versorgung von Flüchtlingen. Asylsuchende werden häufiger stationär behandelt. Dtsch Med Wochenschr 141:10–16.

Sangalang CC, Becerra D, Mitchell FM et al. (2018) Trauma, Post-Migration Stress, and Mental Health: A Comparative Analysis of Refugees and Immigrants in the United States. Journal of Immigrant and Minority Health 21:909–919.

Van Keuk E, Ghaderi C, Joksimovic L et al. (2011) Diversity Transkulturelle Kompetenz in klinischen und sozialen Arbeitsfeldern. Stuttgart: Kohlhammer Verlag.

Wöller W (2013) Trauma und Persönlichkeitsstörungen. Ressourcenbasierte Psychodynamische Therapie (RPT) traumabedingter Persönlichkeitsstörungen. Stuttgart: Schattauer.

10 Achtsamkeits- und imaginative Stabilisierungsübungen für traumatisierte Geflüchtete

Irja Rzepka und Christoph Nikendei

10.1 Traumatische Erfahrungen im Kontext von Flucht und Vertreibung

Im Jahr 2021 stellten über 190.000 Menschen einen Antrag auf Asyl in Deutschland (Bundesamt für Migration und Flüchtlinge 2022). Traumatische Ereignisse, wie Krieg oder Verfolgung aus politischen Gründen oder aufgrund der sexuellen Orientierung (Brücker et al. 2016), können einschneidende Erlebnisse darstellen und Menschen dazu bewegen, ihr Heimatland zu verlassen. Ebenso können die Betroffenen auch während der Flucht traumatischen Ereignissen durch gefährliche Fluchtrouten über das Mittelmeer (IOM 2021) oder aufgrund beeinträchtigter Sicherheit in Flüchtlingslagern ausgeliefert sein (Eleftherakos et al. 2018). Diese belastenden Erlebnisse und Traumata vor und während der Flucht können die psychische Gesundheit nachhaltig beeinträchtigen. Darüber hinaus können auch nach der Ankunft im Zielland die rechtliche Unsicherheit, das Leben in Gemeinschaftsunterkünften und wenig Autonomie sowie soziale Isolation und Diskriminierung zu erheblicher psychischer Belastung führen (Böttche 2016).

10.2 Psychische Belastungen und deren Behandlung bei Geflüchteten

In Studien zeigt sich, dass die Prävalenz von Traumafolgestörungen bei Geflüchteten im Vergleich zur Allgemeinbevölkerung massiv erhöht ist. So sind im Durchschnitt über 30 % der Geflüchteten von einer Posttraumatischen Belastungsstörung oder Depression betroffen, über 10 % der Geflüchteten leiden unter einer Angststörung (Blackmore et al. 2020). Auch in Deutschland zeigt sich die Prävalenz der Posttraumatischen Belastungsstörung bei Geflüchteten in unterschiedlichen Stichproben mit mindestens 16–22 % deutlich erhöht (Bozorgmehr et al. 2016). Aufgrund von unterschiedlichen, sich oft kumulierenden traumatischen Ereignissen während der Phasen der Flucht ist von einem erheblichen Anteil an komplexer Posttraumatischer Belastungsstörungen (kPTBS) bei den betroffenen Geflüchteten auszugehen (Kindermann 2022). Trotz dieser beträchtlichen psychischen Belastung von Geflüchteten ist der Zugang zu therapeutischer Unterstützung in Deutschland nach wie vor erheblich erschwert. In der frühen post-migratorischen Phase, während des laufenden Asylverfahrens, werden gemäß § 4 des Asylbewerberleistungsgesetzes regulär nur Behandlungen bei »akuter Erkrankung und Schmerzzuständen« finanziert (Wahedi et al. 2017). Die Genehmigung einer Psychotherapie unterliegt in dieser Zeit der Prüfung der Sozialbehörde und wird häufig abgelehnt (Baron & Flory 2020). Des Weiteren sind in dieser Phase auch die äußeren Lebensumstände der Geflüchteten instabil: so leben die meisten Geflüchteten zunächst häufig in Gemeinschaftsunterkünften, in welchen mangelnde Rückzugsräume, Ruhestörungen und eine isolierte Lage zu einer erheblichen psychischen Belastung führen können (Baron & Flory 2020), je nach rechtlichen Voraussetzungen finden häufig Ortswechsel statt (Flüchtlingshilfe BW 2021). Auch die berufliche und damit finanzielle Situation ist oft unsicher (Bundesministerium für Arbeit und Soziales 2020). Des Weiteren besteht bis zur Entscheidung des Asylprozesses auch eine rechtliche Unsicherheit bzgl. des Aufenthaltsstatus. Kommen Geflüchtete aus sogenannten »sicheren Herkunftsländern«, wird ihnen kein Asyl gewährt, sondern eine temporäre Aufenthaltsgestattung, welche immer wieder neu überprüft wird (Puschner 2016). Außerdem stellt die Sprachbarriere eine Herausforderung in der psychotherapeutischen Behandlung von Geflüchteten dar. Die Übernahme von Dolmetscherkosten während des Asylverfahrens liegt nach dem Asylbewerberleistungsgesetz nach Antragstellung im Ermessen des Sozialamts. Die Kostenübernahme wird häufig jedoch nicht genehmigt. Nach Anerkennung als Flüchtling gilt die Versicherungspflicht in der gesetzlichen Krankenversicherung. Hier werden die Dolmetscherkosten für medizinische Behandlungen grundsätzlich nicht übernommen (Helmboldt et al. 2019). Darüber hinaus können kulturelle Unterschiede, voneinander abweichende Erwartungen an oder Vorstellungen über eine Psychotherapie oder differierende Erklärungsmodelle einer psychischen Erkrankung die Therapie erschweren (Asfaw et al. 2020). Die Rahmenbedingungen für eine psychotherapeutische Behandlung sind für die Menschen während dieser Zeit somit von großen Unsicherheiten und Herausforderungen geprägt.

10.3 Therapie der Posttraumatischen Belastungsstörung

Zur Behandlung einer Posttraumatischen Belastungsstörung wird in der aktuellen S3-Leitlinie eine traumafokussierte Behandlung empfohlen, bei welcher der Schwerpunkt auf der Verarbeitung der traumatischen Erinnerungen liegt (Schäfer et al. 2019). Zur Durchführung einer konfrontativen Therapie sind jedoch einige Voraussetzungen notwendig: eine stabile Patient-Therapeuten-Beziehung und ein verlässliches Arbeitsbündnis, in welchem eine Konfrontationstherapie in sicherem Rahmen erfolgen kann, wozu jedoch zunächst ein Zugang zu Psychotherapie sowie eine Therapiekontinuität notwendig ist (Wöller 2006). Darüber hinaus können die genannten aufenthaltsrechtlichen Unsicherheiten und deren Folgen oder ein fehlendes soziales Netzwerk in der frühen post-migratorischen Phase den Therapieprozess erschweren (Böttche 2016). Daher kann ein stabilisierender Therapieansatz zunächst zur Symptomkontrolle beitragen. Die Datenlage zur Wirksamkeit stabilisierender Therapieansätze bei Geflüchteten zeigt heterogene Ergebnisse: bei Evaluation ausschließlich stabilisierender Ansätze wird ein signifikanter Effekt auf die Reduktion einer PTBS-Symptomatik beschrieben (Kruse et al. 2009, Walg et al. 2020), im Vergleich zu traumakonfrontativer EMDR-Therapie erwiesen sich beide Ansätze – der stabilisierende und der traumakonfrontative – als gleich wirksam (ter Heide et al. 2016). Andere Studien hingegen zeigen die Unterlegenheit stabilisierender Interventionen im Gegensatz zur Traumakonfrontationstherapie (Hensel-Dittmann et al. 2011). Eine Symptomstabilisierung als erste Stufe im Rahmen eines phasenbasierten Ansatzes erweist sich jedoch als empfehlenswert (Corrigan et al. 2020). Achtsamkeits- und imaginative Techniken können hierbei zum Einsatz kommen.

10.3.1 Achtsamkeitsbasierte Techniken

Das Ziel achtsamkeitsbasierter Übungen ist, sich auf die Gegenwart zu fokussieren und dabei eine beobachtende, nicht bewertende Haltung einzunehmen (Boyd et al. 2018). Durch die Fokussierung auf das Hier und Jetzt kann es besser gelingen, die Aufmerksamkeit zu steuern und dadurch Abstand zu belastenden Gedanken und Gefühlen zu erlangen oder gezielt auf hilfreiche Strategien zu lenken, eine nicht bewertende Haltung kann zu einer größeren Offenheit in neuen Situationen führen und Vermeidungsverhalten reduzieren (Boyd et al. 2018).

Dies kann beispielsweise eine einfache *achtsamkeitsbasierte Atemübung* sein, bei welcher die Patienten angeleitet werden, sich auf den Fluss ihres Atems zu konzentrieren, ohne ihn beeinflussen zu wollen. Dabei sollten sie achtsam verfolgen, wie sich der Körper abhängig von der Atmung bewegt und sich darauf konzentrieren, wo sie ihren Atem spüren. Durch die Fokussierung auf den Atem kann bereits eine Entspannung einsetzen (Reddemann 2001) und eine Distanzierung von belastenden Gedanken und Gefühlen besser gelingen (Boyd et al. 2018).

Der »*Body Scan*« (s. Kasten), welcher ursprünglich von Jon Kabat-Zinn entwickelt wurde, ist eine weitere körperorientierte Achtsamkeitsübung. Die Patienten sollen hierbei achtsam die Konzentration auf jedes Körperteil legen und so einmal durch den Körper »fegen« (Kabat-Zinn 1982). Hier sollen die Patienten am Scheitel des Kopfes beginnen, achtsam jedem Körperteil von oben nach unten ihre Aufmerksamkeit schenken, bis sie an den Zehen angelangt sind. Zu Beginn kann die ungeteilte Aufmerksamkeit auf einzelne Körperstellen mit dem automatischen Bewerten der Empfindung einhergehen. Durch allmähliche Verlagerung von der Bewertung hin zu einer nicht bewertenden Wahrnehmung, kann diese dadurch gestärkt und geschärft werden (Dreeben et al. 2013).

> **Body Scan**
>
> »[…] Beginnen sie beim Scheitel. Nehmen sie die Scheitelregion achtsam wahr. Registrieren sie, was dort zu spüren ist. Fühlt sich das angenehm oder unangenehm an? Ist es eher kalt oder warm? Oder ist dort eigentlich gar nichts zu spüren? Alles was sie wahrnehmen, ist ok. Es gibt kein richtig oder falsch. Wenn sie diese Übung zum ersten Mal machen, ist es vielleicht einfacher, nur außen zu spüren, ansonsten können sie versuchen, außen und innen zu spüren. Lenken sie ihre Aufmerksamkeit dann zum Hinterkopf. Nehmen sie ihn und was sie dort spüren wahr. Gehen sie dann weiter mit Ihrer Aufmerksamkeit zu den Ohren […].«
> (Kaufmann et al. 2020, S. 7)

10.3.2 Imaginative Techniken

Bei der Anwendung imaginativer Techniken wird die Vorstellungskraft, Fantasie und Kreativität der Patienten genutzt. Patienten werden angeleitet, sich bestimmte positiv besetzte Bilder vorzustellen, um damit assoziierte positive Emotionen und Körperempfindungen hervorzurufen. Diese gezielte Ressourcenaktivierung kann helfen, den Effekt negativer Emotionen zu reduzieren (Wöller 2006). Imaginative Übungen können ebenso zur Distanzierung von traumatischen Erinnerungen genutzt werden, beispielsweise können Patienten belastende Bilder zunächst in einem imaginierten »Tresor« verstauen und sich erst nach ausreichender Vorbereitung damit auseinandersetzen (Reddemann 2001).

Eine häufig angewendete Übung bei traumatisierten Patienten ist der *»Innere Sichere Ort«* s. Kasten). Dabei werden die Patienten eingeladen, einen Ort zu imaginieren, an welchem sie sich sicher und geborgen fühlen, was Patienten mit Traumafolgestörungen zunächst schwerfallen kann. Die Patienten werden aufgefordert, sich den Ort, der bekannt oder unbekannt sein kann, mit seinen Farben, Gerüchen und Geräuschen möglichst genau vorzustellen. Das Ausmalen der Details sollte dabei der Vorstellungskraft der Patienten überlassen werden und braucht gegebenenfalls zunächst einiges an Übung. Durch wiederholtes Üben kann diese Vorstellung jedoch verinnerlicht werden und in schwierigen Situationen, in denen sich der oder die Patient:in unsicher oder angespannt fühlt, eingesetzt werden (Reddemann 2001).

> **Innerer sicherer Ort**
>
> »[…] Stellen sie sich vor ihrem inneren Auge einen Ort vor, an dem sie sich völlig sicher und geborgen fühlen – an dem alles nur gut für sie ist. Das kann ein Ort sein, an dem sie schon einmal waren. Es kann auch ein Bild oder ein fiktiver Ort sein […]. Manchmal ist es nicht leicht, einen solchen Ort zu finden. Seien sie sicher, dass es einen solchen Ort für sie gibt […]. Achten Sie darauf, wie hell es an ihrem sicheren Ort ist. Vielleicht leuchtet ein helles, klares, frisches Licht, vielleicht gibt es aber auch eine warme freundliche Dämmerung […]. Nun achten sie

darauf, welche Farben es an ihrem sicheren Ort gibt. Vielleicht sind das helle, leuchtende, kräftige Farben, vielleicht auch Pastelltöne [...].« (Kaufmann et al. 2020, S. 9)

Eine weitere Übung ist die »Baum-Übung«, in welcher der Baum als Sinnbild für Stabilität und Stärke steht. Die Patienten werden aufgefordert, sich einen Baum vorzustellen, der von der Erde und dem Sonnenlicht ernährt wird, welche in ausreichender Menge vorhanden sind. Im nächsten Schritt wird den Patienten der Impuls gegeben, sich selbst als Baum vorzustellen. Hier soll die Vorstellung tragen, dass die benötigte Nahrung, sei es geistige, emotionale oder spirituelle Nahrung für die Patienten ausreichend vorhanden ist und sie daraus Kraft und Energie schöpfen können (Reddemann 2001).

10.3.3 Wirksamkeit achtsamkeitsbasierter und imaginativer Techniken in unterschiedlichen Anwendungskontexten

Gruppentherapie: Im Rahmen einer Pilotstudie wurden die vier beschriebenen Übungen in einer offenen Gruppentherapie mit englischsprachigen Geflüchteten, welche in einem Ankunftszentrum lebten, gemeinsam geübt und deren Wirksamkeit evaluiert (Zehetmair et al. 2018, Zehetmair et al. 2019). Die Gruppentherapie war, aufgrund der Rahmenbedingungen im Ankunftszentrum, als fortlaufende Gruppe gestaltet worden. Die Übungen wurden hier gemeinsam durchgeführt und im Anschluss Raum zum Austausch von Erfahrungen und Schwierigkeiten gegeben (Zehetmair et al. 2021). Durch die Teilnahme an der Gruppentherapie konnten bei den Geflüchteten Angstsymptome sowie der wahrgenommene Stress reduziert werden (Zehetmair et al. 2018). Die Teilnehmenden berichteten, durch die Übungen mehr angenehme Emotionen wie innere Ruhe, Stärke oder Optimismus zu verspüren und mit den Emotionen besser in Kontakt zu kommen. Sie berichteten, körperlich weniger angespannt zu sein wie auch eine verbesserte Konzentration und besseren Schlaf zu bemerken. Die Übungen führten bei den Teilnehmenden auch zu mehr angenehmen Gedanken und sie konnten ihr Grübeln besser stoppen (Zehetmair et al. 2019).

Audiofiles: In einem weiteren Projekt wurden die beschriebenen Achtsamkeits- und Imaginationsübungen als Audiodateien Geflüchteten mit PTBS, welche sich in der frühen post-migratorischen Phase in einem Ankunftszentrum befanden, in verschiedenen Sprachen zur eigenen Anwendung bereitgestellt. Auch ohne begleitende Gruppentherapie berichteten die Geflüchteten von positiven Auswirkungen: sie berichteten von einer reduzierten körperlichen und inneren Anspannung, einer positiven Wirkung auf den Schlaf und damit einhergehend mehr Energie im Alltag. Sie gaben außerdem an, sich besser konzentrieren zu können und sich mehr auf die Gegenwart zu fokussieren. Es zeigten sich jedoch auch Schwierigkeiten bei der eigenständigen Umsetzung: die Anwendung in der Unterkunft wurde häufig aufgrund eines mangelnden Rückzugsortes oder aufgrund von Lärm als schwierig angegeben. Auch die notwendige Konzentration aufzubringen, um sich auf die Übung zu fokussieren, war für die Teilnehmenden eine Herausforderung (Zehetmair et al. 2020). Durch die einfach zu erlernende, flexible und unabhängige Anwendung kann dies dennoch eine Unterstützung darstellen, da der Zugang zu psychotherapeutischer Versorgung trotz hoher psychischer Belastung von Geflüchteten weiterhin erschwert ist (Baron & Flory 2020). Um diese audiobasierten Achtsamkeits- und imaginativen Stabilisierungsübungen Praxisakteuren, Behandler:innen und Geflüchteten aus unterschiedlichen Ländern direkt zugänglich zu machen, wurden diese im Buch »Heidelberger Standardübungen zur Stabilisierung von traumatisierten Geflüchteten« auf sieben Sprachen (deutsch, englisch, französisch, persisch, arabisch, türkisch, serbisch) übersetzt und kompakt zusammengefasst. Zur selbstständigen Anwendung sind ebenso die Audiodateien über das Buch zugänglich (Kaufmann et al. 2020). Es kann zum Selbstkostenpreis über www.heidelbergerklinischestandards.de bezogen werden.

10.4 Fazit

Geflüchtete sind aufgrund potenziell traumatischer Erfahrungen vor, während oder nach der Flucht häufiger als die Allgemeinbevölkerung von Traumafolgestörungen betroffen. Die notwendigen Voraussetzungen zur psychotherapeutischen Behandlung sind jedoch oft aufgrund des Asylprozesses nicht gegeben, kulturelle und Sprachbarrieren können die Behandlung erschweren. Achtsamkeitsbasierte und imaginative Techniken können zur Stabilisierung der Symptomatik bei unsicheren Rahmenbedingungen in der post-Migrationsphase beitragen. Als audiobasierte Dateien, die in verschiedenen Sprachen erhältlich sind, können diese selbstständig und flexibel von Geflüchteten genutzt werden und so zu einer Verbesserung der psychischen Gesundheit beitragen.

Literatur

Asfaw BB, Beiersmann C, Keck V et al. (2020) Experiences of psychotherapists working with refugees in Germany: a qualitative study. BMC psychiatry 20:1–8.
Blackmore R, Boyle JA, Fazel M et al. (2020) The prevalence of mental illness in refugees and asylum seekers: A systematic review and meta-analysis. PLoS Med 17:e1003337.
Böttche M, Stammel N, Knaevelsrud C (2016) Psychotherapeutische Versorgung traumatisierter geflüchteter Menschen in Deutschland. Der Nervenarzt 87:1136–1143.
Boyd JE, Lanius RA, McKinnon MC (2018) Mindfulness-based treatments for posttraumatic stress disorder: a review of the treatment literature and neurobiological evidence. J Psychiatry Neurosci 43:7–25.

Bozorgmehr K, Mohsenpour A, Saure D et al. (2016) Systematische Übersicht und »Mapping »empirischer Studien des Gesundheitszustands und der medizinischen Versorgung von Flüchtlingen und Asylsuchenden in Deutschland (1990–2014). Bundesgesundheitsblatt-Gesundheitsforschung-Gesundheitsschutz 59:599–620.

Bundesamt für Migration und Flüchtlinge (2022) Bundesamt in Zahlen 2021, https://www.bamf.de/SharedDocs/Anlagen/DE/Statistik/BundesamtinZahlen/bundesamt-in-zahlen-2021.html, Zugriff am 09.11.2023.

Bundesministerium für Arbeit und Soziales (2020) Arbeitsmarktzugang für Flüchtlinge https://www.bmas.de/DE/Arbeit/Fachkraeftesicherung-und-Integration/Migration-und-Arbeit/Flucht-und-Aysl/arbeitsmarktzugang-fuer-fluechtlinge.html;jsessionid=63DAD9773C843709B157EDC8EEC188DC.delivery1-master#doc09e515fd-079b-45a0-a7dd-cc385159965fbodyText3, Zugriff am 04.12.2021.

Corrigan JP, Fitzpatrick M, Hanna D et al. (2020) Evaluating the effectiveness of phase-oriented treatment models for PTSD – A meta-analysis. Traumatology 26:447.

Dreeben SJ, Mamberg MH, Salmon P (2013) The MBSR body scan in clinical practice. Mindfulness 4:394–401.

Eleftherakos C, van den Boogaard W, Barry D et al. (2018) »I prefer dying fast than dying slowly«, how institutional abuse worsens the mental health of stranded Syrian, Afghan and Congolese migrants on Lesbos island following the implementation of EU-Turkey deal. Conflict and Health 12:38.

Flüchtlingshilfe BW (2015) Willkommen! Ein Handbuch für die ehrenamtliche Flüchtlingshilfe in Baden-Württemberg https://www.baden-wuerttemberg.de/fileadmin/redaktion/dateien/PDF/151112_Handbuch_Fluechtlingshilfe_3.Auflage.pdf, Zugriff am 09.11.2023.

Helmboldt L, Nikendei C, Kindermann D (2019) Sprachmittlung – Einsatz von DolmetscherInnen in der Traumatherapie von Geflüchteten. Psychother. Dialog (Print) 20:95–99.

Hensel-Dittmann D, Schauer M, Ruf M et al. (2011) Treatment of Traumatized Victims of War and Torture: A Randomized Controlled Comparison of Narrative Exposure Therapy and Stress Inoculation Training. Psychotherapy and Psychosomatics 80:345–352.

IOM (2021) Mediterranean Migrant Arrivals Reach 14,854 in 2020; Deaths Reach 219 https://www.iom.int/news/mediterranean-migrant-arrivals-reach-14854-2020-deaths-reach-219, Zugriff am 09.06.2021.

Kabat-Zinn J (1982) An outpatient program in behavioral medicine for chronic pain patients based on the practice of mindfulness meditation: Theoretical considerations and preliminary results. General Hospital Psychiatry 4:33–47.

Kaufmann C, Zehetmair C, Nagy E et al. (2020) Heidelberger Standardübungen zur Stabilisierung traumatisierter Geflüchteter. Heidelberg: Medizinische Fakultät Heidelberg.

Kindermann D & Nikendei C (2022) Traumafolgestörungen und psychosoziale Versorgung bei Geflüchteten in der frühen postmigratorischen Phase In: Sack M, Sachsse U, Schellong J (Hrsg.): Komplexe Traumafolgestörungen: Diagnostik und Behandlung von Folgen schwerer Gewalt und Vernachlässigung. Stuttgart: Schattauer-Verlag.

Kruse J, Joksimovic L, Cavka M et al. (2009) Effects of Trauma-Focused Psychotherapy Upon War Refugees. Journal of traumatic stress 22:585–592.

Puschner S (2016) Wer erhält welches Asyl? https://www.bpb.de/themen/rechtsextremismus/dossier-rechtsextremismus/232533/wer-erhaelt-welches-asyl/, Zugriff am 12.02.2022.

Reddemann L (2001) Imagination als heilsame Kraft. Zur Behandlung von Traumafolgen mit ressourceorientierten Verfahren. Stuttgart: Klett-Cotta.

Schäfer I, Gast U, Hofmann A et al. (2019) S3-Leitlinie Posttraumatische Belastungsstörung. Heidelberg: Springer

ter Heide FJJ, Mooren TM, van de Schoot R et al. (2016) Eye movement desensitisation and reprocessing therapy v. stabilisation as usual for refugees: randomised controlled trial. British Journal of Psychiatry 209:311–318.

Wahedi K, Nöst S, Bozorgmehr K (2017) Die Gesundheitsuntersuchung von Asylsuchenden: Eine bundesweite Analyse der Regelungen in Deutschland. Bundesgesundheitsblatt – Gesundheitsforschung – Gesundheitsschutz 60:108–117.

Walg M, Angern JS, Michalak J et al. (2020) Wirksamkeit des Stabilisierungstrainings für jugendliche Flüchtlinge mit Traumafolgestörungen: Eine randomisierte Kontrollgruppenstudie. Zeitschrift für Kinder- und Jugendpsychiatrie und Psychotherapie 48(5): 369–379.

Wöller W (2006) Traumaspezifische Behandlungstechniken. PiD – Psychotherapie im Dialog 7:405–407.

Zehetmair C, Kaufmann C, Tegeler I et al. (2018) Psychotherapeutic Group Intervention for Traumatized Male Refugees Using Imaginative Stabilization Techniques – A Pilot Study in a German Reception Center. Frontiers in Psychiatry 9:533.

Zehetmair C, Tegeler I, Kaufmann C et al. (2019) Stabilizing techniques and guided imagery for traumatized male refugees in a german state registration and reception center: a qualitative study on a psychotherapeutic group intervention. Journal of Clinical Medicine 8:894.

Zehetmair C, Nagy E, Leetz C. et al. (2020) Self-Practice of Stabilizing and Guided Imagery Techniques for Traumatized Refugees via Digital Audio Files: Qualitative Study. Journal of medical Internet research 22:e17906.

Zehetmair C, Kaufmann C, Tegeler I et al. (2021) Stabilisierungsgruppe für traumatisierte männliche Geflüchtete in einer Erstaufnahmeeinrichtung des Landes Baden-Württemberg: Konzept und Erfahrungen. PPmP-Psychotherapie· Psychosomatik· Medizinische Psychologie 71:473–476.

11 Kinder- und jugendpsychiatrischer Umgang mit minderjährigen unbegleiteten Flüchtlingen (MuF): Ein Bericht aus dem Praxisalltag

Gertrud Peschel-Krömker

11.1 Einleitung

Minderjährige unbegleitete Flüchtlinge (MuF) bekommen an der medizinischen und Trauma-Fachstelle für Flüchtlinge des Gesundheitsamtes Nürnberg Hilfe bei psychischen Problemen. Die Autorin ist Kinder- und Jugendlichenpsychiaterin und Psychotherapeutin und schildert aus der Perspektive dieser Institution die Lebenssituation und psychischen Probleme der Betroffenen.

Nach einer allgemeinmedizinischen Eingangsdiagnostik werden für psychisch kranke junge Flüchtlinge therapeutische Hilfestellungen in Form von psychiatrisch-psychotherapeutischen Gesprächen, medikamentöser und psychotherapeutischer Behandlung angeboten.

Es kommen Jugendliche und Adoleszente vor allem aus Syrien, afrikanischen Ländern (u. a. Äthiopien und Somalia), dem Iran, Irak, Afghanistan und seit einigen Monaten aus dem Kriegsgebiet der Ukraine. Das Bildungsniveau ist in Abhängigkeit von den Herkunftsländern sehr unterschiedlich, z. T. sind unter den Geflüchteten recht intelligente Analphabeten, die keine Schulbildung erhalten haben. In der Fachstelle stellen sich auch besonders vulnerable Gruppen vor, wie etwa jesidische Frauen mit ihren Kindern.

In letzter Zeit ist zu beobachten, dass die Jugendlichen immer jünger werden und es bereits Kinder unter den unbegleiteten Flüchtlingen dabei sind.

Auch werden Kinder von geflüchteten Familien vorgestellt, die hier in Deutschland Probleme machen, z. B. wegen Gewalt-/Kriegserfahrungen in der Heimat und auf der Flucht mit Traumatisierungsfolgen und Integrationsproblemen.

Sehr oft stellen sich hier auch Beziehungsprobleme der Eltern mit nachfolgender Trennung ein (v. a. bei vermittelten Ehen und Zwangsverheiratungen). Dies führt zu einer zusätzlichen Belastung des Kindes.

Die Mehrheit der vorgestellten Patienten sind zurzeit Jugendliche aus Afghanistan. Diese berichten überwiegend von Konflikten ihrer Eltern mit den Taliban, z. B. Verhaftung oder Tötung des Vaters durch die Taliban.

Gerade in afghanischen und afrikanischen Ländern werden die Jugendlichen oft von der Familie aufgefordert, das Land zu verlassen, um sich vor den Taliban oder drohendem Ehrenmord in Sicherheit zu bringen. Oft werden sie noch zu Beginn der

Flucht von Familienangehörigen begleitet; sehr oft bricht dann in den Wirren der Flucht der Kontakt zu den erwachsenen Begleitern ab und sie machen sich mit wechselnden Kameraden auf den Weg.

Häufig fliehen gerade aus dem Iran Jugendliche, die wegen ihrer Homosexualität im Herkunftsland verfolgt werden, viele fliehen vor Zwangsverheiratung, sexuellem Missbrauch und politischer Verfolgung der Eltern.

Die Jugendlichen schildern hier die Fluchtroute, oft bleiben sie in Ländern hängen, recht oft in der Türkei, leben dann z. B. ein, zwei Jahre in der Türkei, nehmen eine Arbeit an und schicken das Geld an ihre Eltern. Häufig schildern sie, dass sie von »Beamten« geschlagen und wieder zurückgewiesen wurden. Auch Hunde seien auf sie gehetzt worden und sie mussten sich bis auf die Unterwäsche ausziehen. Sie erlebten Hunger, Barfußlaufen im Sommer und Winter, ungeschütztes Draußen-Schlafen bei Kälte. Diese Vorkommnisse würden auch in EU-Ländern stattfinden. Auch von Gefängnisaufenthalten, zum Teil zur Erpressung von Schleppergeldern, wird berichtet. Die Jugendlichen schildern auch, dass Mitflüchtlinge unterwegs sterben und sie Leichen am Weg gesehen haben. Besonders weibliche Flüchtlinge, aber auch männliche, berichten von sexuellem Missbrauch auf der Route (s. Fallbeispiel am Schluss). Besonders traumatisierende Erlebnisse werden beim Durchqueren von Libyen berichtet. Meiner Erfahrung nach wird fast jedes geflüchtete Mädchen in Libyen sexuell missbraucht.

Im Erstkontakt berichten fast alle unbegleiteten minderjährigen Flüchtlinge von Schlafstörungen mit Albträumen. Zumeist erleben sie das Erlebte darin wieder, auch werden die in der Heimat und auf der Flucht erlebten Ereignisse durch verschiedene Auslöser getriggert (z. B. durch Polizeiautos, Wälder). In den meisten Fällen wird eine Posttraumatische Belastungsstörung diagnostiziert.

Beim Erstkontakt und den Wiedervorstellungen finden sich in der kinder- und jugendpsychiatrischen Behandlung neben dem Sprachmittler zumeist mehrere Kontaktpersonen, wie Bezugsbetreuer aus der Wohngruppe, die Heimpsychologin und der Vormund.

Gerade afghanische Jugendliche berichten von einem »Rucksack« an Problemen: Wie bei allen Flüchtlingen kreisen ihre Gedanken um die traumatischen Erlebnisse im Heimatland, auf der Flucht und aktuell um ihre Zukunft in Deutschland.

Nach der Erstanhörung beim BAMF warten die Jugendliche oft monatelang auf das Ergebnis, was sie nicht zur Ruhe kommen lässt (s. Fallbeispiel am Schluss).

Die sich im Familienverband befindlichen, zur Vorstellung kommenden Kinder haben oft emotionale Störungen, Einnässen und ADHS-Verdacht. Die Lehrkräfte schildern auffällige, nach Kriegserlebnissen klingende Erzählweisen, verbunden mit auffälligem Verhalten des Kindes; dann gibt es auch Eltern, die den Wunsch nach Lebensverbesserung und einer größeren Wohnung wegen ihres behinderten Kindes äußern. Es besteht ja in der Gemeinschaftsunterkunft der Wohnraum zumeist nur aus einem Zimmer für die gesamte Familie und sie sind mit anderen Familien unterschiedlicher Ethnien zusammen, teilen mit ihnen Küche und Bad. So kommen Spannungen unter den Familien zu den eigenen belastenden Erlebnissen hinzu.

Auf das Gros der minderjährigen unbegleiteten Flüchtlinge möchte ich im Folgenden ausführlicher eingehen.

11.2 Was ist das Spezifische an der Arbeit mit minderjährigen unbegleiteten Flüchtlingen?

In der Diagnostik steht das psychotherapeutisch geführte Gespräch im Vordergrund. Zumeist antworten Jugendliche sozial angepasst auf die Frage nach ihrem Befinden mit: »Es geht mir gut«. Im weiteren Verlauf schildern fast alle Schlafstörungen, v. a. Durchschlafstörungen, Albträume und häufig werden die tatsächlichen Erlebnisse in den Traum mit eingebaut und sie können den Traum von der Lebenswirklichkeit nicht mehr unterscheiden. Auslösererlebnisse werden abgefragt; vorher werden sie aber auf diese belastende Gesprächssituation hingewiesen, die langfristig aber zur Besserung beiträgt. Erfahrungsgemäß schütten die belasteten Jugendlichen ihr Herz aus. Wie schon gesagt, am häufigsten besteht eine posttraumatische Belastungsstörung.

Es ist auch wichtig, nach dem Grund der Flucht zu fragen und nach der Person, die dazu aufrief. Häufig belasten die Jugendlichen Erlebnisse auf der Flucht stärker als die in der Heimat.

Die geflüchteten Jugendlichen leiden immer unter der Abwesenheit ihrer Eltern und des familiären Bezugssystems. Wegen fehlender Internet- oder Telefonverbindung haben sie keine Kontaktmöglichkeiten und wissen nicht, ob Eltern und Geschwister noch leben.

Sehr häufig werden sie in Deutschland aber auch von ihren Eltern unter Druck gesetzt, ihr Taschengeld in die Heimat zu schicken. Sie sollen hier arbeiten. Ungläubig reagieren die Eltern, dass sie in Deutschland nicht arbeiten dürfen (wie es zuvor in der Türkei möglich war).

Auffallend schnell geht die (äußere) Integration der Jugendlichen vor sich: Sie kommen gepflegt und mit modernem Outfit in die Sprechstunde.

Große Probleme hinsichtlich Betreuung in Deutschland machen junge unbegleitete Flüchtlingskinder: Sie haben aufgrund ihres Alters noch nicht die psychosoziale Reife, sie sind überfordert, sehr unsicher und weinerlich.

Zumeist erfolgt nach der Erstaufnahme in einer Clearingstelle in der Stadt nach Monaten die Weiterleitung in eine ländliche Region. Diese erneute »Verpflanzung« wird zumeist schlecht toleriert, da sie an die Fluchtgegend (z. B. durch Wälder) erinnert werden. Außerdem kommt es zu einem erneuten, schädlichen Beziehungsabbruch. Die meisten minderjährigen unbegleiteten Flüchtlinge wollen in der Stadt wegen ihrer Vielfalt leben.

In der jugendpsychiatrisch-psychotherapeutischen Behandlung steht die Verbesserung der Schlafstörung an erster Stelle: Psychoedukation und Verordnung eines Medikaments, anfangs eventuell nur hochdosiert Baldrian, doch muss in den allermeisten Fällen ein schlafanstoßendes Antidepressivum verordnet werden. Sehr oft müssen Medikamente im »Off-Label-Use« eingesetzt werden (d. h., diese Medikamente sind erst ab dem 18. Lebensjahr zugelassen). Erst dann kann oft eine psychotherapeutische Behandlung begonnen werden, zumal auch die depressive Komponente darunter besser wird.

Es besteht bei den geflüchteten Jugendlichen ein großes Bedürfnis nach Zuwendung und Gesprächen. Sie wollen ihre (schlimmen) Erlebnisse berichten und wünschen erneute Gespräche. Sie bekommen in der Wohngemeinschaft einen Bezugsbetreuer. Häufig wird der Wunsch geäußert, den Vormund häufiger zu treffen. Sie sind zumeist sehr stark untereinander vernetzt, vergleichen sich hinsichtlich ihrer Betreuung und Vergünstigungen, z. B. Häufigkeit der Kontakte zum Vormund und kostenloses Bahnticket. Aktuell fühlen sich viele gegenüber den ukrainischen Flüchtlingen benachteiligt. Diese sind zumeist mit ihren Müttern geflohen und nicht von Abschiebung bedroht.

Jugendliche Flüchtlinge schildern in der Psychotherapie zumeist Alltagsprobleme, z. B. zu große Anforderungen in der Schule und/oder durch die Lehrerin oder klagen über Kontaktabbruch zur Herkunftsfamilie und über einen schwierigen Umgang mit Betreuern in ihrer Wohngruppe.

Eine wichtige Rolle spielt die Person des Sprachmittlers/der Sprachmittlerin (von afghanischen Jugendlichen wird der Sprachmittler häufig »Onkel« genannt). Sprachmittler:innen machen Termine aus, nehmen Teil am Hilfeplangespräch im Jugendamt und dolmetschen die therapeutischen Gespräche. Sie bringen Realität und Anpassung und doch auch Heimatgefühl in ihr neues Leben.

11.3 Besonderheiten im psychotherapeutischen Umgang mit minderjährigen unbegleiteten Flüchtlingen und Ausblick

Jugendliche Flüchtlinge haben einschneidende, den jugendlichen Erfahrungshorizont übersteigende Erlebnisse (in der Heimat und auf der Flucht) gemacht. Sie haben ihr elterliches und soziales Bezugssystem verloren, sie benötigen hier ein neues Beziehungsnetz: Ohne Unterstützung der Betreuer in der WG ist eine psychotherapeutische Behandlung nicht aussichtsreich. Dazu bedarf es auch einer guten vertrauensvollen Beziehung zum Sprachmittler/zur Sprachmittlerin. Er/Sie sollte neutral und eine respektvolle Persönlichkeit sein.

In der Psychotherapie mit geflüchteten Jugendlichen geht es erfahrungsgemäß überwiegend um die Klärung von Alltagsproblemen. Wie in jeder Psychotherapie ist das wichtigste therapeutische Element die Patient-Therapeuten-Beziehung.

Anfangs besteht oft tiefes Heimweh mit mangelnder Identifikation mit Deutschland. Die Eigeninitiative ist häufig gering, wenn sie von den Eltern auf die Flucht geschickt wurden. So benötigt dieser Jugendliche, wenn auch noch eine Depression vorliegt, viel Motivation für die Alltagsverrichtungen, z. B. den Schulbesuch. Auch wird in unserer Kultur ein hohes Maß an Autonomie erwartet, was für MuFs herausfordernd sein kann.

Eine weitere Schwierigkeit, psychotherapeutisch mit geflüchteten Jugendlichen zu arbeiten, ist ihre mangelnde Gewohnheit, über Gefühle zu sprechen. Aus patriarchalen Beziehungssystemen kommend, verlangt es ihnen eine große Überwindung ab, sich auf Gefühle einzulassen, auch noch z. B. gegenüber einer weiblichen Psychotherapeutin. Häufig thematisieren sie diverse somatische Beschwerden, wie Kopfweh und Schmerzen. Meiner Erfahrung nach werden in solchen Fällen vorsichtige Deutungen gut aufgenommen. (»Du hast wirklich zu viel Schlimmes erlebt, das traurig macht.«)

Bei Selbstverletzungen ist in der Exploration die Suche nach Auslösern wichtig. Es entlastet den Jugendlichen, wenn ein Zusammenhang mit einem Trauma hergestellt wird. Bei tiefer Hoffnungslosigkeit des traumatisierten Jugendlichen bietet sich eine Suche nach Ressourcen an. Manche möchten sich gerne versorgen lassen (ein Beispiel):

Als in der Corona-Zeit die Fitnessstudios geschlossen waren, kam häufig auf die Aufforderung nach sportlicher Betätigung: »Sport kann ich nicht machen, die Studios sind geschlossen.« Man kann aber jederzeit in Eigeninitiative Joggen, Tischtennis oder Fußball spielen.

Ein großes Problem in der Anamnese stellen Zeitgitterstörungen und Vergesslichkeit dar: Mehrere Hypothesen gibt es dazu: z. B. Zusammenhang mit Traumatisierung oder Depressionen oder fehlende Identifikation mit der neuen Heimat und weitere Gründe, u. a. auch eine Lernbehinderung.

Die Katamnesen zeigen, dass mit Besserung der emotionalen Situation die mnestischen Störungen zurückgehen. Dies erscheint mir dann der richtige Zeitpunkt für die Aufnahme einer engmaschigen Psychotherapie.

Rezidive als Einbruch in einen bisherigen guten Verlauf zeigen häufig, dass der Jugendliche durch unglückliche Telefonate mit seiner Herkunftsfamilie belastet und eventuell auch unter Druck gesetzt wurde.

Ein Fallbeispiel aus einer jugendpsychiatrisch-psychotherapeutischen Sprechstunde

Der Erstkontakt fand im Juni 2020 mit einer 16-jährigen geflüchteten Jugendlichen aus Guinea mit Sprachmittlerin statt: Die Patientin sei bei der Großmutter mütterlicherseits als Einzelkind aufgewachsen, die sie für ihre Mutter hielt. Als die Großmutter bei einem Autounfall 2016 starb, sei die Patientin zur leiblichen Mutter, zum Stiefvater und den sieben Halbgeschwistern geschickt worden. Dort erfolgte durch den Stiefvater über ein Jahr sexueller Missbrauch mit Drohungen, der Mutter nichts zu sagen. Es ereignete sich eine Schwangerschaft, wegen der sie sich aus »Schande« und Angst vor Ehrenmord allein auf die Flucht gemacht hat. In Marokko sei sie unter falschen Versprechungen in einem Bordell gelandet, dort mehrfach sexuell missbraucht worden. Als das Bordell in ein neues Gebäude umgezogen sei, erlitt die Patientin einen Zusammenbruch auf der Straße und sei ins Krankenhaus gekommen. Dort habe sie einen Abort erlitten. Mit einer erwachsenen Mitpatientin sei sie aus dem Krankenhaus geflohen, mit Hilfe von Schleppern mit dem Boot nach Spanien und dann nach Deutschland gekommen. In ihrer Eigenanamnese wurde auch eine Beschneidung im Alter von sechs Jahren angegeben. Sie hatte neun Jahre die Schule besucht mit guten Schulnoten, ihr

Berufswunsch in der Heimat war Sekretärin. Sie hatte gute Beziehungen in der Heimat, Singen und Lesen waren ihre Hobbys.

Psychopathologisch zeigte sich eine heftige psychiatrische Symptomatik mit Schlafstörungen, Albträumen, Herzklopfen nachts, vermehrter Schreckhaftigkeit, Gedankenkreisen und Déjà-vu-Erlebnissen. Als Trigger nannte sie das Erscheinen von Männern, z. B. einem Betreuer. Wegen monatelanger Angst mit Weinkrämpfen musste die Anhörung beim BAMF mehrfach verschoben werden.

Durch engmaschige Psychotherapie geht es der Patientin mittlerweile deutlich besser, sie hat Fuß gefasst und konkrete Zukunftsideen: Sie besucht die Berufsschule, spricht Deutsch und möchte Altenpflegerin werden.

Die psychiatrisch-psychotherapeutische Beschäftigung mit geflüchteten Kindern und Jugendlichen ist sinnvoll, da sie, zumeist unter erheblichen psychischen Störungen leidend, Hilfe bekommen und sich stabilisieren. Sie können nicht auf ihr vertrautes Umfeld zurückgreifen und werden mit Erlebnissen und Symptomen konfrontiert, für deren Bewältigung sie noch keine ausreichenden Strategien entwickelt haben, da ihre Persönlichkeitsentwicklung und Erfahrung einerseits noch nicht ausgereift sind und andererseits das Ausmaß des Erlebten den Erfahrungshorizont (auch bei Erwachsenen) überschreitet. Hinzu kommen noch erschwerend kulturelle Diskrepanzen und Gewohnheiten.

So wird auch in der Psychotherapie bei der Arbeit mit Flüchtlingen die Erfahrungswelt des Psychotherapeuten überschritten. Eine sich lohnende Aufgabe.

12 Psychoanalytische Familientherapie mit türkischen Familien

Fatih Güç

12.1 Einführung

Die Familien aus der Türkei haben sich mit der Migration und dem Leben in Deutschland über die Jahre sehr verändert, was sich vor allem auch in einem anderen Umgang mit dem Psychischen zeigt. Ich erinnere mich noch wie heute an meine ersten türkischen Familien, die ich 1978 zu Beginn meiner therapeutischen Tätigkeit in der Erziehungs- und Familienberatungsstelle Wedding in Berlin betreute. So wurde z. B. eine Familie von einer Schule überwiesen, weil der siebenjährige Sohn Konzentrationsprobleme hatte und den Unterricht störte. Der Familienvater wollte von »Psychologie« nichts wissen, er wünschte sich die Vermittlung eines Kindergartenplatzes und unterstellte mir, dass ich dies »veranlassen« könnte, würde ich es nur wollen. Um mein Wollen zu verstärken, bot er mir auch Geld an. Oder eine andere Familie, die in einer deutschen Wohnsiedlung wohnte, bekam von der Wohnungsverwaltung Druck, weil sich die Nachbarn über das nächtliche laute Schreien der Tochter beschwert hatten. Im Gespräch stellte sich heraus, dass die fünfeinhalbjährige Tochter zwischen den Eltern schlief und unter Einschlaf- und Durchschlafstörungen litt. Da ich mit »Psychologie« auch in dieser Familie kaum Chancen hatte, versuchte ich bei den Eltern eine Sensibilität für die Störung ihrer eigenen Nachtruhe zu erzeugen, was auch erfolglos blieb. Der vordringliche Wunsch der unter massivem Anpassungsdruck stehenden Familie an mich war, eine Bescheinigung an die Hausverwaltung zu schreiben.

Es sind inzwischen mehr als 30 Jahre vergangen und die Migrantenfamilie ist wie die Familie im Allgemeinen einem ständigen Wandel unterworfen. Die Familien sind psychischen Problemen ihrer Kinder aber auch eigenen Schwierigkeiten gegenüber offener geworden. Auch die Erziehungspraktiken der Eltern haben sich geändert. Väter beteiligen sich mehr an der Erziehung ihrer Kinder, und es findet zunehmend eine unterschiedliche familiäre Arbeitsteilung statt. Die Scheidungsrate ist unter den Migranten in den letzten Jahren rasant gestiegen. Während in der 1. Generation als Scheidungsgrund eher Sucht oder Gewalt angegeben wurde, führen zunehmend – besonders in der 2. Generation – eher psychologische Gründe zu einer Scheidung. Daraus sind in der sog. 2. Generation Einelternfamilien entstanden. Während die Eheleute zur Scheidungsberatung gehen, stellen einige ihre Kinder zur psychologisch-psychiatrischen Untersuchung vor, mit der Frage, ob die Kinder schon irgendwelche psychische Schäden durch den Trennungsprozess bekommen haben (zur bikulturellen und multiprofessionellen Arbeitsweise des Kinder- und Jugendpsychiatrischen Dienstes Berlin in Kreuzberg s. Güç 2000b). Die Alleinerziehenden, meistens Frauen, leben isoliert, stehen unter einem enormen sozialen Druck, es allein zu schaffen und ihren Ursprungsfamilien gegenüber zu beweisen, dass ihre Trennungsentscheidung richtig war.

Einen besonderen Familientyp stellt die Eheschließung mit einem Partner aus der Heimat dar, die Ehe mit sog. »Heiratsmigranten«. Die Gründe einer solchen Eheschließung sind vielschichtig und können erst durch die Erschließung der unbewussten Dynamik des Paares verstanden werden, ohne dass dabei generell von einer konflikthaften Partnerwahl auszugehen ist. Häufig sind damit Ideen verbunden, »eine solche Ehe könnte leichter sein« oder »besser werden«, ohne zu sehen, dass oft komplizierte Situationen geschaffen werden. Denn in jedem Fall wird jemand als Fremde oder Fremder ins Land geholt, wie man damals auch selbst, sei es als Kind, Jugendlicher oder schon junger Erwachsener, in dieses fremde Land kam. Obwohl man zunächst womöglich bewusst die Absicht hat, dem Partner bei der Eingewöhnung zu helfen, und unbewusst die Absicht verfolgt, das Erlebte jetzt mit Hilfe des Neuankommenden zu verarbeiten, wird oft dabei das eigene Trauma unreflektiert weitergegeben. Vielleicht will man damit das aufgrund des hohen Anpassungsdrucks zu kurz gekommene Vertraute/Heimatliche wieder näher heranholen. Oder diese Partnerwahl kann auch bewusst dazu dienen, die eigenen kulturellen Werte und Normen beizubehalten und weiterzugeben. In diesen Fällen wird damit weiterhin eine gewisse Distanz zur hiesigen Gesellschaft aufrechterhalten. Das Kulturelle kann auch als Deckmantel zur Verhüllung eigener Unzulänglichkeiten dienen, indem man jemanden mit besserer Ausbildung heiratet. Die betroffenen Heiratsmigranten berichten oft, dass sie unabhängig von ihrem Geschlecht schlecht behandelt, ja sogar regelrecht misshandelt werden. So zeigt sich, dass die gut gemeinten Absichten in den meisten Fällen scheitern und es zu einer Wiederholung kommt, statt zu einer Neuschöpfung.

In meinem Beitrag gehe ich zunächst kurz auf mein familientherapeutisches Konzept in der Arbeit mit Migrantenfamilien ein (s. Güç 1991). Im zweiten Teil stelle ich zwei Sequenzen aus einem Erstgespräch mit einer Stiefelternfamilie vor, in der die Ehefrau als Heiratsmigrantin mit ihrer Tochter aus der Türkei kommt. Diese Familie analysiere ich anhand dieses Konzeptes und gehe auf die unbewusste Dynamik der Familie ein.

Die geschilderte Familiensituation bringt die grundsätzlichen Konflikte von türkischen Paaren zum Ausdruck, die unterschiedlich in beiden Kulturen verwurzelt sind. Diese unterschiedliche Verwurzelung (im Aufnahmeland bzw. im Ursprungsland) bringt mit sich, dass die Partner schon vorher unterschiedliche kulturelle Kompetenzen in den jeweiligen Kulturen entwickelt haben und diese in die Partnerschaft einbringen. Diese können in der familiären Alltagssituation entsprechend ihrer eigenen unbewussten Dynamik meist unbewusst, aber auch bewusst zu unterschiedlichen Zwecken eingesetzt werden: dies reicht von der Definitionsmacht des jeweiligen Problem-Kontextes, der Erzeugung von ungeprüften Realitäten bis hin zu dem jeweiligen Anpassungsdruck unterschiedlicher Kulturen. Es kann dabei eine konkurrierende, das andere fast ausschließende Dynamik entstehen.

12.2 Das familientherapeutische Konzept

Das Konzept basiert auf einem Drei-Phasen-Modell. Damit will ich die Lebens- und Migrationsgeschichte der Migranten rekonstruieren, weil ich der Meinung bin, dass die therapeutische Arbeit eine kulturelle Angelegenheit ist und die Migrationsgeschichte der Familie einen großen Einfluss auf das Leben der in Deutschland lebenden Kinder und Jugendlichen hat. Die Eltern geben unbewusst ihre eigenen unverarbeiteten Konflikte an ihre Kinder im Sinne einer Mehrgenerationenperspektive weiter, worauf auch zahlreiche andere Autoren hinweisen (Luthman & Kirschenbaum 1977, Minuchin 1977, Minuchin & Fishman 1983, Stierlin 1980, Boszormenyi-Nagy & Spark 1981, Bucholz 1995).

Die erste Phase des Modells beschäftigt sich mit dem Heimatort der Familie. Ob sie aus dörflichen oder städtischen Teilen des Landes kommt, wie sie lebte usw. In der zweiten Phase verfolge ich die Migrationsgeschichte der Familie von der Entscheidungsphase bis zu ihrem Leben in Deutschland. Wer hat die Entscheidung getroffen, wer wollte nach Deutschland, wer nicht, wer kam zuerst, wer folgte nach, wo blieben die Kinder, welches Kind wurde zuerst mitgenommen usw. In der dritten Phase lebt die Familie in Deutschland und zeigt ein Verhalten als Antwort auf die Fremde, das sich auf einem Kontinuum von der traditionellen Lebensweise und womöglich religiösem Fanatismus bis hin zur völligen Anpassung erstreckt. Hierzu gehört auch der Minderheitenstress, mit Diskriminierung, Ausgrenzung, Chancenungleichheit, schlechten Wohnverhältnissen und höherer Arbeitslosigkeit fertig zu werden (ausführlich zu den Auswirkungen des Wanderungsprozesses s. Güç 1984).

Ausgehend von diesem Drei-Phasen-Modell entwickele ich die Diagnostik und familientherapeutische Behandlung. Dabei bewege ich mich als Therapeut ständig auf vier verschiedenen Ebenen. Die erste Ebene ist die transkulturelle Ebene, die über die Kulturen hinausgehende, sie transzendierende. Hier finden sich die Vorstellungen einer funktionierenden Familie, wie sie strukturiert sein muss, damit sie die Bedürfnisse ihrer Mitglieder optimal befriedigen kann. Hierzu gehören auch die Erkenntnisse und Untersuchungsergebnisse, dass Migration und Minderheitenstatus besondere Stresssituationen sind, die psychische Krisen und psychosomatische Reaktionen auslösen können.

Die zweite Ebene ist die kulturelle Ebene. Devereux hat den Begriff des »ethnischen Unbewussten« eingeführt und damit die Aufmerksamkeit auf die kulturelle Bedingtheit des Subjekts gelenkt: »Das ethnische Unbewusste eines Individuums ist jener Teil seines gesamten Unbewussten, den es gemeinsam mit der Mehrzahl der Mitglieder seiner Kultur besitzt« (Devereux 1974, S. 23). Jede Kultur fördert bestimmte Verhaltensweisen und sanktioniert andere. Die kulturellen Abwehrmechanismen, Angebote und Lösungen helfen den Menschen, sich in ihrer Kultur zurechtzufinden. Die kulturelle Ätiologie, Bewertung von Symptomen und Kenntnisse über kulturelle Konfliktlösungsstrategien sind hierbei einzubeziehen. Es ist wichtig, die kulturbedingten Interaktionsregeln auf dieser Ebene für die Migrantenfamilien herauszuarbeiten, um dann die individual-familiären Interaktionsregeln davon zu unterscheiden und den kulturellen Standort der Familie zu erfassen.

Die individual-familiäre Ebene umfasst alle die Phänomene, wie die Familie sich uns gegenüber und mit uns interaktionell entfaltet. Je nach unserer theoretischen Orientierung versuchen wir, mit unseren Modellen diese Familie zu verstehen bzw. von ihr eine »Landkarte« (Minuchin 1977) anzufertigen.

Die vierte Ebene ist die persönliche Ebene des Therapeuten, wie er in seinem Erleben von der Familie beeinflusst wird und seinerseits die Familie beeinflusst. Psychoanalytisch gesprochen geht es auf dieser Ebene um die Übertragung-Gegenübertragungsbeziehung. Die Selbstreflexion bzw. die Auseinandersetzung mit fremden, aber auch den eigenen Werten, hat für den Therapeuten bei seiner Arbeit mit Migrantenfamilien eine besondere Bedeutung. Ohne diesen Prozess laufen die deutschen wie auch die einer Ethnie zugehörenden Therapeuten Gefahr, den Familien »deutsche« oder »kulturelle Werte« aufzudrängen (»Gefahr der Germanisierung« vs. »Gefahr der kulturellen Festlegung«).

Mit meinem Ansatz möchte ich weder die Transkulturalität der menschlichen Probleme noch deren Kulturbedingtheit in den Vordergrund stellen, sondern ich halte es für erforderlich, dass wir Therapeuten in unserer diagnostisch-therapeutischen Arbeit mit Migrantenfamilien in diesen vier Perspektiven ständig oszillieren (ausführlich zu diesem psychoanalytischen Vier-Ebenen-Konzept s. Güç 2000a, 2006, 2009).

Auch der Kernprozess der Migrantenfamilien findet in der Auseinandersetzung mit den eigenen Werten und Normen und denen der neuen Umwelt statt. So verstehe ich unter Integration keine Assimilation, sondern die individuelle Fähigkeit, sich unter Bewahrung der eigenen kulturellen Identität offen und flexibel mit den neuen Werten und Verhältnissen auseinanderzusetzen und sie gegebenenfalls zu integrieren. Durch den Auseinandersetzungsprozess werden einige Familienregeln aufgegeben, was für die Familie meist schmerzhaft ist und zunächst eine Trauerarbeit erfordert. Einige Regeln werden beibehalten, weil sie zur ethnischen Identität der Familie gehören. Andere Regeln werden geändert, weil dies möglich ist und zur Lebensbewältigung beiträgt. Das Familiengleichgewicht ist ständig unter dem Einfluss von drei Kräften: Familienidentität, Trauer und Veränderung. Je mehr die neue Umgebung fremd und damit bedrohlich erlebt wird, desto mehr wird das verlorene Objekt idealisiert. Eine grundlegende Veränderung wird erst möglich sein, wenn die notwendige Trauerarbeit geleistet und in die Familienidentität integriert ist. Psychologisch heißt das für Migranten z. B., sich von der Gruppenpersönlichkeit hin zur Individualität zu bewegen, ohne jedoch die Fähigkeit zur Gruppenorientierung zu verlieren. Wenn eben dieser Auseinandersetzungsprozess stagniert, bilden sich unterschiedliche Familientypen heraus, in denen sich nicht verarbeitete Konflikte spiegeln oder niedergeschlagen haben: die traditionell verstrickte Familie, die überangepasste Familie, die gespaltene Familie und die vom Zerfall bedrohte Familie (ausführlich hierzu in Güç 1991).

Es geht uns als Therapeuten darum, diesen stagnierten Auseinandersetzungsprozess wieder in Gang zu bringen, die Auseinandersetzungsfähigkeit der Familie und ihrer Mitglieder zu unterstützen und herauszufinden, ob und wie zwischen dem Symptom des Einzelnen und den Werten und Normen der Familie bzw. den

Regeln der Familie ein Zusammenhang besteht. Sonst ist es m. E. wenig von therapeutischem Interesse, ob z. B. die Tochter mit Kopftuch zur Schule geht.

Es ist sowohl für deutsche als auch die einer anderen Ethnie zugehörigen Therapeuten nur dann möglich, Migrantenfamilien in diesem Prozess zu begleiten, wenn auch sie sich in einen ähnlichen Auseinandersetzungsprozess begeben. Als einer Ethnie zugehörende Therapeuten haben wir die Migrationserfahrungen am eigenen Leib erfahren und bearbeiten können und sind täglich weiter aufgefordert, uns privat wie auch fachlich damit auseinanderzusetzen. Deutsche Therapeuten müssen sich mit der eigenen Geschichte, den eigenen Normen und Werten und vor allem mit ihrer Beziehung zum Fremden auseinandersetzen. Dieser Auseinandersetzungsprozess unterliegt sowohl bei den Migranten als auch bei den Deutschen den gleichen Gesetzmäßigkeiten. Er verläuft oszillierend zwischen Progression und Regression, zwischen dem Sicheren und Gewohnten und dem Neuen, Unsicheren und Angst machenden; er braucht seine Zeit und verläuft individuell. Nach jedem Sich-Einlassen auf das Fremde kommt meist der Abgrenzungswunsch und danach wieder ein Sich-Einlassen, aber dieses Mal auf einer vielleicht tieferen Ebene (Veränderung 2. Ordnung).

12.3 Familie B.

Ich habe die folgende Familie ausgesucht, weil sie vieles von diesem Neuen in sich birgt und gleichzeitig vieles anders ist, als es den gängigen Vorstellungen entsprechen würde.

12.3.1 Grund der Vorstellung

Die Eltern suchen Hilfe, weil sie mit Fatma »nicht mehr weiterwissen«. Fatma wolle sich mit ihrer Meinung »bei jedem durchsetzen«. Sie sei verschlossen, höre nicht mehr auf ihre Eltern und halte sich die Ohren zu, wenn sie ihr etwas sagen. Wenn z. B. ihr Stiefvater, Herr B., ihr verbiete fernzugucken, sage sie ihm: »Was geht dich das denn an, das ist meine Sache.« Die Eltern, aber besonders die Mutter, Frau B., fühlen sich »machtlos und hilflos«. Frau B. fügt an: »Die Rollen haben sich bei uns getauscht, sie ist unsere Eltern.« Wenn man auf ihre Wünsche eingehe, »findet sie immer wieder etwas Neues«. Wenn sie »hart bleibe«, drohe Fatma ihr und sage: »Dann tue ich mir etwas an.« Der Stiefvater dagegen helfe sich damit, dass er von Fatma immer das Gegenteil von dem fordere, was sie tun soll. Sowohl in der Schule als auch besonders in der Kita gäbe es »massive Probleme«. Sie komme morgens regelmäßig zu spät zur Schule, was im Zusammenhang mit ihren Zwangshandlungen steht. Die Erzieher haben mit den Eltern vereinbart, dass Fatma früher von der Kita abgeholt wird, wenn sie Fatma »nicht mehr ertragen können«. Die Anzahl und die Häufigkeit dieser Anrufe haben in der letzten Zeit sehr zugenommen. Fatma reiße sich »schon seit Langem« das Fingernagelbett ab und esse die Haut.

12.3.2 Erstgespräch mit Familie B.

Zum Vorgespräch kamen die Eltern alleine, obwohl es anders vereinbart war. In diesem Gespräch hatte ich mit dem Paar nur darüber gesprochen, wie sie ihre Tochter motivieren können, damit sie zum nächsten Gespräch mitkommt. Beide Eltern drücken trotzdem beim nächsten Termin ihr Erstaunen aus, dass Fatma überhaupt mitgekommen ist. Ich frage sie beide, was sie ihrer Tochter wegen unserer Sitzung heute erzählt haben. Die Eltern hatten kommuniziert, dass sie Probleme als Familie und mit ihr hätten und deshalb hier zur Therapie kommen würden. Sie sind zwar bemüht, das familiäre Problem in den Vordergrund zu stellen, es wird jedoch deutlich, dass sie ein Problem mit Fatma haben. Herr B. fragt Fatma, ob es so richtig ist, was er gesagt hat, und fordert sie auf zu reden. Fatma geht nicht darauf ein. Einerseits zeigt Herr B. hier eine gewisse Liberalität, andererseits ist er autoritär; zwischen diesen beiden Polen wird er auch im Verlauf der Therapie schwanken.

Anschließend erzählt Herr B. über ein Ereignis im Kindergarten, bei dem Fatma ein Mädchen gehauen hatte, nachdem sie von ihr gezwickt worden war. Plötzlich hätten fünf andere Kinder sie umzingelt. Während Herr B. darüber spricht, möchte er, dass Fatma mitredet. Sie demonstriert ihre Überlegenheit, indem sie mit verschränkten Armen dasitzt, nichts sagt und ihren Stiefvater belächelt. Herr B. fühlt sich dadurch provoziert, während Frau B. in der Position der Zuschauerin bleibt. Ein Machtkampf entzündet sich. Herr B. verbietet ihr das Sprechen: »Ich möchte nicht, dass du hier redest.« Mit dieser paradoxen Intervention erreicht er tatsächlich, dass Fatma spricht: »Du kannst mir das Sprechen nicht verbieten.« Frau B. lacht und guckt mich an, in dem Sinne, »so funktioniert es bei uns«. Ein Gefühl der Hilflosigkeit und der Ohnmacht macht sich in mir breit. Als wir anschließend zusammen die Situation verstehen und es deutlich wird, wie ängstlich und hilflos sich Fatma mitten in der Kindergruppe gefühlt hat, sagt Fatma zu Herrn B.: »Du kommst immer in die Kita, wenn es irgendwelche Klagen gibt, aber nicht, um mich zu verteidigen.« Herr B. ist völlig überrascht, dass sie nach Hilfe ruft bzw. sich hilfsbedürftig zeigt. Frau B. ist auch überrascht, kann aber im Gegensatz zu ihrem Mann die Angst und Hilflosigkeit ihrer Tochter jetzt nachvollziehen. Während sie daran gedacht hat, mit dem Erzieher darüber zu sprechen, hielt Herr B. dies nicht für notwendig. Da sie selbst die deutsche Sprache nicht beherrscht, hat sie mit dem Erzieher nicht geredet. Ich frage die Eltern, wie sie es einschätzen, ob Fatma den Erzieher nach Hilfe fragen würde und ob dieser Fatma helfen würde. Herr B. beantwortet die Frage folgendermaßen: »Wie Sie wissen, mischt man sich in Deutschland nicht ein, man lässt in Deutschland solche Probleme unter den Kindern allein lösen.« Mit dieser Aussage vergisst Herr B. jedoch, dass der Kindergarten sofort die Eltern anrief, statt es den Kindern zu überlassen. Fatma sagt daraufhin: »In Deutschland helfen sie einem nicht.«

Was sagt uns diese Interaktion auf einer scheinbar kulturellen Ebene: Die Eltern lassen Fatma mit ihrem Problem allein und können nicht glauben, dass die Tochter

Hilfe und Schutz braucht, da sie sich ihr gegenüber im Alltag hilflos fühlen. Beide verstecken sich mit ihrer Schwierigkeit, mit den Problemen ihrer Tochter adäquat umzugehen, hinter kulturellen Schranken. Während die Mutter sich hinter der Sprache versteckt, identifiziert sich der Stiefvater quasi als »besserer Ausländer« mit dem Anpassungsdruck. Er identifiziert sich mit der von ihm angenommenen »deutschen Art« der Konfliktlösung und hat nicht die innere Freiheit diese Annahme im Kontext zu überprüfen, weil er sich mit Fatmas Angst und Hilflosigkeit nicht identifizieren kann. Frau B. signalisiert ihre Bereitschaft, eine neue Sprache zu erlernen – im übertragenen Sinne auch die Sprache der Gefühle bzw. der isolierten Affekte, die auch zu einer zwangsneurotischen Fehlentwicklung der Tochter beitragen (sie hat tatsächlich drei Monate nach der Familientherapie mit einem intensiven Deutschkursus angefangen). Frau B. hält sich zu Beginn der Therapie in der Erziehung ihrer Tochter sehr zurück, obwohl sie einen besseren Zugang zu den Gefühlen ihrer Tochter hat und gibt ihrem Mann die Verantwortung mit der Begründung, »weil in Deutschland alles anders ist«. Hierzu hat sie sich als Fremde mit Aussagen von Herrn B. identifiziert. Sie rächt sich gleichzeitig damit an ihm, der ihr die türkisch-mütterliche Kompetenz abspricht. Mit anderen Worten wird die Kultur der Einelternfamilie (Mutter-Tochter) durch die Kultur des Stiefvaters und durch die fremde Kultur doppelt geschluckt. Der fremden Kultur kommt damit die Funktion einer/eines ›bösen Mutter/Vaters‹ zu. Der Satz von Fatma »in Deutschland helfen sie einem nicht« könnte genauso von Frau B. stammen: »Hier ist jeder für sich.« Frau B. schaut lächelnd zu, delegiert ihre aggressiven Impulse auf ihren Mann und zeigt damit, wie ambivalent die Beziehung zwischen ihr und ihrer Tochter ist. Erst nachdem der Anpassungsdruck durch die therapeutische Intervention überwunden und Zugang zu den Gefühlen von Fatma geschafft ist, kann die Mutter ihre Gefühle für Fatma zulassen. Wenn Frau B. tatsächlich ein Gespräch auf Deutsch zugelassen hätte, dann wäre sie selbst ausgeschlossen und müsste die Gefühle der Hilflosigkeit und Ohnmacht erleben.

Herr B. dagegen besteht auf seiner Definition des Kontextes. Er traut sich nicht, ein Gespräch mit dem Erzieher zu führen, weil er sich auch hilflos fühlt und wehrt dies rationalisierend mit der Aussage ab, dass sich die Deutschen in einen Kinderstreit sowieso nicht einmischen. In späteren Sitzungen wird deutlich, dass Herr B. als Kind in der Auseinandersetzung mit anderen Kindern auch allein gelassen wurde. Er identifiziert sich hiermit mit einem fremd-kulturellen Wert. Dies ist ein durchaus typisch menschliches Phänomen, das in der Migration verstärkt auftreten kann, sich mit den anderen, fremden oder eigenen Werten entsprechend der unbewussten Wurzeln unserer Konflikte zu identifizieren. Problematisch wird es nur dann, wenn diese unterschiedlichen Orientierungen zu dauerhaften Abwehrzwecken benutzt werden. In dieser Situation zeigt sich Herr B. eher als »Angepasster«. Die Vermutung liegt nahe, dass seine Integration nicht gelungen ist und er je nachdem die eine oder die andere Realität von Deutschland erzeugt, um weiterhin die Definitionsmacht des Kontextes für sich zu behalten. Er manipuliert »die beiden Fremden« und produziert immer wieder neue Ideologien. In späteren Sitzungen wird er öfters von der »türkischen Mentalität« reden, wenn es z.B. um den im Vergleich zu ihm unterschiedlichen Umgang seiner Frau mit Zeit geht, oder über »die deutsche Erziehung« sprechen, bei der die Kinder »allein gelassen« werden, damit sie zur Selbstständigkeit erzogen werden. Er entwertet dabei die türkische Kultur und damit seine türkischen Identitätsanteile. Es ist zu vermuten, dass es dabei um seine eigenen Entwertungen aus seiner Anfangszeit in Deutschland (eigene Migrationserfahrungen) geht, die er jedoch als »Angepasster« auf den Teil seiner Landsleute projiziert, die aus ländlichen Gegenden kommen und sich aus seiner Sicht »nicht benehmen können«. Andererseits ist er z. B. sehr stolz auf die Deutschkompetenz seiner Stieftochter und fühlt sich aufgewertet, wenn sie ohne Diktatübung eine Zwei schreibt und deutsche Kinder eine Vier bekommen. Ich bekam manchmal den Eindruck, als ob ich es mit einer bikulturellen Familie zu tun hätte, quasi einem deutschen Mann und einer türkischen Frau mit einem pubertierenden deutschen Mädchen, obwohl alle Türken sind.

Es wird deutlich, dass es weniger darum geht, die Menschen in Kulturen einzuordnen, sondern nach deren spezifischen Lebenswelterfahrungen zu forschen. Dies klingt vielleicht paradox, gerade wenn es mir darum geht, für eine auch kulturelle Diagnostik zu werben. Aber mit »kultureller Diagnostik« meine ich eben auch die Erforschung der Lebenswelterfahrungen. Das ist m. E. die Perspektive, die uns in Zukunft in der familientherapeutischen Arbeit mit Migranten viel Verständnis einbringen und Zugang erlauben wird.

Als nächstes Thema wird von Fatma ein Familienereignis in der Türkei berichtet: Während eines gemeinsamen Unternehmens mit einer anderen Familie tröstet man Fatma in einer ihr sehr wichtigen Angelegenheit mit dem Versprechen, ein »Eis« zu kaufen, welches später nicht eingelöst wurde. Daraufhin bezeichnete Fatma ihren Stiefvater als »Lügner«. Der sich durch die befreundete Familie unter Druck fühlende Stiefvater schlägt ihr leicht aufs Bein und sagt, wie sie zu ihm so etwas sagen kann. Zuhause angekommen zieht Fatma sich zurück. Herr B., der unter Schuldgefühlen leidet und sich durch den Rückzug von Fatma verlassen und bestraft fühlt, macht ihr ein Annäherungsangebot. Statt sich dankbar zu zeigen, beklagt sich Fatma, dass man auch zuhause keine Ruhe hat. Der Stiefvater bemüht sich indirekt um Kontakt, was bei Fatma zu vermehrtem Widerstand führt. Wegen dieser Respektlosigkeit wird Fatma anschließend von ihrer Mutter geschlagen.

Fatma will uns mit diesem Beispiel sagen, dass das familiäre Problem kein bikulturelles Problem ist und sich ähnlich auch in einem scheinbar monokulturellen Raum gestaltet. Das Gefühl von Fatma, »nicht ernst genommen zu werden«, bestätigt sich mit dem vergessenen Versprechen. Immer wieder erlebt sie, wie sie manipuliert wird. Das Wort »Lügner« ist eine Respektlosigkeit gegenüber dem Stiefvater, darin sind sich die Eltern einig. Es ist anzunehmen, dass die Mutter in der Türkei unter einem stärkeren Anpassungsdruck steht (so ähnlich geht es ihrem Mann ja in Deutschland). Frau B. muss nämlich beweisen, dass sie ihre eigene Tochter bei Respektlosigkeit gegenüber dem Stiefvater bestrafen kann, der – 16 Jahre älter als die Mutter – für sie selbst eine Vaterfigur darstellt und besonderen Respekt erwartet. Sie handelt normativ, um einen kulturell-familiären Wert zu sichern. Der Stiefvater scheint gespalten zu sein. So ging es auch Frau B. in Deutschland, als sie mit dem Erzieher doch reden wollte. Einerseits findet er das Verhalten von Fatma, wie sie mit ihm umgeht, »unverschämt«, besonders wenn andere dabei sind, andererseits will er ihr sagen, dass er seinen eigenen Fehler sieht, sie nicht ernst genommen zu haben und dass es mit dem »Lügner« doch nicht so schlimm ist (wieder sein Konflikt zwischen liberal sein wollen, aber auch autoritär Respekt fordern). In Kürze ließe sich sagen: In Deutschland wird manipuliert, in der Türkei mit Gewalt normiert. Während sich Frau B. in der Kita-Szene in ihre Tochter einfühlen kann, scheint Herr B. in der Türkeiszene Fatma zu verstehen, weil er sein Versprechen nicht eingehalten hatte. Der jeweilige Anpassungsdruck der Kulturen hindert die Eltern, sich in ihre Tochter einzufühlen und erzeugt die Spaltung bzw. verstärkt die individuelle, unbewusste Dynamik.

12.3.3 Unbewusste Dynamik der Familie bzw. die individual-familiäre Ebene

Fatma stammt aus der ersten Ehe von Frau B. mit einem »alkoholabhängigen und gewalttätigen« Mann. Sie trennte sich von ihm, als Fatma drei Jahre alt war. Frau und Herr B. lernten sich in der Türkei kennen, als Fatma sechs Jahre alt war. Frau B. kam mit ihrer Tochter nach einem Jahr zu ihrem Mann nach Deutschland, der hier seit vielen Jahren lebte und auch schon einmal verheiratet war. Fatma besucht die Grundschule, spricht gutes Deutsch und hat keine Leistungsprobleme. Beiden Eltern ist gemein, dass sie im Alter von acht bzw. neun Jahren ihren Vater verloren haben. Vermutlich blieben Frau B. die Männer fremd und bedrohlich (sie waren alkoholabhängig und gewalttätig). Wie ihre Mutter heiratete sie auch zum zweiten Mal. Sie heiratete eine um 16 Jahre ältere Vaterfigur zu einem Zeitpunkt, als ihre Tochter sieben Jahre alt war, dem Zeitpunkt, zu dem ihr eigener Vater das Haus verließ. Zu ihrer Mutter bestand eine sehr enge, aber ambivalente Bindung. In der ödipal gefärbten Beziehung zu ihrem Mann kommen ihre Anlehnungsbedürfnisse mit mütterlich-fürsorglichen und väterlich-schützenden und -steuernden Aspekten zum Ausdruck. Diese Wünsche werden durch das ihr fremde Leben in Deutschland verstärkt. In diesem Sinne konkurriert sie mit ihrer Tochter, die sie in ihrer unbewussten Fantasie als ihre jüngere Schwester erlebt, die von ihrem ›(Mutter-)Ehemann‹ verwöhnt wird.

Herr B. musste in seiner Familie als Ältester nach dem Tod seines Vaters sehr früh Verantwortung übernehmen, verzichtete auf seine eigenen Anlehnungsbedürfnisse und musste »vernünftig sein« und zu früh erwachsen werden. Er war mit dieser Rolle überfordert, machte aus der Not eine Tugend und entwickelte eine Liberalität aus Überforderung und Einsamkeit: »Bei meinen Geschwistern habe ich mich nicht eingemischt, jeder konnte machen, was er wollte.« Damit lässt sich seine Anpassungsbereitschaft als eine Identifikationsbereitschaft mit den deutschen, liberaleren Werten erkennen. Als Partnerersatz, als ›parentifiziertes Kind‹ konnte er wenig um den Verlust trauern, weil er dadurch auch aufgewertet wurde. »Du bist jetzt der Mann des Hauses«, habe ihm seine Mutter gesagt, als sein Vater starb. Als seine Tochter aus erster Ehe neun Jahre alt war, trennte er sich von seiner ersten Familie und sah sein Kind erst nach Jahren wieder, weil seine geschiedene Frau den Kontakt nicht zuließ. Hier stellt das neunjährige Mädchen Fatma unbewusst quasi als ›vaterloses Kind‹ seine eigenen kindlichen Sehnsüchte dar, von denen er sich nach dem frühen Tod seines Vaters plötzlich verabschieden musste. Anderseits steht auch er – wie seine Frau – in Konkurrenz zu Fatma, die für ihn unbewusst sowohl seine ältere

Schwester darstellt, die eine herzlichere Beziehung zu seiner Mutter hatte, als auch seinen jüngeren Bruder, den er damals um seine kindliche Freiheit beneidete. Zusätzlich bestrafte er unbewusst in Fatma stellvertretend die ›bösen Frauen‹; seine geschiedene Frau und seine leibliche Tochter, die den Kontakt zu ihm abgebrochen hatten.

Was passiert in der Kita-Szene? Frau B. hat Zugang zu den Gefühlen ihrer Tochter, kann sich jedoch ihrem Mann gegenüber nicht durchsetzen. Wenn sie nämlich ihr Gefühl zulassen und sich damit mit ihrer Tochter verbünden würde, würde dies zu einer Meinungsverschiedenheit zwischen ihr und ihrem Mann führen. Da für sie unbewusst eine Meinungsverschiedenheit jedoch einer Trennung und dem Verlassenwerden gleichkommt, verlässt sie lieber ihre Tochter. Denn eigentlich geht es um die symbiotische Mutter-Tochter-Beziehung, aus der der Vater der frühen Triangulierung ausgeschlossen ist. Deswegen ist Frau B. ständig bemüht, auf Kosten von Fatma ihren Mann zu integrieren. Die Erfahrungen von Frau B. aus ihrer Kindheit und aus ihrer ersten Ehe werden aktiviert: Wie sie und ihre eigene Mutter früher die gewalttätigen und alkoholabhängigen Männer aus der Mutter-Tochter-Dyade ausschließen mussten, so musste auch hier der Stiefvater zum ›bösen Vater‹ werden, der kein Verständnis für Fatma hat, was situativ – statt des Ausschlusses von Fatma – auch passiert.

Bei dem Stiefvater werden unbewusst folgende triadischen Erfahrungen als Entsprechungen mobilisiert: Erstens, wie der Vater damals aus der Ex-Frau-Tochter-Beziehung jahrelang ausgeschlossen wurde; zweitens, wie er sich in seiner Ursprungsfamilie aus der Dyade Mutter – ältere Schwester ausgeschlossen fühlte. Drittens wissen wir aber auch, dass er sich mit dem ›vaterlos-ungeschützten (Jungen-)Mädchen‹ identifiziert. Aufgrund seiner unbewussten Neidgefühle und aggressiven Impulse kann er sich nicht in die Stieftochter einfühlen, sodass Fatma von beiden Eltern verlassen wird. Auf der anderen Seite ist jedoch der Stiefvater ein Liberaler und er mobilisiert auch die Sehnsüchte der beiden. Die Mutter kann ihn zurzeit durch den Ausschluss der Tochter integrieren, indem sie sich mit ihm aufgrund ihrer beider frühkindlichen Entbehrungen verbündet, gebunden an die präödipale Mutter (damit meine ich eine Mutter, die versorgt, schützt und Geborgenheit bietet). Dadurch ist die eheliche Spaltung aufgehoben und Fatma wird quasi zur ›bösen Mutter‹ (wie Frau B. sagte: »Sie ist unsere Eltern«). Nachdem die Gefühle von Fatma verstanden werden, möchte sie, dass ihr Stiefvater sie in ihrer Angst vor »Verfolgern« schützt.

In jenen Situationen aber, in denen Fatma auch von ihrer Mutter gefühlsmäßig verlassen wird (in der Kita-Szene hatte die Mutter Zugang), noch dazu die Schuldgefühle ihrer Eltern projiziert bekommt (weil sie sie verlassen hatten) und zur ›total bösen Fatma‹ wird, fühlt sie sich in ihrem Selbst wertlos und wendet die vernichtende Aggression gegen sich selbst. Dazu eine weitere Sequenz aus der nächsten Sitzung: Der Stiefvater hilft Fatma bei ihren Hausaufgaben. Als er einmal Zeit braucht, um sich auf die Aufgabe einzustellen, wird er von Fatma quasi als »Nichtskönner« entwertet. Für Fatma scheinen Hilflosigkeit und Ohnmacht auch zentrale Gefühle zu sein, weil sie diese unerträglichen Selbstanteile sehr geschickt in den Stiefvater projiziert. Nach einem Kampf zwischen ihm und Fatma erinnert sich der Stiefvater in dieser Sitzung an diese Situation und beschimpft sie sehr massiv als

»unverschämtes, unerzogenes Kind« und entwertet sie dabei fast vernichtend. In dem Moment fängt Fatma an, an einem Nagelbett zu reißen. Die Mutter bestätigt ihren Mann. Hierbei bekommt Fatma die negativen Selbstanteile ihres Stiefvaters aber auch die ihrer Mutter delegiert. Ich verstand das Symptom symbolisch als die Fortsetzung ihres eben verlorenen Kampfes mit dem Stiefvater auf der körperlichen Ebene. Mit ihrem Mund bekämpfte sie ihren eigenen, jetzt bösen und feindlich gewordenen Nagel, den sie in ihrer unbewussten Fantasie als Stiefvater/Mutter erlebt. Das ›aggressiv zerstückelte (Stiefvater/Mutter-)Objekt‹ wird durch das anschließende Verschlucken oral inkorporiert, um zum einen den Verlust aufgrund einer mangelhaften Selbst-Objekt-Differenzierung wieder rückgängig zu machen und zum anderen das verschluckte Objekt zu beherrschen, sich dessen sadistisch zu bemächtigen, während sie die Aggression gegen sich richtet.

Die Drohung von Fatma und ihre Art der Manipulation ihrer Eltern, wieder zur »schwierigen Fatma« zu werden oder sich etwas anzutun, falls ihre Wünsche nicht erfüllt werden, zeigt, dass die Eltern, besonders aber ihre Mutter, aufgrund ihrer Schuldgefühle Fatma gegenüber erpressbar sind und sich machtlos fühlen. Nicht nur wegen ihrer Schuldgefühle, auch wegen ihrer eigenen Mangelerlebnisse der frühen Kindheit verwöhnen sie Fatma und sind dabei sehr willkürlich. Es ist anzunehmen, dass die Erfüllung der Wünsche ihrer Tochter auch viel Neid, Aggression und Verlassenheit erzeugen. Wenn nämlich ein Elternteil sich mit der neunjährigen Fatma identifiziert, wird dies vom anderen Elternteil mit viel Neid betrachtet, weil dieser sich verlassen fühlt. In der beschriebenen Situation in der Türkei identifiziert sich der Stiefvater mit den Bedürfnissen seiner Stieftochter. Da er jedoch sein Versprechen nicht eingehalten hat, empfindet er Schuldgefühle und fühlt sich verlassen, weil er über Fatma als Stellvertreterin mit seinen eigenen kindlichen Bedürfnissen in Berührung gekommen ist, diese jedoch dissoziativ getrennt hat und sie deswegen auch nicht in Ruhe lassen kann. Die Mutter wird auf die eigene Tochter und deren – auch von der Mutter selbst lang ersehnten – gutmütigen ›präödipalen Vater‹ neidisch. Ihren eigenen Verlust verarbeitet sie depressiv so, dass sie für den unbewusst selbstverschuldet erlebten Verlust jetzt stellvertretend ihre undankbare Tochter bestraft. Auf der elterlichen Ebene wird die Spaltung aufgehoben. Die Mutter hat damit ihre negativen Selbstanteile wieder in der Tochter verortet und verbündet sich mit ihrem ›präödipalen (Mutter/Vater-)Ehemann‹.

Wenn sich die Eltern aber gut verstehen oder verbünden, dann fühlt sich Fatma verlassen und von der elterlichen Dyade ausgeschlossen. Nicht nur zur Abwehr ihrer Trennungsängste überhaupt, sondern auch im Sinne ihrer ödipalen Rivalität mit ihrer Mutter sowie im Auftrag ihrer Eltern und im Sinne der Abwehr von deren ödipal gefärbter Sexualität, kontrolliert Fatma ihre Eltern.

Über das Erkennen und gemeinsame Verstehen der unbewussten Motive der einzelnen Mitglieder, die in ihren triadischen Interaktionen zum Ausdruck kommen, wurde ein Zugang zu den latenten familiären Mustern geschaffen, was gleichzeitig deren Veränderung ermöglichte.

12.4 Abschließende Bemerkungen

Auf einer transkulturellen Ebene verdeutlicht dieses Beispiel, dass die unbewussten Motive bei der Gründung von neuen Familien mit einem Stiefelternteil ungebrochen ihre Wirkung entfalten und zu Wiederholungen führen, auch wenn sie neu erscheinen mögen.

Auf der kulturellen Ebene findet die Tochter schneller als die Mutter über die Sprache einen Zugang zu der fremden Kultur. Damit übernahm sie die Rolle, den väterlichen Anpassungsdruck stellvertretend für die Mutter abzuwehren und integrierte sich damit wieder in die Mutter-Kind-Dyade, aus der sie ausgeschlossen wurde. Über diese Koalition der gegenseitigen präödipalen Bedürfnisse mit ihrer Tochter kann die Mutter ihre eigenen Bedürfnisse befriedigen, eine gute Mutter sein und vor allem ihrem Mann seine Ohnmacht demonstrieren. Mit Hilfe der Migrationsgeschichte bekommen wir einen zusätzlichen Zugang zur Bedeutung der Zwangshandlungen von Fatma. In ihrem Leben sind viele Veränderungen geschehen: Sie kommt in ein neues Land mit einem ihr fremden Stiefvater, neue Sprache, Schule, Freunde. Erwartet wird von ihr eine doppelte Integration: in die Fremde und in die neue Familie. Auf so viele Veränderungen reagiert sie mit Zwangshandlungen. Etwas Neues anzuziehen, fällt Fatma sehr schwer. Sie hat Zwangsrituale entwickelt: Wenn sie etwas Schönes erlebt hat, möchte sie beim nächsten Mal alles wieder genauso in der gleichen Reihenfolge rekonstruieren. Auf der transkulturellen Ebene betrachtet haben wir es hier mit einer Stieffamilie zu tun, deren Gründung bestimmten Gesetzmäßigkeiten unterworfen ist. Der Stiefvater fantasiert sich eine Beziehung zu Fatma bzw. eine Rolle in Bezug auf Nähe und Verständnis, die der realen Beziehung noch nicht angemessen ist. Wegen der fremden Umgebung und des Anpassungsdrucks hat die Mutter ihm zwar viel überlassen, der Konflikt zwischen Tochter und Mutter bestand jedoch schon vor der Eheschließung. Die Einelternfamilie, die Mutter-Tochter-Dyade, muss den Stiefvater als Dritten integrieren. In dieser Hinsicht handelt es sich hier um eine gespaltene Familie mit Rollenfixierungen. Unmittelbar nach der Migration scheinen nach Sluzki (1979) die familiären Regeln überbetont zu werden. Danach hätte die Mutter-Tochter-Dyade enger werden müssen, was das Zusammenfinden der Stieffamilie erschwert hätte. Die Integration des Vaters geschah auf Kosten der Tochter, bevor die Familie zur Therapie kam.

Der Kernprozess der Auseinandersetzung in dieser Familie zeigt sich zwischen der Liberalität und der Autorität beider Eltern. Beide Eltern finden es nicht gut, wie sie erzogen wurden, sie möchten Fatma freier erziehen, von Fatma aber auch als Eltern respektiert werden. Die Integration der beiden Pole ist Ziel und Auftrag der Familientherapie. Der Weg läuft für die Eltern über das Verstehen der Tochter und damit über den Zugang zur eigenen Kindheit. Dieser Prozess wurde initiiert durch die therapeutische Arbeit in der Anfangs-Triade, die ich als Therapeut mit dem Kind bzw. dem von beiden Eltern böse erlebten Mutter/Kind und den Eltern bildete: z. B., indem ich dem (Mutter-)Elternpaar als ›präödipaler (Mutter-)Vater‹ der frühen Triangulierung half, in der Tochter nicht die ›böse Mutter‹, sondern ein hilfloses, beängstigt-bedrohtes Kind zu sehen, das von Gefühlen der Ohnmacht und Hilflosigkeit heimgesucht wird. Dies hilft hier zuerst der Mutter, mit der hilflosen, bedürftigen Tochter in ihr selbst in Kontakt zu kommen. Dadurch wird sie kompetenter und entlastet ihre Tochter, indem sie sie versteht. Es werden Gemeinsamkeiten entdeckt: »Es ist interessant, ich habe genau die gleichen Ängste, wir hatten noch nie darüber gesprochen.« Auch der Stiefvater profitiert von diesem Prozess, indem er einfach zuguckt, daran teilhat und sich damit identifiziert. Die von der Tochter erlebte, aber kollektiv abgewehrte Trennungsangst und damit die Angst vor Einsamkeit und Depression wird zum gemeinsamen Thema in der Zukunft.

Literatur

Boszormenyi-Nagy I & Spark GM (1981) Unsichtbare Bindungen. Stuttgart: Klett-Cotta.
Bucholz MB (1995) Die unbewusste Familie: Lehrbuch der psychoanalytischen Familientherapie. S. 104 ff. München: Pfeiffer.
Devereux G (1974) Normal und Anormal. Aufsätze zur Allgemeinen Ethnopsychiatrie. Frankfurt a. M.: Suhrkamp.
Güç F (1984) Geteilte Familie – Die Auswirkung des Wanderungsprozesses auf die Familiendynamik. In: Kentenich H, Reeg P, Wehkamp KH (Hrsg.) Zwischen zwei Kulturen. Was macht Ausländer krank? S. 86–95. Berlin: Verlagsgesellschaft GmbH.
Güç F (1991) Ein familientherapeutisches Konzept in der Arbeit mit Immigrantenfamilien. Familiendynamik: interdisziplinäre Zeitschrift für systemorientierte Praxis und Forschung 16(1):3–23.
Güç F (2000a) Auf der Suche nach Heimat. Ein Konzept in der analytischen Psychotherapie mit Migranten aus der Türkei. Zeitschrift für Analytische Psychologie und Ihre Grenzgebiete 31(2):105–130.
Güç F (2000b) Bikulturelle und multiprofessionelle Arbeit des Kinder- und Jugendpsychiatrischen Dienstes Berlin in Kreuzberg. In: Heise T (Hrsg.): Transkulturelle Beratung, Psychotherapie und Psychiatrie in Deutschland. S. 253–261. Berlin: VWB-Verlag für Wissenschaft und Bildung.
Güç F (2006) Transkulturelle Psychoanalyse: Ein Psychotherapieansatz für Migranten. In: Wohlfart E, Zaumseil M (Hrsg.) Transkulturelle Psychiatrie – Interkulturelle Psychotherapie. Interdisziplinäre Theorie und Praxis. S. 239–275. Berlin: Springer.
Güç F (2009) Innere und äußere Migration zwischen Wiederholung und Neuschöpfung: Psychoanalytische Behandlung von Kindern und Jugendlichen aus islamischen Ländern. Analytische Kinder- und Jugendlichenpsychotherapie, Zeitschrift für Theorie und Praxis der Kinder- und Jugendlichen-Psychoanalyse und der tiefenpsychologisch fundierten Psychotherapie 141 (XL) (1):59–80.
Luthman SG, Kirschenbaum M (1977) Familiensysteme. München: Pfeiffer.
Minuchin S & Fishman HC (1983) Praxis der strukturellen Familientherapie. Freiburg: Lambertus.
Minuchin S (1977) Familie und Familientherapie. Freiburg: Lambertus.
Sluzki EC (1979) Migration and Family Conflict. Family Process 18(4):379–90.
Stierlin H (1980) Eltern und Kinder. Frankfurt a. M.: Suhrkamp.

13 Märchen als kultursensible Intervention[7]

Yesim Erim

13.1 Märchen als therapeutisches Element

Aus Sicht der Psychoanalyse und der Tiefenpsychologie stellen Märchen als Produkte des gemeinsamen Unbewussten Vorbilder menschlichen Verhaltens dar. Sie schildern Konflikte und Reifungskrisen, die in der Natur des Menschen liegen und im Rahmen des jeweiligen kulturellen Umfeldes und kulturspezifischer Verhaltensmuster gelöst werden (Bettelheim 1975). Nach Kast (1988) handelt ein Märchen immer von etwas, das den Fortgang des Lebens bedroht, meistens dargestellt in der Ausgangssituation des Märchens. Es zeigt, welcher Entwicklungsweg aus diesem Problem heraus- und in eine neue Lebenssituation hineinführt.

Nach dieser Sichtweise beinhalten Märchen auch Hinweise auf kulturtypische Lösungen. Menschen, die ihrer ethnischen Kultur verbunden sind, können durch Märchen aus der eigenen Kultur angesprochen werden. Märchen bringen diese traditionellen Lösungen in ihr Bewusstsein und erinnern sie an diese Ressourcen. Auch im therapeutischen Prozess kann erwartet werden, dass Märchen den Patienten neue Ressourcen zugänglich machen.

Die Überlegung, Märchen im therapeutischen Prozess als Adjuvantien einzusetzen, scheint aus tiefenpsychologischer Sicht auch aus dem Grunde stimmig, da Konflikte im Märchen wie im Traum symbolhaft verdichtet sind und Märchen uns mit Bildern konfrontieren, in denen unbewusste Inhalte ins Bewusstsein aufsteigen und der Bearbeitung zugänglich werden. Diese mögliche therapeutische Wirkung von Märchen beschreiben auch Bettelheim und Kast. Nach Bettelheim (1975) hat das Märchen in der Kindererziehung über Jahrhunderte einen pädagogisch-psychologischen Einfluss ausgeübt, indem es an der Stelle ansetzte, an der sich das Kind in seiner Entwicklung augenblicklich befand und ohne die Hilfe des Märchens stecken bleiben würde (siehe auch Bettelheim 1975, S. 13–18). Kast (1988, S. 10 f.) sieht als wichtigsten Inhalt des Märchens das Autonomiestreben an. Das Märchen sei »dem Menschenbild verpflichtet, dem es wesentlich sei, man selbst zu werden, zu individuieren, oder anders ausgedrückt: vertrauensvoll auf den Weg zu gehen und die Verantwortung für sich zu übernehmen«. Der deutsch-persische Psychotherapeut Nossrat Peseschkian (1975) hat eine Fülle persischer Märchen zur Verfügung

---

[7] Das Kapitel ist eine ergänzte und überarbeitete Version der Veröffentlichung: Erim Y & Senf W (2007) Türkischstämmige Patientinnen mit masochistischen Persönlichkeitsanteilen und der Einsatz von Märchen als kultursensible Intervention. Psychotherapie & Sozialwissenschaft 9(2):25–44 (Psychosozial-Verlag, Gießen).

gestellt, die in der Psychotherapie themenspezifisch genutzt werden können. In der Türkei und in anderen Ländern des Nahen Ostens ist es eine traditionelle psychotherapeutische Vorgehensweise, dass Weise, Ältere oder religiöse Autoritäten den Hilfesuchenden durch ein Märchen oder eine Geschichte helfen, die die Lebenssituation der Ratsuchenden skizziert und eine Lösungsmöglichkeit aufzeigt.

13.2 Kultursensible Interventionen

Viele Autoren haben sich mit der Frage beschäftigt, ob traditionelle Behandlungsrituale aus unterschiedlichen Kulturen in die Formen der westlichen Psychotherapie integriert werden können. Bei der Behandlung von Migranten haben einige Autoren sogar eine Notwendigkeit gesehen, kulturspezifische Rituale einzubeziehen. Schreiber (1995) berichtet kasuistisch über traditionelle Reinheitsrituale einer aus Äthiopien geflüchteten Patientin, die mit ihr zusammen vollzogen wurden und so erst den Beginn der Behandlung ermöglichten. Röder (1987) untersuchte in seinem Überblick, inwiefern die gleichzeitige Behandlung von türkeistämmigen Patienten durch religiöse Heiler, sogenannte Hodschas, neben der psychiatrischen Behandlung in einer deutschen Institution akzeptiert werden kann. Akgün (1991) beschreibt, dass sie kulturelle Besonderheiten des Kennenlernens, z. B. der Begrüßung, in der therapeutischen Situation akzeptiert, obwohl diese nicht immer den westlichen psychotherapeutischen Normen, z. B. einer abstinenten Haltung (Anm. der Autorin), entsprechen. Yilmaz (2001) führt kultursensitives Reframing als eine effektive Methode der Krisenintervention an. Verhaltensweisen, die durch kulturelle Wertorientierungen motiviert sind, könnten auf diese Weise durch andere Werte, die den Patienten bekannt sind, ergänzt und bereichert werden. Durch die Neudefinition der Situation erhalte der Patient die Möglichkeit, alternative Verhaltensweisen zu akzeptieren. Aus unserer Sicht liegt eine kultursensible Intervention dann vor, wenn kulturspezifische Lösungen (z. B. der Einsatz vermittelnder Personen) oder kulturell bekannte Handlungen (z. B. Erzählen eines Märchens durch den Therapeuten, Verdeutlichung des Respekts des Therapeuten gegenüber familiären Bindungen durch die gemeinsame Beratung der Familienmitglieder) in das sonst westlich ausgerichtete therapeutische Konzept integriert werden.

13.3 Die Patientinnen und das Behandlungsproblem

Diese Arbeit entstand in der Klinik für psychosomatische Medizin und Psychotherapie am Universitätsklinikum Essen. Seit 1995 wird dort eine Spezialsprechstunde für türkischsprachige Migranten angeboten (Erim-Frodermann et al. 2000). In der stationären und der ambulanten Psychotherapie sind vielfältige spezifische Angebote für Migranten entwickelt worden (Erim 2001).

Eine Vorreiterin interkultureller Psychotherapie, Mc Goldrick (1982), stellt dar, dass ethnische Wertvorstellungen bewusste und unbewusste Prozesse steuern, die das Verlangen des Individuums nach Identität und historischer Kontinuität erfüllen. Die ethnische Identität präge insbesondere Bereiche wie das Familienleben, die Partnerfindung und Familiengründung, den Lebenszyklus und schließlich das Krankheitserleben. In welchen Stadien verläuft der Lebenszyklus der türkischstämmigen Migranten anders als jener der Einheimischen? Migranten der ersten Zuwanderungsgeneration haben eine kurze Schulzeit, einen früheren Beginn der Lebensarbeitszeit und eine kürzere Kindheit. Aufgrund früher Eheschließung und anschließend früher Verheiratung der eigenen Kinder haben sie ein kürzeres mittleres Alter und steigen früher in das Seniorenalter ein. In der Türkei wird dieses Phänomen auch in der Berechnung der Rentenanwartschaft berücksichtigt; dieses ist für Anwärter in der Türkei um etwa zehn Jahre kürzer als in Deutschland (Erim & Senf 2003).

In der traditionellen türkischen Gesellschaft steigt der soziale Status der Frau mit höherem Alter. Deswegen hat man bei vielen türkischen Patientinnen den Eindruck, dass sie gerne die Rolle der älter werdenden oder der alten Frau akzeptieren. Diese Rolle gibt ihnen die Gelegenheit, sich aus dem Kreis der »aktiv Agierenden« zurückzuziehen, alltägliche Aufgaben an die Kindergeneration abzugeben, zugleich aber mehr Einfluss auf die Entscheidungen der Familie zu haben.

Patientinnen aus dem türkischen Kulturkreis, die sich im biologischen Alter zwischen 40 und 50 Jahren als »alt« erleben, über Schmerzen meistens im ganzen Körper klagen, häufig die behandelnden Ärzte konsultieren, jedoch von der Unbeeinflussbarkeit ihres Leidens überzeugt sind, begegnet man oft in der psychotherapeutischen Sprechstunde. Eine Besonderheit dieser Patientinnen ist ihre anhaltende Unzufriedenheit in der Ehe. Den Ehemännern werfen sie häufig vor, sie zeitlebens schlecht behandelt zu haben, sie fühlen sich der Ursprungsfamilie des Mannes und seiner Mutter gegenüber zurückgesetzt. Oft sind Vernachlässigung und Unterdrückung nicht nur im subjektiven Erleben der Patientinnen verankert, sondern auch als objektive Lebensrealität für die Psychotherapeutin nachvollziehbar. Die Patientinnen sind nicht in Entscheidungen einbezogen worden, konnten über das selbst verdiente Einkommen nicht verfügen, den Lebensweg ihrer Kinder nicht in dem Maße bestimmen wie ihre Partner.

Die positive Veränderung dieser Umstände im fortgeschrittenen Alter stellt für sie jedoch keine Genugtuung dar. In therapeutischen Gesprächen nimmt die auf die Vergangenheit bezogene Klage einen großen Raum ein. Die Patientinnen wirken schlichtweg unbeeinflussbar.

Die Patientinnen haben oft typische Symptome einer anhaltenden somatoformen Schmerzstörung mit masochistischen Verhaltens- und Persönlichkeitszügen. Nach ICD-10 ist dieses Störungsbild durch wahrgenommene anhaltende Schmerzen charakterisiert, für die entweder kein organisches Korrelat vorliegt, oder die durch die objektivierbare körperliche Störung in ihrem Ausmaß nicht erklärt werden können. Es wird allgemein angenommen, dass anhaltende Schmerzstörungen zu den häufigsten neurotischen Störungen bei türkischstämmigen Patientinnen in der stationären muttersprachlichen Psychotherapie gehören. Leider fehlen bis heute repräsentative Studien über die Prävalenz von psychischen Störungen bei Migranten. In einem türkischsprachigen stationären Setting in der psychosomatischen Klinik in Bad Fredeburg stellte unter 275 türkischen Migranten (Glier und Rodewig 2000) die Gruppe der Patienten, die im Erstinterview über Schmerzen als vorrangige Symptomatik berichteten, mit 240 Patienten (87%) die größte Gruppe dar. Auch in der türkisch-muttersprachlichen Spezialsprechstunde der Essener Universitätsklinik standen nach den depressiven Störungsbildern (27%) die somatoformen Störungen (14%) an zweiter Stelle. In dieser Spezialsprechstunde wiesen jedoch von 109 türkischen Patienten im Jahr 1999 insgesamt nur neun Patienten (8,2%) die Diagnose einer somatoformen Schmerzstörung auf (Erim et al. 2000). Möglicherweise konnten durch das regionale, heimatnahe Angebot der muttersprachlichen Ambulanz, die seit 1997 etabliert war und einen guten Bekanntheitsgrad unter Migranten erreichte, Patienten in einem frühen Stadium der Symptombildung erreicht werden und im Gegensatz dazu wurde das überregionale Angebot in der psychosomatischen Fachklinik in Bad Fredeburg vermehrt von »ausgesuchten« Patienten mit chronischen Beschwerden genutzt.

13.4 Kollektive Gegenübertragung in der interkulturellen Begegnung?

Das skizzierte »Frauenschicksal« weist sowohl kulturelle als auch interkulturelle Besonderheiten auf. Wenn es sich um eine Migrantin handelt, die in Deutschland, d.h. sehr wahrscheinlich von deutschen Therapeutinnen behandelt wird, entsteht folgende Interaktion: Die Therapeutin vermutet eine Benachteiligung und Unterdrückung in der Geschichte der Patientin, vielleicht sogar in Form von familiärer Gewalt. Sie kann jedoch das Ausmaß des Erlebten aufgrund der fremden Kulturzugehörigkeit schlecht einschätzen. Durch die Diskussion über die Stellung der Frau im Islam, die durch Schlagwörter wie Kopftuch, Zwangsehe und Ehrenmord gekennzeichnet ist, nimmt diese Sorge zu. In der Sorge, den Leidensweg der Patientin gebührend zu berücksichtigen, sind Therapeutinnen oft bemüht, die Patientin nicht durch konkrete Fragen nach ihrer Lebensgeschichte zu belasten oder zu beschämen. Psychotherapeutinnen stellen sich oft die Frage, ob mit der Patientin, deren Kultur (nach Meinung westlicher Psychotherapeuten) nur wenig Individualität zulässt, individuelle Lösungen erarbeitet werden dürfen, oder ob eine individualisierende Entwicklung der Patientin mit ihrer Kultur und ihren familialen Beziehungen nicht zu vereinbaren wäre.

In der tiefenpsychologischen Methode sind solche Ängste als kollektive Übertragungsbereitschaften der einheimischen Therapeuten zu verstehen (► Kap. 1) (Erim 2004). Der Ursprung dieser Angst in der Gegenübertragung ist die Sorge der einheimischen Therapeuten, sich gegenüber der fremden Ethnie etwas zuschulden kommen zu lassen. In der hier skizzierten Therapiesituation kann es sehr schwierig werden, die aggressiven Impulse der Patientin zu bearbeiten, Übertragungs- und Gegenübertragungsabbildungen können nicht für den therapeutischen Prozess genutzt werden. In einem ähnlichen Kontext beschrieb Heuft (1991) bei der Behandlung von älteren einheimischen Patienten die »Eigenübertragung« als einen kollektiven Übertragungsmechanismus. Es handelt sich dabei um Konflikte des Behandlers, die ihn nachhaltig daran hindern, die eigene Gegenübertragung im Sinne des therapeutischen Prozesses zu verstehen.

13.5 Die Arbeit mit Märchen

Die Arbeit mit Märchen wurde in der Klinik für Psychosomatische Medizin und Psychotherapie im Rahmen der stationären Behandlung von Migrantinnen mit den oben beschriebenen Störungsbildern entwickelt. Die subjektiv erlebte Hilflosigkeit und Ausweglosigkeit der Patientinnen führte bei den Behandlerinnen zu ähnlichen Gefühlen in der Gegenübertragung. Das Psychotherapeutenteam sah sich seiner sonst vertrauten Handlungsalternativen beraubt, unfähig zu intervenieren oder »richtig« zu verstehen. Während einer dieser skizzierten Situationen beschäftigte sich die Autorin, ausgehend von einem eigenen Einfall, mit dem Märchen, das ihr in ihrer Kindheit mündlich überliefert worden war. Während eines Workshops befasste sich das Team mit dem Märchen und seinem deutschen Gegenstück »Der Gänsemagd«. Da diese Beschäftigung dem Team dabei geholfen hatte, Ähnlichkeiten zwischen den Kulturen zu verstehen, wie auch die Patientin, wurde das Märchen ab diesem Zeitpunkt auch von einheimischen Therapeutinnen des Teams den Patientinnen angeboten, wenn es eine Beschleunigung oder Entwicklung in der jeweiligen Therapie versprach.

Märchen aus dem Kulturkreis der Patientinnen können, wenn der therapeutische Prozess stagniert, dazu beitragen, die Entwicklung wieder in Gang zu bringen. Man könnte argumentieren, dass die Therapeutin durch das Einbringen des Märchens die eigene Gegenübertragung gegenüber Versorgungswünschen der Patientin ausagiert, indem sie die Patientin mit dem Märchen »versorgt«, anstatt abstinent zu bleiben. Dieses neue Instrument signalisiert jedoch auch Interesse der Therapeutin, sich mit den ethnischen und kulturellen Besonderheiten und dem »kulturellen Hintergrund« der Patientin auseinanderzusetzen. Voraussetzung dieser Arbeit ist sicher die Akzeptanz der Patientin, sich mit dem Märchen zu beschäftigen. Da im Ursprungsland Türkei das Medium Fernsehen sich erst in den 1980er-Jahren verbreitete, sind besonders Patientinnen aus ländlichen Gebieten mit Märchen groß geworden. Oft finden die Patientinnen einen schnellen Einstieg in die »Märchenarbeit«. Das Ziel der Intervention besteht darin, die angesprochenen Konfliktthemen nach dem Märchen auch in der eigenen Biografie zu untersuchen.

Das Märchen »Der Geduldstein« scheint viele Aspekte der skizzierten zentralen ödipalen, Versorgungs- und Autarkiekonflikte der Patientinnen anzusprechen und bietet sich aus diesem Grund für eine therapeutische Intervention an.

13.5.1 Das Märchen »Der Geduldstein«

(deutsche Übersetzung von Otto Spieß)

Die Überlieferer der Erzählungen und die Berichter der Geschichten erzählen Folgendes: In alter Zeit hatte eine alte Frau eine sehr liebenswerte Tochter, die an Schönheit nicht ihresgleichen in der Welt hatte. Dieses Mädchen saß in einem Zimmer und strickte. Eines Tages gegen Abend kam ein Vogel durch das Fenster herein und redete sie in wohlgesetzten Worten an: »Meine Sultanin, du wirst 40 Tage lang einen Toten bewachen und dann deinen Wunsch erreichen.« Darauf flog er fort ...

Das Mädchen legte sich an jenem Abend nieder und schlief ein. Am nächsten Tag gegen Abend kommt der Vogel in gleicher Weise wieder und spricht nochmals und fliegt fort. Das arme Mädchen erzählt seiner Mutter die Worte des Vogels. Die Mutter fragt: »Ach, meine Tochter! Wann kommt der Vogel?« Da antwortete das Mädchen: »Heute Abend wird er wiederkommen.« Als es endlich Abend wurde, versteckte sich die Mutter in einem Schrank. Der Vogel kam wiederum und sprach zu dem Mädchen: »Meine Sultanin! Du wirst 40 Tage lang einen Toten bewachen und dann deinen Wunsch erreichen.« Nach diesen Worten flog er wieder fort. Als die Mutter dies gehört hatte, sagte sie: »Ach, meine Tochter! Komm', wir wollen uns vor diesem Vogel retten und flüchten!« Das Mädchen entgegnete: »Wie es auch kommen mag, so soll es sein!« Mutter: »Wir wollen fliehen!«

Darauf packten sie ihre Sachen zusammen, die an Gewicht leicht, aber an Wert schwer waren, und machten sich auf den Weg. Nach einigen Tagen gelangten sie zu einem Palast. Sie ließen sich an einer Seite außerhalb des Palastes nieder und ruhten sich aus. Als es Nacht wurde, legten sie sich hin und schliefen ein. Da kam der Vogel wieder, ergriff das Mädchen leise und brachte es in ein Zimmer des Palastes. Danach flog der Vogel fort. Als das Mädchen seine Augen öffnete und umherschaute, sah es sich selbst im Palast. Mitten im Zimmer lag in einem Bett ein Toter. Als das Mädchen das sah, wäre es beinahe ohnmächtig geworden und dachte: »Oh weh, was der Vogel gesagt hat, war doch keine Lüge! Das kommt von Gott. Ich muss das, was mir bestimmt ist, ertragen. So Gott will, wird das Ende gut.«

Als es morgen wurde, wachte die Mutter aus dem Schlaf auf und sah auf einmal, dass das Mädchen nicht mehr da war. Da rief sie: »Oh weh, indem ich meiner Tochter geraten habe, vor dem Vogel zu fliehen, habe ich sie mit eigener Hand ins Verderben gestürzt!« So klagte und jammerte sie. Geradewegs kehrte sie nach Hause zurück und litt in Verzweiflung und Trauer um das Mädchen.

Wir wollen nun zum Mädchen kommen. Tag und Nacht schlief es nicht und klagte. Schließlich kam der 39. Tag. Das Mädchen saß am Fenster und schaute traurig auf das Meer. Da wurde ein Schiff sichtbar, das von Persien her kam. Als es gerade am Palast vorüber fuhr, machte das Mädchen dem Kapitän mit der Hand ein Zeichen und rief: »Nimm diese 10 000 Piaster und gib mir eine Sklavin.« Dann ließ sie einen Strick hinab und zog die Sklavin herauf. Sie legte ihr eine goldene Kette um den Hals und freute sich, weil sie eine Gefährtin gefunden hatte.

Genau am 40. Tag sprach sie zu der Sklavin: »*Du bleibe hier! Ich werde mir die Zimmer ein wenig ansehen und wiederkommen.*« *Das Mädchen ging weg und die Sklavin blieb allein. Während das Mädchen alle Winkel des Palastes besichtigte, stand der in dem Zimmer liegende Tote auf. Als er wieder lebendig geworden war und seine Augen öffnete, erblickte er die Sklavin und sagte:* »*Ach du Mädchen, du hast mich bewacht?*« *Die Sklavin erwiderte:* »*Ja, ich habe dich bewacht!*«

Nun aber war der Tote, der dort gelegen hatte, ein Königssohn, der früher geschworen hatte: »*Wer mich 40 Tage lang bewacht, den werd' ich heiraten, sobald ich ihn, wenn ich aufstehe, sehe.*« *So hatte er beschlossen. Als er die Sklavin sah, nahm er sie zur Frau und fragte sie, ob außer ihr sonst noch jemand hier wäre. Da sagte sie:*

»*Ja, in jenem Zimmer ist noch eine Sklavin von mir. Ich habe sie um Geld gekauft, und die Goldstücke, die sie am Hals trägt, habe ich ihr auch gegeben.*«

Dann rief sie ihre Herrin: »*Mädchen, komm! Der Herr verlangt nach dir.*« *Da kommt das Mädchen herein und sieht, dass alles ganz anders geworden ist. Auch das kommt von Gott, dachte sie. Man muss es mit Geduld ertragen. Das Mädchen zog nun selbst die Kleider einer Sklavin an und versah oben und unten im Hause ihren Dienst.*

Eines Tages sagte der Prinz zur Herrin: »*Ich werde auf Reisen gehen. Was soll ich dir mitbringen?*« *Die Herrin antwortete:* »*Ich möchte eine Anzahl Diamanten und Türkise haben.*« *Als er die Sklavin fragte, was sie haben möchte, da sagte sie:* »*Ich wünsche mir den Geduldstein. Wenn du ihn vergisst, soll bei deiner Rückkehr das Vorderteil des Schiffes in schwarzem Rauch, aber das Hinterteil klar sein.*« *Danach brach der Königssohn auf und fuhr nach Jemen. Nach einigen Monaten gelangte er dorthin, erledigte dort seine Geschäfte und kaufte, was ihm die Herrin aufgetragen hatte. Aber den Auftrag der Sklavin hatte er vergessen. So machte er sich auf den Heimweg. Auf einmal sieht er, dass das Vorderteil des Schiffes in pechschwarze Dunkelheit gehüllt ist, während das Hinterteil ganz hell ist. Sein Schiff konnte nicht abfahren. Der Kapitän rief den Passagieren zu:* »*Wenn unter euch ein Mensch ist, der sein Wort nicht gehalten hat und eine Bestellung nicht erledigt hat, soll er aussteigen!*«

Als der Königssohn das hörte, kam ihm der Auftrag der Sklavin in den Sinn. In der Tat war eingetreten, was sie gesagt hatte. Das Schiff kehrte um, der Königssohn stieg aus, kaufte den Geduldstein, wie ihm aufgetragen war, und kam zum Schiff zurück. Da war das Vorderteil des Schiffes hell, während der hintere Teil im Nebel lag. Durch die Gnade Gottes fuhr das Schiff rasch wie ein Vogel dahin. Nach Verlauf von einigen Tagen gelangte es zu der Stadt. Der Königssohn verließ das Schiff und begab sich in seinen Palast.

Die Herrin und die Sklavin stiegen die Treppe hinunter, bewillkommneten ihn und führten ihn hinauf. Der Herrin übergab er das Geschenk, und der Dienerin gab er den Geduldstein. Beide waren zufrieden.

Am Abend legten sich der Königssohn und die Herrin nieder. Als sie schlief, kam dem Königssohn in den Sinn, was wohl die Dienerin mit dem Geduldstein machen würde. Das machte ihn neugierig. Da die Herrin schlief, stand er aus seinem Bett auf, ging leise an das Zimmer, in dem die Dienerin war, und beobachtete das Mädchen durch das Schlüsselloch.

Wir wollen zu dem Mädchen kommen. Das, was man Geduldstein nannte, war ein Stein von der Größe einer Linse. Das Mädchen legte den Stein auf den Boden und sagte: »*Ach, Geduldstein! Einst war ich das teure Kind meiner Mutter. Als ich eines Tages strickte, kam ein Vogel ans Fenster und sprach mit wohlgesetzten Worten zu mir:* »*40 Tage wirst du bei einem Toten wachen und darauf deinen Wunsch erreichen*«. *Dann kam ich irgendwie in* diesen Palast und bewachte 39 Tage lang diesen Jüngling. Wenn das alles mit dir geschehen wäre, wie würdest du es ertragen, oh Geduldstein!«

Da machte der Geduldstein »puch, puch« und schwoll an. Das Mädchen fuhr fort: »Als an jenem Tag ein Schiff vorbeifuhr, kaufte ich mir für viel Geld eine Sklavin. Am 40. Tag ließ ich die Sklavin im Zimmer zurück und ging ein wenig hinaus. Da wachte der Jüngling auf, und als er die Sklavin sah, heiratete er sie und wohnte mit ihr zusammen. Wenn das mit dir geschehen wäre, wie würdest du's ertragen?«

Da machte der Geduldstein »puuch« und schwoll noch weiter an. »Ich bin zu ihrer Sklavin geworden, oh Geduldstein. Wie würdest du's erdulden?« Da machte der Geduldstein »puuch« und platzte. »Oh Geduldstein, du hast es nicht erdulden können und bist geplatzt. Wie soll ich es erdulden? Ich will mich nun an der Decke erhängen.« Sie stellte einen Schemel unter ihre Füße, gerade als sie sich aufhängen wollte, brach der Königssohn die Tür auf, trat ein, umarmte das Mädchen und setzte sie auf die Erde mit den Worten: »Siehe, meine Sultanin! Da du mich doch bewachst hast, warum hast du's mir so lange nicht gesagt?«

Darauf ging er in das Zimmer jenes Mädchens, verprügelte sie, ließ sie aufstehen und fragte sie: »Willst du mit 40 Maultieren oder mit 40 Messern bestraft werden?« Da antwortete sie: »Ach die 40 Messer mögen auf das Haupt meines Feindes kommen. Ich möchte 40 Maultiere haben, damit ich in meine Heimat gehen kann.« Darauf band er das Mädchen an die Schwänze von 40 Maultieren und ließ sie los. Auf jedem Berg blieb ein Stück von ihr liegen.

Dann nahm der Königssohn die Herrin und heiratete sie. 40 Tage und 40 Nächte dauerten die Hochzeitsfeierlichkeiten. Beide haben nun ihren Wunsch erreicht.

13.5.2 Gemeinsame Motive in »Der Geduldstein« und in europäischen Märchen

Autonomieentwicklung und ödipale Motive

Eine große inhaltliche Ähnlichkeit besteht zu dem Grimm'schen Märchen »Die Gänsemagd«: Dort muss eine Königstochter unterwegs zu ihrem Bräutigam zuerst alle Gaben ihrer Mutter und schließlich ihren Platz an ihre Kammerjungfrau verlieren, die an ihrer Stelle den Prinzen heiratet. Durch die Hilfe des alten Königs und ihre spätere Wehrhaftigkeit findet sie schließlich wieder ihren Platz an der Seite ihres Gemahls.

Bettelheim (1975) sieht in »Die Gänsemagd« das Thema der Autonomieentwicklung, insbesondere die ödipale Phase, angesprochen. Dieses Märchen mit einer weiblichen Hauptfigur sei in vielen Kulturen verbreitet. Typisch sei, dass die Heldin zuerst ihren Platz an einen »Usurpator« verliert, der den Platz der Heldin in der Ehe zu besetzen versucht. Hier werde das frühe Stadium der ödipalen Phase angesprochen, in dem das Kind meint, dass der gleichgeschlechtliche Elternteil unrechtmäßig die Stelle des Kindes in der Zuneigung des andersgeschlechtlichen Elternteils an sich gerissen habe, während der andersgeschlechtliche Elternteil doch das Kind als Ehepartner bei Weitem vorziehen würde. Später sehe das Kind ein, dass es besser ist, sich mit der Stelle des Kindes zufrieden zu geben, als zu versuchen, jene eines

Elternteils einzunehmen. Zudem entfalte das Märchen auch die Erkenntnis, dass ein Elternteil, auch wenn er so mächtig sei wie eine Mutter-Königin, die Entwicklung seines Kindes nicht übernehmen könne. Um die Möglichkeiten der eigenen Persönlichkeit zu verwirklichen, müsse das Kind die Schwierigkeiten seines Lebens selbst überwinden (s. Bettelheim 1975, S. 159–160). Diese Aspekte der präödipalen Identifikation mit der Mutter werden auch in »Der Geduldstein« thematisiert. In der bösen Sklavin kann man eine Figur erkennen, die einerseits eine mächtige präödipale Mutter darstellt; andererseits wird durch die Sklavin die genital-ödipale Vitalität und Lebendigkeit symbolisiert, die die Märchenheldin und möglicherweise die Patientin für sich nicht beanspruchen können.

Latenzphase: »Dornröschen«

In »Der Geduldstein« findet sich ein weiteres europäisches Märchenmotiv wieder, das wir aus »Dornröschen« kennen. In der psychosexuellen Entwicklung wechseln sich Passivität und Aktivität ab. Der lange Schlaf im »Dornröschen« wird von Bettelheim als die Notwendigkeit einer ruhigen, auf das eigene Ich konzentrierten Phase verstanden (ebd., S. 261–263).

Die 40 Tage, die im »Geduldstein« zum Auferstehen des Prinzen notwendig sind, scheinen auch auf eine solche Latenz- und Reifungsphase hinzudeuten. Eine ähnliche Unterbrechung im Verhältnis von Mann und Frau entsteht, nachdem der Platz der Heldin von der Sklavin eingenommen wurde. Auch diese Zeit scheint für die Persönlichkeitsentwicklung der beiden Helden notwendig zu sein, die sich auf die anstehenden Lebensabschnitte vorbereiten müssen.

Sexuelle Reifung: »Amor und Psyche«, »Die Schöne und das Biest«, »Der Froschkönig«

Ein drittes, uns von anderen Märchen, insbesondere von »Psyche und Amor«, bekanntes Motiv ist die Veränderung von oraler bis hin zu ödipal-genitaler Triebhaftigkeit. In diesen Märchen wird einer Heldin, die zuerst in den Gemächern eines Bräutigams mit allen oralen Reichtümern versorgt wird, der Zugang zu einem bestimmten Raum verboten. Wegen ihrer Neugier wird sie dann aus diesem Paradies vertrieben und verliert vorübergehend auch ihren Partner. Anschließend werden ihr viele Aufgaben gestellt. Die Psyche z. B. muss zur Unterwelt hinabsteigen und wieder zurückkehren, als Hinweis darauf, dass erst nach diesen Reifungsschritten die reifen psychischen Qualitäten mit der Sexualität zusammengeführt werden können.

In dem Märchen »Geduldstein« ist die sexuelle Neugier der Frau sehr positiv besetzt. Sie ist diejenige, die sich eine Mitstreiterin sucht, um sich von ihr bei der Wache beim Mann ablösen zu lassen und auch die anderen Zimmer des Schlosses zu erkunden. Man könnte das Märchen auch so verstehen, dass nach den ödipalen Entdeckungen der jungen Frau eine lange Reifungsphase (die Latenz) einsetzen muss, in der sie sich der Konkurrenz mit der Mutter/Sklavin stellen muss.

Im Märchen »Die Schöne und das Biest« taucht der Aspekt auf, dass die liebevolle Zuwendung der Frau aus dem »Tier-Mann« einen passenden Partner machen kann. Ähnlich lässt in »Der Geduldstein« die Frau durch ihre »Ausdauer« den Mann zum Leben erwachen.

13.5.3 Tiefenpsychologische Interpretation des Märchens

Die Entwicklung der Frau in »Der Geduldstein«

Das Märchen beginnt in einer Phase, in der sich Mutter und Tochter noch eng verbunden erleben. Manifest taucht ein Vater nicht auf. Das väterliche Prinzip ist vermutlich durch den Vogel abgebildet, der mit seinen Worten sowohl eine Aufgabe als auch deren Lösbarkeit, die Erfüllung der Wünsche der Tochter, in Aussicht stellt. Jedenfalls fühlen sich Tochter und Mutter durch die Worte des Vogels gleichsam bedroht und machen sich gemeinsam auf die Flucht. In diesem Abschnitt sind Tochter und Mutter noch zusammen unterwegs, erleben sich nicht getrennt, begeben sich aber schon in eine Phase der Veränderung.

Im Palast: Beginnende Individuation

Unterwegs, nachdem sie einige Tage gegangen waren, kommen sie vor einem Palast an, wo sie sich zum Schlafen hinlegen. Da kommt der Vogel wieder, als ein trennendes Drittes. Nachdem das Mädchen nun im Palast und bei dem Toten weilt, ist es von der Mutter getrennt. Die Separation scheint durch den Mann angestoßen zu werden – durch den Vogelvater, der die Tochter von der Mutter wegträgt, oder durch den toten Mann im Schloss. Jedenfalls ist das Bild von der Tochter im Schloss eines von beginnender Getrenntheit, vielleicht vom ersten Errichten von Selbstgrenzen.

Der Mann muss noch durch die Frau geboren werden: Leidensweg oder Selbstüberschätzung der Frau?

Der Mann indessen ist in der ersten Begegnung mit der Frau, mit dem Mädchen, noch nicht lebendig. Er muss 40 Tage bewacht, sozusagen ausgetragen, bebrütet und geboren werden. In der Rolle derjenigen, die den Mann zum Leben erwachen lässt, ist die Frau, das Mädchen, mütterlich, auch omnipotent. Diese verborgene Botschaft gibt das Märchen nicht gleich preis. Vielmehr heißt es, dass das Mädchen Tag und Nacht nicht schlief und klagte. Kurz vor dem erwarteten Ergebnis, am 39. Tag, wird das Mädchen selbst auch lebhaft. Es kauft sich eine Sklavin, die ihr zuerst eine Freiheit ermöglicht. So kann sie der Sklavin die Wache übergeben und sich im Schloss umsehen. Die Sklavin erweist sich aber als Konkurrentin. Sie ist die Erste die der aufwachende Mann als weibliches Wesen erkennt. Damit bleibt das Mädchen nicht erkannt, wird nicht als Frau gespiegelt. Das Mädchen bleibt bei dem Mann, ohne jedoch eine lustvolle Beziehung zu ihm zu haben. An seiner Seite steht nun die Sklavin.

Inadäquate Aggressionsentwicklung?

Die Szene, in der das Mädchen den Betrug der Sklavin widerstandslos akzeptiert, ist eine der Szenen, die die größte emotionale Beteiligung bei den Lesern hervorruft. Hier gelingt es der Heldin nicht, sich zu wehren. Der Leser reagiert mit Enttäuschung und erlebt stellvertretend Wut gegenüber der Angreiferin.

Spricht das Märchen hier das schwierige Thema der weiblichen Aggressivität an? Heigl-Evers und Weidenhammer (1985) berichten, dass sie aus zahlreichen klinischen Beobachtungen wissen, dass viele Mädchen und Frauen über nur sehr unzureichend entwickelte Wert-, Norm- und Steuerungsmechanismen für den aggressiven Bereich verfügen und kaum in der Lage sind, ihre Selbstwahrnehmung mit solchen aggressiven Tendenzen auszustatten, in denen sie eine direkte aggressive Initiative ergreifen und zur Umsetzung aggressiv-destruktiver Regungen und Verhaltensweisen fähig wären. Sie gehen davon aus, dass eine Verlängerung von Abhängigkeitsbeziehungen in der weiblichen Entwicklung die Autonomieentwicklung, die Erforschung und »Inbesitznahme« der eigenen Person einschließlich des aggressiven Impulsbereiches stark einschränke. Diese mangelhafte Ausgestaltung des expansiv-aggressiven emotionalen Bereiches bringe mit sich, dass aggressive Tendenzen nicht über ein archaisches Stadium hinaus entwickelt werden können und dann mithilfe primitiver Abwehrmechanismen gegen das eigene Selbst reguliert werden. Auf diese Weise beschreiben die Autorinnen eine Typologie in der Entstehung masochistischer Phänomene bei Frauen.

Masochistische Abwehr

Im Märchen befindet das Mädchen, »dass es wohl göttliche Fügung sei, dass sie jetzt die Sklavin sein solle« und will es ertragen. Es kommt ihr nicht in den Sinn, ihr Recht einzufordern und dem aufgewachten Mann die Wahrheit zu erzählen. Sie schweigt und nimmt ihr Schicksal an. Eine aggressive Auseinandersetzung ist ihr zu diesem Zeitpunkt noch nicht möglich.

Viele Patientinnen mit depressiven Störungen oder somatoformen Schmerzstörungen zeigen in der Psychotherapie diese Haltung, die in der Tiefenpsychologie als ein wichtiger Abwehrmechanismus angesehen wird. Die Wendung gegen das Selbst als zentraler Abwehrmechanismus der masochistischen Persönlichkeit wird im Märchen angedeutet. Es geht hier um den Wunsch, durch das gelebte Leiden gesehen zu werden, Empathie zu erlangen, das masochistische Ringen um Empathie, wie diese Abwehrform von Rohde-Dachser (1996) genannt wurde. Wenn dieser Aspekt ihres Verhaltens durch die Bearbeitung des Märchens mit den Patientinnen besprechbar wird, kann vielleicht in der Folge auch die Selbstüberschätzung thematisiert werden. Darunter versteht Wöller (1994) die omnipotente Vorstellung, eine schwierige Lebenssituation allein und ohne Hilfe aushalten zu können. Das Märchen liefert viele Metaphern, die zu den Triebschicksalen unserer Patientinnen passen.

Wechselseitige Autonomieentwicklung der Partner und »Der Geduldstein«: »Sabirtasi«

Im Märchen wird eine weitere Entwicklung der Frau durch die Individuation des Mannes möglich. Er geht auf Reisen, erkundet die Welt, d. h. auch sich selbst, er wird autonom. Das Mädchen wünscht sich ein Mitbringsel von der Reise, einen sogenannten Geduldstein. Dieser führt dann das Paar zusammen. Das Märchen stellt dem Zuhörer immer eine harmonische Partnerschaft als Entgelt seiner Bemühungen in Aussicht. Die Partnerschaft wird als wahres Glück und Erfüllung beschrieben.

»Der Geduldstein« ist ein gängiges Sinnbild für Geduld und Ausdauer, Durchhaltevermögen und Frustrationstoleranz in der türkischen Sprache. Auch diejenigen türkischstämmigen Patientinnen, die sich an das Märchen nicht erinnern, sind mit diesem Sinnbild vertraut. Oft wird der Begriff in der Verneinung eingesetzt: »Ich bin kein Geduldstein.« bedeutet: »So viel Belastung und Frustration kann ich nicht aushalten.« Als Sinnbild beinhaltet der Geduldstein sozusagen auch die Vorstellung, dass die Nichtintegration von aggressiven Triebregungen zu einer »Versteinerung«, d. h. zum Absterben, Verlust von wichtigen Impulsen und Gefühlswahrnehmungen führen kann. So gesehen zeigt das Märchen auf, dass Konflikte dadurch entstehen, dass das Leben einseitig gelebt und wichtige Aspekte des Lebens nicht beachtet und verdrängt werden.

Der Geduldstein hat in dem Märchen eine zentrale Rolle in der Entwicklung beider Märchenhelden. Der Prinz kann seine Reise, seine Persönlichkeitsentwicklung nicht beenden und nach Hause zurückkommen, ehe er den Geduldstein besorgt hat. Andererseits kommt das Mädchen über den Geduldstein mit eigenen abgespaltenen Affekten in Kontakt. Die Szene mit dem Geduldstein erinnert an eine psychotherapeutische Behandlung. Die Heldin erzählt ihre Werdensgeschichte, mit dem Ergebnis, dass sie bisher abgespaltene Affekte wahrnehmen und integrieren kann. Sie platzt sozusagen vor Wut. In dieser sind Mann und Frau separierte Individuen. Der Prinz lauscht vor der Tür und sieht die Wut des Mädchens, ihre Veränderung, und erkennt sie als die Frau, die zu ihm gehört.

13.5.4 Themen der weiblichen Persönlichkeitsentwicklung in »Der Geduldstein« und bei türkischstämmigen Patientinnen

Ich möchte nun erneut die Themen aufführen, die im Märchen angesprochen werden und für die sich Parallelen in der Biografie türkischer Patientinnen finden.

Bei den zuvor idealtypisch beschriebenen Patientinnen handelt es sich um Frauen, die sich psychisch wenig getrennt von ihrer Mutter und ihrer Primärfamilie erleben und eine räumliche Trennung von diesen erst durch ihre Heirat vollziehen. Die kulturelle Besonderheit der engen Verbundenheit in der Familie, eine »kohäsive« Familienstruktur in der traditionellen türkischen Gesellschaft wurde von Fisek und Schepker (1997) beschrieben. Sie stellen fest, dass die Nähe in der westlichen Gesellschaft durch Autonomie und in den traditionellen Kulturen durch Bezogenheit gewährleistet wird. In der traditionellen Kultur wird diese Nähe zudem durch hierarchische Strukturen geschützt, die Männern und älteren Personen eine höhere Stellung reservieren. Die Ursprünge dieser sozialen Struktur zu untersuchen, würde den Rahmen dieses Kapitels sprengen.

In die Ehe begeben sich die Patientinnen in der Regel nicht mit eigenen Veränderungs- und Individuationswünschen, sondern folgen vielmehr einem sozialen Muster. Dieses Muster sieht vor, dass die wichtigste Aufgabe für junge Menschen die Heirat und Gründung einer Familie ist, dass sie für sich und ihre Familie am besten sorgen, wenn sie diese Aufgabe umsetzen.

Durch diese kulturellen Prägungen haben die Patientinnen in der Regel eine große Bereitschaft, Frustrationen durch den Ehemann und seine Familie auszuhalten und eine emotionale und sozioökonomische Abhängigkeit von dem Mann zu akzeptieren. Sie versorgen den Mann, in mütterlich-geduldiger Eigenschaft halten sie Versagungen durch ihn aus. In dieser Phase sind die jungen Frauen oft allein in der Wohnung des Paares, regeln den Haushalt allein, müssen aushalten, dass der Ehemann wenig präsent ist, und müssen sich mit der Rolle der Mutterschaft vertraut machen, das erste Kind oder die ersten Kinder alleine oder in einem Verbund von Frauen (der eigenen Mutter, der Schwestern etc.) aufziehen.

Zudem geht der Mann nach der ersten sexuellen Begegnung in der Ehe oft auf Erkundungsreise, versucht die Welt der erwachsenen Männer oder die Frau als Sexualpartnerin, »Geliebte« kennenzulernen. Jetzt ist der Geduldstein in der Frau gefordert, sie hält aus und wartet ab, dass die Individuationsreise des Ehemannes ihn wieder zu ihr zurückführt. In dieser Phase werden oft väterliche und mütterliche Vermittlerfiguren von der jungen Frau oder ihrer Familie eingesetzt, die den Ehemann zur Vernunft bringen sollen.

Die meisten Paare finden, wie in dem Märchen, nach der Erkundungsphase des Mannes wieder zusammen und werden nun zu einem »richtigen« Paar, das tatsächlich gemeinsam entscheidet, Aufgaben und Verantwortung für die Zukunft der Familie gemeinsam übernimmt usw. In der Regel werden die ersten Ehejahre als der schwierige Beginn einer Partnerschaft angesehen. Die Patientinnen, die wir eingangs beschrieben haben, vergessen die Schikanen der ersten Ehejahre nicht und tragen dem Ehemann seine »Fehltritte« mit einer intensiven Klage nach. Oft finden diese nachtragenden Gefühle in der Schmerzsymptomatik einen Ausdruck. Die Gefühle der erlebten Vernachlässigung beziehen sich nicht selten auch auf die eigene Familie, die der Patientin z. B. eine Schulbildung nicht ermöglicht hat, sie in der Jugend mit schwierigen Aufgaben, z. B. mit der Betreuung der kleinen Geschwister oder dem Führen des Haushalts beauftragt hat. Diese Patientinnen fühlen sich auch als Frauen benachteiligt. Oft wird »Neid« auf die expansiven Bestrebungen, z. B. die »Erkundungsphase« deutlich, den sie gegenüber ihrem Ehepartner spüren. Insofern sind diese Frauen diejenigen, die sich weniger mit der kulturellen Rolle der Unterordnung zufriedengeben und sich gerne mit Männern gemessen hätten.

In der Psychotherapie ist es schwierig, mit den Patientinnen zusammen ihre persönlichen Stärken und Ressourcen herauszuarbeiten. Eine Möglichkeit besteht darin, die Lebensleistung der Patientinnen und ihren großen, aber oft versteckten Einfluss auf den eigenen Lebensweg und den Lebensweg des Partners und der Kinder zu verdeutlichen. Wenn diese »Leistung« nicht mehr als »Leidensweg«, sondern als Zeichen positiver, konstruktiver Kraft angesehen werden kann, wird manchmal der Weg geöffnet zu einem positiven und ganzheitlichen Selbstbild. So können die Patientinnen nicht nur »Leidensfähigkeit«, sondern auch »Leistungsfähigkeit« und »Kraft« bei sich wahrnehmen.

Wir begegnen immer mehr jungen Frauen, die das Zerbersten und Explodieren des Geduldsteines ihren Partnern deutlich machen können, d. h. eine konstruktive Aggression zulassen können. In Deutschland wird auch der Frau als Alleinerziehende ein wirtschaftliches Überleben garantiert (z. B. Kinder- und Wohngeld, Sozialhilfe) und die materielle Abhängigkeit vom Ehemann und seiner Familie in der Realität aufgelöst. Auf diese Weise erhält die Frau im Falle einer Trennung eine bessere Stellung, wenn sie diese wahrnehmen kann. So ergeben sich weitere Verhandlungsmöglichkeiten zwischen den Partnern, bei denen sie entdecken könnten, psychisch getrennt und gut sein zu können.

13.5.5 Welchen positiven Ausblick vermittelt das Märchen?

Im Märchen »Der Geduldstein« verändert sich das Bild der Frau beim zweiten Hinsehen. Zuerst wirkt das Mädchen hilflos, äußeren Umständen ausgeliefert. Dann wird ihre große Kraft deutlich. Sie ist die Gebärende, macht den Mann wach und lebendig, versorgt ihn und stößt seinen Individuationsprozess an. Im Märchen ist sie auch diejenige, die sphinxhaft das Rätsel nach dem Geduldstein aufwirft und voraussagt, dass der Mann von seiner Erkundungsreise ohne den Geduldstein nicht zurückkommen kann. Sie ist mütterlich versorgend, sie ist darüber hinaus diejenige, die dem Mann die sexuelle Lust verheißt, über die er allein nicht verfügt.

Die Schwierigkeit der partnerschaftlichen Beziehung entsteht in vielen türkischstämmigen Familien dadurch, dass die Frau im Innenfeld des Familienlebens nicht auf ihre mütterliche Omnipotenz verzichtet, da sie die strukturierende Kontrolle über ihre Familie erhalten möchte. Das Agieren im Außenfeld ist in der ländlichen oder traditionell islamisch geprägten Familie dem Mann überlassen (▶ Kap. 24). Die Frau hält die Fäden in der Hand. Die Macht der Mutter als primäre Bezugsperson ist zu groß und zu allgegenwärtig, wenn der Vater als Miterziehender nur selten die Bühne betritt. Die unbewussten Machtzuschreibungen des Mannes, ob als Sohn oder Partner, machen jedoch auch die Frau in ihrer Selbstwahrnehmung hilflos, weil sie zu einer Verwicklung führen, und die Frau, sich mit männlichen Augen betrachtend, die eigene Kraft, aber auch die eigene Machtlosigkeit überschätzt.

Das Märchen verweist auf die Schritte der Autonomieentwicklung wie Separation, ödipale Neugier und Integration von aggressiven Impulsen. In der Psychotherapie begegnen wir oft Frauen, bei denen diese psychischen Qualitäten nicht ausreichend entwickelt sind.

In diesem Sinne sehen wir das Märchen als eine Geschichte der partnerschaftlichen Individuation. Eine Trennung, Separation und Individuation der Partner ist nur dann möglich, wenn eigene frühe Wünsche verstanden und eigene Aggressionen für deren Umsetzung eingesetzt werden dürfen. Für die Frau bedeutet das, sich auch mit eigenen Augen und nicht nur aus der Sicht des Mannes zu betrachten.

13.6 Schlussbemerkung

Abschließend ist festzustellen, dass die Analyse des Märchens deutlich macht, dass in der türkischen Kultur ähnlich wie in der westlichen die Individuation intendiert wird und das Erreichen eigener Ziele sowie die Entwicklung der Persönlichkeit natürlich als wichtige Bestrebungen auftauchen. Diese Gemeinsamkeiten der Kulturen werden durch den Vergleich der Märchen deutlich.

In der Persönlichkeitsentwicklung der türkischstämmigen Migrantin oder der einheimisch-deutschen Patientin können die ungenügende Separation von der Mutter, unreife Aggressionsentwicklung und die Omnipotenzgefühle der mütterlichen Frau besondere Konfliktpotenziale in sich bergen.

Diese Ähnlichkeiten sollten einheimische Behandlerinnen und Behandler jedoch ermutigen, interkulturell gemischte Psychotherapien durchzuführen.

Literatur

Akgün L (1991) Strukturelle Familientherapie bei türkischen Familien. Familiendynamik 16,24–36.
Bettelheim B (1975) Kinder brauchen Märchen. München: Deutscher Taschenbuchverlag.
Erim Y & Senf W (2003) Psychotherapie mit Migranten. Interkulturelle Aspekte der Psychotherapie. Psychotherapeut 47:336–346.
Erim Y (2001) Muttersprachliche Gruppentherapie mit türkeistämmigen Migrantinnen. Gruppenpsychiater. Gruppendynamik 37:158–176.
Erim Y (2004) Interkulturelle Aspekte der psychotherapeutischen Beziehung. Kollektive Übertragungsbereitschaften. Psychotherapie im Dialog 4:368–374.
Erim-Frodermann Y, Sanem A, Senf W (2000) Türkeistämmige Migranten in der psychotherapeutisch-psychosomatischen Ambulanz. In: Heise T (Hrsg.) Transkulturelle Beratung, Psychotherapie und Psychiatrie in Deutschland. S. 157–169. Berlin: Verlag für Wissenschaft und Bildung.
Fisek GO & Schepker R (1997) Kontext-Bewußtheit in der transkulturellen Psychotherapie: Deutsch-türkische Erfahrung. Familiendynamik 22, 396–413.
Glier B, Erim Y (2003) Schmerz bei Migranten aus der Türkei. In: Basler H-D, Franz C, Kröner-Herwig B, Rehfisch H-P (Hrsg.): Psychologische Schmerztherapie. 5. Aufl. Heidelberg: Springer.
Heigl-Evers A & Weidenhammer B (1985) Die Freudsche Theorie der Entwicklung der weiblichen Persönlichkeit aus heutiger psychoanalytischer Sicht. Forum der Psychoanalyse 1:202–222.
Heuft G (1990) Bedarf es eines Konzeptes der Eigenübertragung? Forum der Psychoanalyse 6:299–315.
Kast V (1988) Wege zur Autonomie. Märchen psychologisch gedeutet. München: Deutscher Taschenbuch Verlag.
Mc Goldrick M (1982) Ethnicity and Family Therapy: an Overwiev. In: Mc Goldrick M, Pearce JK, Giordano J (Hrsg.) Ethnicity and Family Therapy. S. 3–30. New York [et al]: The Guilford Press.
Peseschkian N (1995) Der Kaufmann und der Papagei. Orientalische Geschichten in der Positiven Psychotherapie. Frankfurt a. M.: Fischer.

Röder F & Opalic P (1987) Der Einfluss der Hodschas (magischer Helfer) auf türkische psychiatrische Patienten in der Bundesrepublik. Eine Auswertung klinischer Fallbeispiele. Psychiatrische Praxis 14:157–162.

Rohde-Dachser C (1996) Ringen um Empathie. Ein Interpretationsversuch masochistischer Inszenierungen. Forum der Psychoanalyse 2:44–58.

Schreiber S (1995) Migration, traumatic bereavement and transcultural aspects of psychological healing: Loss and grief of a refugee woman from Begameder county in Ethiopia. Br J Med Psychol 68:135–142.

Spieß O (Hrsg.) (1992) Der Geduldstein. Deutsche Übersetzung von Otto Spieß. Hamburg: Rowohlt.

Wöller W (1994) Neuere Auffassungen zur Funktion masochistischer Phänomene. Forum der Psychoanalyse 10:162–174.

Yilmaz AT (2001): Cultural Formulation: Clinical Case Study. In: Yilmaz AT, Weiss MG, Riecher-Rössler A (Hrsg.) Cultural Psychiatry: Euro-international Perspectives. Bibliotheca Psychiatrica. No. 169. S. 1–10. Basel: Karger.

# Teil V Kasuistische Einblicke in die Lebenswelten der Migranten

14 Muttersprachliche Gruppentherapie mit türkeistämmigen Migrantinnen[8]

Yesim Erim

14.1 Einleitung und Zusammenfassung

An der Universitätsklinik für Psychotherapie und Psychosomatik in Essen wird seit 1995 ein Projekt zur Verbesserung der psychotherapeutischen Versorgung von türkeistämmigen Migranten durchgeführt. In diesem Kapitel werden zuerst dessen Ausgangspunkte und das spezielle Angebot vorgestellt. Anschließend wird der Verlauf einer muttersprachlichen ambulanten Therapiegruppe, die von der Autorin für türkeistämmige Patientinnen angeboten wurde, dargestellt. Migrations- und kulturtypische Besonderheiten der Lebenssituation und deren Einfluss auf die Symptombildung bei den Patientinnen werden diskutiert. Schließlich werden anhand von Fantasien, Übertragungsgefühlen der Gruppe, der Gegenübertragung der bilingualen Therapeutin sowie der Auseinandersetzung mit dem Team der Klinik Voraussetzungen einer kultursensitiven Psychotherapie herausgearbeitet.

14.2 Ausgangssituation

Eine grundsätzliche Voraussetzung für die psychotherapeutische Beziehung ist die Verständigung mittels einer gemeinsamen Sprache über gemeinsam kulturell geteilte Symbole zwischen dem Therapeuten und dem Patienten. Aus diesem Grund haben viele Migranten, d. h. Patienten, die wesentliche Schritte ihrer Sozialisation entweder im Ausland vollzogen haben oder während ihres Aufwachsens in Deutschland von einer zweiten Kultur wesentlich beeinflusst wurden, Bedarf an besonderen kulturspezifischen Therapieangeboten. Diesem Bedürfnis der Migranten nach kulturspezifischen Behandlungsangeboten konnte in der Essener Klinik für Psychotherapie und Psychosomatik mit einigen Angeboten entsprochen werden, nachdem die Autorin und eine weitere bilinguale Psychotherapeutin 1995 ihre Arbeit in der Klinik aufgenommen hatten. Obwohl das Ruhrgebiet mit seinen türkischen Arbeitsmigranten im Bergbau und in der Industrie einen hohen Bevöl-

---

[8] Das Kapitel ist eine ergänzte und überarbeitete Version der Veröffentlichung: Erim Y (2001) Muttersprachliche Gruppentherapie mit türkeistämmigen Migrantinnen. Gruppentherapie und Gruppendynamik 37:158–176 (Vandenhoeck & Ruprecht).

kerungsanteil an türkeistämmigen Mitbürgern aufweist, waren zu Beginn des Projekts in den dazugehörigen zwei Gebieten der Kassenärztlichen Vereinigung insgesamt nur drei türkisch sprechende Nervenärzte niedergelassen. Drei türkisch sprechende Psychologen führten auf Delegationsbasis psychotherapeutische Behandlungen durch, darüber hinaus waren etwa zehn psychologisch und sozialpädagogisch tätige Professionelle im Bereich der Beratung und Psychotherapie in weiteren Institutionen tätig (Toker 1997). Das Angebot an türkischsprachiger Psychotherapie war nicht ausreichend. Einheimische Psychotherapeuten waren zwar oft davon überzeugt, türkeistämmige Migranten seien nicht geneigt, institutionelle, insbesondere psychotherapeutische Hilfe in Anspruch zu nehmen, sie hatten jedoch eine große Bereitschaft, diese »schwierigen Patienten« konsiliarisch bilingualen Psychotherapeuten vorzustellen, um ihnen auf diesem Wege einen Zugang zur Psychotherapie zu ermöglichen.

Zwei Jahre nach der Etablierung des unten skizzierten Versorgungsprojekts hatte die Zahl der türkeistämmigen Patienten in der Ambulanz der Klinik von drei bis sechs auf etwa 100 pro Jahr zugenommen. In den letzten fünf Jahren stieg die Zahl der Migranten, die von türkischsprechenden Psychotherapeuten untersucht werden wollten, auf 250 bis 300 und entspricht seitdem etwa dem Bevölkerungsanteil türkeistämmiger Migranten im Stadtbereich Essen. Auch die stationären Behandlungen haben zugenommen. Es konnten jedoch nur Patienten mit ausreichenden Deutschkenntnissen stationär behandelt werden, die auch die gruppentherapeutischen Angebote in deutscher Sprache nutzen können (Erim-Frodermann et al. 2000a). Ein monokulturell türkischsprachiges stationäres Setting wäre nur im Rahmen einer überregionalen Angebotsstruktur sinnvoll gewesen. Wir wollten aber den türkischen Patienten, wie den einheimischen, eine wohnortnahe Behandlung anbieten.

14.3 Kultursensible Angebote für türkeistämmige Patienten

14.3.1 Niederschwelliges Beratungsangebot im Rahmen eines Stadtteilprojekts

Für Patienten aus dem Essener Norden wurde in der Anfangsphase des Projekts eine psychologische Sprechstunde als niederschwellige Beratung angeboten. Diese fand zeitgleich mit einem Frauenfrühstück für türkische Frauen statt. Das Angebot war in ein Projekt des Instituts für stadtteilbezogene Sozialarbeit (ISSAB, Gesamthochschule Essen) eingebunden und zielte darauf ab, den Migranten die Psychotherapieangebote bekannt zu machen und ihnen den Zugang zu unserer Ambulanz zu erleichtern.

14.3.2 Kombination muttersprachlicher Einzeltherapie und gruppentherapeutischer Angebote in der stationären Behandlung

Bei der stationären Behandlung von türkischen Migranten ergänzten wir das ansonsten deutschsprachige Angebot durch die muttersprachliche Einzeltherapie.

14.3.3 Ambulante muttersprachliche Gruppentherapie für türkeistämmige Patientinnen

Es handelte sich um eine halb offene psychoanalytisch orientierte Gruppe für Patientinnen türkischer Herkunft. Dieses Angebot bestand zuerst von April 1997 bis November 1998 und wurde dann ab Januar 2000 als halboffene Gruppentherapie fortgesetzt. Die Voraussetzung für die Behandlung in diesem Setting war die Diagnose eines psychosomatischen oder neurotischen Störungsbildes und der ausdrückliche Wunsch der Patientinnen nach einer muttersprachlichen Therapie. Zuerst war eine geschlechtlich gemischte Gruppe geplant worden. Es ergab sich aber, dass sich überwiegend Frauen interessierten. Innerhalb der nun über zehnjährigen Gruppen-Geschichte haben wir immer wieder versucht, auch Männer zu rekrutieren, was jedoch nicht gelang.

Wie später ausgeführt, verfügten viele Patientinnen über ausreichende Kenntnisse der deutschen Sprache, legten aber Wert darauf, sich in der Therapie in ihrer Muttersprache ausdrücken zu können. Manche Patientinnen hatten in vorausgegangenen Behandlungen den Eindruck bekommen, mit ihren kulturspezifischen Problemen nicht verstanden worden zu sein. In einigen Fällen hatten die Patientinnen aus diesem Grund die Therapie abgebrochen, bei anderen hatten die Vorbehandler sich nicht kompetent gefühlt und die Patienten an unsere Ambulanz weiterverwiesen.

Das Alter der Patienten variierte zwischen 25 und 40 Jahren. An den Sitzungen nahmen im Schnitt sechs Patientinnen teil, einige von ihnen kamen innerhalb des benannten Zeitraums mehrfach zur Gruppenbehandlung, z. B. bekam eine Patientin vier Jahre nach Abschluss der ersten Gruppentherapeutischen Behandlung Brustkrebs. Eine andere Patientin heiratete erneut und bemerkte acht Jahre nach Abschluss der ersten Behandlung, dass sich zentrale Beziehungsprobleme in ihrer neuen Ehe wiederholten.

Von den Teilnehmerinnen der ersten Gruppe sind in ▶ Tab. 14.1 exemplarisch dargestellt: Alter, Symptomdiagnose, zentraler Konflikt, traditionelle Formen der Eheschließung, traumatische Erfahrungen, Migrationsstatus, Berufsausbildung, Berufstätigkeit außer Haus und Vorbehandlungen.

Tab. 14.1: Übersicht der Teilnehmerinnen der muttersprachlichen Gruppentherapie

Patientinnen	Alter in Jahren	Symptomdiagnose	zentraler Konflikt	traditionelle Form der Eheschließung	traumatische Erfahrung	Migrationsstatus	Berufsausbildung	Berufstätigkeit außer Haus	Vorbehandlungen
EZ	25	depressive Episode, dissoziative Bewegungsstörung	Unterwerfung/Kontrolle	vermittelte Ehe	sexueller Missbrauch durch den Vater	seit Vorschulalter in Deutschland lebend	keine	früher, durch Krankheit unterbrochen	stationär Univ.-Klinik Essen, davor ambulant psychiatrisch
DA	40	somatoforme Schmerzstörung, Dysthymia	Selbstwertkonflikt, Autonomie-Abhängigkeits-Konflikt	vermittelte Ehe	keine	nach Eheschließung zugezogen	Verwaltungsangestellte	nach Heirat aufgegeben	orthopädisch
SN	25	depressive Episode, Dysthymia	Über-Ich-Schuldkonflikte	ledig	Entführung, Vergewaltigung	in Deutschland geboren und aufgewachsen	Krankenschwester	früher, durch Heirat unterbrochen	stationär Univ.-Klinik Essen, davor ambulant psychiatrisch-psychotherapeutisch

Tab. 14.1: Übersicht der Teilnehmerinnen der muttersprachlichen Gruppentherapie – Fortsetzung

Patientinnen	Alter in Jahren	Symptomdiagnose	zentraler Konflikt	traditionelle Form der Eheschließung	traumatische Erfahrung	Migrationsstatus	Berufsausbildung	Berufstätigkeit außer Haus	Vorbehandlungen
CG	31	Dysthymia, Panikstörung, somatoforme Störung des Gastrointestinaltrakts	Über-Ich-Schuldkonflikte	vermittelte Ehe	politische Verfolgung, Trennung vom Ehemann, Naturkatastrophen (Erdbeben), sexuelle Belästigung durch Verwandte	Asylsuchende, ungeklärter Aufenthaltsstatus	keine	Hausfrau und Mutter	hausärztlich
HB	26	dissoziative Bewegungsstörung	ödipal-sexueller Konflikt	Partner selbst gewählt, Probleme mit Schwiegereltern	keine	hier geboren und aufgewachsen	Bürokauffrau	aktuell berufstätig	stationäre Psychotherapie
SZ	31	Dysthymia, depressive Episode	Autonomie-Abhängigkeits-Konflikt	ledig	keine	nach Studium vor 5 Jahren migriert	Studentin	Gelegenheitsjobs	keine
GC	31	depressive Episode	ödipal-sexueller Konflikt, strukturelle Defizite	vermittelte Ehe	gewalttätige Misshandlung in der Ehe, als Kind vernachlässigt	nach Eheschließung nach Deutschland gezogen	keine	Hausfrau und Mutter	ambulant, sozialpädagogisch, Einzelfallhilfe

Tab. 14.1: Übersicht der Teilnehmerinnen der muttersprachlichen Gruppentherapie – Fortsetzung

Patientinnen	Alter in Jahren	Symptomdiagnose	zentraler Konflikt	traditionelle Form der Eheschließung	traumatische Erfahrung	Migrationsstatus	Berufsausbildung	Berufstätigkeit außer Haus	Vorbehandlungen
BH	32	depressive Episode	Autonomie-Abhängigkeits-Konflikt	vermittelte Ehe	gewalttätige Misshandlungen durch den Ehemann	in Deutschland geboren und aufgewachsen	Friseurin	nach Eheschließung nicht mehr	keine
DZ	33	depressive Episode, Dysthymia	Über-Ich-Schuldkonflikt	vermittelte Ehe	keine	nach Eheschließung zugezogen	angelernte Fabrikarbeiterin	aktuell berufstätig	ambulant psychiatrisch-psychotherapeutisch
DN	30	depressive Episode, Dysthymia	Über-Ich-Schuldkonflikt	vermittelte Ehe	keine	in Deutschland geboren und aufgewachsen	keine	keine	medikamentös, psychiatrisch

14.4 Die Teilnehmerinnen

Zum besseren Verständnis der Ausgangssituation in der Gruppe werden in
▶ Tab. 14.1 die einzelnen Teilnehmerinnen mit ihren Problemen und Konflikten in
anonymisierter Form kurz skizziert.

EZ: 25 Jahre, kam wegen »Nervosität« und einer funktionellen Armlähmung zur
Behandlung. Während einer stationären Behandlung, die der Gruppentherapie
vorausging, wurde ein jahrelanger Missbrauch durch den Vater aufgedeckt. Die
Patientin hatte durch Vermittlung ihrer Mutter einen Mann geheiratet, der bei
der Eheschließung die Heirat zur Erlangung seiner Aufenthaltsberechtigung
benötigte, später jedoch ernsthaftes Interesse an ihr entwickelte. Eigene Missbrauchserfahrungen von EZ waren virulent geworden und hatten eine depressive
Krise ausgelöst, als die ödipale Hinwendung der zweieinhalbjährigen Tochter
dem Vater – ihrem Ehemann – gegenüber von diesem liebevoll beantwortet
wurde.

DA: 40 Jahre, wurde wegen behandlungsresistenten multiplen Schmerzen vom
behandelnden Orthopäden überwiesen. Die Patientin beklagte Probleme in der
Partnerschaft. Der Ehemann mache ihr Vorwürfe, dass sie ihn nicht »genug liebe«
und entziehe ihr seine Liebe, indem er sie tagelang ignoriere. Sie ihrerseits
trauerte nach Jahren noch ihrer ersten platonischen Liebe nach und fühlte sich in
der vermittelten Ehe entwertet, da sie nicht »ihre erste Wahl« bekommen habe.
Sie klagte über sexuelle Inappetenz.

SN: 25 Jahre, Krankenschwester, suchte etwa acht Monate nach einer Entführung
und Vergewaltigung die Therapie auf. Der Täter war ein Nachbarssohn gewesen,
der ihr jahrelang Ehewünsche angetragen hatte und von ihr abgelehnt wurde.
Der Prozess gegen ihn wurde mangels ausreichender Beweise eingestellt. Die
Patientin war am helllichten Tag entführt und tagelang festgehalten worden. Die
Eltern hatten ihr zuerst nahegelegt den Entführer zu heiraten, um ihre Ehre
wieder herzustellen, unterstützen sie jedoch später, den Täter anzuzeigen, nachdem die älteren Brüder der Patientin sich für sie einsetzten. Die Familie hatte die
Patientin für sechs Monate in die Türkei gebracht, wo eine initiale psychotherapeutische Behandlung stattgefunden hatte.

CG: 31 Jahre, war nach 4-jähriger Trennung von ihrem Mann, einem politischen
Flüchtling, nach Deutschland gekommen, lebte seit einem Jahr mit ungeklärtem
Aufenthaltsstatus in einem Asylantenheim. Die Patientin litt unter einer Angststörung mit Panikattacken, multiplen, in erster Linie jedoch den Gastrointestinaltrakt betreffenden somatoformen Störungen, die mehrere stationäre Aufnahmen erforderlich gemacht hatten. Die Patientin war kurdischer Herkunft.
Jahrelang hatten Panzer vor ihrem Haus gestanden, das Dorf war umzingelt
gewesen, regelmäßig hatten Hausdurchsuchungen stattgefunden, ein Cousin

wurde von Gendarmen erschossen, ein Bruder wegen politischer Aktivitäten mehrfach inhaftiert. Der Ehemann wurde aufgrund seiner Parteizugehörigkeit verfolgt und musste untertauchen. Der Tradition entsprechend zog die Patientin zu den Schwiegereltern; der Schwiegervater begann, sie sexuell zu belästigen. Schließlich zerstörte ein Erdbeben das Dorf. Die Patientin war zweisprachig (kurdisch-türkisch) aufgewachsen und sah keine Probleme darin, mit den türkischen Patientinnen zusammen an der Gruppe teilzunehmen.

HB: 26 Jahre, kaufmännische Angestellte, hatte eine Konversionssymptomatik in Form einer intermittierenden Lähmung der linken Körperhälfte, insbesondere des linken Armes. Sie hatte einen Mann geheiratet, dessen Eltern sie ablehnten und wegen ihrer Selbstständigkeitswünsche entwerteten. Die Patientin befürchtete sehr, den Ehemann an seine Eltern zu verlieren, war andererseits selbst sehr an die verwöhnenden und steuernden eigenen Eltern gebunden.

SZ: 31 Jahre, Studentin, kam wegen depressiver Verstimmungen und einer Lernstörung in die Ambulanz. In Identifikation mit ihrer Mutter, die im Erleben der Patientin vom Vater nicht gesehen und vernachlässigt wurde, gelang es der Patientin nicht, sich auf eine Partnerschaft einzulassen. Sie war nach einem abgeschlossenen ersten Studium in der Türkei nach Deutschland gezogen und hatte mehrere kurzfristige und unbefriedigende Liebesbeziehungen zu Männern gehabt.

GC: 31 Jahre, hatte einer vermittelten Ehe zugestimmt und war danach zu ihrem Ehemann nach Deutschland zugezogen. Dieser war Sohn türkischer Arbeitsmigranten, hatte nicht für die Patientin und die Töchter (6 und 13 Jahre) gesorgt, die Patientin jahrelang körperlich misshandelt. CG lebte von ihrem Ehemann getrennt. Sie versuchte andrängende sexuelle Impulse zu verdrängen, weil sie sich eine neue partnerschaftliche Beziehung nicht vorstellen konnte, Ausschluss und Aggressionen der türkischen Bezugsgruppe befürchtete. Fantasien der Patientin über Kontrolle und Verfolgung durch die Nachbarn nahmen fast paranoide Formen an, sexuelle Impulse wurden teilweise durch dissoziative Phänomene abgewehrt. In der Erziehung ihrer Töchter war die Patientin überfordert, da sie deren Lebendigkeit und sexuelle Entwicklung nicht aushalten konnte.

BH: 32 Jahre, hatte eine langjährige außereheliche Beziehung des Ehemannes bis vor wenigen Monaten ignoriert und verdrängt. Die Ehe war von den Eltern vermittelt worden: Sie hatte den Ehemann idealisiert, sich jedoch von ihm nie geliebt gefühlt. HB konnte keine Vorstellungen von sich selbst als geschiedene Frau entwickeln. Wenige Monate vor der Gruppentherapie war sie in ihre Geburtsstadt zu den Eltern zurückgekehrt.

DZ: hatte eine somatoforme Schmerzstörung. Die Asthma-Erkrankung ihres Sohnes hatte sie schuldhaft verarbeitet. Die Patientin fühlte ihre engen Beziehungen zu ihrem familiären und ethnischen Umfeld durch den Ehemann bedroht, der eine zweite Migration, dieses Mal außerhalb von Europa, plante.

DN: 33 Jahre, Mutter von zwei Kindern, 12 und 6 Jahre alt. Als die Älteste von sechs Geschwistern hatte sie in ihrer Ursprungsfamilie die eigenen Ansprüche für die Interessen anderer zurückgestellt. In der von ihren Eltern arrangierten Ehe mit einem Landsmann, demgegenüber sie mütterliche Gefühle hatte, war sie jahrelang frustriert gewesen, weil der Ehemann einen Großteil seines Einkommens an Geldautomaten verspielte. Geduldig hatte DN immer wieder mit dem Ehemann Planungen angestellt, wie er seine Spielsucht aufgeben könnte. Die Patientin befand sich seit über zwei Jahren in psychiatrischer, medikamentös-antidepressiver Behandlung.

14.5 Gruppenverlauf

14.5.1 Rituale der traditionellen Frauengruppe: »der Frauennachmittag«

In der ersten Phase der Gruppentherapie nutzten die Teilnehmerinnen die Rituale des traditionellen »Frauennachmittags«, um einen Einstieg in das Gespräch miteinander zu finden. So fand z. B. die traditionelle Begrüßungszeremonie statt, bei der jede Frau jede andere im Kreis nach ihrer Befindlichkeit fragt und eine kurze Antwort im Sinne der Versicherung bekommt, dass es dieser gut gehe. Die Teilnehmerinnen bedienten sich auch der traditionellen Anredeform, bei der die Älteren respektvoll mit »ältere Schwester« (türkisch: abla) angesprochen werden. Die Gruppenleiterin wurde dabei mit Frau Dr. oder Frau Erim angesprochen und damit eine vorsichtige Distanz zu ihr bewahrt. In der türkischen Tradition wird die Anredeform Frau (türkisch: Hanim) mit dem Vornamen ergänzt. Also blieb die Anrede der Gruppenleiterin im »halb deutschen« Bereich. In der Fantasie schien der Brauch der traditionellen Frauengemeinschaft aktiviert, die ihre Freizeit zusammen verbringt. An einem Frauennachmittag können sich die Frauen als Leidensgenossinnen erleben, können in ihrem Kreis aber auch viel Lustvolles, wie Essen, Tanzen und Singen miteinander teilen. Der Frauennachmittag dient oft einer kathartischen Gruppenerfahrung, bei der zunächst belastende Affekte mitgeteilt, anschließend beim lustvollen zweiten Teil des Treffens verdrängt und auf diese Weise auch vorübergehend bewältigt werden können.

14.5.2 »Draußen« und »Drinnen«

In den Gruppenfantasien tauchten in dieser ersten Phase drei außerhalb stehende, fremde Gruppen auf, nämlich die Gruppe der »türkischen Männer«, die Gruppe der

»Türken« und die Gruppe der »Deutschen«. Der fantasierten Gruppe der türkischen Männer wurde Übergriffigkeit, Gewalttätigkeit zugeschrieben, so etwa mit der Aussage: »So machen sie es, sie schlagen einem die schönen Zukunftsträume kaputt«. Auch die eigene ethnische, türkische Bezugsgruppe wurde negativ konnotiert, als kontrollierend, gar verfolgend beschrieben, »unter Türken wird viel getratscht, einem wird alles nachgeredet usw.« Schließlich wurde die Gruppe der »Deutschen« einerseits idealisiert, insbesondere bzgl. der Rolle der Frau »da spülen die Männer sogar das Geschirr ab«. Andererseits wurde kontrollierende, versagende Macht erlebt, z. B. im Zusammenhang mit Besuchsvisa, nicht verlängerter Aufenthaltserlaubnis oder mit vielfältigen Geboten und Verboten, die einem aufgedrängt würden: »Sie erlauben nicht, dass die Kinder mittags draußen spielen.«

Diese drei Gruppen wurden sozusagen als äußere Grenze der Gruppe erlebt. Innen, in der Gruppe, erlebten sich die Teilnehmerinnen in dieser Phase als einander gleich, einheitlich, nach dem Motto »Wir sind alle Frauen«. Der Aspekt der Zusammengehörigkeit und ein ausgeprägtes Solidaritätsgefühl wurden im Gruppenkontext immer deutlicher. Sie seien hier, um einander zu helfen. Die Gruppentherapeutin nahm im Erleben der Gruppe einen Platz zwischen innen und außen ein, da ihr als einer türkischen Frau ein ähnlicher kultureller Hintergrund zugeschrieben wurde, sie jedoch auch der deutschen Außenwelt, der deutschen Institution zugehörig erlebt wurde.

In dieser Phase erlebte die Gruppenleiterin, dass in ihr, angeregt durch die Teilnehmerinnen, viele Bilder und Erinnerungen aufstiegen. Es war für sie sehr überraschend, wie ihr Erinnerungen aus ihrer Kindheit einfielen, wie das gemeinsame Teetrinken und Bauchtanzen unter Frauen. In vielen geschlechtlich gemischten Gruppen mit einheimischen Patienten, die sie geleitet hatte, waren diese Erinnerungen bisher nicht »erschienen«. Sie musste gegen den Sog dieses traditionellen Kontextes, den sie auch als gemeinsame Abwehr der Gruppe verstand, das Prinzip des »gemeinsamen Arbeitens« durch aktive Interventionen einführen. Andererseits war sie bemüht, die frühe Erfahrung der Patientinnen, in der Frauengruppe etwas für sich tun zu können, zu aktivieren. Für die Therapeutin entstand eine besondere emotionale Dichte in der Begegnung mit der Gruppe.

14.5.3 Differenzierung der einzelnen Teilnehmerinnen

In der zweiten Phase lenkte die Gruppe ihren Blick von dem einheitlich-harmonischen Bild auf die einzelnen Gruppenmitglieder anhand von Fragen wie: »Wer kommt pünktlich?«, »Wer unterbricht die anderen?«, »Wer erwartet viel, wer wenig von der Gruppe?« So wurden allmählich die Plätze der Teilnehmerinnen in der Gruppe deutlich. Es ging um die Einzelnen, ihre Besonderheit und ihre Individualität. Die Teilnehmerinnen konzentrierten sich mehr auf sich selbst. Inhaltlich ging es um die Themen Selbstständigkeit, Abhängigkeit, Selbst- und Fremdbestimmung, Grenzen und Übergriffe. Die Frauen brachten den Wunsch zum Ausdruck, ihren Lebensweg mehr selbst gestalten zu können. In diesem Zusammenhang wurde eine Idealisierung der Therapeutin deutlich, die als diejenige erlebte wurde, die es geschafft hatte. Eine eigene Einflussnahme auf ihre Lebensverhältnisse beschrieben die Teilnehmerinnen als unmöglich, als eine in der Vergangenheit vertane Chance. So berichteten sie z. B., dass ihre Eltern ihnen das Erlernen eines Berufes oder den Besuch einer höheren Schule nicht ermöglicht hätten. Auch die vermittelte Ehe wurde als ein Eingriff in ihre Lebensentscheidungen beschrieben, auf den sie überhaupt keinen Einfluss gehabt hätten. Die Teilnehmerinnen beschrieben sich als hilflos gegenüber ihren Eltern und ihren Ehemännern. Anhand der konkreten Darstellung ihrer Lebenswege wurden aber auch allmählich Unterschiede deutlich. Durch Vergleiche gelang es den Einzelnen, das eigene Leiden, aber auch die eigenen Stärken zu erkennen. Es wurden nicht mehr nur die Symptome ausgetauscht, sondern der dazugehörige Affekt wurde deutlich, die Trauer nahm in den Gruppensitzungen einen großen Raum ein.

14.5.4 Bearbeitung von Trauer und Wut

Es war der Gruppe z. B. möglich, den überwältigenden Gewalterfahrungen der Patientin SN zuzuhören, ihre Not und ihre Trauer zu teilen. Die Schilderung ihrer Entführung durch die Patientin wurde zu einer wichtigen Erfahrung für sie und die ganze Gruppe. Der Patientin, die morgens auf dem Weg zu ihrem Arbeitsplatz in einen Wagen gedrängt worden war, fiel nämlich auf, dass sie sehr wahrscheinlich Hilfe bekommen hätte, wenn sie geschrien hätte. Sie stellte fest, dass sie das nicht getan hatte, um nicht »unangenehm aufzufallen« und dadurch ihren guten Ruf zu schädigen. In ihrer Erziehung hatte der Gehorsam gegenüber Eltern und Brüdern einen großen Raum eingenommen. Darüber hinaus galt es in der Familie als unschicklich, sich als Frau in den Mittelpunkt zu stellen, Aufmerksamkeit zu bekommen. Die Patientin, die sich bisher große Vorwürfe gemacht hatte, mit ihrem psychischen Leiden ebenso wie als »entwürdigte Frau« den Eltern zur Last zu fallen, spürte nach diesen Feststellungen stattdessen ihnen gegenüber eine große Wut, die es ihr ermöglichte, ihre lebendige, kraftvolle Seite wieder zu aktivieren. Sie stellte fest, dass sie viele Ressourcen hatte, die sie nicht nutzte. Die Beschäftigung mit den Eltern ermöglichte ihr die Beschäftigung mit sich selbst, mit dem, was sie sich selbst verboten, nicht gegönnt hatte, und es wurde deutlich, wo sie sich selbst bestraft hatte. So gelang es ihr, beispielhaft für die anderen Teilnehmerinnen der Gruppe, von einer passiven Opferposition in eine aktive Haltung zu wechseln. Sie belegte einen Selbstverteidigungskurs für Frauen und kommentierte dies damit, dass sie die Wut in ihrem Körper verankern wolle. Sie konnte aggressive Impulse konstruktiv in der Abgrenzung gegenüber den Eltern einsetzen, bei denen sie jedoch weiterhin wohnte.

14.5.5 Eltern- und Selbstbilder, das entwertete Selbst

Die Auseinandersetzung dieser Patientin mit ihren Eltern ermöglichte es den anderen Patientinnen, ihre Probleme bei der Erziehung ihrer Kinder und anschließend ihre eigenen problematischen Elternidentifikationen zu bearbeiten. EZ z. B. bemerkte, dass sie ihren Töchtern ebensowenig Raum ließ, wie früher ihre Eltern ihr gelassen hatten. Wie ihre Eltern begründete sie ihr Verhalten mit dem Wunsch, die

Töchter zu schützen und traute ihnen nicht zu, für sich selbst zu sorgen und wichtige Entscheidungen zu treffen. Der Patientin wurde deutlich, dass sie viele Entscheidungen, insbesondere im Außenkontakt der Familie, ihrem Ehemann überließ, obwohl sie vor ihrer Heirat in ihrer Heimatstadt als Verwaltungsangestellte in einer verantwortungsvollen Position gearbeitet hatte.

In der Gruppe inszenierte die Patientin ihren Selbstwert- und Autonomiekonflikt ähnlich wie in der partnerschaftlichen Beziehung. Sie kam immer wieder eine knappe Viertelstunde zu spät und löste in den anderen Teilnehmerinnen eine Erwartungshaltung aus, wodurch sich die Gruppe in ihrer Abwesenheit stärker mit ihr beschäftigte. In der Bearbeitung dieser Inszenierung wurden aggressive Impulse deutlich, aber auch eine zwanghafte Frage danach, was sie den anderen bedeutete. Es fiel ihr schwer, sich stärker auf die Gruppe einzulassen, durch ihre Verspätungen schaffte sie sich einen Freiraum. In diesem Zusammenhang ließen sich jahrelange Loyalitätskämpfe verstehen, die sie zwischen ihrer Ursprungsfamilie und der Familie ihres Ehemannes inszeniert hatte. Auf diese Weise war es der Patientin gelungen, die Intensität der Beziehung zu ihrem Ehemann zu dosieren. Nach Bearbeitung ihrer Abhängigkeit von ihren Eltern konnte sie allmählich den Verlust früherer wichtiger Beziehungspersonen durch die Migration betrauern. Sie wunderte sich, dass ihr so viele Personen einfielen, beschrieb sie in der Gruppe, erinnerte sich vieler Verwandten, Lehrer, Landschaften, Bräuche, Kleidungsstücke, die ihr früher wichtig gewesen waren. Durch das Zulassen und Betrauern ihrer Verluste konnte sie ihre Abhängigkeit von frühen Objekten ansatzweise auflösen. Bezeichnenderweise wendete sie sich aktuellen Objekten zu, begann an einem Training für Frauen teilzunehmen, das ihr von ihrem Orthopäden schon lange empfohlen worden war. Sie fühlte sich wertvoll in der Beziehung zum Ehemann und den Töchtern, aber auch in der Gruppe. Sie begann, pünktlicher zum Gruppentermin zu erscheinen.

14.5.6 Fremd- oder selbstbestimmt?

Die Patientinnen konnten allmählich eigene Anteile, eigene Einflussmöglichkeiten auf wichtige Ereignisse ihres Lebens erkennen, ihre aktuellen Gestaltungspotenziale entdecken. Sie untersuchten ihre Beziehungen, setzten sich mit dem Gedanken auseinander, eine frustrierende Ehebeziehung zu beenden. In diesem Zusammenhang zeigte die Gruppenleiterin konkrete Beratungsmöglichkeiten auf, ohne diese den Patientinnen aufzudrängen. Eine wichtige Rolle in dieser Phase, in der deutlich wurde, dass viele Migrantinnen sich mit einer Scheidungsentscheidung beschäftigten, spielte die spezielle Scheidungsberatung der Arbeiterwohlfahrt für Migrantinnen in einer benachbarten Stadt. Diese Information wirkte der Fantasie entgegen, dass man als geschiedene Frau in der türkischen Bezugsgruppe keinen Platz mehr haben würde. Bis auf die Patientin DN, die sich von ihrem Ehemann trennte, fanden die Teilnehmerinnen jedoch auch Möglichkeiten, in ihrer bestehenden Partnerschaft zufriedener zu sein und eigene Ziele besser zu verwirklichen.

14.5.7 Gemeinsame Abwehr der Gruppe

Der Autonomie-Abhängigkeitskonflikt wurde in der Gruppe auch in der Beziehung zur Therapeutin inszeniert. Die Teilnehmerinnen kamen unregelmäßig oder mit Verspätungen in die Gruppe und taten so, als kämen sie der Therapeutin zuliebe oder würden von der mächtigen Therapeutin gezwungen, an der Gruppe teilzunehmen. Die Gruppenleiterin verstand diese Inszenierung als einen Autonomieversuch. Auch in anderen Beziehungen ging es den Patientinnen so, dass ihre einzige Möglichkeit der Selbstbestimmung und Autonomie ihre Symptome und Fehlleistungen waren. Über diese konnten sie unbeliebte Aufgaben an andere abgeben oder z. B. Zuwendung bekommen. Die Therapeutin hat es vorgezogen, diese Fehlleistungen nicht als Widerstand zu deuten. Sie deutete vielmehr das von den Patientinnen beschriebene Unvermögen, aus vielfältigen Gründen nicht regelmäßig bzw. pünktlich sein zu können, als eine Gefühlserinnerung, die aus einer früher erlebten Hilflosigkeit stammt und heute nicht mehr aktuell ist. So wurden die Patientinnen auf ihre aktuellen Möglichkeiten hingewiesen, ihren Alltag zu strukturieren, ihre Freude an der Gruppe, ihre eigene Lust ernst zu nehmen und schließlich für sich zu sorgen, indem sie regelmäßig an der Gruppe teilnehmen. Andererseits war es für die Therapeutin ausgehend von ihren eigenen anfänglichen Fantasien wichtig, dass die Teilnehmerinnen tatsächlich Spaß an der Gruppe hatten, z. B. ihre kraftvolle Seite in der Gruppe spüren konnten, wie bei einem traditionellen Frauentreffen.

14.5.8 Sexualität

Die Themen der Weiblichkeit wie Mutterschaft, Menopause und Sexualität wurden sehr schnell zur Aussprache gebracht. Ein weiteres wichtiges Thema war das Erleben von Fremdbestimmung in der Sexualität. Leider waren gewalttätige Übergriffe, sexueller Missbrauch und sogar Vergewaltigung Lebensrealität von mehreren Teilnehmerinnen gewesen. Diejenigen Frauen, die keine traumatischen Übergriffe erlebt hatten, fühlten sich als Opfer einer von ihren Ehemännern ausgehenden sexuellen Willkür, meinten, aus ehelicher Pflicht der Lust ihrer Männer entsprechend den Geschlechtsverkehr dulden zu müssen. Die eigene sexuelle Lust wurde verleugnet und verdrängt. Dass die Möglichkeiten eigener sexueller Lust und Initiative in der Gruppe benannt wurden, war für die Teilnehmerinnen eine Über-Ich-Entlastung. Allmählich konnten Scham- und Schuldgefühle bewältigt und sexuelle Erfahrungen und Wünsche thematisiert werden.

14.5.9 Somatisierung in der Gruppe

Ein wichtiges Thema war, dass sich die Frauen in der Regel von ihren Familien und Partnern bevormundet, schlecht behandelt und ausgenutzt fühlen. In einer bestimmten Dynamik schrieben sie diese Erlebnisse ihrer Stellung als Frau zu, ihrem »Frauenschicksal«, sahen keine Möglichkeiten der Einflussnahme auf ihre Lebenssituation und keine Möglichkeit der Selbstbestimmung. Sie unterwarfen sich den Geboten der Familie, der Gemeinde, des Ehemannes und erlebten sich nur noch als fremdbestimmt. Dieses Erleben ging damit einher, dass sie eine passiv-klagende Rolle einnahmen. Sie lebten aber auch den »Widerstand der Unterdrückten« und versuchten z. B. ihren Ehemann zu beherrschen, indem sie ihn mit Vorwürfen und mit ihren anhaltenden körperlichen Beschwerden quälten. Für die Patientinnen war ihre Symptombildung, insbesondere die Schmerzsymptomatik ein Beziehungsregulator, den sie ungern aufgaben. Die Schmerzsymptomatik bestimmte den Körper als einen wichtigen letzten Ort der Selbstbestimmung und Kontrolle, in den sich die Patientinnen zurückziehen konnten. Diese Abwehrkonstellation hat eine Ähnlichkeit mit dem Hungern der anorektischen Patientinnen, die über das Hungern und über ihren Körper einen begrenzten Bereich der Autonomie erringen.

In der Gruppe und in direktem Zusammenhang mit ihrem »Leiden« erlebten die Frauen ihre Macht, sie konnten durch Somatisierung die anderen zum Zuhören bewegen. Sie konnten ihr Fernbleiben durch die Schmerzen erklären und die Aufmerksamkeit auf sich ziehen. Bis sie begannen, im Rahmen der Bearbeitung sich selbst besser zu verstehen und auch die anderen Frauen zu fragen, welches Gefühl, welche Wahrnehmung hinter dem Schmerz stecke.

14.5.10 Abschlussphase

Im letzten Therapieabschnitt fingen die Patientinnen an, Neues auszuprobieren, konkrete Veränderungen an ihrer Lebenssituation vorzunehmen. Bei den meisten ging es darum, eine Teilzeittätigkeit, eine Putzstelle oder Fabrikarbeit anzunehmen und diesbezügliche Vorbereitungen in der Familie zu treffen. Ein eigenes Einkommen zu haben, erschien als eine sozial akzeptierte Möglichkeit größerer Selbstständigkeit in der Familie. Die Teilnahme an der Gruppe wurde unregelmäßiger, im Erleben der Patientinnen überflüssig. Die Autorin konnte das Gefühl vieler Teilnehmerinnen, Wichtiges für sich erreicht zu haben, teilen. Die meisten hatten ihre Symptome teilweise aufgegeben und eine Bereitschaft entwickelt, neue Beziehungserfahrungen zu machen. So wurde vereinbart, die Gruppe zu beenden.

Zuerst gingen wir davon aus, dass die Indikationen für eine stationäre Psychotherapie, die nun häufiger gestellt wurden, ausreichten, um die türkischstämmigen Migrantinnen ausreichend zu versorgen. Sehr bald wurde aber deutlich, dass die türkischsprachige Bevölkerungsgruppe einen speziellen Bedarf hatte. Die muttersprachliche Gruppe wurde nun, wie zuerst geplant, als kontinuierliches, halb-offenes Setting etabliert.

14.5.11 Was ist kulturtypisch in der muttersprachlichen Gruppentherapie?

In den letzten Jahren haben viele Migrantinnen der ersten oder zweiten Generation an der Gruppe teilgenommen. Der Autorin fällt auf, dass die Patientinnen sich zunehmend besser in der deutschen Gesellschaft einfinden, über Schule, Gesundheit, Arbeit usw. gut informiert sind, aber kulturell geprägte Themen ihre Beziehungen bestimmen. Was sind kulturspezifische Themen in der Gruppe? Die Kontrolle durch die »Gemeinde«, die »Community«, durch das »Viertel«, die Bezugsgruppe, das Heiratsritual, Ritual der ersten Nacht und der Jungfräulichkeit sowie die Idealisierung der Mutterschaft sind kulturtypisch. Gleichzeitig würde ich behaupten, dass alle Konflikte, die Somatisierung als Abwehr, der Körper als Selbstobjekt, der Körper als letzter Ort der Selbstbestimmung und Kontrolle uns thematisch von der Arbeit mit einheimischen Patientinnen bekannt und ubiquitär sind.

14.6 Schlussfolgerungen

Die Autorin war in der Konzeptualisierung der Gruppe davon ausgegangen, dass sie als Gruppentherapeutin eine Rollenvielfalt haben musste, wenn es darum ging, die Patientinnen in ihren aktuellen reellen Problemen zu unterstützen. Sie kamen wegen emotionaler Probleme zur Psychotherapie, hatten aber gleichzeitig viele soziale Probleme im Sinne der von Acosta et al. (1982) beschriebenen »doppelten Bedürftigkeit« (englisch: Double Needyness). Sie gab den einzelnen Teilnehmerinnen Tipps zu Beratungsmöglichkeiten bei Einbürgerung, schulischen Problemen der Kinder, Asylverfahren usw. Die von den Patientinnen erlebte Hilflosigkeit, Bedürftigkeit und die Selbstwertkonflikte tauchten für die Therapeutin immer wieder in Verknüpfung mit der Frage auf, was in dieser besonderen Gruppe möglich ist. So war sie enttäuscht, als sie feststellte, dass sie mit der Gruppe über weite Strecken nicht gruppenanalytisch arbeiten konnte, sondern eine Analyse Einzelner in der Gruppe durchführte. Diese Enttäuschungsgefühle konnte sie als zum Erleben der Gruppe passende Gegenübertragungsgefühle verstehen und dann mit den erreichten Zielen, sowohl für die Teilnehmerinnen als auch für sich selbst und die Institution zufrieden sein.

Für die Autorin war die Gruppe eine Chance, das Verständnis über besondere Konfliktkonstellationen bei türkeistämmigen Patientinnen zu vertiefen. Sie profitierte dabei sehr von der Auseinandersetzung mit dem Therapeutenteam der Klinik. Wenn die Therapeutin dazu neigte, den Hilflosigkeitsfantasien der Teilnehmerinnen folgend in ihren Problemen unveränderliche soziokulturelle Gegebenheiten zu sehen und zu resignieren, fokussierte das Team die Bearbeitung auf die individuelle Konfliktdynamik der Patientinnen. Umgekehrt war die Gruppentherapeutin durch vorausgegangene Erfahrungen mit bestimmten soziokulturellen Zusammenhängen und Situationen in der Lage, diese zu akzeptieren und auf diese Situationen mit internalisierten »inneren Handlungsabläufen« (Lorenzer 1977) zu reagieren. Bei der kurdischen Patientin CG wurde z. B. die Authentizität ihrer Lebensgeschichte in Frage gestellt – so viel Unglück könne nicht im Leben eines Menschen zusammenkommen. In der Teambesprechung konnte diese Haltung als eine gemeinsame Verleugnung des Teams (gegenüber den traumatischen Erlebnissen der Patientin) zum Selbstschutz verstanden werden.

Durch die muttersprachliche Arbeit konnte ein Setting geschaffen werden, in dem die Akzeptanz gegenüber beiden Kulturen, der einheimisch deutschen und der fremden türkischen, möglich wurde. Einheimische Behandler, die sich als Angehörige der Dominanzkultur (Rommelspacher 2000) fühlten, konnten sich ohne Schuldgefühle mit der fremden Ethnie auseinanderzusetzen, weil diese Kultur durch die bilingualen oder bikulturellen Therapeuten vertreten wurde. Nicht nur die Übersetzung kultureller oder sprachlicher Zusammenhänge, sondern auch das Einbringen und Reflektieren von Beziehungsidealen, Stimmungen und Fantasien durch die bikulturellen Therapeuten schuf Bedingungen eines interkulturellen Verständnisses in der Teamarbeit (Erim-Frodermann et al. 1998, 1999, 2000).

Das therapeutische Konzept und seine Instrumente waren natürlich dennoch kulturell geprägt. In ihrer Arbeit fühlte sich die Autorin der analytischen Gruppentherapie verbunden. Individuation, Autonomie und Selbstbestimmung wurden als erstrebenswerte psychische Qualitäten angesehen. Viele Interventionen zielten darauf ab, diese Qualitäten bei den Teilnehmerinnen zu fördern. Dabei wurde immer die Frage gestellt, ob bestimmte angestrebte Ziele der Patientinnen in ihren familiären und sozialen Beziehungen tragbar und mit den kollektivistischen, kohäsiven Beziehungsstilen der ethnischen Bezugsgruppe vereinbar wären.

Die Bereitschaft der Frauengruppe für ein gemeinsames kathartisch anmutendes Gefühlserleben in der Gruppe war, wie beschrieben, auch im Zusammenhang mit dem traditionellen Frauentreffen sehr groß und wurde von der Autorin als eine Regressionsbereitschaft und gemeinsame Abwehr der Gruppe erlebt. Die Therapeutin sah dadurch die Förderung der Individuation bedroht, die sie aufgrund der soziokulturell geprägten Autonomie-Individuationskonflikte der Teilnehmerinnen als wichtiges Behandlungsziel ansah. In der Behandlungstechnik hatte diese Überlegung zur Folge, dass verschiedene Techniken, eine Gruppenanalyse im Sinne von Argelander (1976) oder eine Psychoanalyse Einzelner in der Gruppe (Wolf & Schwartz 1962) abwechselnd eingesetzt wurden.

Entgegen der Gefahr, nicht haltbare Stereotypen einer unterdrückten türkischen Frau zu reaktivieren, möchte die Autorin festhalten, dass die geschilderten traditionellen Beziehungsstrukturen der türkischen Ethnie den Frauen insbesondere im Bereich der Partnerschaft wenig Freiräume lassen. In anderen Bereichen, z. B. in der beruflichen Entwicklung, sieht es anders aus; türkische Universitäten verfügen prozentual über mehr Hochschullehrerinnen als deutsche. Die Gruppe gab den Patientinnen über identifikatorische Prozesse die Möglichkeit, die Grenzen der kulturell erlaubten Triebbefriedigung zu erweitern. Diese Entwicklung machte neue Haltungen der Patientinnen in partnerschaftlichen Beziehungen möglich. Auch die Teilnahme an der Gruppe als eigene Aktivität, als abgegrenzte soziale Beziehung, war eine wichtige Errungenschaft.

Kohte-Meyer (1993) führt in Anlehnung an Trimborn (1979) aus, dass das soziale Über-Ich einen Teil der Über-Ich-Struktur bilde, das Triebbefriedigung entsprechend den Regeln der (ethnischen) Gruppe gestatte. Der Wechsel des kulturellen Raumes habe Folgen für das Identitätserleben und die steuernden Funktionen des Ichs. In der interkulturellen Psychotherapie sieht sie die Chance einer Versöhnung einander ausschließender Über-Ich-Aspekte des neuen und des alten Kulturraums, deren Introjektion für den Patienten zu einer Erweiterung und Veränderung seiner Über-Ich-Instanzen führen könne.

Aus Sicht der Gruppenteilnehmerinnen führte die Migration dazu, dass sie sich in ihrem neuen kulturellen Umfeld »fremd« fühlten. In der psychotherapeutischen Begegnung mit einheimischen Behandlern war ihnen diese »Fremdheit« noch deutlicher geworden. Diese Fremdheitsvorstellung hatte auch bei den Behandlern dazu geführt, dass sie auf die Krankheitssymptome der Patientinnen fixiert blieben und der Übergang von der Symptom- auf die Beziehungsebene nicht gelang. In der muttersprachlichen Therapiegruppe war es möglich, die Fremdheitsvorstellung aufzulösen, indem die Patientinnen sich selbst und ihre Beziehungen untersuchten, ihre Wahrnehmung über sich selbst und die Objekte vertieften und eigene Kräfte entdeckten. So konnten sie ihre Symptome und die Fremdheitskonstruktion als überflüssig gewordene Stützen – teilweise – aufgeben. Sie konnten eine neue Beziehung zu sich selbst und zu ihrem neuen Umfeld finden.

Literatur

Acosta XF, Yamamoto J, Leonard AE et al. (1982) Effective Psychotherapy for Low-Income and Minority Patients. In: Acosta FX, Yamamoto J, Leonard AE (Hrsg.): Effective Psychotherapy for Low-Income and Minority Patients. S. 1–29. New York: Plenum Press.
Akgün L (1999) Trennung und Scheidung bei Migranten aus sozialpsychologischer Sicht. In: Arbeiterwohlfahrt, Bezirksverband Niederrhein e. V. (Hrsg.) Ent-Scheidungs-Hilfe. Leitfaden zur Beratung von Migranten in Scheidungs- und Trennungsfragen. Essen.
Argelander H (1963) Die Analyse psychischer Prozesse in der Gruppe. Psyche 17:450–470.
Erim-Frodermann Y (1998a) Muttersprachliche Psychotherapie als Ort der interkulturellen Begegnung in der einheimischen Institution. In: Kiesel D, von Lüpke H (Hrsg.): Vom Wahn und vom Sinn. Frankfurt a. M.: Brandes & Apsel.
Erim-Frodermann Y (1998b) Schwierigkeiten beim Einstieg in die psychotherapeutische Behandlung türkischer Migrantinnen. In: Koch E, Özek M, Pfeiffer MW, Schepker R (Hrsg.): Chancen und Risiken von Migration. S. 249–260. Freiburg i.Br.: Lambertus.
Erim-Frodermann Y (1999) Psychotherapie mit Migranten. In: Senf W, Broda W (Hrsg.): Praxis der Psychotherapie, ein integratives Lehrbuch der Psychiatrie. S. 634–639. Stuttgart: Thieme.
Erim-Frodermann Y, Aygün S, Senf W (2000a) Türkeistämmige Migranten in der psychotherapeutisch-psychosomatischen Ambulanz. In: Heise Th (Ed.) Transkulturelle Beratung, Psychotherapie und Psychiatrie in Deutschland. S. 157–169. Berlin: Verlag für Wissenschaft und Bildung.
Erim-Frodermann Y, Lichtblau K, Senf W (2000b) Veränderungen in einer einheimischen Institution nach Implementierung von muttersprachlicher Psychotherapie. In: Strauß B, Geyer M (Hrsg.): Psychotherapie in Zeiten der Veränderung. S. 172–183. Wiesbaden: Westdeutscher Verlag.
Fisek GO, Schepker R (1997) Kontext-Bewußtheit in der transkulturellen Psychotherapie: Deutsch-türkische Erfahrung. Familiendynamik 22:396–413.
Kohte-Meyer I (1993) »Ich bin fremd, so wie ich bin«. Migrationserleben, Ich-Identität und Neurose. In: Streeck U (Hrsg.) Das Fremde in der Psychoanalyse. Erkundungen über das »Andere« in Seele, Körper und Kultur. S. 119–132. München: J. Pfeiffer.
Köse B (1995) Psychotherapie als »Glaubenssystem«. Probleme der psychosozialen Versorgung am Beispiel der Arbeitsmigranten aus der Türkei. In: Attia I, Basque M, Kornfeld U, Lwanga GM, Rommelspacher B, Teiimoori P, Vogelmann S, Wachendorf U (Hrsg.): Multikulturelle

Gesellschaft, monokulturelle Psychologie? S. 112–135. Tübingen: DgvT (Deutsche Gesellschaft für Verhaltenstherapie).

Lorenzer A (1976) Wittgensteins Sprachkonzept in der Psychoanalyse. Psyche 30:832–852.

Rommelspacher B (2000) Interkulturelle Beziehungsdynamik in Beratung und Therapie. In: Strauß B, Geyer M (Hrsg.) Psychotherapie in Zeiten der Veränderung. S. 161–171. Wiesbaden: Westdeutscher Verlag.

Toker M (1997) Türkischsprachige Psychotherapieangebote im deutschsprachigen Raum. Freiburg i.Br.: Lambertus.

Trimborn W (1979) Der progressive Abwehrcharakter des Über-Ich. In: Cremerius J, Hoffmann SO, Trimborn W (Hrsg.) Über-Ich und soziale Schicht. S. 97–143. München: Kindler.

Wolf A & Schwartz EK (1962) Psychoanalysis in Groups. New York, London: Grune and Stratton.

15 Bikulturalität und Abwehr: Die tiefenpsychologische Behandlung einer Migrantin

Yesim Erim

15.1 Einleitung

Im Folgenden wird die tiefenpsychologische Behandlung einer 26-jährigen Studentin, Tochter türkischer Arbeitsmigranten, präsentiert. Ihre Biografie, die Lebensumwelt und das Selbsterleben der Patientin enthalten kulturtypische Besonderheiten und werfen typische therapeutische Probleme auf, die diskutiert werden sollen. Personenbezogene Angaben wurden zum Schutz der Patientin unkenntlich gemacht.

Anhand dieses Fallbeispiels sollen folgende Hypothesen und Feststellungen untersucht und diskutiert werden:

- Ein häufiges Thema in der Psychotherapie von türkischstämmigen Patientinnen ist die Unterdrückung der Frau und die Animosität zwischen den Geschlechtern. Patientinnen unterschiedlichen Alters kommen mit der Überzeugung in die Therapie, dass ihre psychischen Probleme durch ihren Partner oder durch ihre unglückliche gesellschaftliche Stellung als Frau ausgelöst wurden. Unabhängig von Alter und Schichtzugehörigkeit sind das Patientinnen, deren Leiden in der Therapie schwer zu beeinflussen ist.
- Anhand des Behandlungsfalls soll eine besondere Abwehrkonstellation beleuchtet werden, bei der die sozialen Rollenmuster in beiden Zugehörigkeitskulturen der Patientin unterschiedlich sind und diese sich im Sinne ihrer Triebabwehr mit der weniger permissiven Kultur verbündet. Diese Abwehrkonstellation ist in der interkulturellen Therapiesituation besonders schwer zu handhaben, da es dem einheimischen Therapeuten nicht immer möglich ist, die Über-Ich-Anforderungen der anderen, fremden Zugehörigkeitskultur einzuschätzen. Aus der berechtigten Sorge, die Patientin könnte in Konflikte mit ihrer ethnischen Gruppe geraten, ist der Therapeut in seinen Bemühungen gehemmt, den Triebabwehr-Konflikt zu bearbeiten.
- Ferner soll durch die kasuistische Darstellung dieses Beispiels verdeutlicht werden, dass die Psychoanalyse und die Tiefenpsychologie in der Behandlung von

Patienten aus unterschiedlichen, hier dem türkischen Kulturkreis effektive Methoden sind.

15.2 Die Patientin

Es handelt sich um eine 26-jährige Studentin, die vor ihrem letzten Staatsexamen zum Abschluss ihres Hochschulstudiums steht. Die Patientin ist eine sehr attraktive, modisch gekleidete Frau mit ausgesprochen weiblicher, sinnlicher Ausstrahlung; sie wirkt aber traurig und angeschlagen. Sie sucht unsere spezielle, sogenannte muttersprachliche Ambulanz für türkische Patientinnen auf und berichtet über folgende Beschwerden: Sie komme mit ihren Klausuren nicht voran, sie könne sich nicht konzentrieren und lernen. Sie leide unter heftigen Stimmungsschwankungen, sei gereizt, nervös, fühle sich von ihrer Familie mit ihren Problemen und der schwierigen Lebenssituation, gemeint ist die Vorbereitung auf das Staatsexamen, nicht verstanden und berücksichtigt. Dieses Gefühl des Nicht-gesehen-Werdens spitze sich manchmal zu bis hin zu Weinanfällen, die sie als »Krisen« bezeichnet, dann schimpfe sie mit ihren jüngeren Geschwistern, weine viel. Anschließend sei sie für mehrere Tage außer Gefecht gesetzt, könne nicht lernen. Auch von ihrem Verlobten fühle sie sich immer wieder nicht verstanden und gesehen, mit ihm komme es wegen Kleinigkeiten zum Streit, sie breche dann den Kontakt für einige Tage ab und fange erst wieder an, mit ihm zu telefonieren bzw. auszugehen usw., wenn er mehrfach um Verzeihung gebeten habe. Insgesamt sei sie bedrückt, traurig darüber, dass ihr nichts gelinge, weder Studium noch Partnerschaft.

Ihre Beschwerden führt sie darauf zurück, dass sie vor zwei Jahren einen Übergriff durch einen Freund ihres Vaters erlebt hat. Es habe sich um den Geschäftspartner des Vaters gehandelt, der sie in der elterlichen Wohnung besuchte, als die Eltern im Urlaub waren. Er habe sich neben sie gesetzt, sie mehrfach umarmt, ins Gesicht geküsst, wobei er dem Ganzen den Anschein einer väterlichen Umarmung zu verleihen versuchte. Sie sei zuerst wie erstarrt gewesen, habe es jedoch geschafft, ihm deutlich zu sagen, dass er die Wohnung verlassen solle, habe ihn zur Tür gebracht und die Tür hinter ihm geschlossen.

Anschließend habe sie nach längerem Überlegen darauf verzichtet, ihren Eltern von diesem Vorfall zu erzählen, da sie befürchtete, eine große Krise in der Familie auszulösen. Sie habe gedacht, dass es dem Vater mit dem Wissen um den Übergriff kaum möglich sein würde, mit seinem langjährigen Kompagnon weiter zu arbeiten. Deswegen habe sie geschwiegen und auch der Mutter gegenüber nichts erwähnt. Im Rückblick stelle sie fest, dass ihre Konzentrationsschwierigkeiten damals begonnen hätten. Seitdem grübele sie über diese Situation, sie fühle sich durch dieses Ereignis »aus der Bahn geworfen«. Bis dahin sei sie zielstrebig und durchsetzungsfähig gewesen, danach sei ihr ihre Kraft genommen worden. Sie sage sich: »So kann man mir Steine in den Weg legen. So einfach kann man mich besiegen.« Sie finde die oft wiederholte Überzeugung ihrer Eltern bestätigt, dass es sehr schwierig sei, eine

15 Bikulturalität und Abwehr: Die tiefenpsychologische Behandlung einer Migrantin

Tochter aufzuziehen. Es handelt sich dabei um eine türkische Redensart: »kiz evlat yetistirmek zor!« (Es ist schwer, eine Tochter aufzuziehen).

Zur Biografie der Patientin ist zu erfahren, dass ihr Vater, 24 Jahre älter, im Alter von 18 Jahren als Gastarbeiter nach Deutschland gekommen ist und etwa fünf Jahre später die Mutter der Patientin nach Deutschland holte. Etwa eineinhalb Jahre nach der Eheschließung der Eltern kam die Patientin zur Welt. Sie hat einen Bruder, der zwei Jahre jünger ist, des Weiteren zwei Schwestern, 10 und 14 Jahre jünger.

In ihrem zum Therapiebeginn geschriebenen Lebenslauf berichtet die Patientin darüber, dass sie in den ersten sechs Jahren ihres Lebens zusammen mit ihrem Bruder im Schlafzimmer der Eltern geschlafen hat, zuerst in einem Bett, später hätten sie und ihr Bruder ein Etagenbett bekommen, das ebenfalls ins Schlafzimmer der Eltern gestellt wurde. Erst als die Patientin neun Jahre alt war, zog die Familie in eine größere Wohnung, in der die Kinder eigene Zimmer bekamen.

Sie sei ein sehr ruhiges und träumerisches Mädchen gewesen, habe in »ihrer eigenen Welt« gelebt. In der Schule habe sie zuerst durchschnittliche Leistungen gehabt. Später im Gymnasium hätten sich ihre Noten verbessert. Kurz nach der Einschulung der Patientin machte sich der Vater selbstständig und war so erfolgreich, dass sich die Familie, als die Patientin auf das Gymnasium wechselte, ein Reihenhaus kaufte und dorthin umzog. Auf dem Gymnasium habe sie eine schwierige Zeit gehabt, da der Unterricht anspruchsvoller wurde und sie keine Unterstützung durch ihre Eltern erhielt. Die Eltern hätten in der Türkei die einfache Grundschule mit fünf Klassen absolviert und bis heute nur bruchstückhaft Deutsch gelernt. Ihre Mutter sei aber sehr anspruchsvoll gewesen, hätte die Noten der Patientin mit den Noten der Nachbarsmädchen verglichen und sie angespornt, bessere Noten zu schreiben.

In der neuen Schule habe sie aber auch besseren Anschluss gefunden und sich mit den Klassenkameradinnen gut verstanden. Zu Jungen habe sie nie Kontakt gehabt. Ihre Familie hätte auch nicht erlaubt, dass sie z. B. zum Lernen einen Jungen mit nach Hause gebracht hätte. Später habe sie sich einer Gruppe von älteren und jüngeren Türkinnen angeschlossen, einer »Türkinnenclique«, und habe sich unter diesen Mädchen, die »offener, lustig, nicht zurückhaltend« gewesen seien, wohlgefühlt. Sie habe sich langsam an sie angepasst und habe ein bisschen mehr »von der Welt genießen können«. Auch diese Clique habe mit Jungs keinen Kontakt gehabt.

Viel Raum nimmt in den Schilderungen der Patientin die Tatsache ein, dass sie für ihre jüngeren Geschwister, vor allem für die jüngste Tochter der Familie, ein Mutterersatz sein musste. Die Eltern hätten diese Schwester im Alter von sechs Monaten mit der Patientin zu Hause zurückgelassen und zweimal in diesem Zeitraum einen längeren Urlaub gemacht. Auch später sei sie z. B. für den schulischen Erfolg ihrer Geschwister verantwortlich gemacht worden.

Über ihren Verlobten erzählt sie, dass sie ihn kurz nach dem oben beschriebenen Übergriff kennengelernt habe. Sie habe sich damals von ihrer Mutter die Erlaubnis erbeten, einmal ohne die Begleitung ihres Bruders zu einer Fete in der Universität zu gehen. Sie habe sich gedacht, dass sie wohl einen männlichen Begleiter und Beschützer, einen Lebensgefährten brauche, und sich jemanden gesucht. In ihren Freund und späteren Verlobten habe sie sich relativ rasch verliebt. Sie hätte ihn zuvor schon ein paar Mal gesehen und nett gefunden. Sie habe jemanden gesucht, der gut erzogen, gebildet ist, z. B. die türkische Sprache fehlerfrei spreche. Im Grunde denke sie, habe sie jemanden gesucht, der auch ihrer Mutter gut gefallen würde. Sie habe in der ersten Zeit der Beziehung viel Freude und Begeisterung erlebt, dies auch dem Freund gegenüber deutlich gemacht, was sie später bereut habe, weil sie den Eindruck hatte, dass er ihr nicht die gleich große Begeisterung entgegenbrachte. Danach habe sie sich in der Äußerung ihrer Gefühle zurückgenommen, habe ihm z. B. nicht mehr so viele Geschenke gemacht.

Ein weiteres Verhältnis zu einem Mann war die Beziehung zu einem Nachbarsjungen. Mit diesem habe sie von ihrem 15. bis etwa zu ihrem 20. Lebensjahr ausschließlich Telefonkontakt gehabt, wobei sie etwa alle zwei Wochen miteinander gesprochen hätten. Damals habe sie gedacht, dass sie diesen Mann eventuell auch einmal heiraten würde. Später habe sie sich ihm entfremdet und die Beziehung einseitig beendet. Danach sei die Familie dieses jungen Mannes erschienen und wollte um ihre Hand anhalten. Ihre Eltern hätten deutlich gemacht, dass sie noch die Universität besuche, nicht heiraten würde und kein Interesse an diesem Partner habe. Die Eltern dieses Nachbarsjungen hätten ihre Besuche jedoch noch zwei Jahre lang fortgesetzt. Schließlich hätten sie die Patientin über eine angeheiratete Tante wissen lassen, dass sie die Patientin entführen und zur Ehe nötigen würden, wenn sie nicht auf diesem »friedlichen« Wege der Heirat mit dem Sohn zustimmen würde. Diese Drohung wurde aber nicht wahr gemacht. Weiterhin ist zu erfahren, dass die Patientin schon einmal eine psychotherapeutische Behandlung gemacht hat, ebenfalls bei einer türkisch sprechenden Therapeutin. Diese Behandlung habe sie nach wenigen Sitzungen abgebrochen, da die Therapeutin nichts gesagt und immer darauf gewartet habe, dass sie von sich aus die Stunde ausfülle.

Ihre erste Erfahrung mit Psychotherapie habe sie im Alter von 17 Jahren gemacht, als ihre Mutter eine Angststörung bekommen habe. Die Mutter habe damals nicht mehr allein Auto fahren können. Sie habe die Mutter zu den Sitzungen einer verhaltenstherapeutischen Behandlung begleitet und in den Sitzungen übersetzt. Auch über diese Übersetzungstätigkeit habe sie erfahren, dass der Vater zu diesem Zeitpunkt oft nachts mit Freunden unterwegs war, Kontakt zu verschiedenen Frauen gehabt habe. Nach diesen Discobesuchen sei er alkoholisiert nach Hause gekommen, und sei dann der Patientin schwach, labil und abstoßend erschienen. Sie habe ihn mehrfach darauf angesprochen, dass er dies sein lassen sollte. Er habe auf sie gehört, mehr als auf ihre Mutter. Dabei meine sie, dass es nicht um sie als Person ging, sondern dass der Vater eventuell gedacht habe: »Meine Kinder sind in einem Alter, in dem sie das alles verstehen können.« Das habe ihm vielleicht das Motiv gegeben, letzten Endes den Alkoholkonsum und die nächtlichen Aktivitäten einzustellen.

15.3 Behandlungsverlauf

Nach einigem Nachfragen, ob die Referentin ihr helfen könne und ob sie ihr Tipps geben würde, wie sie besser mit ihrem Leben klarkomme und zufriedener werde, entschied sich die Patientin, eine Therapie zu machen.

In den ersten Stunden berichtete die Patientin oft, dass es ihr nicht gut gehe, dass sie zwischenzeitlich wieder eine Krise oder einen Einbruch hätte. Dann berichtete sie von einer Situation mit ihren Geschwistern oder mit ihrem Verlobten, in der sie sich benachteiligt fühlte. So hätten z. B. die Geschwister das Wohnzimmer vor einem Verwandtenbesuch nicht aufgeräumt, was dann die Patientin für sie übernehmen musste. Oder der Freund habe sich nicht, wie versprochen, um seine Haftpflichtversicherung gekümmert, um der Patientin eine elektronische Kamera, die an seinem Geburtstag entzweigegangen war, zu ersetzen, und so weiter und so fort. In solchen Situationen fühlte sich die Patientin vernachlässigt, brach in Wuttränen aus, begann Gedankengänge, in denen sie sich vorstellte, dass ihr immer Unrecht geschehe, und legte sich schließlich ins Bett, wo sie in ihr Kissen weinte und für einen Tag oder länger nicht mehr in der Lage war, zu lernen. Da sie, wie auch die ganze Familie wusste, dass sie sich eigentlich auf ihre Klausur vorbereiten sollte, herrschte dann in der ganzen Familie eine angespannte Stimmung.

In der Stunde sah es anschließend so aus, dass die Patientin der Therapeutin diese Situationen schilderte und danach auf eine Deutung oder Antwort wartete. Zuerst wurden Über-Ich bezogene Aspekte thematisiert. Als gute Tochter sah sich die Patientin dafür verantwortlich, die Mutter in jeder Hinsicht zu entlasten, und deswegen musste sie den Konflikt mit den Geschwistern austragen. Wenn sie sich erlauben könnte, sich abzugrenzen und für sich zu sorgen, indem sie sich nicht stören ließe, würde es nicht zu Enttäuschungen kommen. Bezeichnend war jedenfalls ihr Gefühl, von den anderen benutzt zu werden, auf diesem Wege auch ihre Kraft und Energie zu verlieren und nicht mehr für sich sorgen zu können. Sie hatte den Wunsch, ohne Worte verstanden zu werden, und beschuldigte ihre Angehörigen, wenn das nicht gelang.

In der Übertragung erlebte sich die Referentin in die Rolle der Richterin gedrängt, sie sollte der Patientin sagen, welche Handlungsweise richtig und welche falsch war, sollte aber möglichst für sie Partei ergreifen. Andererseits hatten die Sitzungen, in denen die Patientin über Dritte klagte, auch etwas Quälendes, da die Referentin einerseits dem Leiden der Patientin zusehen sollte und andererseits deren Übertragung den Vorwurf beinhaltete, dass auch die Referentin nicht gut für sie sorge und sie vernachlässige.

Insbesondere in der Beziehung mit ihrem Verlobten blieb die Patientin hinter ihren Möglichkeiten zurück. Beide könnten die Zeit ihrer Verlobung genießen und es sich gut gehen lassen. Sie waren jedoch offensichtlich beide nicht zufrieden, sondern stritten viel und waren bedrückt. Diese Inszenierung erweckte den Eindruck, dass die Patientin sich selbst bestrafte. Auch die Lernhemmung konnte in diesem Zusammenhang gesehen werden. Da die Therapeutin diese Selbstbestrafung in Zusammenhang mit dem rigiden Über-Ich der Patientin sah, setzte sie Über-Ich entlastende Interventionen ein. Häufig intervenierte die Therapeutin, dass die Patientin sich wenig erlaube, hohe Ansprüche an sich selbst und die anderen stelle.

In diesen Sitzungen fiel auf, dass die Patientin häufig in Begleitung ihres Verlobten kam und dafür sorgte, dass ihn die Therapeutin jedes Mal zu Gesicht bekam. So saß sie nach der Stunde im Wartezimmer auf dem Schoß ihres Verlobten oder umarmte ihn innigst. Gleichzeitig berichtete sie in der Stunde von den Zwistigkeiten und dem Streit mit dem Freund und meinte sogar, eine Trennung von ihm zu erwägen. Es fiel schwer, dies alles zusammenzuführen, schließlich verstand die Therapeutin diese Inszenierung als eine Frage: Die Patientin fragte sich und anschließend die Therapeutin, ob sie neben der therapeutischen Beziehung eine partnerschaftliche Beziehung haben dürfe. In der Übertragungsbeziehung war dies als eine Frage an die Mutter zu verstehen, ob diese es erlaube, dass es der Patientin mit ihrem Partner gut gehe. Mit der Patientin wurde vereinbart, dass sie versuchen sollte, die Beziehung zu ihrem Partner nicht durch Streit zu belasten, bis die ersten Stunden der Behandlung gelaufen sind. Die Therapeutin sagte, sie vermute, dass die Patientin im Laufe der Therapie, wenn sie ihre Wünsche besser verstehen würde, eine größere Zufriedenheit in der Beziehung zu ihrem Verlobten erleben würde.

Diese Intervention sollte dem Freund einen Platz in der Fantasie einräumen und die Patientin entlasten; im Gegensatz wuchs in dem folgenden Therapieabschnitt ihr Widerstand an. Neben einer positiven Arbeitsbeziehung in den Stunden fiel auf, dass sie Sitzungen kurzfristig absagte oder kurzfristig um Verschiebung der Stunde bat. In der Gegenübertragung fühlte sich die Therapeutin in den stattfindenden Sitzungen geschätzt und genutzt, durch die abgesagten Stunden jedoch entwertet. Als sie die Unstetigkeit in deren Verhalten ansprach – »vielleicht sind zwei Seiten in Ihnen, die eine will kommen, die andere nicht« –, berichtete die Patientin tatsächlich von der großen Kränkung, die sie erlebe, wenn sie ihren eigenen Anteil an den Geschehnissen erkenne, die sie bisher ihrer Umgebung, der Familie, dem Verlobten usw. zugeschrieben und sich auf diese Weise entlastet hatte. Nach den Sitzungen müsse sie viel weinen und nachdenken. Deswegen falle es ihr vermutlich schwer zu kommen.

Im Gegensatz zur Unfähigkeit ihrer Angehörigen und z. B. ihres Freundes erlebte sich die Patientin in vielerlei Hinsicht als perfekt. Sie meinte, dass sie ihm in einer fürsorglichen Haltung alles ermögliche. So beschrieb sie ein Telefonat, das mit einem Streit endete. Sie übergab ihrem Verlobten die Telefonnummer eines befreundeten Anwaltes mit der selbstgefälligen Bemerkung, dass Beziehungen einem das Leben leichter machen können. Daraufhin fühlte der Freund sich offensichtlich nicht richtig verstanden und teilte der Patientin mit, dass er auch allein in der Lage gewesen wäre, eine Praktikumsstelle für sich zu finden. Die Patientin wiederum fühlte sich ungerecht behandelt – anstatt eines Dankeschöns habe sie Kritik zu hören bekommen. Die Therapeutin bekam den Eindruck, dass der Freund schon die richtige Botschaft gehört hatte, nämlich die kontrollierende überfürsorgliche Haltung mit einer Omnipotenzfantasie der Patientin, die schlussendlich auch die Entwertung des Verlobten beinhaltete.

Macht und Können der Patientin waren auch in ihrer Familie wiederholte Themen. Insbesondere in den Außenbeziehungen der Familie wurde viel von ihr erwartet. So musste sie seit dem Schulalter Arzttermine oder Elternsprechtage für ihre

Geschwister wahrnehmen. Obwohl die Familie der Patientin und die ihres Verlobten vereinbart hatten, in einem Jahr Hochzeit zu feiern und dass die Patientin aus der elterlichen Wohnung ausziehen werde, sollte sie sich mit den Eltern zusammen ein Haus ansehen, das diese erwerben wollten. Die Eltern wollten ihre Kaufentscheidung tatsächlich von der Meinung der Patientin abhängig machen. Also wurde auch in der Realität vielseitiges Können von ihr erwartet.

Allmählich kam es zu einer Beruhigung in der Beziehung zu ihrem Freund. Sie war insgesamt zurückhaltend, es kam seltener zum Streit, wobei Szenen, bei denen sie ihm vorwarf, seine Versprechungen nicht einzuhalten, immer wieder vorkamen. Sie musste seine Gefühle zu ihr immer wieder auf den Prüfstand stellen, da sie erwartete, dass er durch seine tiefe und leidenschaftliche Zuneigung alles wiedergutmache, was ihr an elterlicher Zuwendung bisher gefehlt hatte. Insgesamt verlagerte sich das Interesse der Patientin von äußeren Schauplätzen auf innere. Als direkter Gewinn daraus resultierte, dass die Patientin den Großteil ihrer Prüfungen erfolgreich ablegte. Sie verschob das Hochzeitsdatum, sie wollte die sorglose Zeit in ihrem Elternhaus länger genießen.

Erstmalig begleitete die Mutter die Patientin zur Therapiestunde, als sie nach einer schlaflosen Nacht und bestandener Prüfung die 50 Kilometer zur Therapeutin fahren wollte. Die Mutter hatte befürchtet, dass sie einschlafen und einen Verkehrsunfall verursachen könnte. Auch danach kam die Mutter mehrfach mit. Der beginnende Prozess der Separation schien der Mutter Angst zu machen. Die Therapie wurde von der Patientin zu einem Zeitpunkt beendet, als sie ein Stipendium für einen Auslandsaufenthalt annahm.

15.4 Diagnostische Überlegungen

Die Patientin wuchs vermutlich in einer Atmosphäre sexueller Überstimulierung auf. Die ersten sechs Lebensjahre schlief sie im elterlichen Schlafzimmer. Auch die Nähe zum Vater als begabte Tochter der jungen Familie mag die ödipale Zuwendung zum Vater früh intensiviert haben. Schon sehr früh musste sie »an der Seite des Vaters« die Außenvertretung der Familie übernehmen. Die Mutter der frühen Kindheit blieb blass, später, z. B. in der Pubertät, war die Mutter eine unsichere, hilflose Frau, die sogar in ihrer eigenen Psychotherapie die Unterstützung der Patientin benötigte; insgesamt ließ sie die Triangulierung zu, bot aber wenig Identifikationsmöglichkeiten. Im Spannungsfeld zwischen dem verführenden Vater und der schwachen Mutter fand die Patientin den Kompromiss, dass sie auf die Konkurrenz mit der Mutter verzichtete und diese in Schutz nahm. In der Vorführung und Entwertung der Mutter (Patientin als Jugendliche und nicht die Mutter hat Einfluss auf den Vater; Patientin übersetzt die Therapie für die Mutter etc.) wurden aggressive und rivalisierende Anteile deutlich. Unterhalten durch eine Schuldangst entstand ein strenges Über-Ich. Die Patientin war ambivalent mit der Mutter identifiziert. Phasenweise war sie überzeugt, dass sie die Zuwendung und Liebe der

Mutter nur durch gute Leistungen sichern konnte. Zentrale Konflikte sind der Über-Ich-Konflikt und der ödipale Konflikt. Der Versorgungs- und Autarkiekonflikt war in besonderer Weise mit diesen Konflikten verknüpft.

In der Schule gelang es der Patientin erstmalig, durch die Identifikation mit anderen türkischen Mädchen, ihre Triebwünsche deutlicher wahrzunehmen und mehr Triebbefriedigung zuzulassen (vgl. dazu das Konzept des sozialen Über-Ich bei Trimborn 1973). In der kinderreichen Familie wurde die Patientin als älteste Tochter bald in eine elterliche Rolle gedrängt, hatte auch im Sinne ihrer prosozialen Tendenzen Schwierigkeiten, für sich selbst zu sorgen und blieb mit Wiedergutmachungswünschen an ihre Familie und ihre Mutter gebunden.

15.5 Bikulturalität und Abwehr

Unterschiedliche Repräsentationen des Selbst können an den Gebrauch unterschiedlicher Sprachen gekoppelt sein (Amati-Mehler 1993, Akhtar 1995). Die Bilingualität kann eine Bereicherung sein, eine neue Sprache kann neue Möglichkeiten der »inneren Welt des Selbst« eröffnen (Amati-Mehler 1993). Sie kann aber auch Möglichkeiten zur Spaltung der Selbstrepräsentanzen bieten, indem unterschiedliche Selbstanteile an unterschiedliche Sprachen gekoppelt werden.

Die bikulturelle Identität der Patientin wurde in der Therapiesituation insbesondere durch das stetige »Code Switching« deutlich (vgl. Tuna 1999). Darunter wird der gemischte Gebrauch beider Sprachen mit abruptem Wechsel in die Sprache verstanden, die aufgrund inhaltlicher und emotionaler Stimmigkeit spontan vorgezogen wird. Dabei werden unterschiedliche Szenen mit unterschiedlichen Sprachen verknüpft, z.B. häusliche mit der türkischen, Szenen aus der Universität mit der deutschen Sprache etc.

Folgende Beschreibung des therapeutischen Gesprächs in einer Sitzung soll die Bedeutung der Zweisprachigkeit verdeutlichen. Im Zusammenhang mit den Veränderungen nach dem Übergriff durch den Kompagnon ihres Vaters sagte die Patientin auf Türkisch, sie sei früher eine Frau wie ein Mann (»erkek gibi kadin«) gewesen. Das ist eine türkische Redensart und bedeutet eine kraftvolle Frau. Wenn sie über den gleichen Sachverhalt auf Deutsch sprach, sagte sie, sie sei eine »Powerfrau« gewesen. Als die Therapeutin unterstrich, dass sie, wenn sie Türkisch spreche, alle positiven Eigenschaften dem männlichen Geschlecht zuschreibe, entgegnete die Patientin, dass sie dabei die Männer gar nicht kenne, sie habe nur ihren Vater und ihren Bruder gekannt, zu Klassenfreunden oder Kollegen hätte sie keinen Kontakt gehabt.

Nun fielen ihr ältere Männer ein, Freunde ihres Vaters, von denen sie sich oft anzüglich angesehen fühlte: »Die Blicke deuteten nur sexuelle Gier an, sonst nichts«. Bei gleichaltrigen Jungen hätte sie nie etwas Schlechtes, damit meinte sie Begierde, wahrgenommen. Es konnte herausgearbeitet werden, dass das Begehrt-Werden, gut auszusehen, angesehen zu werden, anziehend, attraktiv und begehrt zu sein im deutschen Sprachgebrauch eher wünschenswert sei, ihr jedoch im Zusammenhang mit türkischen Männern und, wenn sie Türkisch spreche, nicht gefalle. Die Blicke der Freunde ihres Vaters habe sie nur als anzüglich empfunden.

Danach folgten Einfälle zu ihrem Vater und seinem »anderen Gesicht«, wenn er angetrunken von Discobesuchen zurückkam, und schließlich zum Kompagnon ihres Vaters. Nach dessen Übergriff habe sie sich einen Beschützer gesucht, sie habe den Schutz in der Obhut eines Mannes gesucht. Die Intervention, dass sie vermutlich auch andere Erwartungen an die Freundschaft geknüpft habe, wie Gemeinsamkeit, Partnerschaft und Freundschaft, ließ die Patientin nicht gelten. Ihr war es wichtig, die Beziehung zu ihrem Freund als Niederlage und Kapitulation gegenüber »dem Mann« zu beschreiben: »Ich wollte nur einen Beschützer.«

Auf der Ebene der Reflexion waren der Patientin beide Kulturkreise und die damit verbundenen Rollen zugänglich, wobei sie auf Verhaltensweisen verzichtete, die ihr von ihrem sozialen Über-Ich verboten wurden. Die Bemerkung der Patientin war dahingehend zu verstehen, dass sie sich nach dem Übergriff in ihrer Überzeugung bestätigt gefühlt hat, dass sie als Frau nichts Eigenes haben und entwickeln, »keine großen Sprünge« machen dürfe. Der Übergriff bestätigte ihr Gefühl, dass ihr Erfolg an der Uni nicht beständig, sie als Frau jederzeit angreifbar und schutzbedürftig sei. Mit der Bindung an einen Partner wollte sie dieses verdeutlichen. Mehr als die Freude darüber, einen Partner gefunden zu haben, klang in ihrer Schilderung die Unzufriedenheit darüber an, Eigenes aufgegeben zu haben. An dieses Gefühl war aber auch ein Triumph geknüpft. Dieser Triumph ging auf das Gefühl zurück, durch ihren Verzicht eine Sphäre größerer Selbstbestimmung erreicht zu haben. Diese pessimistische Selbsteinschätzung wurde in der türkischen Sprache dargeboten, die lebendigen Szenen an der Universität in Deutsch.

15.6 Kulturelle Hintergründe

Zwei Themen der Patientin werden oft im Zusammenhang mit türkischen Frauen diskutiert: Unterdrückung der Frau in der Ursprungsfamilie und in der Partnerschaft sowie die Animosität zwischen den Geschlechtern (vgl. Erim 2001). Die Patientin musste z. B. ihre jüngeren Geschwister versorgen, durfte sich mit Männern nicht anfreunden, musste sich rasch mit dem avisierten Freund verloben, damit kein Gerede entsteht, das Heiratsdatum wurde von den Eltern vorgegeben etc. Das zweite Thema waren Übergriffe durch Männer. Es handelte sich bei diesen Männern um Verwandte oder Freunde der Familie. Es sei nur an die erste platonische Beziehung zum Nachbarssohn erinnert, bei der der Patientin mit Entführung gedroht wurde, oder an den Übergriff des väterlichen Bekannten.

Die Patientin fühlte sich durch den Übergriff eines Mannes aus der Bahn geworfen – sie habe sich einen Partner nehmen müssen, mit dem sie nicht glücklich werden könne. Dieses Bild der Patientin als unterdrückte und schwache Frau stand im Gegensatz zu ihren kompetenten und tatkräftigen Seiten. Auffallend war überdies, dass die Patientin Männer einerseits als Dämonen darstellte, andererseits jedoch sich in ihren positiven Eigenschaften mit Männern identifizierte.

Sie hatte Probleme damit, ihre Erfolge oder ihre Beziehung zu ihrem Verlobten zu genießen. Sie hatte immer wieder das Gefühl, dass ihr etwas Wesentliches, Wichtiges fehlte, weil sie eine Frau ist. Diese Empfindung wurde umso deutlicher, wenn sie Türkisch sprach bzw. sich im türkischen Kulturkreis bewegte.

Diese Erlebensweise ist der Psychoanalyse nicht unbekannt. Der Wunsch, etwas zu besitzen, wovon die Frau glaubt, es sei ihr durch das Schicksal oder die Mutter vorenthalten worden und die fundamentale Unbefriedigtheit darüber, wurde von Freud als der Penisneid beschrieben. Die französische Psychoanalytikerin Torok beschrieb in den 1960er-Jahren, dass der Penisneid sich niemals auf den Penis als Organ selbst, sondern immer nur auf das beziehe, was durch den Penis als Symbol idealisiert werde. Idealisiert werde ein Mangel, eine Sache, die verloren wurde und fehle. Nach Torok steht der Penis auch als Symbol für einen Verzicht, und zwar den Verzicht auf sexuelle Triebbefriedigung. Die Triebbefriedigung als die Fähigkeit, mit sich selbst zufrieden zu sein, sich zu erforschen und zu sich selbst zu finden, leite die Trennung von der Mutter ein. In der schwierigen oder misslungenen Separation von der Mutter siege die Sorge der Mutter zu gefallen über die sexuelle, die orgiastische Lust. In diesem Verständnis bedeutet der Penisneid also auch den Verzicht auf Trennung von der Mutter, Selbstfindung und Selbstentwicklung zugunsten der Beibehaltung der Nähe zur Mutter. Immer wenn wir eine Patientin vor uns haben, die trotz guter psychischer Ausstattung ihre Lebensziele nicht erreicht und dieses Zurückbleiben hinter ihren Zielen und Möglichkeiten einem Mangelzustand zuschreibt, ist an diese Konstellation zu denken (vgl. Mertens 1997). Das unbewusste Ziel dieses Verzichtes ist der Wunsch, in der Nähe der Mutter zu bleiben, die Mutter zu schützen, nicht zu brüskieren etc.

Könnte es kulturelle Besonderheiten im türkischen oder islamischen Kulturkreis geben, die die Trennung von der Mutter besonders erschweren? Könnten diese kulturellen Strukturen eine friedliche Partnerschaft der Geschlechter erschweren?

Aus sozialwissenschaftlicher Perspektive berichtet Berktay (1995), eine zeitgenössische türkische Wissenschaftlerin, dass der Frau in allen monotheistischen Religionen eine große Macht zugeschrieben wird. Sogar die sexuelle Erregung des Mannes wird der Frau zugeschrieben. Im Islam wird die Einflussnahme der weiblichen sexuellen Anziehungskraft auf den Mann und dessen Kontrolle hierdurch oft beschrieben und gefürchtet (vgl. auch Mernissi 2004). Symbolisch wird diese Einflussnahme der Frau in Märchen, z. B. in Tausendundeiner Nacht dargestellt (Franke 2004, Ott 2004), wenn der Mann im Ansehen des gelüfteten Schleiers und durch den Anblick der Schönheit der Frau in Ohnmacht fällt. Wenn diese Macht der Frau über den Mann nicht kontrolliert wird, haben die Frauen das Potenzial, die Gesellschaft ins Chaos zu stürzen. Die Macht der Frau, den Mann durch Liebeskunst und Manipulation zu beherrschen, wird im islamischen Schrifttum als »Fitne« bezeichnet. Diese Macht der Frau versucht der Islam nach Berktay durch folgende Gebote zu kontrollieren, die alle darauf abzielen, eine tiefer gehende emotionale Bindung des Mannes an seine Partnerin unmöglich zu machen: das Gebot der Mehrfachehe, der Polygamie für den Mann; das Gebot der unproblematischen Ehescheidung auf Wunsch des Mannes; das Gebot des Ausschlusses der Frau von der Öffentlichkeit.

Das zuletzt genannte Gebot des Ausschlusses der Frau von der Öffentlichkeit wird in vielen Ländern noch praktiziert. In Ländern wie der Türkei oder Ägypten, in denen sich Frauen nach der Säkularisierung des Staates am öffentlichen Leben beteiligen können, haben diese ein nicht weibliches oder gar asexuelles Äußeres als einen Kompromiss zu den verinnerlichten Geboten des Nicht-gesehen-Werdens und des Sich-nicht-Zeigens entwickelt. Diese verinnerlichten Gebote bestehen im Unbewussten der Frauen und Männer fort.

Jacobsen beschreibt, dass das Mädchen in seiner psychosexuellen Entwicklung den ganzen Körper besetzt, im Kontrast zum phallusbezogenen Körpererleben des Jungen. In einer Kultur, die den Frauen das Gesehen-Werden und die exhibitionistische Lust des Sich-Zeigens verbietet, verändert sich das Selbstwertgefühl der Frau. Zu einem nicht wertvollen und allenfalls zu zähmenden Körper passt auch ein Selbstbild ohne Selbstwert. Ohne über die viel massiveren Folgen der sozialen Benachteiligung zu diskutieren, möchte ich behaupten, dass dieses kulturelle Umfeld eine Solidarität der Benachteiligten und eine daraus wachsende Kohäsion unter Frauen sowie die starke Bindung der Tochter an die Mutter hervorbringt. Vor diesem Hintergrund ist der Schritt des ödipalen Objektwechsels ein besonders schwieriger. Es fällt der Tochter schwer, sich von einer Mutter zu trennen, die nicht zufrieden ist und ihre eigenen expansiven Wünsche nicht verwirklichen konnte. Eine Mutter, die Schutz und Hilfe braucht, zu verlassen, sich von ihr psychisch zu separieren, ist mit Schuldgefühlen behaftet und nicht einfach (vgl. Chasseguet-Smirgel 1979, Bothe 1990). Wenn wir mit Torok feststellen, dass der Penisneid den Verzicht auf eigene Separationswünsche zugunsten der diadischen Beziehung zur Mutter bedeutet, ist in einer Kultur, die die Frauen in der Verwirklichung ihrer Lebensziele benachteiligt, zu erwarten, dass die Bindung an die Mutter besonders stark ist. Zudem ist in einer solchen kulturellen Umgebung zu erwarten, dass die Frauen den Männern mit Neid und Animosität beggnen. Es ist zu behaupten, dass die Kultur hier einen Überbau anbietet, der vorsieht, dass die Frau sich wenig Separation, Triebbefriedigung und wenig Expansion erlauben darf.

15.7 Eine Abwehrform: Übermäßige Identifikation mit der Zugehörigkeitskultur

Ödipale Konflikte der Patientinnen können sich mit den kulturellen Erwartungen ihrer Ethnie vereinen und bilden auf diese Weise eine Abwehrstruktur, die schwer aufzulösen ist. In unserem Fallbeispiel sehen wir eine Patientin, die ihren Vater als den potenten Eroberer der Außenwelt erlebt. Dieser erscheint ihr übergriffig, als er während der Pubertät der Patientin Fremdbeziehungen eingeht und alkoholisiert nach Hause kommt. Die Mutter, die in der sprach- und kulturfremden Umgebung auf die Hilfe der Patientin angewiesen ist, entwickelt zu dieser Zeit eine Angststörung und benötigt erneut die Hilfe der Patientin, anstatt sie zu fördern und zu unterstützen. Die Eltern erwarten als Paar viel von der Patientin, sie muss die Elternrolle gegenüber ihren Eltern sowie ihren Geschwistern übernehmen. Ihr wird jedoch nicht die eigene Kompetenz vorgestellt, sondern die traditionelle Überzeugung von der grundsätzlichen Unterlegenheit der Frau vermittelt. Zum Zeitpunkt des Therapiebeginns befindet sich die Patientin in dem unbewussten Konflikt, sich entweder durch ein erfolgreiches Studium und eine zufriedene Partnerschaft von den Eltern, insbesondere der Mutter, psychisch und physisch zu trennen oder zu kapitulieren und bei den Eltern zu bleiben.

Der Übergriff, bei dem sie sich eigentlich bravourös gewehrt hat, wird für sie zum willkommenen Symbol »halb-zufriedener« weiblicher Unterwerfung. Die Abwehr der Patientin bedient sich dieser kulturkonformen Unterwerfungshaltung. Für die Patientin gibt es keinen äußeren Grund, in diesen traditionellen kulturellen Normen zu bleiben. Bis vor Kurzem hat sie hiesige Möglichkeiten, sich als Frau zu entfalten, genutzt. Das Gefühl von Kapitulation und Unterlegenheit, die Beschäftigung der Patientin mit dem Übergriff, ihre Lernstörung sind nicht Folge eines traumatischen Ereignisses, sondern der vorbestehenden neurotischen Konflikte. In der Abwehr dieser Konflikte setzt die Patientin die Identifikation mit der traditionellen Frauenrolle ein.

15.8 Schlusswort

Diese Behandlung hat nicht unbedingt in der Muttersprache stattfinden müssen. Das muttersprachliche, teilweise bilinguale Setting ermöglichte aber eine ausführliche Untersuchung kultureller Einflüsse im Erleben der Patientin.

Wenn die oben beschriebenen Autarkie- und Triebabwehrkonflikte eine zentrale Rolle spielen, haben wir nach Torok als Therapeuten folgende Aufgabe: »Etwas zu vermitteln, womit der verzauberte Kreis von Sein und Haben durchbrochen werden kann, der Patientin zu vermitteln, dass sie das Recht besitzt, zu handeln und zu werden.« In der geschilderten Behandlung war dieses »etwas« die symbolische Erlaubnis zur Besitznahme ihrer Kräfte (vgl. Heigl-Evers & Weidenhammer 1985). Der Patientin konnte vermittelt werden, dass sie ohne Schuldgefühle neugierig auf ihre Sexualität und auf sich selbst sein darf, sich trennen, einen eigenen Lebensweg suchen und gehen darf.

Literatur

Akhtar S (1995) A Third Individuation: Immigration, Identity, and The Psychoanalytic Process. American Journal of American Psychoanalytic Association 43 (4):1051–1084.

Amati-Mehler J, Argentieri S, Canestri J (1993) The Babel of the Unconscious: Mother Tongue and Foreign Languages in the Psychoanalytic Dimension. Madison, CT: Int. Univ. Press.

Berktay F (1995) Tektanrili Dinler Karsisinda Kadin. Istanbul: Metis Verlag. (Englisch: Women and Religion – A Comparative Perspective. Montreal: Black Rose Books, 1998).

Bianchi-Schäfer M (1996) Ausländische Therapeutinnen. Fremdenhaß und die Auseinandersetzung mit der eigenen Nationalität. In: Kiesel D, Kriechhammer-Yagmur S, Von Lüpke H (Hrsg.) Gestörte Übertragung. Ethno-kulturelle Dimension im psychotherapeutischen Prozeß. Frankfurt a. M.: Haag und Herchen.

Boothe B (1990) Trennung – Alleinsein – Aufbruch als Schritte weiblicher Entwicklung in psychoanalytischer Sicht. Zschr Psychosom Med Psychoanal 36:316–331.

Chasseguet-Smirgel J (1979) Die weiblichen Schuldgefühle. In: Chasseguet-Smirgel J (Hrsg.) Psychoanalyse der weiblichen Sexualität. Frankfurt a. M.: Suhrkamp.

Erim Y (2001) Muttersprachliche Gruppentherapie mit türkeistämmigen Migrantinnen. Gruppenpsychother Gruppendynamik 37:158–176.

Heigl-Evers A & Weidenhammer B (1985) Die Freudsche Theorie der Entwicklung der weiblichen Persönlichkeit aus heutiger psychoanalytischer Sicht. Forum der Psychoanalyse 1:202–222.

Jacobsen E (1937) Wege der weiblichen Über-Ich-Bildung. Int Z Psychoanal 23:402–412.

Jacobsen E (1978) Das Selbst und die Welt der Objekte. Frankfurt a. M.: Suhrkamp.

Mernissi F & Kabis-Alamba V (2002) Der politische Harem: Mohammed und die Frauen. Freiburg: Herder.

Mertens W (1997) Interaktion und Identifizierung mit Mutter und Vater. In: Mertens W (Hrsg.): Entwicklung der Psychosexualität und der Geschlechtsidentität. S. 91–100. Stuttgart: Kohlhammer Verlag.

Ott C (2004) Tausendundeine Nacht (aus dem Arabischen übersetzt von C. Ott) München: C.H.Beck.

Torok M (1979) Die Bedeutung des Penisneids bei der Frau. In: Chasseguet-Smirgel, J (Hrsg.): Psychoanalyse der weiblichen Sexualität. Frankfurt a. M.: Suhrkamp.

Trimborn W (1979) Der progressive Abwehrcharakter des Über-Ich. In: Cremerius J, Hoffmann SO, Trimborn W (Hrsg.) Über-Ich und soziale Schicht. S. 97–143. München: Kindler.

Tuna S (1999) Die Bedeutung der Sprache in der interkulturellen Suchttherapie. In: Salman R, Tuna S, Lessing A (Hsrg.) Handbuch Interkulturelle Suchthilfe. Modelle, Konzepte und Ansätze in der Prävention, Beratung und Therapie. S. 46–57. Gießen: Psychosozial-Verlag.

Volkmann H (2004) Mit goldenen Lettern. Leben und Lieben in »1001 Nacht«. S. 43–72. Göttingen: Vandenhoeck & Ruprecht.

16 Der türkische Migrant in der Psychotherapie: »Stolz und Vorurteil« – Stationäre Psychotherapie bei Männern mit türkischem Migrationshintergrund

Norbert Hartkamp

16.1 Einleitung

»Stolz und Vorurteil« ist bekanntermaßen der Titel eines Entwicklungsromans von Jane Austen, in dem es um die Überwindung von Krisen geht, an deren Ende eine Selbstfindung steht, eine Einsicht in eigene Fehler und eine neue, bescheidenere Sicht der eigenen Person. Zwar stehen im Roman von Jane Austen zwei Frauen als Protagonistinnen im Zentrum, aber selbstverständlich besteht auch bei Männern die Notwendigkeit einer Auseinandersetzung mit dem eigenen Selbst, die Notwendigkeit, Krisen zu durchleben und das Bild der eigenen Person zu verändern. Bei vielen aus der Türkei stammenden männlichen Patienten, die sich in stationäre Psychotherapie begeben, besteht diese Notwendigkeit in überdeutlichem Maße, und nur zu oft sind Stolz und Vorurteile zentrale Themen des therapeutischen Prozesses.

In diesem Beitrag erörtere ich Besonderheiten der stationären psychotherapeutischen Behandlung mit türkeistämmigen Männern. Dazu werde ich zunächst auf einige allgemeine Bedingungen der Psychotherapie mit Männern zu sprechen zu kommen, um diese dann in Bezug zu den Besonderheiten des Migrationshintergrunds zu setzen.

16.2 Psychotherapie mit Männern

Männer sind ohne Zweifel in der Psychotherapie das »schwierige Geschlecht«. Tatsächlich sind ja in ambulanten und stationären Psychotherapien typischerweise die Mehrzahl der Patienten weiblichen Geschlechts: Meistens findet sich ein Verhältnis der Frauen zu den Männern von zwei zu eins. Auch unter der Berufsgruppe der Psychotherapeuten, sowohl ärztlicher als auch psychologischer Provenienz, stellen Frauen den größeren Anteil dar, und erst unlängst vertrat einer der führenden Köpfe der ärztlichen psychotherapeutischen Fachgesellschaft die Ansicht, die Psychotherapie entwickele sich mehr und mehr zu einem typischen Frauenberuf.

Klinisch tätige Psychotherapeuten machen häufig die Erfahrung, dass sie mit ihren üblichen therapeutischen Verfahrensweisen Männer in der Psychotherapie weniger gut erreichen als die Mehrheitsgruppe der Patientinnen. Männer werden häufig als verschlossen, unemotional und wenig introspektiv erlebt. Es wird angenommen, Männer seien für die Veränderungsprozesse, die durch Psychotherapie initiiert werden sollen, weniger motiviert oder aber insgesamt weniger emotional beweglich als die typische weibliche Psychotherapiepatientin. Eine typische Beobachtung ist, dass Männer der Aufforderung, über ihre Gefühle zu sprechen oftmals mit Nicht-Verstehen gegenüber treten, und psychosomatische und funktionelle Störungen ihnen zunächst nur als quasi-technische Ausfälle einer »Körpermaschinerie« begreifbar sind, deren möglichst reibungsloses Funktionieren selbstverständlich erwartet wird. Psychotherapie mit Männern ist dementsprechend nur zu oft vom Scheitern bedroht.

Nun könnte man denken, die hier offenkundig zutage tretende Schwierigkeit, psychotherapeutische Vorgehensweisen »an den Mann« zu bringen, hätten eine intensivere Auseinandersetzung mit den spezifischen Notwendigkeiten der Psychotherapie von Männern nach sich gezogen. Das Gegenteil ist der Fall. Tatsächlich gibt es hier eine erhebliche Einseitigkeit in Forschung und therapeutischer Praxis, die sich etwa darin zeigt, dass es in der psychotherapeutischen Literatur eine Vielzahl von Arbeiten zur Psychologie der Frau, zur feministischen Psychologie oder auch zu speziellen psychotherapeutischen Vorgehensweisen gibt, von denen man annimmt, sie seien auf die besonderen Bedürfnisse von Frauen speziell abgestimmt. Dem gegenüber gibt es kaum Literatur zu speziellen entwicklungspsychologischen Aspekten der Entwicklung des Mannes und ebenso gibt es bislang kaum Ansätze zur Entwicklung einer männerspezifischen Psychotherapie.

Erst in jüngster Zeit beginnt sich hier eine Änderung abzuzeichnen, und dies steht im Zusammenhang mit der Entwicklung neuerer Konzepte der Entwicklung der männlichen Identität. Das ältere »Gender Role Identity Paradigm« geht von der Annahme einer primär festgelegten männlichen Rolle aus und von der Überzeugung, es sei das Ziel der Entwicklung, dieser männlichen Rolle möglichst gut zu entsprechen. Ein neueres »Gender Role Strain Paradigm« (Pleck 1981) nimmt demgegenüber an, dass sich jeweils spezifische Formen von Männlichkeit in der Auseinandersetzung mit gesellschaftlichen Rollenanforderungen in durchaus unterschiedlicher Weise herausbilden können – hier wird also Männlichkeit als eine soziale Konstruktion angesehen. Dieses »Gender Role Strain Paradigm« geht mithin davon aus, dass Geschlechtsrollen durch Geschlechtsrollenstereotype und Normen operational definiert sind, wobei gilt, dass diese Geschlechtsrollennormen in sich inkonsistent und widersprüchlich sind.

Unmittelbar damit im Zusammenhang steht, dass auch die Zahl derjenigen, die diese Normen nicht erfüllen, oder aber auch nicht erfüllen können, hoch ist, wobei gleichwohl diejenigen, die diese Normen nicht erfüllen, mit drastischer sozialer Aburteilung zu rechnen haben. Eine solche Verletzung der Geschlechtsrollennormen und die sich daran anschließende soziale Sanktionierung führt, so die weiterführende Annahme, zu negativen psychologischen Folgen.

Die Gefahr, für eine Verletzung der Geschlechtsrollennorm abgeurteilt zu werden, kann einen Mann veranlassen, dieser Norm übermäßig entsprechen zu wollen.

Nun betont das »Gender Role Strain Paradigm«, dass eine Geschlechtsrollennormenverletzung und die sich daran anknüpfenden Sanktionen für Männer im psychologischen Sinne häufig negativere Folgen hat als für Frauen, was damit zusammenhängt, dass die gesellschaftliche Normvorstellung, wie ein Mann zu sein habe, für den Mann insgesamt heute noch sehr viel strikter festgelegt ist und sehr viel weniger Ausweichmöglichkeiten bereithält, als dies für Frauen üblicherweise der Fall ist.

Dies wird umso gravierender, als bestimmte Verhaltensweisen, die durch strikte männliche Geschlechtsrollenstereotype vorgeschrieben werden, dysfunktional sind.

Um was für ein Geschlechtsrollenstereotyp handelt es sich, mit dem Männer konfrontiert sind? Tatsächlich gilt für das männliche Geschlechtsrollenstereotyp eine ähnlich strikte Festlegung, wie sie seit Langem schon auch als für die Frauen gültig beschrieben wurde. So wird an den Mann typischerweise die Erwartung herangetragen, er möge jugendlich wirken, sportlich, er solle durch sein Einkommen und seine soziale Lage fähig sein, eine Frau und eine Familie zu ernähren, er sollte typischerweise in Vollzeit arbeitstätig sein, er sollte groß genug sein und nicht zu dick. So sehr diese Vorstellungen einem Klischee entsprechen mögen, so sehr gilt andererseits, dass Männer, die diesen Idealen nicht entsprechen oder nicht entsprechen können, oft und in erheblichem Ausmaß Scham empfinden, weil sie dieser Norm nicht entsprechen. Tatsächlich werden ja Jungen und junge Männer in einer häufig durchaus als traumatisch zu bezeichnenden Weise zur Übernahme eines männlichen Geschlechtsrollenstereotyps gedrängt. So erleben nahezu alle Jungen in ihrer Entwicklung die Beschämung durch andere Jungen, weil sie nicht, oder nicht ausreichend dem angeforderten Bild entsprechen. Jungen werden als »Weich-Ei«, als »Memme«, als »schwul«, als »Schlappschwanz« etc. beschimpft, wenn sie Anlass zur Vermutung geben, sich dem Stereotyp nicht hinreichend unterwerfen zu wollen. Weiterhin werden in der Peergroup insbesondere auch die dysfunktionalen Aspekte des Geschlechtsrollenstereotyps gelernt, wie z. B. das »cool sein«, die reizbare Aggressivität oder auch riskante Verhaltensweisen, wie das Fahren trotz vorherigen Alkoholkonsums.

Im weiteren Verlauf werden solche dysfunktionalen Verhaltensweisen häufig durch eine spezifische Form von Männlichkeitsideologie in ihrem Bestand gefestigt. Das Wirksamwerden dieser Männlichkeitsideologie wird intuitiv daran deutlich, dass die Ansicht oder der Gedanke, Männer hätten sich in einer bestimmten Art und Weise zu verhalten, »um ihre Männlichkeit zu beweisen«, eine hohe Überzeugungskraft besitzen, während der Gedanke, dass sich Frauen in einer bestimmten Weise verhalten, »um ihre Weiblichkeit zu beweisen«, im Regelfall eher als nicht stimmig oder vielleicht sogar als absurd erachtet wird.

Fragt man sich, welches die Gesichtspunkte sind, die die Männlichkeitsideologie wesentlich bestimmen, so stößt man zunächst auf eine charakteristische Art und Weise, mit Konflikten umzugehen. Dazu gehört beispielsweise der Ambivalenzkonflikt bzgl. der Abhängigkeit oder Unabhängigkeit in bedeutsamen Beziehungen und das kulturell gültige Verbot, im Zusammenhang mit Trauer, Verlust oder Enttäuschung depressive Affekte zu zeigen. Hierzu zählt auch die konflikthafte Aneignung einer männlichen Selbststruktur oder der charakteristische Konflikt zwischen »sein« und »tun«, zwischen einem Modus des »Spürens und Erfahrens«, der einem Modus des »Handelns« gegenübersteht.

Will man eine spezifische Form von Psychotherapie entwerfen, die den Bedürfnissen von männlichen Patienten eher angemessen ist, dann ist es fraglos notwendig, diese spezifische Männlichkeitsideologie und die damit verbundenen Konflikte in den Blick zu nehmen. Dies darf nicht in einer Haltung geschehen, welche darauf zielt, die Männlichkeitsideologie abzuqualifizieren, dem männlichen Patienten sozusagen die »Schuld« dafür zuzuschreiben, dass er sich aus solchen ideologischen Zuschreibungen nicht gelöst hat, sondern mit der Absicht, diese Ideologie und die damit verbundenen Rollenanforderungen als Teil männlichen Daseins anzuerkennen, das oft genug auch in einer höchstpersönlichen, konflikthaften Leidensgeschichte erworben und angeeignet werden musste.

Inhaltlich muss eine Psychotherapie, die den Bedürfnissen von Männern angemessen ist, sich auf die Felder einstellen, in denen Männer typischerweise ihre Probleme erleben. Hier handelt es sich um Situationen der erlebten Zurückweisung in partnerschaftlichen Beziehungen, vielleicht auch im Besonderen in sexueller Hinsicht. Hier geht es um das Erleben in Trennungs- und Scheidungsauseinandersetzungen – z. B. bei Fragen der elterlichen Sorge – bei denen der Mann hinsichtlich der Chancen, eigene Vorstellungen und Lebensentwürfe durchsetzen zu können, gegenüber dem weiblichen Gegenpart von vornherein, im Nachteil zu sein scheint. Hier geht es um fortdauernde Beziehungsprobleme, um Gewalt, die ausgeübt, aber auch um Gewalt, die erlitten wird, hier geht es um Fragen der Scheu, der Einsamkeit und der Schwierigkeiten mit dem Erspüren und Ausdrücken von Gefühlen. All diese Problemfelder müssen von Therapeuten, die mit Männern arbeiten wollen, aktiv erkundet und in ihren spezifischen Ausprägungen nicht wertend untersucht werden. Dazu gehört es natürlich auch, die spezifische Form der Depressivität, wie sie bei Männern zutage tritt, zu erkennen und auch anzuerkennen, die erst in jüngster Zeit unter dem Stichwort »male depression« (Real 1997, Cochran & Rabinowitz 2000) eine präzisere Beschreibung erfahren hat.

Ist es gelungen, die für einen bestimmten Mann kennzeichnende spezifische Konflikthaftigkeit zu identifizieren, so muss diese in einer ebenfalls nicht wertenden Weise fokussiert werden als Konstellation von inneren Bildern, unausgesprochenen Worten, thematischen Elementen, emotionalen Assoziationen und Körperempfindungen, welche als eine Geschichte seelischer Verwundungen den Weg zum Erleben des fokalen Konfliktes weisen.

Natürlich geht es dann auch darum, die charakteristischen Widerstandsformen zu erkennen und zu bearbeiten, die einem Therapeuten in der Arbeit mit einem Mann begegnen können. Hierbei mag es sich um die Entwertung der therapeutischen Beziehung handeln, die als unpersönliches »Aufmöbeln« oder »Aufpolieren«, als »Fit-Machen« gesehen wird, womit ja der Aspekt verleugnet wird, dass es in der Therapie natürlich auch um ein »in–Beziehung–treten« geht. Auch die lässige, »coole«, manchmal zynische verbale Ausdrucksweise vieler Männer (vgl. Haubl 2008) ist als zu überwindende Abwehr zu sehen und nicht primär als ein Ausdruck beispielsweise einer mangelnden Motivation zur psychotherapeutischen Arbeit. Formen des verbalen Ausdrucks, die dem Therapeuten in ihrem Bedeutungs- und konnotativen Gehalt zunächst nicht geläufig sein mögen, wie »Ich komm schon klar!« oder die herausfordernde Frage »Und was kann ich da jetzt machen?«, sind als Abwehr eines emotionalen »sich Einlassens« zu sehen und nicht so sehr als Beleg für eine mangelnde Psychotherapiefähigkeit oder -motivation.

16.3   Männer aus der Türkei

Bei Migranten mit türkischem Migrationshintergrund bekommt die beschriebene, typisch männliche Persönlichkeitskonfiguration noch eine charakteristische Färbung durch die besondere Bedeutung des Ehrbegriffs (Yalçın-Heckmann 2000), der vor dem Hintergrund eines gegenüber westlichen Gesellschaften stärker ausgeprägten Kollektivismus gesehen werden kann (Kağıtçıbaşı 1996). Ein sittlicher, moralisch gefestigter Mann kann demnach eine Stellung als ehrbares und ehrenhaftes Mitglied einer Gesellschaft dann beanspruchen, wenn er in seiner Ehrbarkeit von der Gemeinschaft anerkannt ist. Insoweit es hier nicht nur um die Haltung des Individuums, sondern auch um die Anerkennung dieser Haltung durch die Gemeinschaft geht, sind, so Yalçın-Heckmann (2000), Ehrenhaftigkeit (namus) und Ehrbarkeit (şeref) gleichermaßen das Antlitz, das das Individuum der Gesellschaft zeigt, wie auch ein Abbild dessen, wie es von der Gesellschaft angesehen wird. »Namus« bildet dabei insbesondere Aspekte der Geschlechtsidentität oder des Angriffs auf die Geschlechtsidentität ab. In diesem Sinne kann ein Mann eine Infragestellung seiner männlichen Rolle oder seines Verhaltens in partnerschaftlichen Beziehungen, in denen seine Geschlechtsidentität eine Rolle spielt, als Angriff auf seine Ehre, als »ehrenrührig« auffassen. An den Mann wird darüber hinaus auch der Anspruch gestellt, die Ehre seiner Frau oder eines unverheirateten jungen weiblichen Familienmitglieds zu schützen. Ein Mann muss in diesem Verständnis gleichermaßen »selbst für seine Ehre eintreten« wie er auch für den Erhalt der Ehre der Frau eintreten muss, da davon ausgegangen wird, deren Kraft reiche dazu nicht aus. Ein Mann, der für die Ehre seiner Frau oder seiner weiblichen unverheirateten Familienangehörigen nicht eintritt, verhält sich selbst unehrenhaft, und so bildet sich unter den Männern ein autoritäres soziales Rangordnungssystem heraus, in dem darüber gewacht wird, dass sich die Männer ehrenhaft verhalten und beispielsweise die Rolle des Beschützers von Frau oder Schwestern wahrnehmen.

»Namus« weist auch Bezüge zum Erwachsensein auf: Ein junger Mensch wird sich erst mit seinem Heranreifen seiner Ehre bewusst und erweckt sie zum Leben. Einen Mann als »ehrlos« zu bezeichnen, heißt in diesem Sinne ihn einerseits in seiner Geschlechtsreife nicht anzuerkennen, und provoziert ihn andererseits, auf den Angriff gegen seine Ehre zu reagieren. In dieser Sicht ist Ehre (namus) ein Wertekomplex, der maßgeblich über Hierarchie- und Machtbeziehungen, über Kontrolle und Kontrolliert-Werden, über Ausgeschlossen-Sein und Aufgenommen-Sein in der Gemeinschaft entscheidet.

Der Begriff »şeref« hat, so Yalçın-Heckmann (2000), im Gegensatz zu »namus« nichts mit der Geschlechtsidentität und dem Geschlecht einer Person zu tun, er verweist vielmehr auf Vorzüge, die man ebenso gewinnen wie verlieren kann und die es einer Person erlauben, in einer Gesellschaft Wertschätzung und Würdigung zu erfahren. »Şeref« verweist auf die Abstammung aus einer ehrenhaften Familie (»şerefli bir aileden gelme«), auf historische Wurzeln und Verbundenheit mit der Geschichte. »Şeref« thematisiert somit die Loyalitätsempfindungen eines Individuums gegenüber einer sozialen Gruppe und die Erfordernis, den angemessenen Platz in der Gemeinschaft auszufüllen. »Namus« spricht eher die auf das Individuum, die ich-bezogene und nach innen gewendete Erfahrung von Ehre an, während »şeref« die der Gesellschaft zugewandte Seite der Ehre thematisiert. »Namus«, das Empfinden von Ehrbarkeit, ist die unabdingbare Voraussetzung dafür, Wertschätzung (şeref) beanspruchen zu können. Ein Mann, der seine Ehrbarkeit einbüßt, verliert in dieser Logik gleichsam automatisch die gesellschaftliche Wertschätzung. Verkompliziert werden die Verhältnisse noch dadurch, dass eine Ehrenhaftigkeit, die nicht mit Bescheidenheit und würdevoller Schlichtheit an den Tag gelegt wird, oder eine Ehrenhaftigkeit, die nicht verteidigt und gepflegt wird – auch wenn dies bedeutet, den eigenen Vorstellungen und Wünschen zuwiderzuhandeln –, leicht verloren gehen kann. Insoweit wird auch vom »Übel der Ehre« (namus belâsı) gesprochen.

Zweifellos spielt der Ehrbegriff eine wichtige Rolle bei der Schwierigkeit von aus der Türkei stammenden Männern, Psychotherapie in Anspruch zu nehmen und aus psychotherapeutischen Behandlungen Nutzen zu ziehen. Darauf verweisen auch empirische Untersuchungen. So zeigten Callies et al. (2007) in einer vergleichenden Untersuchung von türkeistämmigen Migranten und einer deutschstämmigen Stichprobe, dass die generelle Einstellung gegenüber Psychotherapie bei der türkeistämmigen Stichprobe weniger positiv war als bei der Vergleichsgruppe, und dies galt besonders für die Untergruppe der türkeistämmigen Männer. Die berichtete Angst vor Stigmatisierung durch Inanspruchnahme einer Psychotherapie war bei den eher traditionell ausgerichteten Befragten höher ausgeprägt als bei den deutsch akkulturierten, was auf die Wirksamkeit u. a. der hier beschriebenen Ehrbegriffe verweist.

Gleichwohl besteht kein Anlass zu therapeutischem Pessimismus: Sayın et al. (2008) konnten an einer in der Türkei untersuchten Stichprobe von Gruppentherapiepatienten zeigen, dass Patienten dann eine Gruppentherapie als hilfreich erleben konnten, wenn diese sich auf die besonderen Anforderungen und Erwartungen der Patienten einzurichten vermochte. So erlebten die türkischen Patienten signifikant mehr die existenziellen Faktoren im Sinne Yaloms (2007), die Vermittlung von Hoffnung, aber auch das erweiterte Verständnis der eigenen Person als hilfreich, während in Untersuchungen aus westlichen Kulturkreisen eher gegenseitige Hilfe der Gruppenteilnehmer, Schicksalsanteiligkeit und Gruppenkohäsion als hilfreich erlebt werden. Aus dieser Untersuchung ergeben sich einige Schlussfolgerungen für die Gestaltung der Arbeit mit türkeistämmigen Männern in der stationären Psychotherapie, die im Nachfolgenden betrachtet werden sollen.

16.4 Wie kann stationäre Psychotherapie mit Männern erfolgreicher gestaltet werden?

Die Untersuchung von türkischen Gruppentherapiepatienten von Sayın et al. (2008) betont ein hilfreiches Verhalten des Gruppentherapeuten, das durch die Bereitschaft gekennzeichnet ist, die Position einer Autorität einzunehmen und unmittelbare Ratschläge und Hilfen bei der konkreten Bewältigung von Problemen anzubieten. Die in dieser Studie untersuchten Gruppen türkischer Patienten waren ferner dadurch gekennzeichnet, dass negative Übertragungen kaum verbal erwähnt oder interaktionell in Szene gesetzt wurden. Gruppentherapeutische Interventionen, bei deren Formulierung auf Klarheit und Verständlichkeit besonderer Wert gelegt wurde, ebenso wie Interventionen, die durch Bezugnahme auf Sprichworte und gemeinsame kulturelle Wissenstatbestände und Symbole die Orientierung auf Gemeinsamkeit betonten, konnten von den Patienten eher angenommen werden als Interventionen, die in Begriffen intrapsychischer Konflikte oder interpersoneller Beziehungen formuliert waren. Während in Psychotherapien mit Patienten aus westlichen Ländern oftmals auf den unmittelbaren und direkten Ausdruck inneren Empfindens Wert gelegt wird, zogen es die von Sayın et al. beobachteten Patienten vor, inneres Empfinden oder bestehende Konflikte indirekt oder anhand der Beispiele anderer Patienten zum Ausdruck zu bringen. Ebenso waren in den von den Autoren beobachteten Gruppen das Zeigen und Ausdrücken von Mitgefühl und das Erteilen und Annehmen von Rat von großer Bedeutung.

Insgesamt, darauf weist die Untersuchung von Sayın et al. hin, zeigen sich Gemeinsamkeiten in der Psychotherapie türkeistämmiger Patienten mit denen von Patienten aus dem asiatischen (Tsui & Schultz 1988, Tsui 2000) oder indischen (Varma 1988) Kulturraum, wo ebenfalls Interdependenz und eine als »Kollektivismus« (Kağıtçıbaşı 1996) beschriebene Haltung charakteristisch sind. Es lässt sich allerdings hieraus nicht die Empfehlung ableiten, Therapeuten sollten in der Arbeit mit türkeistämmigen Männern auf die Entstehung des Erlebens von Interdependenz und kollektivistischer Gemeinschaftsorientierung aktiv hinwirken. Vielmehr ist es wohl so, dass gerade in Zeiten persönlicher Krisen – und persönliche Krisen sind es, die Patienten in die stationäre Psychotherapie bringen – das Individuum eher den Werten eine höhere Bedeutung zumisst, die in der jeweiligen Herkunftskultur fehlen oder von geringerer Bedeutung sind. In diesem Fall geht es also darum, vor dem Hintergrund des Wissens um die Bedeutung des Erlebens von Ehrenhaftigkeit, Würde und kollektivistischer Orientierung behutsam gerade die Individualität und innere Unabhängigkeit der Patienten zu fördern.

Im Sinne einer Zusammenfassung und Handlungsanleitung mögen dabei die folgenden Maximen nützlich sein:

- Die stationäre Psychotherapie ist für türkeistämmige männliche Patienten ein Ort sozialen Lernens, in dem sie ihre mitgebrachten Vorstellungen von Ehre und

Würde ebenso wie ihre Orientierung auf Gemeinschaft hin einer Reflexion unterziehen können.
- Die schiere Notwendigkeit einer stationären Psychotherapie kann für den männlichen türkeistämmigen Patienten bereits als eine Verletzung seiner Ehre oder als Verlust von Ehrenhaftigkeit erlebt werden. Hier ist es Aufgabe von Therapeuten, den Patienten und die Mitpatienten davor zu bewahren, dass ein Erleben von Ehrverlust und Kränkung in aggressiven Handlungen agiert wird.
- Die milieutherapeutische Gruppe innerhalb der stationären Psychotherapie stellt ein Abbild der Gesellschaft, einschließlich aller Vorurteile, Ängste und Ressentiments dar. Hier ist es Aufgabe der Therapeuten, dafür Sorge zu tragen, dass sich von türkeistämmigen Männern in der Mehrheitsgesellschaft erlebte Erfahrungen von Ausgrenzung und Diskriminierung nicht wiederholen.
- Dabei müssen v.a. türkeistämmige, muttersprachliche Therapeuten besonders darauf achten, trotz und wegen ihrer Kenntnis des Herkunftslandes ihrer Patienten ein vertieftes Verständnis der Entwicklung des kulturellen Selbstverständnisses und der kulturellen Identität ihrer Patienten zu erarbeiten, wobei sie die Gefahr im Auge haben müssen, aufgrund der kulturellen Affinität eigene Übertragungen und unreflektierte Gegenübertragungen in die Behandlungsprozesse einzubringen.
- Stationäre Psychotherapie mit türkeistämmigen Männern erfordert eine stärker aktive Haltung des Therapeuten. Der Versuch, in einem fehlverstandenen Sinne dem Patienten als »neutral« und als »unbeschriebenes Blatt« gegenüberzutreten, führt zu schädlichen Insuffizienzgefühlen, Hilflosigkeit und Ängsten auf Seiten des Patienten.
- Insgesamt sollte die stationäre Psychotherapie im Regelfall Krisen-orientiert, supportiv, flexibel, eklektisch sich sowohl verhaltenstherapeutischer wie auch psychodynamischer Konzepte bedienend und auf den kulturellen und sozialen Hintergrund der Patienten ausgerichtet sein.
- Die systematische Nutzung von bestätigender Unterstützung, Psychoedukation und gegebenenfalls suggestiven Maßnahmen ist meist hilfreich.
- In der stationären Psychotherapie mit türkeistämmigen Männern sollten die Therapeuten in der Lage sein, dann, wenn dies hilfreich ist, die religiösen Überzeugungssysteme ihrer Patienten in den Therapieprozess einzubeziehen. Dazu ist gegebenenfalls eine entsprechende Schulung hilfreich.

Literatur

Calliess IT, Schmidt-Ott G, Akgül G et al. (2007) Einstellung zu Psychotherapie bei jungen türkischen Migranten in Deutschland. Psychiat Prax 34:343–348.
Cochran SV & Rabinowitz FE (2000) Men and depression: clinical and empirical perspectives. San Diego: Academic Press.
Haubl R (2008) Die Angst, persönlich zu versagen oder sogar nutzlos zu sein. Leistungsethos und Biopolitik. Forum Psychoanal 24:317–329.

Kağıtçıbaşı Ç (1996) Individualism and Collectivism. In: Berry JW, Segall MH, KağıtçıbaşıÇ (Hrsg.): Handbook of Cross-Cultural Psychology. Vol. 3, S. 3–49. Boston, London: Allyn & Bacon.

Pleck JH (1981) The myth of masculinity. Cambridge, MA: MIT Press.

Real T (1997) I don't want to talk about it: overcoming the secret legacy of male depression. New York: Scribner.

Sayın A, Karşlıoğlu EH, Sürgit A et al. (2008) Perceptions of Turkish Psychiatric Inpatients about Therapeutic Factors of Group Therapy. Int J Group Psychotherapy 58:253–263.

Tsui P & Schultz GL (1988) Ethnic factors in group process: cultural dynamics in multi-ethnic therapy groups. Am J Orthopsychiatry 58:136–142.

Tsui P (2000) The Dynamics of Cultural and Power Relations in Group Therapy. In: Lee E (Hrsg.): Working with Asian Americans: A Guide for Clinicians. S. 354–363. New York, London: Guilford.

Varma VK (1988) Culture, Personality and Psychotherapy. International Journal of Social Psychiatry 34:142–149.

Yalçın-Heckmann L (2000) Einige Gedanken zu den drei türkischen Ehrbegriffen »Namus«, »şeref« und »Onur«. Türkei-Programm der Körber-Stiftung (Hrsg.) Ehre und Würde – şeref ve Onur. S. 143–154. Hamburg: Ed. Körber-Stiftung.

Yalom ID (2007) Theorie und Praxis der Gruppenpsychotherapie. 9. Aufl. Stuttgart: Pfeiffer.

17 Fallberichte von Patient:innen aus der Ukraine im Kontext des Angriffskriegs

Maksym Yarmolenko

Beabsichtigt wird die Darstellung mehrerer Kasuistiken von Patient:innen aus der Ukraine im Kontext mit der Fluchtmigration nach Beginn des Angriffskriegs, um diverse Konstellationen in der Psychotherapie und auf diese Art und Weise diverse individuelle Erfahrungen abzubilden, die Ukrainer:innen derzeit machen. Je nach eigener therapeutischer Ausbildung und Einstellung werden die Leser:innen die Fälle vermutlich aus sehr verschiedenen Blickwinkeln betrachten. Die hier skizzierten Fälle sollen im Zusammenhang mit ▶ Kap. 20 studiert werden.

Fallbeispiel 1: Die Verräterin

Frau D., 47 Jahre alt, tätig im Bereich einer kritischen Infrastruktur. Sie berichtet: »Es sind Bomben in der Nachbarschaft gefallen und wir mussten unter diesen Umständen weiterarbeiten«. Im Gespräch schildert sie die Nöte der letzten Jahre, die Opfer, die sie brachte und die geringe Entlohnung. Es sei für sie trotzdem sehr schwer gewesen, die Entscheidung zu treffen zu fliehen. Sie sei sich bewusst gewesen, dass ihre Arbeit für die Gesellschaft von Bedeutung sei.

Sie habe sich immer schon sehr engagiert und als der Krieg losging von ihrem eigenen Geld Materialien gekauft, um weiterarbeiten zu können. Umso mehr hat es sie getroffen, als sich eine Person bei ihr beschwerte, dass sie sich nicht genug bemühen würde. Daraufhin habe sie entschieden, das Land zu verlassen.

Am Abend habe sie gepackt und morgens sei sie schon unterwegs gewesen. Sie kam nach Deutschland, weil hier entfernte Verwandte leben.

Seitdem sie in Deutschland ist, wollen diejenigen, die zurückgeblieben sind, keinen Kontakt mehr zu ihr haben. Früher habe sie sich immer tatkräftig und nützlich gefühlt, jetzt wisse sie nicht mehr wohin mit sich.

Symptomatik: Depressiv-apathisches Stimmungsbild, Suizidgedanken, Schuldgefühle und Scham, Antrieb reduziert, Insomnie, starke Verspannung im Bereich der Gesichts-, Schulter- und Nackenmuskulatur. Intrusionen verneint, nach ein paar Tagen in Deutschland hat sie ein gewisses Sicherheitsgefühl entwickeln können, sie schrecke weniger häufig auf. Kommt auf Anraten der Verwandten, die sich Sorgen machen. Biografisch ist zu erfahren, dass die Patientin als ältere Schwester im strengen und leistungsorientierten Elternhaus aufwuchs. Der Vater wird als fordernd, aber fair beschrieben, die Mutter als kalt, aber zuverlässig. Frau D. hat keine feste Beziehung und keine Kinder. Keine manifesten psychischen Beschwerden in der Vorgeschichte.

Anmerkung: Hier vermengte sich die reale Bedrohung durch den Krieg und die Sorgen ums eigene Überleben mit der zuvor bestehenden, bewussten Enttäuschung, welche die Kehrseite des abgewehrten, masochistischen Hochgefühls war. In ihrer Schilderung ist es nicht der Krieg, sondern der zwischenmenschliche Konflikt, die Entwertung und Ablehnung, die sie zu ihrer Entscheidung bewegt haben. In der Behandlung profitiert die Patientin zunächst von Entspannungsverfahren, kann sich im Verlauf für einen therapeutischen Prozess öffnen. Einen sicheren Rahmen, in dem sie widersprüchliche Gefühle und Gedanken zum Ausdruck bringen kann, ohne verurteilt zu werden, erlebt sie zunehmend als wohltuend. Die Patientin war mit einer Behandlung auf Russisch einverstanden. Nach einer Stabilisierung fokussiert sich die Patientin auf sprachliche und berufliche Integration.

Fallbeispiel 2: Plötzlich Ukrainer

Herr S., 37 Jahre alt, seit einigen Jahren mit seiner Partnerin und der Tochter in Deutschland lebend, ist beruflich in einer Festanstellung aktiv. Seit 2021 befindet er sich wegen Rückenschmerzen und einer Dysthymie mit Schlafstörungen und periodischem Verlust von Freudegefühlen in psychosomatisch-psychotherapeutischer Behandlung. Mit dem Beginn des Krieges bekam er auf der Arbeit viele unterstützende Worte von Kolleg:innen. Da habe er verstanden, dass der Krieg auch ihn betrifft, nicht nur diejenigen, die in der Region sind. Gefühlt habe er das damals aber noch nicht. Er sei im Handeln gewesen, habe die Flucht seiner Eltern organisiert, ihnen über private Kanäle und Organisationen Hilfe zukommen lassen. So habe er einen Teil der Ohnmacht kompensieren können. Eigentlich habe er sich nie ukrainisch gefühlt, hier in Berlin sei er Teil einer bunten russischsprachigen Gemeinschaft gewesen. Auf den großen pro-ukrainischen Demonstrationen sei er von den eigenen Gefühlen überrascht gewesen. Er habe dann erfahren, dass sein Heimatort praktisch völlig zerstört wurde.

Danach sei es ihm aber nicht mehr möglich gewesen, die guten Dinge in seinem Leben zu genießen. Erstmalig entwickelte er eine manifeste schwere depressive Episode.

Er habe als Kind mehrere schwere Erkrankungen gehabt, das habe seine Kindheit sehr geprägt. Die Mutter wird als müde und überfordert geschildert, Vater als wohlwollend, jedoch wenig präsent, da er in einem sehr anspruchsvollen, technischen Beruf eingebunden gewesen sei. Nach dem Studium sei Herr S. in die EU ausgewandert.

Anmerkungen: Im therapeutischen Prozess war zunächst der Umgang mit dem Medienkonsum des Patienten von hoher Bedeutung, anschließend das Schaffen eines gesunden Engagements mit realistischer persönlicher Zielsetzung. Intrapsychisch eröffnete die Krisensituation für den Patienten den Raum für Auseinandersetzungen mit Themen der eigenen Identität und Zugehörigkeit. Im Verlauf stellte sich so viel Stabilität ein, dass er in der Lage war, »besser zu trennen«, was er »vor den eigenen Augen auf der Straße« erlebt und gesehen habe und was er als Nachrichten aus der Ukraine gesehen und gehört habe.

Fallbeispiel 3: Das Schlimmste trat ein

Frau J., 47 Jahre alt, stammt aus einem Ort in der Ukraine, der weit entfernt von der Frontlinie liegt. Ihre erwachsenen Kinder würden auf das Haus aufpassen, ihr Mann habe sich freiwillig an die Front begeben. Sie könne etwas deutsch und habe gehofft, hier Geld zu verdienen, um ihre Kinder zu unterstützen, sie hätten kürzlich erst ihre Ausbildungen abgeschlossen und die wirtschaftliche Situation im Land sei jetzt besonders angespannt. Frau J. wird durch ihre Bekannte empfohlen, sich zu Medikamenten beraten zu lassen wegen einer Schlafstörung. Im Erstkontakt offenbart sie die permanenten Sorgen um den Ehemann, er sei unmittelbar an der Front im Einsatz, mehrere gemeinsame Freunde seien neben ihm gestorben. Sie habe zeitweise mehrere Tage keine Nachricht von ihm bekommen und nicht gewusst, wo genau er sei. Frau J. konnte sich gut auf imaginative Übungen einlassen und auch die Absorptionstechnik (EMDR für Ressourcenaktivierung) erlernen und darüber eine gewisse Beruhigung erfahren. Wenige Wochen nach der Erstvorstellung bekam sie die Nachricht, dass ihr Mann im Kriegseinsatz bei einer Explosion ums Leben gekommen ist.

Biografisch: Ein harmonisch-stützendes Miteinander in der Ursprungsfamilie, vor dem Krieg keinerlei psychische Beschwerden.

Anmerkung: Als besondere Herausforderung in der Behandlung gestaltete sich die Herstellung einer Kontinuität. Im Erleben der Patientin endete gewissermaßen ihre Vorstellung vom Zeitgeschehen, mit der traurigen Nachricht trat Leere in ihr Innenleben ein. Der therapeutische Fokus lag daher darauf, einen Raum für ein »Danach« zu schaffen, welches Frau J. mit ihrer Vergangenheit verknüpfen kann. Die Behandlung ging in Form von emotional-supportiven Gesprächen online weiter, da sie sich dafür entschieden hat, zur Familie zurückzukehren.

Fallbeispiel 4: Urlaub im Westen

Frau L., 29 Jahre alt, stammt aus einem Ort in der Ukraine, an dem es »noch relativ friedlich« sei und stellt sich vor wegen »Panikattacken«. In ihrem Heimatort habe sie natürlich Angst gehabt bei den Luftangriffen, später habe sie gelernt an den Geräuschen zu unterscheiden, ob es sich um Drohnen oder Raketen handelt und wie weit der Angriff ist. Irgendwann sei sie dazu übergegangen, die Sirenen zu ignorieren. Zeitweise habe es täglich mehrmals Luftalarm gegeben, da könne sie nicht jedes Mal zum Keller rennen. Die Situation sei sehr schwer gewesen, aber sie habe es ausgehalten. Ihr Freund lebe auch an dem Ort und kann das Land nicht verlassen, sie wolle bei ihm bleiben. Sie sei »in den Westen« gefahren für eine Art Pause vor dem Krieg und habe noch nicht entschieden, wie lange sie bleiben wolle. Sie genieße es hier zu sein, allerdings seien nach wenigen Tagen die ersten Panikattacken gekommen.

Anmerkung: Frau L. entschied sich dafür, wie geplant in die Ukraine zurückzukehren und berichtete im Nachgespräch per Video-Call, dass seit der Rückkehr keine Panikattacken mehr aufgetreten sind.

Fallbeispiel 5: Zwischen zwei Stahlplatten

Herr O., ein 39 Jahre alter, jünger wirkender Designer, kam nach Deutschland, als er wegen einer Erkrankung vom Dienst suspendiert wurde. Er grüßte auf Ukrainisch und fragte, ob die Behandlung auf Ukrainisch möglich sei und war nach Mitteilung des Therapeuten auf Ukrainisch, dass dieser auf Ukrainisch noch keine therapeutischen Gespräche führen kann, damit einverstanden, das Gespräch auf Russisch fortzusetzen.

Er sei bereits 2014 freiwillig an die Front und habe sich jetzt wieder aus Verantwortungsgefühl freiwillig gemeldet. Das Zurückkehren ins friedliche Leben bereite ihm massive Schwierigkeiten. Er fühle sich zeitweise plötzlich beobachtet und bedroht, z. B. beim Einkaufen, und würde am liebsten aggressiv reagieren, schreien oder auf etwas einschlagen. Vom Kopf her wisse er aber, dass die Aggression und Gewalt, die er im Krieg gesehen und ausgeübt habe, in der friedlichen Situation nichts zu suchen hätten. Er sei auch schon in der Jugend impulsiv und reizbar gewesen, so sei er aufgewachsen. Die Eltern seien »wie zwei Stahlplatten« gewesen, die aufeinander aufprallen würden und er sei als Kind bei ihren Konflikten stets dazwischen gewesen. Er habe manchmal das Gefühl, dass alles sinnlos sei und er am liebsten sterben würde, er denke dann darüber nach, wieder an die Front zu fahren. An anderen Tagen mache er sich Vorwürfe, dass er sich zum zweiten Mal freiwillig gemeldet hatte, obwohl er gewusst habe, wie sehr es sein Leben kaputt machen würde, er sei ja eigentlich kein Soldat.

Die Dinge, die er erlebt habe, könne er mit niemandem teilen, das wolle er niemandem antun. Für seine Familie, die bereits in Deutschland gewesen ist, sei es nicht einfach mit ihm, deswegen sei er bereit, therapeutische Unterstützung zu holen.

Anmerkungen: Ein hoher Stellenwert lag auf Psychoedukation und Motivationsarbeit, es ging darum, eine realistische Vorstellung von den Rahmenbedingungen und Möglichkeiten des therapeutischen Prozesses zu schaffen. Die Behandlung gestaltete sich erschwert durch moderaten Substanzabusus, welchen Herr O. zur Selbstberuhigung einsetzte. Im späteren Verlauf konnte er sich zunehmend auf konfrontative Elemente einlassen und über einzelne, besonders belastende Kriegssituationen sprechen. Er reflektierte auch, dass das Aufprallen von zwei Armeen aufeinander ihn gewissermaßen an die Situation in der Kindheit erinnert hat. Als fortwährende Belastung nannte er die Schuldgefühle und die Tatsache, dass für ihn der Krieg vorbei sei, für andere aber noch nicht. Schwer aushaltbar für den Patienten, aber auch den Behandler, war der sehr langsame Prozess der Anmeldung und Registrierung, mehrere Monate verbrachte Herr O. ohne finanzielle Unterstützung oder Arbeitsgenehmigung, trotz seiner intensiven Bemühungen über diverse Beratungsstellen auf den Prozess einzuwirken.

18 Die Behandlung eines durch Krieg und Folterhaft traumatisierten Patienten 30 Jahre nach seiner Zuwanderung nach Deutschland

Yesim Erim

Der Patient kam zunächst im Alter von 59 Jahren in die stationäre Psychotherapie. Im Vordergrund standen eine posttraumatische Belastungsstörung und eine dissoziative Störung. Mittelgradige depressive Episoden hatten wiederholt stattgefunden, zudem war er mit der Diagnose einer Schmerzstörung mit somatischen und psychischen Faktoren mehrfach auch stationär behandelt worden. Bei Aufnahme berichtete der Patient, er leide an immer wiederkehrenden Albträumen, Ein- und Durchschlafstörungen, Intrusionen, Konzentrationsstörungen, Vergesslichkeit, Depersonalisations- und Derealisationserleben. Überdies berichtete er eine erhöhte Schreckhaftigkeit, Hypervigilanz, erhöhte Reizbarkeit mit Wutausbrüchen, eine Amnesie bzgl. traumatischer Inhalte und ein Vermeidungsverhalten, vor allem wenn es um laute Geräusche gehe. Laute Geräusche machten ihm vor allem am Arbeitsplatz zu schaffen. Signalwirkung hätten auch verschiedene Wahrnehmungen an seinem Heimatort auf ihn, aus diesem Grunde habe er seine Besuche dort reduziert. Neben diesen Zeichen der posttraumatischen Belastungsstörung mit dissoziativen Symptomen beschreibt der Patient bei Aufnahme auch Symptome einer rezidivierenden depressiven Episode. Er habe eine gedrückte Stimmung, leide an Interessen- und Freudlosigkeit, der Antrieb sei reduziert, auch sein Selbstvertrauen und sein Selbstwertgefühl. Wenn es auf der Arbeit zu Problemen komme, frage er sich, ob er die Schuld trage. Dort haben sich die Probleme so zugespitzt, dass er bereits Abmahnungen erhalten habe und mit einer Kündigung rechne. Er gerate auf der Arbeit unter Druck, auch durch die immer mehr zunehmende Arbeitsbelastung. Der Lärm mache ihm zu schaffen, sodass auch Kleinigkeiten zu einer erhöhten Reizbarkeit und zu Wutausbrüchen geführt hätten. Es sei zu Problemen mit den Arbeitskollegen gekommen. Diese seien so eskaliert, dass er seit etwa vier Monaten krankgeschrieben sei und sich nicht vorstellen könne, an den Arbeitsplatz zurückzugehen. Man habe ihm vorgeworfen, einen Kollegen tätlich angegriffen zu haben, was er nicht getan habe. Dies empfinde er als große Ungerechtigkeit ihm gegenüber. Er frage sich, ob er seine Tätigkeit in diesem Produktionsbetrieb überhaupt noch ausführen könne.

Neben den psychischen Beschwerden litt der Patient seit 15 Jahren an degenerativen Veränderungen an der HWS und LWS. An den Füßen habe er durch die Folgen einer Kriegsverletzung (Granatsplitter) und einer diabetischen Polyneuropathie anhaltend Schmerzen. Er habe Schmerzmittel, teilweise Morphiumderivate einnehmen müssen. Herr K. befand sich seit zehn Jahren in ambulanter psychiatrischer und psychotherapeutischer Behandlung. Mehrere tagesklinische und auch stationäre Therapien hatten stattgefunden.

Zur Biografie erfuhren wir, dass Herr K. vor etwa 35 Jahren nach Deutschland kam, nachdem er als 24-Jähriger seine Heimat verlassen hatte und über verschiedene Länder und Stationen nach Deutschland kam. In Deutschland war er zuerst arbeitslos, anschließend hatte er eine Anstellung an seinem aktuellen Arbeitsplatz, einem Produktionsbetrieb gefunden, dort auch eine Ausbildung für einen technischen Beruf gemacht. Vor über 30 Jahren heiratete er eine deutsche Frau, aus dieser Ehe sind zwei Töchter hervorgegangen. Seine Frau erlebt er als eine große Unterstützung. Seit der Heirat habe sie ihm in jeder Angelegenheit beigestanden.

Herr K. stammt ursprünglich aus dem Nahen Osten und kam Ende der 1980er-Jahre nach Deutschland. Er war noch in der Schule, als es in seinem Heimatland zum Bürgerkrieg kam. Viele seiner Freunde, damals Kinder, seien gestorben. Er habe permanent in Angst leben müssen. Im Alter von 18 Jahren habe er sich entschieden, sich als Soldat zu verpflichten. Damals gab es keinen Krieg mehr. Er habe nicht viele Optionen gehabt, eine Berufsausbildung sei nicht möglich gewesen, und er hätte gehört, dass man als Soldat gut verdiene. Wenige Monate nach seinem Eintritt in die Armee habe erneut der Krieg begonnen. In dieser Zeit habe er zwei Jahre lang keinen Heimaturlaub gehabt. Er habe grausame Dinge mit ansehen müssen, z. B. wie Häuser brannten und wie Zivilisten getötet wurden. Er musste auch schießen, das sei für ihn mit großer Angst besetzt gewesen. Während der Explosion einer Handgranate habe er Splitterverletzungen im Fuß und im Kopf erlitten. Danach sei er bewusstlos ins Krankenhaus eingeliefert worden. An dieses Ereignis habe er keine weiteren Erinnerungen. Schließlich sei er gefangen genommen und in ein Lager entführt worden, habe dort während seiner Gefangenschaft Folter und Misshandlungen erlebt. Er sei am Kopf, an Händen und Füßen geschlagen wurden, z. B. die Nervenschädigung an den Augen führe er darauf zurück. Die Eltern des Patienten, die inzwischen 90 Jahre alt sind und seine insgesamt acht Geschwister leben noch in seiner Heimatstadt.

Bei der Aufnahme hat der Patient neben einer Medikation zur Senkung von Blutdruck auch eine psychopharmakologische Behandlung mit Antidepressiva und Schmerzmitteln angegeben. Die körperliche Untersuchung ergab bis auf veränderte Blickfolgebewegungen und verschiedene sensorische Ausfälle unauffällige Ergebnisse.

Im Fokus unserer Behandlung stand die Bearbeitung der depressiven und der posttraumatischen Symptomatik. Therapieziele waren die Erarbeitung eines Krankheitsverständnisses, Psychoedukation zur posttraumatischen Belastungsstörung und zur Depression, Vermittlung von Fähigkeiten zum Umgang mit Anspannung und Intrusionen sowie das Einüben von weiteren traumaspezifischen Stabilisierungstechniken. Anschließend wurde mit dem Patienten auch am Aufbau günstiger Verhaltensalternativen gearbeitet. Er nahm an einer Skillsgruppe nach Linehan (2008) teil und arbeitete an der Bewältigung von inneren Spannungszuständen und automatischen Gedanken.

Zu Beginn der Behandlung sahen wir einen deutlich erschöpften Patienten, der sehr unter seinen Schmerzen, den Albträumen sowie den Intrusionen litt. In seinem Erleben war er hilflos, vor allem wegen der hohen Arbeitsbelastung und in seinem Erleben fehlender transparenter Kommunikation am Arbeitsplatz. Er fühlte sich durch die Arbeitskollegen und den Arbeitgeber ungerecht behandelt. Er sei als ein

Sündenbock missbraucht und gemobbt worden. Hingegen habe seine Frau ihn jahrelang unterstützt. Leider habe sie im letzten Jahr eine schwere Krankheit erlitten und sei selbst zunehmend belastet. Herr K. sehe, dass sie ihn nicht mehr so wie früher unterstützen könne. In einem Angehörigengespräch mit der Ehefrau wurden diese Informationen bestätigt.

Wir verstehen die Symptomatik dahingehend, dass Herr K. angesichts massiver traumatischer Erfahrungen neben einem hohen Bedürfnis nach Sicherheit auch ein Misstrauen gegenüber Mitmenschen entwickelte. Neben seiner Familie und seinen Kollegen (die er jedoch auch teilweise mied), verfügte er über lange Zeiträume über keine sozialen Kontakte. Unter Stressbedingungen wurden traumatische Erinnerungen virulent, Schmerzen, Albträume, Intrusionen und Angst nahmen zu und dem Patienten gelang es kaum, seine Erlebnisse und Affekte zu regulieren. Zum Selbstschutz zog er sich zurück und vermied weitere Trigger und Auslöser für Stress. Er konnte damit kurzfristig seine Belastungen reduzieren, langfristig jedoch reagierte er mit Schmerzen, depressiven und posttraumatischen Symptomen. Er lebte mit heftigen Gefühlen von Ohnmacht, Hilfs- und Hoffnungslosigkeit, mit anhaltender massiver Anspannung und schließlich mit einer Tinnitussymptomatik und einer Abnahme des Hörvermögens.

In der Psychoedukation wurden mit ihm die Entstehung der posttraumatischen Belastungsstörung, das Traumagedächtnis, Widerhallerinnerungen und körperbezogene Intrusionen besprochen. Mithilfe einer Lebenslinie wurde die Auseinandersetzung des Patienten mit traumatischen Erfahrungen unterstützt. Er erstellte ein schriftliches Narrativ nach dem Konstanzer Modell (Schauer et al. 2017). Den von uns vermuteten Zusammenhang zwischen Stress, Anspannung und einer Zunahme von posttraumatischen Belastungssymptomen konnte der Patient selbst nicht beobachten. Daher arbeiteten wir mit ihm zunächst an Strategien zur Regulation von Spannungszuständen. Er profitierte im Besonderen von Begegnungen mit der Natur, machte Wanderungen, konnte aber auch die progressive Muskelrelaxation, Entspannungsmusik, Atemtechniken und Schwimmen, die in der stationären Behandlung angeboten werden, als hilfreiche Skills erkennen.

Anfänglich war er auf der Station durch ausgeprägte Rückzugstendenzen aufgefallen. In den Gruppentherapien bezogen ihn seine Mitpatienten mehrfach ein und er wurde ermutigt, mehr in Kontakt zu gehen. Anschließend konnte herausgearbeitet werden, dass er auch unter der weitgehenden sozialen Isolation und seiner Einsamkeit im häuslichen Setting litt. Von dieser Feststellung ausgehend konnten mit ihm Strategien erarbeitet werden, wie er nach der Entlassung soziale Kontakte aufbauen könne. Er nahm Kontakt zu einer Koordinationsstelle für Selbsthilfegruppen auf.

Insgesamt besserten sich die Stimmung und der Antrieb des Patienten über den Behandlungsverlauf. Die ausgeprägten Schmerzen mit einhergehenden Bewegungseinschränkungen, dissoziativen Symptome, Albträume und mnestische Einbußen persistierten in unterschiedlicher Intensität weiter. Mit ihm wurde auch das Stress-Diathese-Modell besprochen. Die Schmerzen sowie die traumatischen Erfahrungen wurden als gegebene Vulnerabilität identifiziert, vor deren Hintergrund es angesichts beruflicher Überforderung und Stressoren zur Exacerbation seiner posttraumatischen Symptome kommen kann. Mit dem Patienten wurde bei seiner

Entlassung vereinbart, dass er zunächst mit den erarbeiteten Strategien zur Spannungsreduktion und Entspannung arbeitete, schließlich eine erneute Indikation für stationäre Therapie zum späteren Zeitpunkt möglich ist. Herr K. hatte gemeinsam mit dem VDK bereits einen Antrag auf Erwerbsminderungsrente gestellt. Das Urteil des Rentenversicherers stand zum Zeitpunkt des Aufenthalts noch aus.

Zwei Jahre später kam es zu einer erneuten stationären Aufnahme. Herr K. hatte in der Zwischenzeit eine befristete Erwerbsunfähigkeitsrente erhalten. Das Versterben seines Vaters vor einem Jahr und der Mutter vor etwa einem halben Jahr gab der Patient als Auslöser der aktuellen Verschlechterung an. Er litt unter wiederkehrenden Albträumen, Ein- und Durchschlafstörungen, Flashbacks, Konzentrationsstörungen, Vergesslichkeit, Schreckhaftigkeit, erhöhter Reizbarkeit und Wutausbrüchen. Er lebte weiterhin mit seiner Frau und einer seiner Töchter in seinem Haus. Die engste Bezugsperson war die Ehefrau. Bei dieser zweiten Behandlung konnten wir seine Interaktionen auf der Station genauer beobachten. Wir ordneten ihn nach OPD-2 ein. Er erlebte andere immer wieder als ihn beschuldigend, schädigend oder vernachlässigend, worauf er sich selbst als wenig bedürftig zeigte, zurückzog und Vorwürfe vermied. Andere erlebten ihn als sich abschottend, aber auch viel Raum einnehmend. Damit legte er anderen und auch den Behandlern nahe, ihm entweder viel Freiraum zu lassen und ihn zu übersehen oder sich besonders einzumischen. Wir sahen auch, dass das Strukturniveau mäßig integriert war. Strukturelle Einschränkungen waren in folgenden Bereichen zu sehen: Innere Objekte nutzen, realistische Objektwahrnehmung und Kontaktaufnahme.

In der zweiten Behandlungsphase wurde neben dem erneuten Training der Emotionsregulation an der posttraumatischen Belastungsstörung gearbeitet. Der Patient war durch die Schwere der depressiven und der posttraumatischen Symptomatik massiv belastet. Er sei aktuell krankgeschrieben und zu Hause, könne sich jedoch aufgrund seiner psychischen Beeinträchtigung nicht entsprechend einbringen und habe daher ein schlechtes Gewissen gegenüber seiner Partnerin. Seine größte Not bestand in Bezug auf die sich aufdrängenden traumatischen Erinnerungen und Albträume. Aus diesem Grunde wurde an erster Stelle an der posttraumatischen Belastungsstörung gearbeitet. Zuerst wurden Inhalte vom letzten Aufenthalt wieder aufgegriffen und bearbeitet. Mit dem Patienten wurden verschiedene Behandlungsstrategien erarbeitet. Er profitierte auch davon, dass er schon anhand der Lebenslinie seine Lebenserfahrungen zusammengefasst und eingeordnet hatte. Herr K. entschied sich für eine Konfrontationsmethode zur Bearbeitung der traumatischen Belastungen. Im Vorfeld wurden nochmals Emotionsregulation- und Distanzierungstechniken mit dem Patienten bearbeitet. Nach entsprechenden Informationen wurde mit ihm das Vorgehen mit dem EMDR gestartet. Besonders profitierte Herr K. von einer Version der Imaginationsübung »Mein innerer sicherer Ort«, wobei er sich einen Waldspaziergang vorstellte. Auch andere Imaginationstechniken wie z. B. die Lichtstromübung konnte er aktivieren. Er übte diese Techniken zuerst mit therapeutischer Unterstützung, im Verlauf zunehmend selbstständig.

Vor Beginn der EMDR-Sitzungen wurden entsprechende Trigger und mögliche Ansatzpunkte für die Konfrontation mit ihm erarbeitet und besprochen. Als Ausgangsereignis wählte der Patient eine traumatische Szene aus seiner Zeit als Soldat.

Dabei handelte es sich um die Explosion eines Hafens in der Nähe seiner Geburtsstadt in seinem 19. Lebensjahr. Er kam während der Sitzungen gut in Bearbeitung. Da die EMDR Methode wenig sprachlichen Rapport benötigt, wurde die emotionale Verarbeitung nur minimal durch sprachliche Hürden beeinträchtigt. Gleichzeitig konnte jedoch beobachtet werden, dass der sprachliche Austausch nach diesen Sitzungen und dem entsprechenden Spannungsabfall besser gelang als je zuvor.

Neben Erfahrungen aus dem Krieg, wurden auch Belastungen wie die Trauer durch den Tod der Eltern und den Verlust der Heimat thematisiert. Aus Angst andere, hier besonders seine Familie, mit solchen Erinnerungen und Affekten zu belasten, habe er bislang vermieden, sich darüber auszutauschen. Immer wieder litt Herr K. an einer sehr hohen Symptomlast mit ausgeprägtem Intrusionserleben, Vermeidungsverhalten sowie einer sehr starken vegetativen Übererregbarkeit. Es wurde deutlich, dass sich ihm zunehmend Szenen aufdrängten, die für ihn mit Schuld und Schamgefühlen verbunden waren. Insgesamt zeigte sich im Rahmen der konfrontativen Behandlung zunächst eine deutliche Zunahme der Beschwerden z. B. der Schmerzen in den Beinen und der Anspannung. Dieses wurde ihm immer wieder als normales Phänomen im Rahmen des Therapieprozesses erklärt und entkatastrophisiert. Trotz seines Aufenthalts in Deutschland seit über 30 Jahren und seiner langen Berufstätigkeit, wirkten die Sprachkenntnisse des Patienten immer wieder begrenzt. Um sicherzustellen, dass er wesentliche Psychoedukationsinhalte und Behandlungsoptionen ausreichend verstand, wurde in einigen Sitzungen eine Dolmetscherin hinzugezogen. Der Patient konnte nach dieser zweiten Behandlungsphase in deutlich gebessertem Zustand nach Hause entlassen werden.

18.1 Was ist das migrationstypische an dieser Behandlung?

Die migrationsspezifische Besonderheit dieser Behandlung war zunächst die schwierige Vertrauensbildung und Kontaktaufnahme des Patienten. Wie oben beschrieben hatte Herr K. nach den traumatischen Ereignissen und der Folter in seinem Heimatland, sowie schwierigen Anerkennungsprozessen als Geflüchteter in mehreren Ländern, ein Misstrauen gegenüber seinen Mitmenschen entwickelt, das schwer zu übersteigen war. Diesbezüglich profitierte er davon, ein zweites Mal vom gleichen Team behandelt zu werden. Seine Biografie, die Bedeutung der Eltern, der Tod der Eltern als symbolischer Verlust der Heimat wurden mit ihm verstanden und besprochen. Schließlich waren seine Deutschkenntnisse trotz jahrelangen Aufenthalts und Berufstätigkeit nicht so gut, wie manchmal von seiner Umgebung und dem therapeutischen Team angenommen wurde. Seine Einsamkeit hatte eine besondere Tiefe und wurde im Kontext der Migration verstanden. Bis auf seine direkten Nachfahren und seine Ehefrau hatte er, infolge der Beziehungsverluste nach der Umsiedlung und seines misstrauischen Rückzugs in Deutschland, keine angestammten Beziehungen an seinem Wohnort.

In der ersten Behandlungsphase konnte verstanden werden, dass die Geräusche an der Produktionsstätte mit den Geräuschen in seiner Militärzeit assoziiert waren. Den Zusammenhang der Symptomatik am Arbeitsplatz, des dort erlebten Ausschlusses mit der Unterwerfung und der Demütigung, die er in den Jahren seiner Festnahme und der Geiselhaft erlebte, konnte er erst in der zweiten Behandlungsphase eröffnen und bearbeiten. Dieser Zusammenhang blieb in der Psychotherapie lange unbenannt und verborgen. Der Patient wurde im Lager gequält und gefoltert, das war für ihn beschämend und erniedrigend gewesen. Aus diesem Grund hielt er sich mit der konkreten Beschreibung dieser Situation zurück. Die Verleugnung der Thematik führte dazu, dass die PTBS-Symptomatik nicht ausreichend diagnostiziert wurde und aufrechterhalten blieb. Erst nach Besprechung dieser lebensgeschichtlichen Ereignisse und der dazugehörigen Affekte wurde eine adäquate Behandlung möglich.

Auf der Seite der Psychotherapeut:innen war das besondere migrationsspezifische Vorgehen, dass das Team sich nicht mit einem inadäquaten Diskretionsbedürfnis zurückhielt, sondern die Lebensereignisse, soweit notwendig, mit dem Patienten zusammen eruierte.

Literatur

Linehan M (2008) Dialektisch-Behaviorale Therapie (DBT) der Borderline-Persönlichkeitsstörung: DBT Therapiebuch (CIP-Medien). Gießen: Psychosozial-Verlag

Schauer M, Elbert Th, Neuner F (2017) Narrative Expositionstherapie (NET) für Menschen nach Gewalt und Flucht: Ein Einblick in das Verfahren. Psychotherapeut 62:306–313.

19 Stationäre Behandlung einer »Arbeitsmigrantin in der zweiten Generation«

Yesim Erim

Frau K. war bei der Kontaktaufnahme mit unserer Abteilung 54 Jahre alt. Sie arbeitete bei einem großen Betrieb in der Produktion. Seit etwa einem Jahr litt sie unter einer traurigen Gestimmtheit, Affektlabilität sowie Freud- und Interessensverlust. Sie war kraftlos, schnell erschöpft, gab eine starke Vergesslichkeit und Konzentrationsstörungen sowie Schlafstörungen an. Immer wieder müsse sie weinen, was sich auch im Diagnostikgespräch bewahrheitete. Bereits früher habe sie depressive Episoden gehabt, sie sei jedoch immer trotzdem arbeiten gegangen. Aktuell habe sie Angst davor, dass entweder ihre Gesundheit oder die Gesundheit ihrer Familienangehörigen einen Schaden nehmen könnte, mache sich Sorgen, wenn diese das Haus verließen. Sie sei zudem durch das häufige Auftreten aufdringlicher Kindheitserinnerungen an Gewalt und körperlichen Missbrauch belastet. Seit etwa fünf Wochen hätten sich diese Änderungen in der Häufigkeit verstärkt. Immer wieder sei sie sehr angespannt, reizbar, habe Albträume, verspüre ein innerliches »Brennen«, sie sei ständig nervös und kratze sich dann bis zur Verletzung die Haut. Es gebe ständig einen »Krach in ihr«. Sie sei immer wieder in Zuständen, in denen sie mehrfach angesprochen werden müsse, um Familienmitglieder wahrzunehmen und auf diese zu reagieren.

Zusätzlich berichtete die Patientin Gelenkschmerzen, die seit Jahren bestanden, sie habe Schmerzen in Fingern und Armgelenken, die Knieschmerzen seien so stark, dass sie oft kaum die Treppe steigen könne. Seit einigen Wochen leide sie zusätzlich unter Taubheitsgefühlen in der Brust sowie Kribbeln in den Händen. Ihre Kopf- und Schulterschmerzen seien mehrfach untersucht worden, ohne dass rheumatologisch ein pathologischer Befund gefunden werden konnte. Sie sei immer wieder auf die psychische Genese verwiesen worden. Eine hausärztliche neurologische Abklärung werde noch stattfinden. Wegen der Schmerzen nehme sie mehrfach in der Woche Ibuprofen-Tabletten ein. Die Patientin ist adipös mit einem BMI von 35.

Als Auslöser der aktuellen Verschlechterung ihrer Befindlichkeit sieht sie den plötzlichen Tod ihres Vaters vor einem Jahr an einer Lungenerkrankung. Vor drei Jahren sei ihre Mutter ebenfalls sehr plötzlich verstorben. Von beiden habe sie sich nicht angemessen verabschieden können, worunter sie sehr leide. Zur Vorgeschichte erfuhren wir, dass vor einem Jahr eine stationäre Behandlung in einer psychosomatischen Fachklinik stattgefunden hatte. Anschließend hatte die Patientin keinen ambulanten Behandlungsplatz finden können. Sie nahm jedoch an einer Selbsthilfegruppe für Schmerzstörungen teil.

Die Patientin wohnte mit ihrem Mann und ihren Kindern im eigenen Haus. Aus der langjährigen Ehe sind vier Töchter, alle im Erwachsenenalter, hervorgegangen. Ihre Töchter seien die engsten Bezugspersonen. Sie habe über eine Berufsausbildung den Schulabschluss der Mittleren Reife erwerben können. Seit über 30 Jahren arbeite sie als Maschinenbedienerin. Neben der Berufstätigkeit in der Fabrik habe sie ihre Eltern gepflegt und ihre Kinder erzogen. Schon in den ersten Berufsjahren habe sie im Schichtsystem gearbeitet, zuerst im Zwei-, später im Dreischichtsystem.

Zur frühen Biografie erfuhren wir, dass die Eltern der Patientin diese im Alter von 3 Jahren zusammen mit ihrem älteren Bruder in der Türkei bei den Großeltern und der weiteren Verwandtschaft zurückließen. Sie wurde erst im Alter von 13 Jahren nach Deutschland geholt. Bei den Verwandten seien die Lebensbedingungen kärglich, das soziale Klima schlecht gewesen und es habe viel körperliche Gewalt gegeben.

Die Patientin wurde in unserem stationären multimodalen psychosomatischen Setting mit Einzel- und Gruppentherapiesitzungen, Interaktionsgruppen, Kunsttherapie, konzentrativer Bewegungstherapie und Psychoedukation behandelt. Im Vordergrund stand die Bearbeitung der depressiven Symptomatik und der Schmerzsymptomatik. Mit ihr wurde vereinbart, dass ein Erklärungsmodell erarbeitet werden sollte, Selbstfürsorge und Selbstmitgefühl sollten gefördert werden, an ihrer Selbstwirksamkeit sollte gearbeitet werden und ein besserer Umgang mit der Schmerzsymptomatik gefunden werden. Eine Skills-Gruppe nach dem Konzept von Linehan half ihr dabei, innere Spannungszustände besser selbständig zu regulieren. Auch an den dysfunktionalen automatischen Gedanken und Überzeugungen wurde gearbeitet.

Zu Beginn der Behandlung sahen wir eine durch die schwere Symptomatik deutlich belastete Patientin, neben den depressiven Beschwerden und den Schmerzen litt die Patientin auch unter dem Verlust der Eltern und ihren Erinnerungen an Entbehrungen, Missbrauch und Vernachlässigung in der Kindheit. Nach einer ausführlichen diagnostischen Phase wurden therapeutische Ziele mit der Patientin vereinbart.

Das Erklärungsmodell der Patientin für die Schmerzen lautete, dass sie diese auf ihre jahrelange harte körperlich anstrengende Arbeit zurückführe. Ihre eigene von Entbehrungen geprägte Kindheit habe sie dazu motiviert, ihren eigenen Kindern alles zu ermöglichen, was sie selbst nicht hatte, z. B. elterliche Zuwendung, Begleitung bei Hausaufgaben und Spiel, ein sicheres und ordentliches Zuhause, eine fundierte Ausbildung. Neben der Arbeit, dem Haushalt und der Versorgung der Kinder als sie noch jünger waren, habe sie ihre Eltern gepflegt, bis sie verstarben. Dabei habe sie sich selbst völlig aus dem Blick verloren.

Frau Ö. führte ihre Beschwerden auf diese jahrelange körperliche und psychische Belastung zurück. Ihre körperliche Symptomatik zwinge sie jetzt, kürzer zu treten. »Meine schmerzenden Schultern wollen mir sagen, mach eine Pause.« Durch diese Erklärung gelang es der Patientin, die Funktion der Schmerzen wahrzunehmen, sie vor noch mehr Überlastung zu schützen. Als sie diesen Zusammenhang verstand, dass die Schmerzen sie davor bewahrten, sich weiterhin selbst zu vernachlässigen und ein Leben im Dienste von Leistung und Außenorientierung zu führen, erschrak sie: »Warum bin ich es mir selbst nicht wert, mich besser um mich zu kümmern?«

Im Rahmen der biografischen Anamnese konnten des Weiteren die Jahre, die die Patientin getrennt von den Eltern bei den Großeltern aufwuchs, analysiert werden. Dort war sie vor Grenzüberschreitungen nicht geschützt und sei wie eine »Dienerin«

behandelt worden. »Man hat mich behandelt, als wäre ich nichts wert gewesen und ich habe es dann schließlich auch geglaubt. Heute behandle ich mich selbst so.«

Ein Teil des Schmerzes bzgl. des Verlusts beider Eltern stammte auch von der Gewissheit, dass der Wunsch nach der elterlichen Versorgung und Wiedergutmachung nun nicht mehr in Erfüllung gehen konnte. Die Trauer darüber konnte im therapeutischen Setting validiert und normalisiert werden. Gleichzeitig wurden die der Patientin heute zur Verfügung stehenden Ressourcen und die Möglichkeit beleuchtet, als Erwachsene selbstbestimmt zu gestalten und günstige Rahmenbedingungen zu schaffen. »Als Kind hätte ich jemanden gebraucht, der mir sagt ich bin wertvoll und dafür sorgt, dass es mir gut geht. Heute kann ich das selbst.« In diesem Kontext überlegte die Patientin, welchen Verstärker sie wieder in ihrem Leben etablieren könnte: »Ich möchte gerne mit anderen zusammen sein und etwas für mich tun.« Um Einflussmöglichkeiten auf die Schmerzsymptomatik zu identifizieren und somit das Selbstwirksamkeitserleben der Patientin weiter zu fördern, wurden Selbstbeobachtungsprotokolle angefertigt. Heftige Affekte, besonders Angst, konnten als typische Trigger für die Zunahme der Schmerzen herausgearbeitet werden. Die Patientin wurde angeleitet, die zugrundeliegenden Affekte besser wahrzunehmen und zu lernen, sich wirksam zu beruhigen und zu regulieren. Bei der Aktivierung von Verlusterfahrungen gelang es der Patientin an der Tröstung verletzter Anteile zu arbeiten. Z. B. wurde bei Entlassung von Mitpatienten die schmerzliche Erfahrung aktiviert, von den Eltern jahrelang zurückgelassen und vernachlässigt worden zu sein. Es gelang der Patientin immer besser, solche belastenden Situationen zu erkennen und besser für sich zu sorgen, mit mehr Selbstempathie, mit Erkennen und Akzeptieren der eigenen Bedürfnisse.

Aufgrund der Pandemiebedingungen konnte ein Angehörigengespräch nur telefonisch stattfinden, in diesem Gespräch konnten auf Wunsch der Patientin die zentralen Erkenntnisse der Therapie, wie z. B. das Erklärungsmodell, besprochen werden. Die Familie konnte als Stütze und wichtige Ressource wahrgenommen werden.

In der stationären Psychotherapie profitierte die Patientin auch von den Hilfestellungen durch die Pflegekräfte, z. B. in der Beobachtung ihrer Schmerzen, in der Anleitung zu schonender und sinnvoller schrittweiser Erhöhung ihrer körperlichen Aktivität. Sie profitierte von der sozialpädagogischen Begleitung bei Anrufen bei Behörden, z. B. der Klärung der Eingliederungsschritte. In der Körperpsychotherapie beschäftigte sie sich mit der Thematik »Raum einnehmen«, den Raum zu gestalten und nach außen abzugrenzen waren wichtige Übungen für die Patientin. Darüber hinaus konnte sie Trauer ausdrücken, Unterstützung und Begleitung annehmen. In der Körperwahrnehmung ging es um Entspannung, sowie darum, Augenblicke von Leichtigkeit zuzulassen.

19.1 Was ist das migrationstypische an dieser Behandlung

Das migrationstypische in dieser Behandlung sind zum einen die biografischen Besonderheiten. Dazu gehört die lange Trennung von den Eltern. Dass die Eltern ihre Kinder der Familie anvertrauten und in der Heimat zurückließen, kam in türkischen, griechischen und anderen Migrantenfamilien in den 1960er- und 1970er-Jahren oft vor. Diesen Begebenheit und die Auswirkungen auf die psychische Gesundheit sehen wir heute auch in der Belletristik beschrieben, z. B. in dem Roman Cinns von Fatma Aydemir. Die Vorstellung der Eltern war einerseits, dass sie nach einer kurzen Zeit die ökonomischen Ressourcen haben würden, die sie für die Verbesserung der Lebensumstände der Familie benötigen und zurückkehren würden. Andererseits hatten Sie großes Vertrauen den Großeltern oder der Großfamilie gegenüber, eine Folge des Rollenverständnisses in der kohäsiven Kultur. In einem ländlichen Lebensmilieu, in dem die Großfamilien Aufgaben kooperativ lösten, viel Zeit miteinander verbrachten und einander gut kannten, herrschte großes Vertrauen auf die Hilfsbereitschaft der Angehörigen, was aber in den schwierigen wirtschaftlichen Bedingungen nicht immer gewährleistet war. Andererseits waren die Migranten der ersten Generation selbst überfordert in der Einholung von Informationen über das Schulwesen, hatten auch Sorge, dass das System auf den Nachzug ihrer Kinder nicht vorbereitet war, was zum größten Teil auch stimmte. Das Schulsystem hat sich auf die Kinder mit Migrationshintergrund erst Jahre später durch die Etablierung der Ausländerpädagogik eingestellt. Natürlich ist es nicht in jeder Familie zu so schweren Misshandlungen und Übergriffen gekommen. Auf jeden Fall sieht man in vielen Lebensgeschichten, dass die Eltern erst nach 6–7 Jahren feststellten, dass sich ihr Lebensmittelpunkt nun nach Deutschland verlagert hat und dass es notwendig wurde, ihre Kinder nach Deutschland zu holen.

Auch innerhalb der Familie wurden die älteren Kinder nach ihrem Zuzug nach Deutschland die »benachteiligten«, aufgrund fehlender Sprachkenntnisse und sozialer Kompetenzen waren sie auf die Hilfe der jüngeren Geschwister angewiesen. Nach einem späten Zuzug nach Deutschland im Alter von 13 Jahren, konnte unsere Patientin es zwar schaffen, durch einen Ausbildungsberuf auch einen Schulabschluss zu erlangen, eine bessere Schul- oder Berufsbildung war nicht mehr möglich. So verschoben sich die Wünsche nach sozialem Aufstieg auf die nächste Generation. Die Patientin erfüllte ihre Aufgaben sowohl den Eltern als auch den eigenen Kindern gegenüber und vernachlässigte sich selbst in diesem Prozess. In diesem Fall war es für die Patientin ein Trost, dass die Kinder den Aufstieg, den sie ihnen gewünscht hat, tatsächlich geschafft haben, indem sie jeweils Berufsausbildungen oder ein Hochschulstudium absolviert hatten und in bürgerlichen, geordneten Verhältnissen lebten.

In dieser Behandlung sahen wir, dass die Patientin innerhalb ihrer Ursprungs- und der Kernfamilie gute Objektbeziehungen und Bindungen hatte und von ihrem Mann und den Töchtern große Unterstützung erfuhr. Die kohäsive Familienstruktur und die Lebenseinstellung, bei der über die eigenen Erfolge hinaus die Erfolge der Familie, das Wohlergehen der Familie bedeutsam sind, kommt bei dieser Patientin zum Tragen.

Die sexuellen Nötigungssituationen, über die die Patientin berichtete, wurden in dieser stationären Behandlung nicht explizit therapiert. Es wurde vielmehr symptomorientiert und kognitiv verhaltenstherapeutisch an den dysfunktionalen Gedanken gearbeitet und ein zentrales Ziel der Behandlung war, der Patientin ein Gefühl der Selbstwirksamkeit zu vermitteln. In diesem Kontext ist es der Patientin gelungen, ein besseres Selbstwerterleben, eine insgesamt bessere Selbstfürsorge und selbst Empathie zu entwickeln.

In der Zusammenfassung ist hier die interkulturell sensible Haltung darin zu sehen, dass durch das Vorwissen der Therapeutin über Migrationsbiografien eine Offenheit gegenüber dem Bericht der Patientin entstand. Diese bekam den Raum, über ihre Lebensgeschichte zu berichten. Da die Therapeutin mehrere ähnliche Lebenslinien kennt, konnte sie den Bericht der Patientin gut verfolgen und die dazugehörigen Emotionen containen. Es erleichtert der Patientin den Bericht zu vertiefen, wenn die Zuhörerin/die Therapeutin empathisch mitgehen kann. Zudem konnten die besonderen kulturellen Ressourcen der Patientin wahrgenommen und genutzt werden, z. B. wurde die enge Beziehung der Patientin zu den Töchtern wenig in Frage gestellt im Sinne einer abhängigen Beziehungsgestaltung, sondern als Ressource angesehen.

Die biografischen Besonderheiten dieser Patientin sind typisch für viele »freiwillige« oder Arbeitsmigrantinnen und verdeutlichen, wie hoch die psychischen Belastungen der Zuwanderung auch in einem »Normalfall« sind.

Teil VI Ethnisch-kulturelle Gruppen

20 Eine Einführung in die Spezifik der ukrainischen Identität und Kultur unter Berücksichtigung des Angriffskriegs Russlands sowie der Studienlage zur psychischen Gesundheit ukrainischer Migrant:innen

Maksym Yarmolenko

20.1 Einleitung

Durch die massive Verstärkung der russischen Invasion auf ukrainisches Territorium am 24. Februar 2022 mit landesweiter Bombardierung, großflächigen Angriffen und Ausdehnung der seit 2014 zunächst regional bestehenden Kriegshandlungen, kam es zur größten Fluchtbewegung in Europa seit dem Zweiten Weltkrieg.

Die Steigerung des Ausmaßes an Gräueltaten in der Ukraine unter jeglicher Verachtung der Menschenwürde bis hin zur Demonstration entführter und indoktrinierter ukrainischer Kinder (Bürgin et al. 2022) im russischen Staatsfernsehen auf der einen Seite und einer Kaskade an Sanktionen auf der anderen Seite, gipfelnd in einem Haftbefehl gegenüber dem russischen Staatschef durch das internationale Strafgericht prägen das internationale Zeitgeschehen. Die Ängste vor einer atomaren Eskalation erleben plötzlich ein trauriges Revival.

Die physische Zerstörung und existenzielle Bedrohung hinterlassen traumatische mentale Spuren und steigern dramatisch das Risiko für die Entstehung verschiedener psychischer Erkrankungen in der Bevölkerung. Der Krieg richtet gewissermaßen einen doppelten Schaden an, er passiert »auf der Straße« und »im Kopf« (Fel et al. 2022).

Durch den technischen Progress wird dieser Krieg von einer bisher nicht gekannten Flut an Bildern beleuchtet. Neben den positiven, aufklärerischen Aspekten sind so auch Menschen, die physisch nie in der Nähe der Kampfhandlungen waren, unter Umständen einer hohen, messbaren Belastung ausgesetzt (Chudzicka-Czupała et al. 2023).

Nicht nur die Menschen in der Ukraine, auch die Nachbarn leiden mit. Die Untersuchung von Gesunden in Polen zeigte eine Zunahme der Depressivität (Brągiel & Gambin 2023) und Bosnier:innen berichten von einer Zunahme der Symptome der posttraumatischen Belastungsstörung (Dizdarevic & Grebo 2023) seit Beginn der großen Invasion.

Der Krieg ist aber auch zum Induktor für eine Festigung der Autonomie und der (nationalen) Identitätsbildung in der Ukraine geworden.

Das Ausmaß an internationaler Solidarität ist beeindruckend hoch, Forscher:innen von Japan bis in die USA beschäftigen sich mit Kriegsfolgen und möglichen Heilungswegen. Es gibt in Deutschland eine noch nie dagewesene »Willkommenskultur«.

Es findet auch vermehrt eine Auseinandersetzung mit Schicksalen der Minderheiten und besonders vulnerablen Gruppen statt. Besondere Herausforderungen und Belastungen der Frauen (Capasso et al. 2022) und Kinder (Hodes 2022), Personen mit diverser sexueller Orientierung oder Geschlechtsidentität in Kriegszeiten (Alibudbud 2022), People of Color (Cénat et al. 2022) oder ethnischen Gruppen, wie Roma (European Council on Refugees and Exiles (ECRE) 2022), finden in der Presse, Gemeinde und Forschung gesonderte Beachtung im Vergleich zu Kriegen und Fluchtbewegungen in der Vergangenheit, wenngleich sich weiterhin feststellen lässt, dass diejenigen, die bereits vor der Krise besonders angreifbar oder marginalisiert waren, zumeist noch stärker von der Krise getroffen werden.

Die Behandlung der seelischen Folgen des Kriegs und der Flucht wurden zu einer großen Herausforderung für die Gesundheitssysteme der Aufnahmeländer (Kenneth et al. 2022).

Die Zivilisten sind in hohem Ausmaß mitbetroffen, die Konfliktgrenzen verschieben sich, sodass neben unmittelbarer Zerstörung der feindlichen Armee eine Demoralisierung der Bevölkerung angestrebt wird. Dies lässt sich als ein typisches Merkmal moderner Kriege einordnen (Jonsson et al. 2015).

Den Behandler:innen, die direkt oder dolmetschergestützt therapeutisch mit Ukrainer:innen arbeiten, soll dieses Kapitel einen Überblick über relevante kulturelle, geschichtliche und zeitgenössische Entwicklungen geben und auf spezifische Behandlungskonstellationen eingehen. Die Grundlage dieses Kapitels bilden wissenschaftliche Studien, eigene Behandlungserfahrungen und kollegialer Austausch im Rahmen von Intervisionen. Die Leser:innen sollen sich besser gewappnet, aber auch ermutigt fühlen, solche Behandlungen aufzunehmen.

20.2 Historischer Hintergrund

Im folgenden Abschnitt wird ein Überblick über die Geschichte der Ukraine dargestellt und ein Versuch unternommen, Verknüpfungen von geschichtlichen Ereignissen mit heutigen Entwicklungen herzustellen, die aus psychotherapeutischer Perspektive relevant sein können.

Die heutige Ukraine liegt an der nördlichen Schwarzmeerküste und grenzt im Westen an Polen, die Slowakei und Ungarn, im Süden an Rumänien und Moldawien, im Osten an Russland und im Norden an Belarus. Die ersten auf diesem Gebiet bekannten Siedlungen stammen aus der Altsteinzeit. In der Antike prägten Skythen und Sarmaten die Steppen der heutigen Südukraine, nomadische, kriegerische Völker mit entwickeltem Handwerk und Pferdezucht. Die griechischen Kolonien, wie Chersones entlang der Küste, wurden zu wichtigen Knotenpunkten des

Handels. Von den westlichen Karpaten (heutiges Rumänien) breiteten sich Daker aus. Erst im 6. Jahrhundert n. Chr. eroberten die Slawen das Gebiet, welche sprachlich und kulturell als Vorfahren der heutigen Ukrainer:innen gelten. Es sind bereits in der frühen Geschichte wechselnde Einflüsse zu verzeichnen.

Im 9. Jahrhundert entstand das slawische Großreich Kyjiver Rus. Der Sage nach wurden dabei aus Skandinavien stammende Waräger von zerstrittenen Stämmen in der Region als neutrale Herrscher akzeptiert, auf die Waräger geht die spätere Fürstendynastie zurück. Kyjiver Rus wird heute als Wiege der Stattlichkeit sowohl der ukrainischen als auch russischen und belarussischen Seite betrachtet. Kyjiv war dabei die Hauptstadt und Herrschaftssitz. Im 10. Jh. n. Chr. kommt es zur Christianisierung von Kyjiver Rus von Byzanz ausgehend.

Die vor dem Hintergrund des Krieges besonders scharf diskutierte Frage nach dem geschichtlichen Verhältnis zwischen Russland und der Ukraine lässt sich am besten mit dem Terminus »*verflochtene Geschichte*« umschreiben. Die geschichtliche Entwicklung beider Staaten stand seit Jahrhunderten im wechselseitigen Einfluss, unterlag zeitweise denselben äußeren Einflüssen, verlief aber auch divergent, sodass kulturelle und politische Differenzen historisch gut nachvollziehbar sind (Schattenberg 2022).

Die Blütezeit des mächtigen Kyjiver Reichs endete mit der Eroberung durch die mongolische »Goldenen Horde« im Jahr 1223.

Die Wege der künftigen Ukraine und Russlands trennten sich, da die westlichen Gebiete der Kyjiver Rus vom 14. bis zum 18. Jahrhundert vom Polnisch-Litauischen Reich beherrscht wurden, während die östlichen weiterhin unter mongolischem Einfluss gestanden sind und später den Kern des Moskauer Fürstentums bildeten.

Südliche Gebiete der Ukraine entlang der Schwarzmeerküste, unter anderem die von Krimtataren bewohnte Halbinsel Krim, unterlagen dem Osmanischen Reich. So fand sich die spätere Ukraine im Dreieck zwischen dem Russischen, Osmanischen und Polnisch-Litauischen Reich. Durch Polen-Litauen wurden die Ukrainer:innen als eigenständige Ethnie anerkannt, auch brachte der höfische Einfluss eine gewisse Modernisierung, später auch Zugang zu den Strömungen des Humanismus und der Renaissance. Zu Spannungen führten jedoch die Bestrebungen der Republik Polen-Litauen in ukrainischen Gebieten den Katholizismus gegenüber der orthodox-christlichen Konfession zu stärken sowie die wirtschaftliche Ausbeutung.

1648 wurde durch einen Kosakenaufstand die Unabhängigkeit von der polnisch-litauischen Fremdherrschaft erkämpft und der erste unabhängige ukrainische Staat Hetmanat gegründet, welcher sich in den Folgeentwicklungen jedoch als autonomes Fürstentum an das Russische Reich anschloss. Die sogenannte rechtsufrige Ukraine (westlich des Flusses Dnipro) unterlag weiterhin der polnisch-litauischen Herrschaft, die linksufrige (östlich des Flusses Dnipro) existierte fortan als autonomer Teil des Russischen Kaiserreichs. 1709 wurde durch die Kosaken erneut ein Unabhängigkeitskampf begonnen – diesmal gegen das Russische Reich. Auch wenn die Bestrebungen der Kosaken nicht zur erhofften Unabhängigkeit führten, blieb der Kosakenmythos ein wichtiges Narrativ im nationalen Selbstverständnis.

Auch das Narrativ von »Zrada« (Verrat) erscheint aus der heutigen Perspektive bedeutsam. So wurde die Verwirklichung wiederkehrender autonomer ukrainischer Initiativen von den eigenen Akteuren durch Verrat der Ideale untergraben.

Das russische Reich breitete sich im 18. und 19. Jahrhundert aus, besetzte bis auf wenige Ausnahmen das gesamte ukrainische Territorium. Es bestand ganz klar das Diktat einer Sprache und einer Kultur. Russisch wurde als Bildungssprache durchgesetzt, eine Entwicklung, die in der Sowjetzeit fortgeführt wurde. Die Entwicklung einer ukrainischen Identität wurde aktiv unterbunden, ukrainischsprachige Schulen nicht gestattet. Die Region Galizien mit der Hauptstadt Lemberg verblieb allerdings unter westlicher Herrschaft durch Österreich und wird als Refugium für die ukrainische Kultur, aber auch Verbindungsglied zum Westen betrachtet (Bundeszentrale für politische Bildung 2015). Der normative Charakter im russischen Selbstverständnis zeigt sich auch in der Umgangssprache – so wird »russisch« teilweise anstelle von »normal« oder »richtig« verwendet.

Auch im aktuellen Krieg zeigt sich eine forcierte Bemühung Russlands, eine Erosion der nationalen Geschichte, Sprache und Identität der Ukrainer:innen zu verursachen. Dies zeigt sich in der Zerstörung von kulturellen Einrichtungen und Geschichtsdenkmälern in besetzten Gebieten, im gewaltsamen Ersetzen derselben durch russische und sowjetische Symbolik und dem Eliminieren der ukrainischen Geschichtsbücher (UN 2023). Die angeblich nicht existente ukrainische Kultur wird mit drastischen Mitteln bekämpft und andererseits durch die Feindseligkeit indirekt erhöht und legitimiert (Clack 2022).

Nach dem Ersten Weltkrieg, in dem Ukrainer teilweise gegeneinander kämpften als Teile des russischen und des österreichisch-ungarischen Heeres und nach dem Zusammenbruch des russischen Reichs im Zuge der Revolution, wurde 1918 die unabhängige ukrainische Volksrepublik ausgerufen. Im Zuge blutiger Auseinandersetzungen unterlag die Volksrepublik 1920 der Roten Armee und wurde 1922 Teil der Sowjetunion.

Auch das Schicksal der ukrainischen UdSSR als Teil der Sowjetunion lässt sich als politisch verwickelt begreifen. Brutal ausbeuterisches und kulturell dominantes Agieren Moskaus steht geschichtlich neben der Tatsache, dass mehrere Generalsekretäre des Zentralkomitees der Kommunistischen Partei der Sowjetunion (KPdSU) ukrainische Wurzeln hatten.

Die durch Stalin rabiat betriebene Modernisierung und Umstrukturierung der Gesellschaft zeigte eine ihrer grässlichsten Gesichter in Holodomor, der großen Hungersnot 1932–1933, die ein kollektives Trauma darstellt (Bezo et al. 2015). Lebensmittel, vor allem Getreide, wurden von den Bauern, die sie angebaut haben, gewaltsam entzogen, um sie der Stadtbevölkerung zur Verfügung zu stellen und die Industrialisierung voranzutreiben. Mehr als 10 % der ukrainischen Bevölkerung sind damals verhungert, das waren 3,5 Mio. Menschen. Im November 2022 wurde die Holodomor als Genozid durch den Bundestag (bei Enthaltung der Linken und der AfD) anerkannt (Deutscher Bundestag 2022). Im zweiten Weltkrieg war das ukrainische Territorium massiv betroffen, ein Fünftel der Gesamtbevölkerung kam ums Leben, darunter große Teile der Zivilbevölkerung. Dies steht im gewissen Gegensatz zu der lange im Westen verbreiteten Wahrnehmung, dass neben der jüdischen Bevölkerung insbesondere Sowjet*russland* dem Dritten Reich zum Opfer fiel. Dies könnte auf entsprechender Sowjetpropaganda und einem lange bestehenden Neglect gegenüber der Ukraine beruhen.

Aus der Nachkriegszeit ist eine weitere kollektive Traumatisierung zu benennen, das Reaktor-Unglück in Tschernobyl. In den Nachuntersuchungen konnte ein messbarer Einfluss der Katastrophe auf die seelische Gesundheit der ukrainischen Bevölkerung festgestellt werden (Havenaar et al. 1997). Bedenkt man die Konzepte der transgenerationalen Einflüsse von Traumata auf die seelische Gesundheit, ist in der Ukraine von einer hohen Gesamtlast auszugehen.

20.2.1 Unabhängige Ukraine – Identitätsbildung: Von fremder Monokultur über Polyphonie zu neuer Synthese

Mit der Unabhängigkeit der Ukraine nach Zerfall der Sowjetunion 1991 stand das Land und die Menschen vor bedeutsamen Herausforderungen. Es wurde vermehrt möglich, die Landessprache zu sprechen und zu Traditionen und Identität zurückzukehren. Es gab jedoch keinen sicheren Hafen für die Rückkehr, es galt vielmehr, einen Hafen zu bauen.

In dem historischen Volksreferendum von 1991 stimmten dennoch über 90 % der Befragten für eine Unabhängigkeit der Ukraine von Russland.

Die Sprache ist heute – massiv verstärkt durch den Krieg – für viele zum zentralen Punkt geworden, um den herum sie ihre neue Identität festigen. Es gibt keine andere spezifische nationale ukrainische Variable, die so zugänglich ist und über die ein Konsens besteht. Die Identitätsfragen sind noch Gegenstand offener und hitziger Diskussionen. Diese Diskussionen werden aber nun vermehrt auf Ukrainisch geführt.

Es empfiehlt sich, den prozesshaften Charakter der ukrainischen Identität zu berücksichtigen. Bei einzelnen Menschen kann dieser Prozess unterschiedlich weit fortgeschritten sein.

Die unabhängige Ukraine war und bleibt ein multiethnischer und multikultureller Staat. Untersuchungen zeigten eine heterogene Gesellschaft mit recht hoch empfundenen Differenzen in der wechselseitigen Betrachtung einzelner ethnischer Gruppen untereinander und einem eher gering ausgeprägten Nationalstolz, was jedoch wider Erwarten keinen ausgeprägten negativen Einfluss auf die nationale Einheit zu haben schien (Shulman 2006).

An prägenden Ereignissen der jüngeren Geschichte ist die Weltfinanzkrise 2008–2009 zu nennen, welche die Ukraine mit besonderer Härte traf und mit einem massiven Anstieg der Arbeitslosigkeit und einem Rückgang der Löhne einherging (Internationaler Währungsfonds 2012).

20.2.2 Zwischen Ost und West: Maidan, erster Krieg 2014

Die politische und gesellschaftliche Entwicklung war in den 2010er-Jahren geprägt durch fortbestehende Verbundenheit zu ehemaligen Sowjetstaaten (GUS) bei zunehmender Öffnung Richtung Westen, wobei wiederum die aufkeimende Öffnung Westeuropas für die Osterweiterung der Europäischen Union mit Aufmerksamkeit und Hoffnung beäugt wurde. Politischer Abschied vom Sowjeterbe und der steinige Weg zur Demokratisierung wurden erkämpft, durch die Maidan-Proteste konnte zwar kein Systemwechsel, aber immerhin ein Regierungswechsel durchgesetzt werden. So setzte das Land eine der zentrale demokratischen Merkmale durch – die Fähigkeit, die oberste Regierung wählen zu können (was den Nachbarstaaten Russland und Belarus bis heute misslingt). Der Abschied vom Sowjeterbe in der Ukraine bedeutete jedoch zunehmenden Machtverlust für Russland – zumal ein Rückgang der Einflussgebiete in anderen Ländern bereits voll im Gange war – so wuchs z. B. in Georgien und Polen eine Generation heran, die sich von russischer Sprache und gemeinsamer postsowjetischer Identität losgelöst hat. Dieser Machtverlust sowie innerpolitische Probleme der russischen Föderation schafften vermutlich die Grundlage für die Bereitschaft, die Macht mit Gewalt auszudehnen – so kam es 2014 zur Annektion der Halbinsel Krim und militärischer Besetzung der Region Donbas in der Ostukraine mit zunächst verleugneter, später offenen Intervention des russischen Militärs.

Diese international zwar geächtete, jedoch auch geduldete Entwicklung löste eine Binnenflucht von 1,5 Mio. Menschen innerhalb der Ukraine aus.

Am 22. Februar 2022 wurden die Kriegshandlungen durch Russland massiv ausgeweitet.

20.3 Kultur

20.3.1 Kulturdimensionen im Vergleich zu Deutschland und deren Bedeutung für soziale und medizinische Prozesse

Das Modell der Kulturdimensionen geht auf Kulturwissenschaftler G. Hofstede zurück. Die Variablen stellen einen Versuch dar, die Differenzen zwischen Menschen verschiedener Kulturen abzubilden und zu quantifizieren und wurde zunächst entwickelt, um Arbeitsprozesse und Kommunikation zwischen Angehörigen verschiedener Kulturen zu optimieren (Hofstede 2001).

Aus psychotherapeutischer Sicht kann die Beschäftigung mit Kulturdimensionen eine bessere Orientierung innerhalb der therapeutischen Beziehung bringen und insbesondere das Verständnis der Behandler:innen schärfen, inwiefern bestimmte Haltungen und Verhaltensweisen der Patient:innen eher als persönliche oder soziokulturelle Eigenschaften zu begreifen sind und wie in einem konkreten Fall persönliche und kulturelle Faktoren ineinandergreifen.

Im Vergleich zu Deutschland weist die Ukraine kulturell eine stärkere Hierarchisierung auf sowie die Tendenz, sich auf das Kollektiv auszurichten, anstatt individuelle Entscheidungen zu treffen. Eine geringere Maskulinität (als feminine Werte zählt Hofstede Fürsorglichkeit, Kooperation und Bescheidenheit auf. Maskuline

20 Eine Einführung in die Spezifik der ukrainischen Identität und Kultur

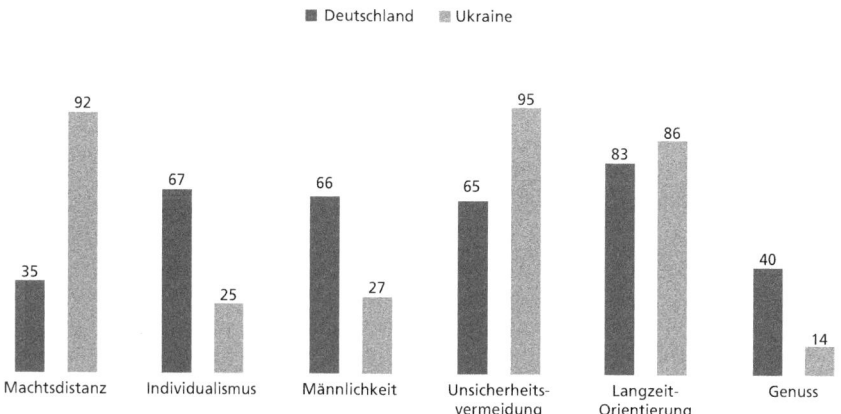

Abb. 20.1: Vergleich der Kulturvariablen zwischen Deutschland und der Ukraine. Die Punktwerte beziehen sich auf Daten aus Metaanalysen und haben lediglich eine Aussagekraft im direkten Vergleich mehrerer Länder (hofstede-insights.com/country-comparison-tool).

Werte seien hingegen Konkurrenzbereitschaft und Selbstbewusstsein), höhere Unsicherheitsvermeidung, ausgeprägtere Tendenz, sich zu beherrschen (vs. sich genüsslich »gehen zu lassen«). Es besteht jedoch eine Nähe in der Dimension der Langzeit-Orientierung (▶ Abb. 20.1).

Wir haben es also mit einer Kultur zu tun, die gegenüber der deutschen Kultur durch starke Verbundenheit zueinander mit klarer und akzeptierter Hierarchie gekennzeichnet ist sowie ein hohes Ausmaß an Selbstbeherrschung und eine eher kooperative denn kompetitive Ausrichtung aufweist. Die familiäre Verbundenheit ist dementsprechend viel enger, z. B. die Häufigkeit der Kontakte unter Angehörigen ist höher und es besteht ein ausgeprägteres gegenseitiges Verpflichtungsgefühl.

Die Erwartung an Behandler:innen könnte aus dieser Perspektive sein, dass sie ihre professionelle Rolle und Machtposition annehmen und ausfüllen und im Gegenzug ihre Versorgung und Zuwendung zusichern.

Offiziell erfolgt die medizinische Versorgung in der Ukraine unentgeltlich. In der Realität haben jedoch informelle Zahlungen an Behandler:innen weiterhin eine hohe Bedeutung (Stepurko et al. 2015).

Es ist in der Praxis zumindest in den Friedenszeiten für Patient:innen möglich gewesen, innerhalb sehr kurzer Zeit eigenständig Termine bei Ärzt:innen zu vereinbaren, sofern finanzielle Mittel da waren. Ambulante Psychotherapie wird überwiegend als eine Selbstzahlerleistung durchgeführt.

20.3.2 Kulturelle Verortung zwischen dem Osten und Westen

Die Untersuchungen der kulturellen Variablen zeigen eine große Nähe von Russland und der Ukraine, was angesichts der zahlreichen geschichtlichen Überlappungen und nicht zuletzt der Prägung durch die sowjetische Vergangenheit und anschließende »wilde 90er« nicht verwundert.

Die eklatanten Unterschiede der russischen und ukrainischen Gesellschaft der Gegenwart werden u. a. durch das Konzept des vertikalen und horizontalen Kollektivismus (Singelis et al. 1995) erklärt. In der Ukraine besteht zunehmend der horizontale, d. h. eher auf Dialog, Kooperation und Solidarität beruhende Kollektivismus unter Individuen auf gleicher Ebene. Die Autorität der Führungspersonen entsteht dabei vermehrt durch die Akzeptanz durch die Gruppe. In Russland hingegen bleibt traditionell der vertikale Kollektivismus vorherrschend, wobei Konsens durch Druck und Zwang erwirkt wird und der Status einer Person die Autorität bestimmt (Starodubska 2023).

Neben den geschichtlichen Voraussetzungen scheint auch die Visumfreiheit, die Ukrainer:innen seit 2017 eine unkomplizierte Einreise in die Europäische Union ermöglicht, die Verbundenheit mit der westlichen liberaleren und demokratischeren Kultur zu stärken.

Zugleich bleibt die Ukraine weiterhin eine patriarchalische Gesellschaft mit deutlich getrennten Gender-Rollen und einer eher ablehnenden Haltung gegenüber sexuellen Minderheiten oder neuen Geschlechterrollenbildern und Gendervarianten. Das Ausmaß an Diskriminierung ist hoch, allerdings vergleichbar mit Polen, Italien, Rumänien und Bulgarien (ILGA Europe 2021).

Es ist zu befürchten, dass die jüngst aufkeimende Auseinandersetzung mit Themen der Gender-Rollen und Homophobie in der ukrainischen Gesellschaft durch den Krieg massiv zurückgeworfen wurde.

20.4 Gesundheit vor 2022

20.4.1 Epidemiologie der wesentlichen Aspekte der somatischen und seelischen Gesundheit

Die ukrainische Bevölkerung wies bereits vor der großen Invasion im Februar 2022 eine hohe gesundheitliche Belastung auf, unter anderem durch seelische Erkrankungen. Die Erhebung im Rahmen der World Mental Health Initiative der Weltgesundheitsorganisation im Jahr 2002 in der Ukraine zeigte, dass jede dritte Person im Laufe des Lebens eine psychische Erkrankung entwickelte, am häufigsten waren dabei Alkoholabhängigkeit, affektive Störungen und Angststörungen feststellbar (Bromet et al. 2005). Zudem ist die Ukraine im internationalen Vergleich stark durch Suizidalität belastet (Bromet et al. 2007). Der Zusammenbruch der Sowjetunion ging mit einem dramatischen Anstieg der Suizidrate einher und auch 2002 zeigte sich die Suizidrate in der Ukraine als die sechshöchste weltweit (Levi et al. 2003).

Die sozioökonomische Situation der Bürger war belastend, der Human Development Index der Ukraine ist der drittniedrigste unter allen europäischen Staaten.

Die Ukraine befand sich seit dem Kriegsbeginn 2014 in einer humanitären Krise, welche 5 Mio. Menschen betraf.

Was die somatische Gesundheit anbetrifft, liegt eine hohe Prävalenz kardiovaskulärer Erkrankungen vor mit einer sechs Mal höheren altersangepassten Rate an tödlichen kardialen Ischämien im Vergleich zur EU sowie einer Prävalenz von Diabetes Mellitus bei Erwachsenen von 7,1% (Marchese et al. 2022). Risikofaktoren wie Rauchen, exzessives Trinken, ungesunde Ernährung und Luftverschmutzung spielen dabei eine bedeutsame Rolle (Health Strategic Advisory Group 2014). Bedenkt man, dass Stoffwechselstörungen, Adipositas und kardiovaskuläre Erkrankungen im Zusammenhang mit Stress, auch epigenetischem Stress stehen, ist dies wenig verwunderlich angesichts der Vielzahl der Erschütterungen der Vergangenheit.

Große Rückstände gab es bzgl. der Impfquoten, aber auch die hohe Verbreitung von Infektionskrankheiten ist zu berücksichtigen, Neuinfektionen mit HIV traten 2021 zehn Mal häufiger auf (WHO 2019) und die Inzidenz der Tuberkulose war vierzehn Mal häufiger als in Deutschland (WHO 2022)

Zu berücksichtigen ist daher unbedingt die somatische Situation der Patient:innen, die unter Unterbrechungen der medizinischen Versorgung durch Ausweitung des Krieges leiden. Insbesondere sind chronisch Erkrankte, wie dialysepflichtige Menschen, von der prekären Situation betroffen.

20.4.2 Von Stigmatisierung und Furcht zu einem Hilfsangebot – Beziehung zur seelischen Gesundheit

Die Hürde für die Aufnahme einer Behandlung bei psychischer Erkrankung ist grundsätzlich höher als in Deutschland. Zudem bestehen Defizite im Versorgungsangebot. Die Umsetzung der Reformen in der Versorgung ist ein langfristiges Thema (Gesundheitsministerium der Ukraine 2017), wobei die Krisen der jüngsten Vergangenheit die Reformen im Bereich der seelischen Gesundheit ausbremsten (World Bank Group 2017).

Neben der Verfügbarkeit und Finanzierbarkeit scheint es weiterhin eine starke Befürchtung vor Stigmatisierung durch Aufnahme einer psychosozialen Behandlung zu geben. Die Untersuchungen zeigten zwar relativ hohe Empathie-Werte gegenüber psychisch Erkrankten, aber zugleich einen Mangel an Wissen über und starke Stigmatisierung von psychischen Erkrankungen (Quirke et al. 2021).

Die Psychiatrie während der Zeit der UdSSR wurde zu repressiven Zwecken bei Verfolgung der Andersdenkenden missbraucht, was zusätzlich ein kollektives Misstrauen gegenüber der psychiatrischen Institutionen verstärkt.

Zugleich lässt sich in den letzten Jahren insbesondere bei den jüngeren Ukrainer:innen aus den Städten ein Umdenken feststellen, was die Offenheit gegenüber Psychotherapie betrifft. So war es Soldaten, die 2014 in Donbas gekämpft haben möglich, öffentlich (z. B. in Video-Blogs) über ihre therapeutische Aufarbeitung der Traumata und Ängste zu sprechen.

20.4.3 Prekäre Situation der Binnenflüchtlinge zwischen 2014 und 2022

Besondere Aufmerksamkeit verdient die Tatsache, dass es in der Ukraine nach Kriegsbeginn 2014 1,5 Mio. Binnenflüchtlinge bereits vor der großen Invasion im Februar 2022 gab.

Diese wiesen ein hohes Ausmaß an psychischer Belastung auf, unabhängig davon, ob es sich um zivile oder militärische Personen gehandelt hat. Die 12-Monats-Prävalenz betrug 32% für PTBS, 22% für Depressionen und 17% für Angsterkrankungen. Es wurde zudem festgestellt, dass lediglich ein Viertel der Menschen mit relevanten psychischen Symptomen eine professionelle Unterstützung erhalten hat (Roberts et al. 2019), wobei neben der Verfügbarkeit und Finanzierbarkeit insbesondere das mangelnde Wissen über psychische Erkrankungen und Behandlungsoptionen die ausschlaggebende Hürde zu sein schien.

Auch auf das schwierige Schicksal der Frauen wird gesondert hingewiesen. Binnenflüchtige Frauen zeigten ein höheres Risiko, geschlechtsspezifische Gewalt zu erfahren. So war die Hälfte der untersuchten Binnenflüchtigen von Gewalt und psychologischem Missbrauch in der Partnerschaft betroffen, zeigte sich aber auch von nicht häuslicher Gewalt (inkl. sexueller und physischer Übergriffe) stärker betroffen, insgesamt dreimal so häufig als Frauen aus den durch den Krieg nicht betroffenen Regionen (Capasso et al. 2022).

Eine polnische Untersuchung zeigte, dass 37% der Ukrainer:innen, die 2019 in Donbas gelebt haben oder von dort in andere ukrainischen Gebiete geflüchtet sind, PTBS hatten. Die Entfernung von der unmittelbaren Zone der Kampfhandlungen war dabei nicht statistisch zusammenhängend mit der Wahrscheinlichkeit an PTBS zu erkranken (Fel et al. 2022).

Die meisten Untersuchungen erfassen PTBS, Depression und Angst. Andererseits kann der Verlust der nahen Angehörigen neben PTBS auch verlängerte Trauerreaktionen auslösen (Heeke et al. 2019), auch ist eine erhöhte Belastung durch somatoforme Symptome bei Traumatisierten feststellbar.

20.5 Ukrainer:innen in Deutschland

20.5.1 Situation vor dem Krieg

Früher gab es sie nicht, sie waren öffentlich nicht sichtbar und wurden nicht als Ukrainer:innen wahrgenommen. Nach dem Ende der Sowjetepoche kamen insbesondere jüdische und deutschstämmige Migrant:innen sowie zumeist qualifizierte Arbeitsmigrant:innen nach Deutschland. Hier schlossen sich – bis auf wenige Ausnahmen – die meisten der traditionell ukrainischsprachigen Menschen aus den westukrainischen Regionen der gemeinsamen, durch russische Sprache definierten, heterogenen Gruppe der »Russen« an oder waren vollends assimiliert. Vor diesem Hintergrund ist auch die Identität der bereits in Deutschland lebenden Migrant:innen interessant, die erst durch den Krieg in ihrem Selbstverständnis »ukrainisch« wurden.

308.000 Personen mit ukrainischem Migrationshintergrund und 1,3 Mio. Personen mit russischem Migrationshintergrund lebten laut Mikrozensus im Jahr 2021 in Deutschland. Es wurden über 1,5 Mio. Menschen erfasst, die zuhause überwiegend russisch sprechen, davon hatten etwa 40 % einen russischen, 30 % einen kasachischen und 10 % einen ukrainischen Migrationshintergrund. Die Verwendung der ukrainischen Sprache wurde nicht erfasst (Statistisches Bundesamt 2023).

Vor dem Krieg schien auch das Land Ukraine aus politischer deutscher Perspektive kaum existent, wandte sich ein Blick nach Osten, ist er zumeist bei Russland stehen geblieben. Durch eine Reihe hinreichend lauter Ereignisse (wenige davon allerdings erfreulicher Natur) schaffte sich das Land gelegentlich Platz in den Medien – der Reaktorunfall in Tschernobyl und seine Folgen, der Eurovision Song Contest, einige talentierte Sportler:innen, die »Orangene Revolution« und dann, seit 2014, der Krieg und die damit verbundenen Veränderungen und Bedrohungen.

In den letzten Jahren haben die westlichen Betrachter:innen so gut wie noch nie zuvor gelernt, zwischen den Ländern Belarus, Ukraine und Russland zu unterscheiden.

20.5.2 Die große Flucht

Seit Februar 2022 sind insgesamt über 8 Mio. Ukrainer:innen vorläufig in Europa als Flüchtlinge registriert. Den aktuellen Angaben zufolge ging die Zahl der Binnenflüchtlinge in der Ukraine zurück und beträgt im Januar 2023 5 Mio. Menschen.

Im Ausländerzentralregister in Deutschland sind zwischen Ende Februar 2022 und dem 28. März 2023 nach einer aktuellen Auskunft 1.058.218 Geflüchtete aus der Ukraine registriert (Mediendienst Integration 2023).

Einer großen repräsentativen Befragung zufolge, welche zwischen August und Oktober 2022 durchgeführt wurde, sind die Geflüchteten zu 80 % weiblich, haben zu 72 % einen Hochschulabschluss, 77 % von ihnen kamen ohne Partner nach Deutschland und 48 % haben ihre minderjährigen Kinder mitgebracht. Sie hatten die Möglichkeit, legal einzureisen, was einen großen Fortschritt in der europäischen Flüchtlingspolitik darstellt. Drei Viertel der geflüchteten wohnen in Deutschland in einer Privatunterkunft (Brücker et al. 2023). Es sind strukturelle Voraussetzungen geschaffen worden für die Aufnahme und die Versorgung, aber auch die freiwillige Verteilung zwischen den EU-Staaten auf politischer Ebene (Bendel 2022). Polen nimmt dabei die Vorreiterstellung bzgl. der Zahl der Aufnahmen ein, gefolgt von Deutschland (Statista 2022). Nicht zuletzt war die Flucht mit einem ungekannten Ausmaß an Solidarität und privatem Engagement der Menschen in Aufnahmeländern verbunden.

20.5.3 Schicksal, Gesundheit und Bedürfnisse der ukrainischen Geflüchteten in Deutschland

Aus den empirischen Untersuchungen der Schicksale der Geflüchteten aus anderen Ländern ist bekannt, dass mit der gelungenen Flucht nach Deutschland der psychische Leidensweg keineswegs abgeschlossen sein wird. Vielmehr bleiben auch in Deutschland befindliche Kriegsbetroffene weiterhin oftmals von einer Vielzahl von Symptomen betroffen, die mit den traumatischen Erfahrungen zusammenhängen.

In einer zwischen Mai und August 2022 in Deutschland durchgeführten Erhebung der Geflüchteten aus der Ukraine wurde die Lebensqualität, psychologischer Stress und spezifische Belastung durch Angst- und Depressionssymptomatik untersucht. Mehr als die Hälfte der Befragten wies eine mäßige oder schwere psychische Belastung auf, berichtete über Angst, Nervosität, Grübeln, Traurigkeit, Schlafstörung, Beeinträchtigung des Selbstwerts oder Anspannung. Trotz des viel offeneren Empfangs und einer erleichterten Aufnahme scheinen ukrainische Flüchtlinge nicht geringeren psychischen Distress zu empfinden im Vergleich zu syrischen oder afghanischen Geflüchteten, was die Autor:innen dem hohen Stress durch den fortwährenden Krieg sowie dem Prä- und Postmigrationsstress zuschreiben. Symptombelastungen wurden durch Frauen häufiger berichtet, jedoch zeigten sowohl Frauen als auch Männer eine gleichermaßen reduzierte Lebensqualität. Drei Viertel der Frauen, die nach Deutschland gekommen sind, haben einen nahen Angehörigen dort zurückgelassen (Buchcik et al. 2023).

Insbesondere vor dem Hintergrund kollektivistischer kultureller Ausrichtung mit starker Verbundenheit treten intensiviert Schuldgefühle auf, möglicherweise zusätzlich verstärkt durch abgewehrte, konflikthafte Tendenzen, wie proegoistische Impulse oder Trennungsfantasien. Es sind viele Ambivalenzen beschrieben bzgl. der Flucht von Betroffenen, einige entschieden sich für eine Rückkehr, andere wiederum pendeln zwischen der Ukraine und den Nachbarländern. Insgesamt scheint ein Drittel der Geflüchteten nach Kriegsende in die Ukraine zurückkehren zu wollen, 37 % möchten für immer oder mehrere Jahre in Deutschland bleiben, der Rest ist überwiegend noch unentschieden. Es besteht der Wunsch nach Unterstützung in Bereichen der Sprachschulung, Arbeitssuche, medizinischer Versorgung und Wohnungssuche (Brücker et al. 2023). Eine Untersuchung der hausärztlichen Versorgung zeigte, dass von drei Viertel der befragten Ärzt:innen »Schwierigkeiten oder Besonderheiten« in der Behandlungssituation angegeben wurden. Dabei wurde als Grund für die Schwierigkeiten vor allem die Sprachbarriere sowie Unterschiede in Gesundheitssystemen benannt, hingegen kaum kulturell-religiöse Differenzen als Grund für Schwierigkeiten in der medizinischen Behandlung, lediglich 4 % stuften diese als relevant ein. Betont wurde der Bedarf an Informationen über das Gesundheitssystem Deutschlands sowie zu Hilfemöglichkeiten bei psychischen Beschwerden für die Geflüchteten und die Notwendigkeit einer besseren Vernetzung und Kommunikation von Hilfestellen für ukrainische Patient:innen (Selbsthilfegruppen, Websites mit Informationen etc.). Über ein Drittel der Befragten gab Informationsbedarf für die Praxis an, davon wünschten 18 % der Ärzt:innen Informationen zu ukrainisch- oder russischsprachigen Psychotherapeut:innen (Tillmann et al. 2023).

20.6 Therapeutische Implikationen

20.6.1 Grundlegende Haltung in der Behandlung der geflüchteten und traumatisierten Menschen

In der Behandlung der Menschen aus der Ukraine soll zunächst Berücksichtigung finden, dass es sich um eine Risikogruppe handelt, da viele direkt oder indirekt traumatisiert sind. Dabei ist ungeachtet der Herkunft und Ethnie die psychotherapeutisch-psychotraumatologische Haltung gültig, die den Behandelten ein hohes Maß an Kontrolle und Schutz in der therapeutischen Beziehung gewährt. Der Aufklärung und Psychoedukation soll viel Bedeutung zukommen, insbesondere in der Anfangsphase der Therapie. Auch physische Aspekte zur Herstellung der emotionalen Sicherheit sind in der Behandlungssituation zu beachten, bequeme Sitzmöglichkeit, etwas zum Trinken, verbales Einstimmen können; auch eigene Emotionalität der Therapeut:innen kann zulassen werden (Anjum et al. 2023). Bedarfsweise können (imaginative) Stabilisierungsübungen genutzt werden, Skills, Entspannungsübungen oder Atemtechniken (World Health Organization 2016). Die Betroffenen sollen die Möglichkeit bekommen über ihre persönlichen (traumatische) Erfahrungen zu sprechen, ggf. unter Hinzunahme spezieller Techniken der Konfrontation, wie EMDR oder narrative Expositionstherapie. Psychische, suchtmedizinische aber auch somatische Komorbiditäten sind stets zu beachten. Erfahrungen körperlicher Gewalt in der Kindheit korrelierten mit schlechterem Verlauf bei Traumatherapie (Opaas & Hartmann 2021). Es ist also unbedingt zu erfragen, ob vor dem Krieg und der Flucht traumatische Erfahrungen vorlagen.

Neben Traumatisierungen sind auch das Konfliktgeschehen sowie etwaige strukturelle Defizite zu berücksichtigen. Die Dekompensation durch traumatische Umstände des Krieges scheint oft entlang der biografisch vulnerablen »Bruchstellen« zu erfolgen. So erinnerte sich ein Soldat durch den Krieg vermehrt an die gewaltsamen Auseinandersetzungen seiner Eltern, bei denen er als Puffer dazwischengeriet (▶ Kap. 17). Oft sind auch thematische Überlappungen feststellbar. So setzte sich eine aus geflüchteten Frauen bestehende Gruppe zur Überraschung des Gruppenleiters mit den Beziehungen zu ihren Müttern auseinander, obwohl »Zwischenstopp« als Gruppenthema durch die Therapeuten vorher festgelegt wurde. Dabei tauchten Sehnsüchte nach mehr Autonomie und Schuldgefühle auf, die auch in Bezug auf das Verlassen des Heimatlandes auftraten.

20.6.2 Bedeutung der Ressourcen und Resilienz

Verschiedene Autoren empfehlen ein ressourcenorientiertes Vorgehen, aktive und lösungsorientierte Problembewältigung und Herstellung sozialer Kontakte sollen unterstützt werden (Almoshmosh 2016), die Suche nach positiven Rollenvorbildern, sowie ein offener und flexibler kommunikativer Stil können protektiv wirken (Everly & Lating 2019). Es wird empfohlen, die Betroffenen bei der Lösung von situativen Problemen aktiv zu unterstützen. Dazu gehört der Aufbau von finanzieller Sicherheit, Beratung in aufenthaltsrechtlichen Fragen und bzgl. des Versicherungsstatus. Die *Fortsetzung* einer unterbrochenen Bildung zeigte sich hingegen als protektiv, und zwar ungeachtet des Bildungsniveaus (Fel et al. 2022). Zu klassischen Konfliktsituationen im Gastgeberland zählt u. a. die Teilnahme am Sprachkurs – eine Chance, aber auch eine Herausforderung. Hilfreich ist dabei zu reflektieren, dass der Verlust der Heimat und die fortwährende Bedrohung der dort Gebliebenen kein gutes Lernklima darstellen.

20.6.3 Spezifische kultursensible Elemente in der Psychotherapie mit ukrainischen Geflüchteten

Dem Autor sind zum Zeitpunkt der Manuskripterstellung keine Publikationen über spezifische Ansätze oder kulturell angepasste Aspekte der Behandlung ukrainischer Patient:innen bekannt. In den folgenden Abschnitten sind daher eigene Überlegungen, gestützt auf die praktische und theoretische Beschäftigung mit dem Thema dargestellt.

Geringes Wissen und Verständnis des Gesundheitssystems in Deutschland kann die erste Hürde sein. Die Patient:innen wissen oft wenig über Abläufe und Organisation im Gesundheitssystem (Tillmann et al. 2023). In der Ukraine ist ein Termin meistens schnell organisiert, wenn das Geld da ist. In Deutschland deckt zwar die Versicherung die Behandlungskosten, aber auf die Termine muss man warten und oft ist eine Überweisung vonnöten. Seitens der Patient:innen wird berichtet, dass das deutsche Hilfssystem oft als kalt und hart empfunden wird, sowohl die Institutionen als auch die einzelnen Akteur:innen.

Der fortdauernde Krieg mit ungewissem Ausgang (Brücker et al. 2023) und die damit einhergehende fortdauernde Traumatisierung über Medien, sowie die Belastungen durch die Trennung von nahestehenden Menschen stellt für die Meisten zunächst das Kernthema der Behandlung dar. Ein gesunder Medienkonsum kann bereits eine Erleichterung bedeuten (z. B. Zeiten festlegen, in denen Nachrichten gelesen werden und Quellen begrenzen).

Die massive Überlebendenschuld stellt einen weiteren Therapiefokus dar. In der ukrainischen Gesellschaft gibt es viele kritische Stimmen gegenüber denjenigen, die ausgereist sind. Die Ukrainer:innen, die durch kollektivistische kulturelle Einflüsse geprägt sind, erleiden die Trennungssituation besonders ausgeprägt. Eine Vernetzung mit anderen Ukrainer:innen oder Unterstützung beim Herstellen von Kontakt zu Angehörigen sollte angestrebt werden.

Die Themen und ihre Färbung unterscheiden sich nach Geschlechtern: ukrainische Männer, die sich in Deutschland aufhalten, sind oftmals Schuldgefühlen und Scham ausgesetzt, bei Frauen können durch räumliche Trennung von Familien oder Partnern ebenfalls Schuldgefühle entstehen, teils verstärkt durch eigene Trennungsimpulse.

Wiederkehrend wird durch die Patient:innen ein mangelndes Verständnis des Ausmaßes der Belastung durch Trennung von Angehörigen durch westliche Therapeut:innen beklagt. Auch kann sich bei Frauen vermehrt eine Unsicherheit einstellen, weil sie durch ihre soziale Rolle in der Heimat weniger gewohnt sind, ohne Männer an ihrer Seite das Leben zu gestalten. Solche Konstellationen sind nicht durch etwaige Ablösungsprobleme oder Abhängigkeit zu erklären (Wenngleich es beides in der Ukraine natürlich auch gibt), sondern als kulturelles Phänomen zu begreifen, so die ukrainische Analytikerin Natalia Pilguk in einem persönlichen Gespräch.

> »Zu möglichen Problemkonstellationen in der Therapie kann das mangelnde Verständnis der Therapeut:innen über die Situation der Behandelten führen. Für die Geflüchteten ist die Situation ein tragischer Verlust, der in seinem Ausmaß durch nichts kompensierbar ist. Also bleibt die Traurigkeit und die Enttäuschung trotz aller Hilfe und Willkommenskultur bestehen, was unter bestimmten Umständen für die Helfenden, also auch für die Therapeut:innen, als Undankbarkeit missverstanden werden kann. Viele Menschen hatten in der Ukraine ein gutes Leben, für sie hat die Flucht und die Situation keinerlei positive Aspekte. Das heißt aber nicht, dass sie keine Dankbarkeit empfinden.« (Telefonat mit Pilguk, 2023)

Die therapeutische Aufgabe ist es dann, einen warmen, empathischen Raum zu schaffen, in dem ein Betrauern möglich wird für die Patient:innen, aber auch die Wut und Frustration möglich ist. Allgemein ist eher ein emotional-supportives als konfliktorientiertes Vorgehen vorteilhaft.

Je nach Ausmaß der Traumatisierung und der zuvor bestehenden Struktur kann eine ausgeprägte frustrierte Bedürftigkeit mit ohnmächtiger Wut bis hin zu Regression auf paranoide Stufen auftreten. Patient:innen erleben sich dann »Verlassen von der Welt« und bemängeln unzureichende, zu langsame Hilfe.

20.6.4 Einige Besonderheiten der Abwehr und Struktur

Die Spaltungsabwehr mit pauschaler Feindseligkeit gegenüber allem Russischen und forcierte Zuwendung hin zum Ukrainischen, die einige in der aktuellen Situation entwickeln, ermöglicht erst eine partielle Stabilisierung und Kontaktfähigkeit und sollte nicht in der frühen Behandlungsphase aufgegriffen werden. Die Traumatisierung durch Menschen aus dem Nachbarland, zu denen trotz der gegenwärtigen Entwicklung ja an sich kulturelle und geschichtliche Nähe bestand, trägt die Züge von einem intrafamiliären Missbrauch.

Zu bedenken ist, dass intrapsychisch für die Ukrainer:innen die Situation keineswegs so eindeutig ist, wie es nach außen zeitweise scheint. Die Wut auf die eigene Regierung bei einer grundsätzlich kritischen Haltung ihr gegenüber in der Vergangenheit wird derzeit allerdings oft abgewehrt, als konflikthafte Kehrseite der allgemeinen Solidarität. Diese Zuflucht in Solidarität und ehrenamtliche Tätigkeiten nimmt für viele einen hohen Stellenwert ein, weil sich so ein Teil der aversiven Affekte mildern lässt. Unter ungünstigen Umständen jedoch landen die Betroffenen bei Überforderung und Aktionismus. Die therapeutische Aufgabe ist daher gemeinsam mit den Betroffenen ein realistischeres und flexibleres persönliches Pensum an ehrenamtlichen Tätigkeiten festzulegen. Grundsätzlich ist natürlich das Engagement zu würdigen. Vermutlich ist diese Krise nicht bewältigbar, ohne die Komfortzone zu verlassen und neue Wege zu beschreiten. Sehr zu begrüßen sind daher Initiativen, wie die Ausbildung von Peer-Berater:innen durch das Zentrum »ÜBERLEBEN« in Berlin in Kooperation mit »Centra« aus Hamburg. Dabei wird ein Task-Shifting-Modell umgesetzt (▶ Kap. 17).

20.6.5 Umgang mit Sprache und Identitätsthemen

Die Sprache ist ein sehr sensibles Thema. Es ist das greifbarste und eindeutigste kulturelle Element, das den Menschen zur Verfügung steht, auch auf der Flucht. Auch diejenigen, die sich vormals redegewandter und grammatikalisch sicherer auf Russisch erlebt haben, wechseln nun vermehrt ins Ukrainische. Auch Präsident Zelensky sprach, insbesondere zu Beginn seiner Amtszeit, alles außer fehlerfrei ukrainisch. Dieser Prozess mag den Außenstehenden zunächst unnatürlich erscheinen, so merkte ein deutscher psychotherapeutischer Kollege kürzlich an, dass »die russische Sprache nichts dafür kann, was passiert«. Das Nachvollziehen und Würdigen der sprachlichen Haltung, der sprachlichen Bemühungen, des sprachlichen Konflikts kann viel für die Betroffenen bedeuten. Erstmalig ist es so, dass in der Ukraine die Landessprache überall offen gesprochen werden kann (früher bestanden Verbote, später dann vielerorts Spott). Nun kehrt mehr Bewusstheit ein, dass die Prägung durch russische Kultur und Sprache einen kolonialistischen Aspekt hatte, von dem man sich nun verabschiedet.

Je nach ihrem persönlichen Hintergrund können Patient:innen aus der Ukraine hohen Wert darauf legen, nicht auf Russisch zu kommunizieren. Manche hingegen betrachten weiterhin Russisch als ihre persönliche Hauptsprache und haben keine Schwierigkeiten damit. Auch in einer dolmetschergestützten Behandlung sollte der Wunsch der Patient:innen immer erfragt werden.

Sollte eine Behandlung auf Ukrainisch nicht verfügbar sein, sollten die Patient:innen immer darüber aufgeklärt werden und ohne Nachdruck ein offenes Angebot einer Behandlung auf Russisch erhalten. In erster Linie heißt heute kulturelle Sensibilität gegenüber Ukrainer:innen den individuellen, persönlichen Aspekt der nationalen Identität zu berücksichtigen. Für manche ist der Prozess bereits abgeschlossen und die Identität gefestigt, für andere ist der Prozess jedoch, zumal unter der Last der traumatisierenden Situation, in Bewegung. Zudem sollte darauf geachtet werden, das Russische (das als feindlich betrachtet wird) vom Ukrainischen deutlich zu trennen, z. B. das Erzählen der Behandler:innen von der eigenen Studienreise nach Russland oder der Begeisterung für russische Autoren würde aus Sicht der allermeisten Patient:innen gegenwärtig eher verstörend wirken, als Nähe implizieren.

20.6.6 Bedeutung der Gegenübertragung

Die in Deutschland tätigen Behandler:innen, die russisch sprechen, sind überwiegend auf eine oder andere Weise persönlich vom Geschehen betroffen über migrantische Wurzeln, Aufwachsen in der DDR oder Studium in der Sowjetunion. Oft sehen sie sich auch mit einem Bruch ihrer Identitätsanteile oder Wertvorstellungen konfrontiert, was zu einer zusätzlichen Herausforderung in der Psychotherapie führen kann. Vor allem für ethnisch russische Therapeut:innen in Deutschland könnte es sinnvoll sein, zu Beginn der Behandlung anhand selektiv-authentischer Elemente und Mitteilung der eigenen Affekte anlässlich der Situation oder einer portionierten Mitteilung der eigenen politischen Haltung die Patient:innen zu entlasten und Nähe zu schaffen.

Ungeachtet des ethnischen Hintergrunds der Therapeut:innen kann sich auch ein Wertekonflikt ereignen, z. B. zwischen der Einstellung zur Bedeutung des Militärs. Eine deutsche Therapeutin fragte etwas abschätzig klingend im Intervisionsgespräch, ob »sie echt alle Gebiete befreien« wollen. Eine solche Haltung in der Gegenübertragung wird unter Umständen zurecht von den Patient:innen als kalt und autonomiemissachtend empfunden; wenngleich darin vermutlich der Wunsch der Therapeutin versteckt lag, der eigenen Ohnmacht angesichts des Blutvergießens Herrin zu werden.

Überhaupt empfiehlt es sich stets, den eigenen Umgang mit existenziellen Themen zu reflektieren, aber auch Enttäuschungen in Gegenübertragung zu prüfen, wenn Patient:innen »gute« Behandlungsangebote nicht sofort annehmen (Therapeut: »Wir haben schon Dolmetscher für die Gruppe organisiert, aber die Patient:innen haben sich nicht für das Angebot interessiert«). Zu berücksichtigen ist dabei auch die starke Stigmatisierung der seelischen Erkrankungen in der Ukraine. Teilweise bedarf es daher viel Motivationsarbeit und Aufklärung durch Therapeut:innen. Es ist auch zu berücksichtigen, dass viele Geflüchtete und Kriegstraumatisierte lange Zeiträume benötigen, um sich so weit zu stabilisieren, dass sie sich einer Aufarbeitung ihrer psychischen Probleme zuwenden können.

Literatur

Alibudbud R (2022) Gender in military conflict: LGBT+ marginalization, mental health, movement and rights in the 2022 military conflict in Ukraine. Journal of public health 45(2):e372–e373.

Almoshmosh N (2016) The role of war trauma survivors in managing their own mental conditions, Syria civil war as an example. Avicenna J Med 6(2):54–59.

Anjum G, Aziz M, Hamid HK (2023) Life and mental health in limbo of the Ukraine war: How can helpers assist civilians, asylum seekers and refugees affected by the war? Front Psychol 14:1129299.

Bardi A, Guerra VM (2011) Cultural Values Predict Coping Using Culture as an Individual Difference Variable in Multicultural Samples. Journal of Cross-Cultural Psychology 42(6):908–927.

Bezo B, Maggi S (2015) Living in »survival mode:« Intergenerational transmission of trauma from the Holodomor genocide of 1932–1933 in Ukraine. Soc Sci Med 134:87–94.

Bragiel A & Gambin M (2023) Depressive symptoms and psychological pain experienced by Polish adults in the context of both the war in Ukraine and the COVID-19 pandemic. Journal of Affective Disorders Reports 12:100487.

Bromet EJ, Gluzman SF, Paniotto VI et al. (2005). Epidemiology of psychiatric and alcohol disorders in Ukraine: findings from the Ukraine World Mental Health survey. Soc Psychiatry Psychiatr Epidemiol 40(9):681–690.

Bromet EJ, Havenaar JM, Tintle N et al. (2007) Suicide ideation, plans and attempts in Ukraine: findings from the Ukraine World Mental Health Survey. Psychol Med 37(6):807–819.

Brücker H, Ette A, Grabka MM et al. (2023) Geflüchtete aus der Ukraine in Deutschland – Flucht, Ankunft und Leben. IAB-BiB/FReDA-BAMF-SOEP.

Buchcik J, Kovach V, Adedeji A (2023) Mental health outcomes and quality of life of Ukrainian refugees in Germany. Health Qual Life Outcomes 21(1):23.

Bundeszentrale für politische Bildung (2015) Geschichte der Ukraine im Überblick. 2015. https://www.bpb.de/shop/zeitschriften/izpb/info-aktuell/209719/geschichte-der-ukraine-im-ueberblick, Zugriff am 31.03.2023.

Bürgin D, Anagnostopoulos D, Board and Policy Division of ESCAP et al. (2022) Impact of war and forced displacement on children's mental health-multilevel, needs-oriented, and trauma-informed approaches. Eur Child Adolesc Psychiatry 31(6):845–853.

Capasso A, Skipalska H, Chakrabarti U et al. (2022) Patterns of Gender-Based Violence in Conflict-Affected Ukraine: A Descriptive Analysis of Internally Displaced and Local Women Receiving Psychosocial Services. J Interpers Violence 37(23–24):NP21549-NP21572.

Cénat JM, Darius WP, Noorishad PG et al. (2022) War in Ukraine and Racism: The Physical and Mental Health of Refugees of Color Matters. Int J Public Health 67:1604990.

Chudzicka-Czupała A, Hapon N, Chiang S et al. (2022) Depression, anxiety and post-traumatic stress during the Russo- Ukrainian war in 2022: A Comparison of the Populations in Poland, Ukraine and Taiwan. Scientific reposrts 13(1):3602.

Deutscher Bundestag (2002) Antrag der Fraktionen SPD, CDU/CSU, BÜNDNIS 90/DIE GRÜNEN und FDP – Holodomor in der Ukraine: Erinnern – Gedenken – Mahnen. (2022) Drucksache 20/4681, 20. Wahlperiode.

Dizdarevic E & Grebo L (2023) Pandemic and ukraine war aggravate suffering for bosnians with ptsd. https://balkaninsight.com/2023/03/01/pandemic-and-ukraine-war-aggravate-suffering-for-bosnians-with-ptsd/, Zugriff am 09.11.2023.

European Council on Refugees and Exiles (ECRE) (2022) Balkan Route: Children Face Multiple Forms of Violence Along Balkan Borders, Humiliation and Violence at Hungarian Border, Aggravated Exclusion of Ukrainian Roma Refugees in Hungary. https://ecre.org/balkan-route-children-face-multiple-forms-of-violence-along-balkan-borders-humiliation-and-violence-at-hungarian-border-aggravated-exclusion-of-ukrainian-roma-refugees-in-hungary/, Zugriff am 09.11.2023.

Everly GS, Lating JM (2019) »A clinical guide to the treatment of the human stress response, chpt« in 8. In: Everly GS & Lating JM (Hrsg.): A clinical guide to the treatment of the human stress response. 4. Aufl. New York: Springer Nature.

Fel S, Jurek K & Lenart-Kłoś K (2022) Relationship between Socio-Demographic Factors and Posttraumatic Stress Disorder: A Cross Sectional Study among Civilian Participants' Hostilities in Ukraine. International Journal of Environmental Research and Public Health 19(5):2720.

Gesundheitsministerium der Ukraine/Ministry of Health of Ukraine (2017) Concept Note of the State Targeted Mental Health Program in Ukraine Lasting Till 2030. Cabinet of Ministers of Ukraine.

Havenaar JM, Rumyantzeva GM, van den Brink W et al. (1997) Long-term mental health effects of the Chernobyl disaster: an epidemiologic survey in two former Soviet regions. Am J Psychiatry 154(11):1605–1607.

Health Strategic Advisory Group (Health SAG) (2014). National Health Reform Strategy for Ukraine 2015–2020. https://healthsag.org.ua/en/strategiya/, Zugriff am 25.03.2023.

Heeke C, Kampisiou C, Niemeyer H et al. (2019) A systematic review and meta-analysis of correlates of prolonged grief disorder in adults exposed to violent loss. Eur J Psychotraumatol 10:1583524.

Hobfoll SE, Watson P, Bell CC et al. (2021) Five Essential Elements of Immediate and Mid-Term Mass Trauma Intervention: Empirical Evidence. Psychiatry 84(4):311–346.

Hodes M. Thinking about young refugees' mental health following the Russian invasion of Ukraine in 2022. Clinical Child Psychology and Psychiatry. 2023;28(1):3–14.

Hofstede G (2001) Culture's consequences: Comparing values, behaviors, institutions, and organizations across nations. Thousand Oaks, CA: Sage Publications.

Hofstede Insights (2023) https://www.hofstede-insights.com/country-comparison/germany,ukraine/, Zugriff am 19.03.2023.

ILGA Europe (2021) Rainbow Europe Map and Index. https://ilga-europe.org/report/rainbow-europe-2021/, Zugriff am 31.03.2023.

Internationaler Währungsfonds (2012) Ukraine, Staff Report for the 2012 Article IV Consultation. http://www.imf.org/external/pubs/ft/scr/2012/cr12315.pdf, Zugriff am 09.11.2023.

Jonsson O & Seely R (2015) Russian Full-Spectrum Conflict: An Appraisal After Ukraine. The Journal of Slavic Military Studies 28:1–22.

Kaufman K, Bhui K, Katona C (2022) Mental health responses in countries hosting refugees from Ukraine. BJPsych Open 8:1–10.

Kryzhanovskaya L & Pilyagina G (1999) Suicidal behavior in the Ukraine, 1988–1998. Crisis 20:184–190.

Kuzio T (2001) Identity and Nation-Building in Ukraine: Defining the ›Other‹. Ethnicities 1(3):343–365.

Kyiv International Institute of Sociology (2018) Mental health in Donetsk and Luhansk oblasts. https://reliefweb.int/report/ukraine/mental-health-donetsk-and-luhansk-oblasts-2018-enuk, Zugriff am 25.03.2023

Landeszentrale für Politische Bildung Baden-Württemberg. Wirtschaft in der Ukraine. https://www.lpb-bw.de/ukraine-wirtschaft, Zugriff am 31.03.2023.

Levi F, La Vecchia C, Lucchini F et al. (2003) Trends in mortality from suicide, 1965–99. Acta Psychiatrica Scandinavica 108:341–349.

Marchese V, Formenti B, Cocco N et al. (2022) Examining the pre-war health burden of Ukraine for prioritisation by European countries receiving Ukrainian refugees. Lancet Reg Health Eur 15:100369.

Opaas M & Hartmann EJ (2021) Traumatized refugees in psychotherapy: long-term changes in personality, mental health, well-being, and exile life functioning. J. Nerv. Ment. Dis 209:859–871.

Polese A (2011) Language and Identity in Ukraine: Was it Really Nation-Building? Studies of Transition States and Societies 3(3):36–50.

Quirke E, Klymchuk V, Suvalo O et al. (2021) Mental health stigma in Ukraine: cross-sectional survey. Glob Ment Health (Camb) 8:e11.

Roberts B, Makhashvili N, Javakhishvili J et al. (2019) Mental health care utilisation among internally displaced persons in Ukraine: results from a nation-wide survey. Epidemiol Psychiatr Sci 28(1):100–111.

Schattenberg S (2022) Verflochtene Geschichte: Wohin gehört die Ukraine? Deutschlandfunk Nova, 09.06.2022.

Shulman S (2006) Cultural comparisons and their consequences for nationhood in Ukraine. Communist and Post-communist Studies – COMMUNIST POST-COMMUNIST STUD 39:247–263.

Singelis TM, Triandis HC, Bhawuk DPS et al. (1995) Horizontal and Vertical Dimensions of Individualism and Collectivism: A Theoretical and Measurement Refinement. Cross-Cultural Research 29(3):240–275.

Snyder CR (2002) Hope theory: Rainbows in the mind. *Psychological Inquiry* 13(4):249–275.

Starodubska M (2023) Excessive Brotherly Love? – »Fraternity« of Russians and Ukrainians as a Russian Propaganda Narrative. Connections The Quarterly Journal. QJ 21:47–66.

Statista (2022) Anteil der Flüchtlinge aus der Ukraine an der Gesamtbevölkerung der Mitgliedstaaten der Europäischen Union. https://de.statista.com/statistik/daten/studie/1356653/

umfrage/anteil-ukrainischer-fluechtlinge-an-gesamtbevoelkerung-der-eu-staaten/?locale=de, Zugriff am 31.03.2023.
Statistisches Bundesamt (Destatis) (2023) https://www.destatis.de/DE/Im-Fokus/Ukraine/Gesellschaft/_inhalt.html, Zugriff am 31.03.2023.
Stepurko T, Pavlova M, Gryga I et al. (2014) Informal Payments for Health Care Services: The Case of Lithuania, Poland and Ukraine. Journal of Eurasian Studies 6:1–13.
Tillmann J, Weckbecker K, Wiesheu P et al. (2023) Hausärztliche Versorgung ukrainischer Geflüchteter: Evaluation von Herausforderungen und Informationsbedarfen (RefUGe-Studie) [Primary care of Ukrainian refugees]. ZFA (Stuttgart) 99(1):28–33.
Timothy C (2022) Cultural Heritage on the Frontline: the destruction of peoples and identities in war. https://www.ox.ac.uk/news/2022-10-04-cultural-heritage-frontline-destruction-peoples-and-identities-war, Zugriff am 31.03.2023.
Tintle N, Bacon B, Kostyuchenko S et al. (2011) Depression and its correlates in older adults in Ukraine. Int J Geriatr Psychiatry 26(12):1292–1299.
United Nations (2023) Targeted destruction of Ukraine's culture must stop: UN experts. https://www.ohchr.org/en/press-releases/2023/02/targeted-destruction-ukraines-culture-must-stop-un-experts, Zugriff am 31.03.2023.
World Bank Group (WBG) including Patricio V. Marquez (2017) MENTAL HEALTH IN TRANSITION – Assessment and Guidance for Strengthening Integration of Mental Health into Primary Health Care and Community-Based Service Platforms in Ukraine. https://documents1.worldbank.org/curated/en/310711509516280173/pdf/120767-WP-Revised-WBGUkraineMentalHealthFINALwebvpdfnov.pdf, Zugriff am 25.03.2023.
World Health Organization (2016) Problem Management Plus (PM+). https://www.who.int/publications/i/item/WHO-MSD-MER-16.2, Zugriff am 25.03.2023.

21 Die Fluchtmigration aus Syrien: Empfehlungen basierend auf aktuellen Studienergebnissen

Andrea Borho

21.1 Einleitung

Bürgerkrieg, Flucht, Migration – all das hat eine der größten Gruppen nach Deutschland geflüchteter Menschen miterlebt. Millionen Syrer:innen mussten aufgrund von Zerstörung, Hunger und Angst um ihr Leben das eigene Heimatland verlassen und waren gezwungen, sich in einem kulturell deutlich unterschiedlichen Land wie Deutschland ein neues Leben aufzubauen. Dadurch befinden sie sich in einer anhaltenden, massiven Stresssituation, die oftmals nicht folgenlos für die psychische Gesundheit bleibt. Das nachfolgende Kapitel soll anhand aktueller Studienergebnisse einen Einblick in die psychische Gesundheit und die besonderen psychosozialen Belastungen der in Deutschland lebenden syrischen Geflüchteten geben und Empfehlungen für den diagnostischen und therapeutischen Prozess mit dieser Gruppe aussprechen. Außerdem sollen Möglichkeiten aufgezeigt werden, wie diese Ergebnisse auch auf andere Kriegsgeflüchtete übertragen werden können.

21.2 Bürgerkrieg in Syrien und Flucht nach Deutschland

Nachdem im Jahr 2011 in der Arabischen Republik Syrien ein bis heute andauernder, verheerender Krieg ausbrach, ist das Leben dort vielerorts von Terrorismus, Armut und gar dem Mangel an sauberem Trinkwasser geprägt. Bis heute kamen in diesem Bürgerkrieg etwa eine halbe Million Menschen ums Leben und 13 Mio. Syrer:innen verloren ihre Heimat (UNHCR 2022). Auch die wirtschaftliche Lage ist mit Beginn des Krieges erheblich eingebrochen, was dazu führte, dass im Jahr 2021 76 % der in Syrien lebenden Haushalte nicht in der Lage waren, ihre Grundbedürfnisse zu decken (OCHA 2022). Durch diese prekären Zustände sahen sich bis heute Millionen Syrer:innen gezwungen, ihr Zuhause und zu einem großen Teil auch ihr Land zu verlassen. Während die Syrer:innen in den ersten Kriegsjahren in der Hoffnung auf eine baldige Rückkehr in die Heimat besonders in die syrischen Nachbarländer flohen, suchten ab 2014 aufgrund dort untragbarer Zustände auch immer mehr Menschen Zuflucht in europäischen Ländern und darunter insbesondere in Deutschland. So entschieden sich über 1 Mio. Syrer:innen für eine Flucht über die gefährliche Balkanroute nach Europa, wovon die große Mehrheit mit 868.000 Menschen in Deutschland registriert wurde (Statistisches Bundesamt 2022, Stand: Ende 2021). Sowohl die sichere Bleibeperspektive als auch die politische und wirtschaftliche Stabilität machte Deutschland zu einem der beliebtesten Zufluchtsländer syrischer Geflüchteter (Worbs et al. 2019).

21.3 Ankunft und Leben in Deutschland

Die mit der ersten großen Fluchtbewegung in den Jahren 2014 und 2015 angekommenen Geflüchteten begegneten in der deutschen Bevölkerung zunächst einer großen Welle der Solidarität. Auch die politisch initiierte »Willkommenskultur«, die sich in einer Anerkennung syrischer Geflüchteter als nach der Genfer Flüchtlingskonvention Schutzbedürftige äußerte, machte Deutschland als Aufnahmeland attraktiv (ProAsyl 2021). Doch mit der Gastfreundschaft der einen nahm der Hass und Rassismus der anderen zu. Besonders der Umstand, dass die Gruppe der syrischen Geflüchteten zu einem großen Teil aus jungen Männern bestand (Worbs et al. 2019), schürte den Fremdenhass in einigen Teilen der Bevölkerung. So wurden laut Bundeskriminalamt im Jahr 2015 mehr als 1.000 Angriffe auf Asylunterkünfte gezählt, darunter 177 Gewaltdelikte (z. B. Brandstiftungen) – sechsmal mehr als im Vorjahr (Bundeskriminalamt 2016). Doch auch politisch verschlechterte sich die Lage für einen großen Teil der Syrer:innen unter anderem durch Aussetzung des Familiennachzugs für subsidiär Schutzbedürftige bereits im Jahr 2016 erheblich (ProAsyl 2021). Ab dem Jahr 2016 verbesserte sich zumindest die Sicherheitslage für Geflüchtete in Deutschland wieder, was sich unter anderem in einer stark rückläufigen Tendenz der politisch motivierten Kriminalität gegen Zugewanderte und auch in einem deutlichen Rückgang der Straftaten gegen Asylunterkünfte äußerte. So wurden im Jahr 2022 mit 82 Delikten (darunter sechs Gewaltdelikte) gegen Asylunterkünfte deutlich weniger Straftaten registriert als noch im Jahr 2015 (Bundeskriminalamt 2023). Bei fortgesetztem Anstieg der Zuwanderungszahlen muss eine entsprechende Resonanz der rechten Szene jedoch erneut in Betracht gezogen werden (Bundeskriminalamt 2023).

Neben dem beschriebenen Fremdenhass und anderen Formen der Diskriminierung (Viazminsky et al. 2022), gehören auch Einsamkeit (Nutsch & Bozorgmehr 2020), schlechte Wohnverhältnisse (Acarturk et al. 2018), der Verlust sozialer Netzwerke, mangelnde Sprachkenntnisse (Tinghog et al. 2017), Arbeitslosigkeit (Nutsch & Bozorgmehr 2020) sowie der Verlust des sozialen Status und der ökonomischen Sicherheit (McGrath et al. 2020) zu den Stressoren, denen Syrer:innen in Deutschland ausgesetzt sind. Diese Faktoren können nicht nur die Verarbeitung der in der Heimat und auf der Flucht gemachten traumatischen Erfahrungen erheblich beeinträchtigen (Nickerson et al. 2011), sondern auch einen direkten negativen Einfluss auf die psychische Gesundheit der syrischen Geflüchteten haben (z. B.

Borho et al. 2020). Insgesamt wird postmigratorischem Stress in der jüngeren Forschung eine ebenso große Rolle bei der Aufrechterhaltung von Trauma-assoziierten Störungen, darunter insbesondere Angst und Depressivität, zugeschrieben wie prämigratorischen Traumata (z. B. Borho et al. 2020, Nutsch & Bozorgmehr 2020).

In der Hoffnung auf eine schnelle Integration in die Gesellschaft und in den deutschen Arbeitsmarkt durchlaufen alle in Deutschland ankommenden Geflüchteten Deutsch- und Integrationskurse. Trotz Arbeitserlaubnis hatten syrische Migrant:innen im Februar 2022 jedoch laut Bundesagentur für Arbeit lediglich eine Beschäftigungsquote von 37 %. Im Vergleich liegt die Quote von Menschen aus anderen Asylherkunftsländern bei 40 % und bei Bürgern aus EU-Staaten bei 61 % (BA 2022). Bei genauerer Betrachtung zeigt sich jedoch, dass die Erwerbsquote der Syrer:innen, die bereits sechs Jahre und länger hier leben, bei 50 % liegt und sich damit der Quote aller anderen Geflüchtetenpopulationen, die nach sechs Jahren bei 51 % liegt, angleicht (BA 2022). Gründe für diese zunächst schwache Quote könnten unter anderem in einer traditionellen Lebensweise, die besonders die hohe Erwerbslosenquote unter den syrischen Frauen erklären könnte und mangelnden Deutschkenntnissen liegen. Aber auch die psychische Symptombelastung scheint eine Rolle zu spielen. So konnte eine aktuelle, in Deutschland durchgeführte Analyse den signifikanten Zusammenhang zwischen Erwerbstätigkeit und posttraumatischer Belastung, Depressivität und auch Somatisierung bei syrischen Geflüchteten mit posttraumatischem Stress aufzeigen (Gühne et al. 2021).

Bezüglich der Lebensqualität der in Deutschland lebenden syrischen Geflüchteten deckte eine aktuelle Studie deutlich niedrigere Werte im Vergleich zur Durchschnittsbevölkerung auf. Insbesondere in Bezug auf soziale Beziehungen und psychologische Aspekte gaben die Teilnehmer:innen eine hohe Unzufriedenheit an, die unter anderem stark mit Faktoren wie der Art der Unterbringung zusammenhingen (Al Masri et al. 2021).

21.4 Psychische Gesundheit syrischer Geflüchteter in Deutschland – Ergebnisse einer prospektiven Studie

Eine in den Jahren 2017 und 2019 von unserer Arbeitsgruppe durchgeführte prospektive Untersuchung der psychischen Gesundheit von 108 syrischen Geflüchteten und ihrer Zusammenhänge mit traumatischen Erfahrungen und postmigratorischen Stressoren lieferte erstmals Daten darüber, dass die psychische Belastung von syrischen Geflüchteten mit deutscher Aufenthaltserlaubnis über einen Zeitraum von 1,5 Jahren im Durchschnitt konstant hoch blieb (Borho et al. 2020). Damit bestätigt diese Untersuchung frühere Studienergebnisse zur Persistenz psychischer Belastungssymptome diverser Kriegsgeflüchteter in unterschiedlichen Aufnahmeländern (z. B. Bogic et al. 2015). Die in dieser Stichprobe am stärksten für klinisch auffällige psychische Symptome gefährdete Gruppe war dabei durch weibliches Geschlecht, eine hohe Anzahl erlebter Traumata und häufig wahrgenommene Diskriminierung gekennzeichnet. Es zeigte sich, dass der Aspekt der Geflüchteten-Traumatisierung auch in dieser Population keine Randerscheinung ist: über 70 % der Teilnehmer:innen gaben an, mindestens ein traumatisches Ereignis erlebt zu haben. Obwohl die auffälligen Symptomausprägungen für Depressivität (27–31 %), generalisierte Angststörung (16–17 %) und posttraumatische Belastungsstörung (PTBS) (13–14 %) zu beiden Messzeitpunkten aufgrund von stichprobenspezifischen Besonderheiten (u. a. erhaltene Aufenthaltsgenehmigung, sichere Lebensbedingungen in Deutschland) im Vergleich zu anderen Studien mit syrischen Geflüchteten vergleichsweise niedrig waren (▶ Tab. 21.1), lagen sie dennoch deutlich über denen der deutschen Allgemeinbevölkerung (Depression: 6 %, Generalisierte Angststörung: 2 %, PTBS: 2 %) (Jacobi et al. 2014). Insgesamt zeigten 42 % Hinweise auf mindestens eine auffällige Symptomausprägung mit hohen Komorbiditäten zwischen den Störungen. Trotz der hohen Belastungswerte hatte bis zum Zeitpunkt der Befragungen kaum einer der Teilnehmenden eine psychotherapeutische Maßnahme durchlaufen.

Tab. 21.1: Prävalenzen psychischer Symptomausprägungen bei syrischen Geflüchteten nach aktueller Studienlage (z. B. Acarturk et al. 2018, Tekeli-Yesil et al. 2018, Javanbakht et al. 2019, M'Zah et al. 2019, Borho et al. 2020, Borho et al. 2021)

Psychische Störungen	Prävalenzen klinisch auffälliger Symptomausprägungen (in %) bei syrischen Geflüchteten
PTBS	13–83 %
Depression	27–71 %
Angststörungen	16–60 %
Somatoforme Störungen	24–55 %

Zum zweiten Messzeitpunkt dieser Studie sollte auch der somatische Distress untersucht werden. Die Basis für diese Forschungsfrage lieferte das Ergebnis einer von unserer Arbeitsgruppe durchgeführten qualitativen Studie mit 16 syrischen Geflüchteten, das auf eine Somatisierungsrate von etwa 50 % in dieser Gruppe hindeutete (Zbidat et al. 2020). Dabei gehörten Schlafstörungen, kardiovaskuläre Symptome, Grübeln und Schmerzen zu den am häufigsten berichteten Beschwerden. Auf die Frage nach der Bewältigung dieser Belastungen wurden folgende Strategien genannt: Aktivität, kognitive Bewältigung, soziale Bewältigung, religiöse Bewältigung, Vermeidung und emotionale Bewältigung.

Unsere anschließende quantitative Betrachtung des somatoformen Distress bestätigte diese auffällige Somatisierungstendenz. Bei knapp der Hälfte der Befragten wurde ein Risiko für somatoformen Distress festgestellt und 24 % waren sogar von mäßigen bis schweren somatischen Beschwerden betroffen (Borho et al. 2021). Außerdem berichteten 46 % dieser durch somatische Symptome belasteten Teilnehmenden von der Inanspruchnahme von mehr als sechs medizinischen Leistungen in den letzten 12 Monaten. Diese Ergebnisse sind ein weiterer Hinweis auf die bereits bestehende Annahme, dass Personen aus dem arabischen Kulturkreis dazu neigen, psychische Belastungssymptome auf somatische Ursachen zurückzuführen (Ma-Kellams 2014). Innerhalb der hier untersuchten Stichprobe fiel auf, dass besonders Frauen, Personen mit einer Vielzahl traumatischer Erfahrungen, postmigratorisch-psychosozialen Stressoren und klinisch auffälligen depressiven und Angstsymptomen für somatoformen Distress vulnerabel waren.

21.5 Empfehlungen zur psychosozialen Versorgung und Psychotherapie

Im Einklang mit weiteren Studien belegen die beschriebenen Ergebnisse die enorme Bedeutung sowohl von niederschwelligen Unterstützungsangeboten als auch Präventions- und Therapiemaßnahmen für syrische Geflüchtete. Da sowohl traumatische Erlebnisse als auch postmigratorische Belastungsfaktoren die psychische Gesundheit beeinflussen, sollten beide Aspekte im therapeutischen Kontext gleichwertig berücksichtigt werden. Den Studienergebnissen zu somatoformem Distress nach, sollte bei syrischen Geflüchteten, die über diverse somatische Symptome klagen und eine lange Historie an Arztbesuchen aufweisen, einer möglichen Somatisierungsstörung nachgegangen werden (▶ Kap. 5).

Untersuchungen und Bestandsaufnahmen der aktuellen Versorgungssituation zeigen, dass in Deutschland nur ein Bruchteil der traumatisierten Geflüchteten, die mit psychischen Problemen kämpfen, eine entsprechende Diagnose bekommen und auch tatsächlich behandelt werden (Baron & Flory 2020). Bevor den Geflüchteten jedoch ein Unterstützungsangebot gemacht werden kann, müssen die vulnerablen Personen als solche identifiziert werden. Hierfür bieten sich eigens für Geflüchtete entwickelte Fragebögen an. Im Rahmen der oben beschriebenen Untersuchung der psychischen Gesundheit syrischer Geflüchteter wurde diesbezüglich ein Fragebogen validiert, der die Anforderungen an einen solchen Screener erfüllt (Borho et al. 2022). Der Refugee-Health-Screener (RHS) ist ein kurzer Selbstbeurteilungsfragebogen, der unter anderem in arabischer Sprache (der Fragebogen liegt aktuell in über 15 Sprachen vor) die wichtigsten depressiven, Angst- und PTBS-Symptome abfragt und anhand eines Gesamtscores ein allgemeines psychisches Belastungslevel der Person angibt (Hollifield et al. 2016). Auch Hinweise auf Somatisierung können durch diesen Screener aufgedeckt werden (Borho et al. 2022). Die Personen mit einem auffälligen Belastungsscore sollten im Anschluss bestenfalls ein weiterführendes, durch medizinisches oder psychologisches Fachpersonal geführtes, diagnostisches Interview durchlaufen, um eine mögliche psychische Störung zu verifizieren und therapeutische Maßnahmen einzuleiten. Da jedoch nicht alle als psychisch belastet identifizierten Geflüchteten zwingend eine Psychotherapie oder medikamentöse Intervention benötigen, reicht es oftmals, bereits niederschwellige

Angebote zu implementieren, um einer Verschlechterung oder auch Chronifizierung der Symptomatik entgegenzuwirken (Borho 2022). Besonders auch im Hinblick auf die Neigung zu Somatisierung bei syrischen Geflüchteten sollte an erster Stelle die Psychoedukation und Vermittlung von Informationen über Krankheitsbilder und Selbsthilfestrategien stehen. Menschen aus dem arabischen Kulturkreis haben oftmals ein anderes Verständnis psychischer Erkrankungen, weshalb hier zunächst Aufklärungsarbeit geleistet werden sollte. In der oben genannten qualitativen Studie von Zbidat et al. (2018) stellten wir unter anderem fest, dass die syrischen Geflüchteten kaum eine Vorstellung über Posttraumatische Belastungsstörungen hatten. Vielmehr wurde die These vertreten, dass vor allen Dingen Männer stark genug sein sollten, um mit schwierigen (und auch traumatischen) Lebensereignissen umzugehen. Gleichzeitig fielen die funktionellen Beschwerden, meistens auf das Herz bezogen, und eine Frequentierung von Ärzten auf. Kultursensitiv gestaltete Informationsmaterialien und die psychologische Schulung von Mitarbeiter:innen in Erstaufnahme- oder Übergangseinrichtungen (Borho et al. 2019) sowie von Geflüchteten zu sogenannten Peer-Berater:innen (Jumaa et al. 2020) könnten zur Aufklärung über psychische Störungen beitragen.

Weitere niederschwellige Unterstützung liefert das kürzlich von der World Health Organization (WHO) veröffentlichte Selbsthilfepaket »SelfHelp+« zur Steigerung des psychosozialen Wohlbefindens Geflüchteter (WHO 2021). Im Rahmen dieser online zugänglichen Multimedia-gestützten Methode werden Gruppen von Geflüchteten anhand von Audioaufnahmen und eines illustrierten Handbuches über Stressmanagementmethoden informiert und zu Diskussionen angeregt. Auch das in arabischer Sprache vorliegende Online-Selbsthilfe-Programm iFightDepression kann Betroffenen helfen, ihre Erkrankung besser zu verstehen und zeigt Übungen für den Alltag (EAAD 2022). Genauso die speziell für Syrer:innen entwickelte kostenfreie App »Step-by-Step«, die in arabischer und englischer Sprache überbrückende Hilfe zum Umgang mit psychischen Belastungen liefert und in einer Studie bereits eine Reduktion der Depressivität bewirken konnte (Cuijpers et al. 2022). Informationen und Anleitungen zu Achtsamkeits- und imaginativen Stabilisierungsübungen für traumatisierte Geflüchtete sind in ▶ Kap. 10 beschrieben.

21.6 Exkurs: Übertragbarkeit auf ukrainische Geflüchtete?

Aufgrund noch fehlender Studienergebnisse lassen sich derzeit keine gesicherten Aussagen über die Übertragbarkeit der Situation syrischer Geflüchtete auf die derzeit in Deutschland ankommenden Ukrainer:innen machen. Es ist jedoch davon auszugehen, dass sie mit ähnlichen Vorerfahrungen und Traumatisierungen aus der Heimat in Deutschland ankommen. Im Gegensatz zu den syrischen Geflüchteten besteht jedoch eine deutlich höhere Akzeptanz und Solidarität der deutschen Bevölkerung mit den ukrainischen Geflüchteten. Auch politisch sind Ukrainer:innen bessergestellt, da sie ohne ein Asylverfahren durchlaufen zu müssen temporär in Deutschland aufgenommen werden können und im Gegensatz zu allen anderen Geflüchteten nicht in Gemeinschaftsunterkünften untergebracht werden müssen, sondern direkt das Recht auf eine Privatwohnung erhalten (Hons & Klooß 2022). Trotzdem können auch diese Kriegsgeflüchteten als hoch vulnerabel für psychische Störungen betrachtet werden, weshalb bereits frühzeitig ein entsprechendes Screening (z. B. anhand des RHS) durchgeführt und niederschwellige Unterstützungsangebote (z. B. durch »SelfHelp+«, das seit Neuestem auch in Ukrainisch vorliegt) eingesetzt werden sollten. Anders als im Falle der Syrer:innen, die aufgrund der Sprachbarriere kaum eine Chance auf einen Therapieplatz haben, gibt es in Deutschland durch die große russische Community jedoch deutlich mehr Therapeut:innen, mit denen eine Verständigung ohne Dolmetscher:in möglich sein müsste. Hierbei sollte jedoch bedacht werden, dass ukrainische Geflüchtete aufgrund des russischen Angriffskrieges auf ihr Heimatland möglicherweise keine russischsprachige Therapie in Anspruch nehmen möchten.

21.7 Fazit

Die aktuelle Studienlage liefert wertvolle Hinweise auf die hohe Prävalenz und Persistenz psychischer Erkrankungen unter syrischen Geflüchteten in Deutschland und ihrem Zusammenhang sowohl mit traumatischen Erlebnissen als auch mit alltäglichen psychosozialen Stressoren nach der Flucht. Die Resultate lassen besonders bei Frauen, mehrfach traumatisierten Personen und durch verschiedene postmigratorische Faktoren belasteten Geflüchteten hohe Belastungen erkennen und damit den Bedarf nach psychotherapeutischen Interventionen vermuten. Zudem dokumentieren sie die bestehende Fehlversorgung psychisch Erkrankter durch die geringe Inanspruchnahme psychotherapeutischer Angebote bei gleichzeitig sehr häufigem Aufsuchen medizinischer Leistungen. Durch die frühzeitige Identifizierung vulnerabler Geflüchteter und den Einsatz verschiedener, auch niederschwelliger, Präventions- und Interventionsmaßnahmen könnte nicht nur die Lebensqualität syrischer Geflüchteter in Deutschland deutlich gesteigert, sondern langfristig auch die Integration syrischer Geflüchteter in den deutschen Arbeitsmarkt und in die deutsche Gesellschaft gefördert werden.

Literatur

Acarturk C, Cetinkaya M, Senay I et al. (2018) Prevalence and Predictors of Posttraumatic Stress and Depression Symptoms Among Syrian Refugees in a Refugee Camp. J Nerv Ment Dis 206:40–45.
Al Masri F, Müller M, Nebl J et al. (2021) Quality of life among Syrian refugees in Germany: a cross-sectional pilot study. Arch Public Health 79:213.
Baron J & Flory L (2020) Versorgungsbericht – Zur psychosozialen Versorgung von Flüchtlingen und Folteropfern in Deutschland. Berlin, BAfF – Bundesweite Arbeitsgemeinschaft der psychosozialen Zentren für Flüchtlinge und Folteropfer.
Bogic M, Njoku A, Priebe S (2015) Long-term mental health of war-refugees: a systematic literature review. BMC Int Health Hum Rights 15:29.
Borho A (2022) Psychische Gesundheit und psychosoziale Belastungen syrischer Geflüchteter in Deutschland, Friedrich-Alexander-Universität Erlangen-Nürnberg (unveröffentlichte Dissertation).
Borho A, Georgiadou E, Grimm T et al. (2019) Professional and Volunteer Refugee Aid Workers-Depressive Symptoms and Their Predictors, Experienced Traumatic Events, PTSD, Burdens, Engagement Motivators and Support Needs. Int J Environ Res Public Health 16.
Borho A, Morawa E, Erim Y (2022) Screening der psychischen Gesundheit von syrischen Geflüchteten in Deutschland: Der Refugee Health Screener. Zeitschrift für Psychosomatische Medizin und Psychotherapie 68(3):269–282.
Borho A, Morawa E, Schmitt GM et al. (2021) Somatic distress among Syrian refugees with residence permission in Germany: analysis of a cross-sectional register-based study. BMC Public Health 21:896.
Borho A, Viazminsky A, Morawa E et al. (2020) The prevalence and risk factors for mental distress among Syrian refugees in Germany: a register-based follow-up study. BMC Psychiatry 20:362.
Bundesagentur für Arbeit (BA) (2022) Migration und Arbeitsmarkt. https://statistik.arbeitsagentur.de/DE/Navigation/Statistiken/Interaktive-Statistiken/Migration-Zuwanderung-Flucht/Migration-Zuwanderung-Flucht-Nav.html, Zugriff am 09.09.2022.
Bundeskriminalamt (2016) Kriminalität im Kontext von Zuwanderung – Bundeslagebild 2015. https://www.bka.de/SharedDocs/Downloads/DE/Publikationen/JahresberichteUndLagebilder/KriminalitaetImKontextVonZuwanderung/KriminalitaetImKontextVonZuwanderung_2015.html?nn=62336, Zugriff am 21.11.2023.
Bundeskriminalamt (2023) Kriminalität im Kontext von Zuwanderung: Fokus Fluchtmigration – Bundeslagebild 2022. https://www.bka.de/SharedDocs/Downloads/DE/Publikationen/JahresberichteUndLagebilder/KriminalitaetImKontextVonZuwanderung/KriminalitaetImKontextVonZuwanderung_2022.html?nn=62336, Zugriff am 21.11.2023.
Cuijpers P, Heim E, Abi Ramia J et al. (2022) Effects of a WHO-guided digital health intervention for depression in Syrian refugees in Lebanon: A randomized controlled trial. PLoS Med 19:e1004025.
European Alliance Against Depression (EAAD) (2022) iFightDepression. https://ifightdepression.com/de/start, Zugriff am 29.09.2022.
Gühne U, Jung F, Röhr S et al. (2021) Berufliche Teilhabe von syrischen Geflüchteten mit posttraumatischer Stress-Symptomatik in Deutschland. Psychiatr Prax 49(7):352–358.
Hollifield M, Toolson EC, Verbillis-Kolp S et al. (2016) Effective Screening for Emotional Distress in Refugees: The Refugee Health Screener. J Nerv Ment Dis 204:247–253.
Hons N & Klooß K (2022) Darum werden Geflüchtete aus der Ukraine und Syrien ungleich behandelt. Buten un binnen. Bremen, Radio Bremen.
Jacobi F, Höfler M, Strehle J et al. (2014) Psychische Störungen in der Allgemeinbevölkerung. Der Nervenarzt 85:77–87.
Javanbakht A, Amirsadri A, Abu Suhaiban H et al. (2019) Prevalence of Possible Mental Disorders in Syrian Refugees Resettling in the United States Screened at Primary Care. J Immigr Minor Health 21:664–667.

Jumaa JA, Kluge U, Weigold S et al. (2020) Peer-to-Peer-Selbsthilfe-Interventionen für Geflüchtete – eine Pilotstudie. Fortschr Neurol Psychiatr 88:89–94.

Ma-Kellams C (2014) Cross-cultural differences in somatic awareness and interoceptive accuracy: a review of the literature and directions for future research. Frontiers in Psychology 5:1379.

McGrath M, Acarturk C, Roberts B et al. (2020) Somatic distress among Syrian refugees in Istanbul, Turkey: A cross-sectional study. J Psychosom Res 132:109993.

M'Zah S, Lopes Cardozo B, Evans DP (2019) Mental Health Status and Service Assessment for Adult Syrian Refugees Resettled in Metropolitan Atlanta: A Cross-Sectional Survey. J Immigr Minor Health 21:1019–1025.

Nickerson, Bryant RA, Silove D et al. (2011) A critical review of psychological treatments of posttraumatic stress disorder in refugees. Clinical Psychology Review 31:399–417.

Nutsch N & Bozorgmehr K (2020) Der Einfluss postmigratorischer Stressoren auf die Prävalenz depressiver Symptome bei Geflüchteten in Deutschland. Analyse anhand der IAB-BAMF-SOEP-Befragung 2016. Bundesgesundheitsblatt Gesundheitsforschung Gesundheitsschutz 63:1470–1482.

ProAsyl (2021) 10 Jahre Flucht aus Syrien – Vom Willkommen zur Abschottung in Deutschland und Europa. https://www.proasyl.de/news/10-jahre-flucht-aus-syrien-vom-willkommen-zur-abschottung-in-deutschland-und-europa/, Zugriff am 29.09.2022.

Statistisches Bundesamt (2022) Anzahl der Ausländer aus Syrien in Deutschland von 2010 bis 2021. https://de.statista.com/statistik/daten/studie/463384/umfrage/auslaender-aus-syrien-in-deutschland/, Zugriff am 29.09.2022.

Tekeli-Yesil S, Isik E, Unal Y et al. (2018) Determinants of Mental Disorders in Syrian Refugees in Turkey Versus Internally Displaced Persons in Syria. Am J Public Health 108:938–945.

The UN Refugee Agency (UNHCR) (2022) Global Trends Report 2021. https://www.unhcr.org/publications/brochures/62a9d1494/global-trends-report-2021.html, Zugriff am 29.09.2022.

Tinghog P, Malm A, Arwidson C et al. (2017) Prevalence of mental ill health, traumas and postmigration stress among refugees from Syria resettled in Sweden after 2011: a population-based survey. BMJ Open 7:e018899.

United Office for the Coordination of Humanitarian Affairs (OCHA) (2022) Humanitarian Needs Overview-Syrian Arab Republic. https://reliefweb.int/attachments/bba36bb9-4094-3fcb-bd44-42703826d81c/hno_2022_final_version_210222.pdf, Zugriff am 21.11.2023.

Viazminsky A, Borho A, Morawa E et al. (2022) Perceived discrimination among Syrian refugees in Germany and its associations with mental health. Glob Public Health 17(11):2854–2867.

Worbs S, Rother N, Kreienbrink A (2019) Syrische Migranten in Deutschland als bedeutsame neue Bevölkerungsgruppe. Informationsdienst Soziale Indikatoren 61:2–6.

World Health Organization (WHO) (2021) Self-Help Puls (SH+). https://www.who.int/publications/i/item/9789240035119, Zugriff am 09.09.2022.

Zbidat A, Georgiadou E, Borho A et al. (2020) The Perceptions of Trauma, Complaints, Somatization, and Coping Strategies among Syrian Refugees in Germany – A Qualitative Study of an At-Risk Population. International Journal of Environmental Research and Public Health 17:693.

22 Patriot:innen, Überlebenskünstler:innen, Chaot:innen? Eine Einführung in die Spezifik der polnischen Identität und Kultur unter Berücksichtigung der Studienlage zur psychischen Gesundheit polnischer Migrant:innen

Eva Morawa

22.1 Einleitung

Verfolgt man die Absicht, den interkulturell interessierten Psychotherapeut:innen einen Einblick in die Spezifik der nationalen Identität der Polen zu vermitteln, so muss man zunächst einmal das historische Fundament beleuchten, auf dem sich diese geformt hat. Die Geschichte besitzt nämlich eine sehr nachhaltige Prägekraft auf die kulturellen, gesellschaftlichen und politischen Strukturen, auf die Traditionen wie auch den Lebensalltag in Polen und stellt somit einen Schlüssel zum Verständnis der polnischen Nation dar (vgl. Feldmann 2000, S. 26). Im Folgenden soll daher der Versuch unternommen werden, einige für Polen bedeutsame historische Ereignisse kurz zu skizzieren.

22.2 Polens geschichtliches Erbe

Suchte man nach einer kurzen und prägnanten Charakterisierung der polnischen Geschichte, die unter den europäischen Ländern an Dramatik wohl kaum zu überbieten ist, ließe sich diese folgendermaßen auf den Punkt bringen: Eine »Mischung aus Glanz und Martyrium« (Müller 2008, S. 110). Im 15. und 16. Jahrhundert als polnisch-litauische Doppelmonarchie das mächtigste Land Osteuropas und flächenmäßig auch das größte europäische Land, welches sich von der Ostsee bis zum Schwarzen Meer erstreckte (vgl. Davies 2008, S. 48 f), galt dieses »goldene Zeitalter« auch für die polnische Kultur, die Wissenschaft, Literatur und Politik in diesem Land. Die auf demokratischen Prinzipien basierende polnische »Adelsrepublik« war in der Reformationszeit im von Religionskriegen gezeichneten Europa ein Vorbild für Toleranz, Pluralismus und Liberalität, denn die Anhänger verschiedener Religionen und Ethnien lebten in diesem Land – einem »Land ohne

Scheiterhaufen« – friedlich miteinander, was zur damaligen Zeit in Europa einmalig war (vgl. ebd. 2006, S. 268). So verwundert es auch nicht, dass die erste geschriebene Verfassung Europas vom 3. Mai 1791 in Polen entstanden ist und für die 1792 in Frankreich promulgierte Konstitution eine Inspiration darstellte (vgl. Heyde 2006, S. 51 f.).

Den schwersten Einbruch in der polnischen Geschichte und eine Präzedens in der neuzeitlichen Geschichte Europas bildeten die Teilungen Polens in den Jahren 1772, 1793 und 1795 durch Preußen, Russland und Österreich-Ungarn. Seiner staatlichen Existenz (bis 1918) brutal beraubt, von den drei Teilungsmächten annektiert, unterdrückt und ausgebeutet sowie fremden Kulturen und starken Russifizierungs- und Germanisierungstendenzen ausgesetzt, bedeutete das 19. Jahrhundert für Polen die »Ära der Auslöschung« (Davies 2006, S. 144). »Polen« war für 123 Jahre nichts als eine »Idee«. Diese lange Zeit der Fremdherrschaft war gekennzeichnet durch polnischen Widerstand unterschiedlichster Art und Freiheitsbestrebungen. Bei der Bewahrung der nationalen Identität kam der polnischen Sprache, der Literatur und Kultur eine besondere Rolle zu (vgl. ebd., S. 145).

Neben den Teilungen stellt der Zweite Weltkrieg die schmerzlichste Erfahrung für die polnische Nation dar. Die erst seit einer Generation unabhängige II. Republik Polen wurde am 1. September 1939 von der deutschen Wehrmacht und kurz darauf am 17. September von der Roten Armee überfallen. In diesem Krieg, der durch Grausamkeiten an der Zivilbevölkerung in Form von Massenerschießungen, Zwangsarbeit, Zwangsdeportationen und anderen Terrormaßnahmen gekennzeichnet war, verlor etwa ein Fünftel der Bevölkerung Polens ihr Leben – relativ zu seiner Größe hatte Polen also mehr Todesopfer und Schäden zu tragen als jedes andere Land der Welt und aufgrund der Grenzverschiebung nach dem Krieg erlitt es auch einen großen territorialen Verlust (vgl. ebd., S. 58). Doch diese überaus großen Opfer brachten Polen nicht etwa die völlige staatliche Souveränität. Es wurde für nahezu fünf Jahrzehnte zwangsweise als ein Satellitenstaat der Sowjetunion in den kommunistischen Ostblock eingebunden.

»Terror, Zensur, eine forcierte Umwandlung aller politischen, sozialen und ökonomischen Strukturen nach sowjetischem Muster, die Verunglimpfung der polnischen Tradition und der historischen Identität kennzeichnen die brutale Eingliederung Polens in den sowjetischen Machtbereich« (Tycner 2000, S. 93). Am grausamsten war jedoch die Tatsache, dass die polnische Bevölkerung so tun musste, »als könne ihre Tragödie als ein Sieg gedeutet werden« (Davies 2006, S. 98).

Die wichtigste Oppositionskraft gegen das totalitäre Regime – die 1980 gegründete freie Gewerkschaft »Solidarność« (»Solidarität«) mit Lech Wałęsa als dem ersten Vorsitzenden – führte schließlich 1989/1990 zum friedlichen Zusammensturz des kommunistischen Systems in Polen. Polen, das in den letzten 30 Jahren radikale politische und ökonomische Transformationsprozesse erfahren hat, ist heute ein freiheitlicher, demokratischer Staat mit gutem wirtschaftlichem Wachstum. Seit 1999 ist Polen Mitglied der NATO, 2004 trat es der EU bei.

Seit dem ersten Tag des brutalen Überfalls Russlands auf die Ukraine im Februar 2022 gehört Polen zu den wichtigsten Verbündeten der Ukraine, und zwar in humanitärer, diplomatischer, militärischer und logistischer Hinsicht. Bereits vor dem Ukraine-Krieg lebten laut dem Polnischen Statistischen Zentralamt (GUS) Ende

Februar 2020 fast 1,4 Mio. ukrainische Staatsbürger:innen in Polen (GUS 2020), die sich wegen (legaler oder illegaler) Arbeit temporär in Polen aufhielten oder zwischen Polen und der Ukraine pendelten. Seit dem 24.02.22 bis zum 03.12.23 sind knapp 17,5 Mio. Ukrainer:innen nach Polen eingereist, ca. 15,7 Mio. sind in diesem Zeitraum aus Polen in die Ukraine zurückgekehrt (Angaben des Polnischen Grenzschutzes, Straż Graniczna, Tweet vom 04.12.23). Im Mai 2022 stellten die ukrainischen Staatsbürger:innen (Arbeitsmigrant:innen und Geflüchtete) mit knapp 3,4 Mio. 8% der Bevölkerung in Polen dar (Research and Analysis Centre, Paweł Adamowicz Union of Polish Metropolises). Kein anderes Land hat so viele Geflüchtete aus der Ukraine aufgenommen wie Polen. Und wohl kaum ein anderes Land kennt aufgrund seiner leidvollen Geschichte die (neo-)imperialen Bestrebungen Russlands so gut wie Polen und ist deshalb so sehr bemüht, die Ukraine bei der Wiedererlangung der vollen Souveränität zu unterstützen.

22.3 Polnische Kultur und Identität

In Anlehnung an die Ethnologin und Kulturwissenschaftlerin Eva Feldmann (2000, S. 48) lässt sich die polnische Kultur und Identität über fünf Schlüsselbegriffe erfassen: Familienbindung, Religionsauffassung, Freiheitsliebe, Nationshochschätzung und Staatsauffassung. Diese sollen im Folgenden kurz beleuchtet werden.

22.3.1 Familie und Stellung der Frau

Laut einer repräsentativen Umfrage in Polen aus dem Jahr 2008 (CBOS) halten 78% der Befragten »ein glückliches Familienleben« für den wichtigsten Wert, wobei die Hälfte in einer Kleinfamilie (Eltern und meist ein oder zwei Kinder) und über ein Fünftel in einer Drei-Generationen-Familie leben. Die Großeltern helfen bei der Erziehung der Kinder mit und werden in den meisten Fällen im Alter nicht in Altenheimen untergebracht, sondern von der Familie versorgt. Bedingt durch die beengte Wohnsituation in der Zeit des Kommunismus und auch aus wirtschaftlichen Gründen war und ist es in Polen noch immer nicht unüblich, dass auch nach der Heirat die Eheleute in der elterlichen Wohnung/im elterlichen Haus leben. Die Eheschließung und die Übernahme der Elternrolle erfolgt meistens ca. fünf Jahre früher als in Deutschland (vgl. Feldmann 2000, S. 58 f). Die große Wertschätzung der Familie, die in der polnischen Mentalität stark verwurzelt ist und in der Wertehierarchie der polnischen Gesellschaft unverändert ganz oben bleibt (auch 2019 wurde »Familienglück« als wichtigster Wert im Leben von 83% der Respondent:innen benannt, CBOS), ist nicht zuletzt vor dem Hintergrund der polnischen Geschichte zu verstehen. Denn spätestens seit der Zeit der staatlichen Nicht-Existenz Polens wurde die Familie »zum Hort der nationalen Traditionen und zur Wiege des geistigen Widerstandes« (ebd., S. 59). Auch während des kommunistischen Regimes in Polen galt die Familie als private Rückzugsmöglichkeit, als ein durch den Staat nicht kontrollierbarer Gegenpol zu den aufgezwungenen gesellschaftspolitischen Verhältnissen sowie als eine hilfreiche Institution zur Bewältigung des schwierigen Lebensalltags. Die katholischen Werte und Normen bilden einen weiteren wichtigen Faktor, der die starke Familienbindung in Polen mit beeinflusst (vgl. ebd., S. 59). Loyalität gegenüber den Familienangehörigen sowie gegenseitige Unterstützung kennzeichnen polnische Familien – die Liebe kommt mehr in Taten als in gezeigten Emotionen zum Ausdruck (vgl. Mostwin 1980, S. 110).

Die Frauen haben in der polnischen Geschichte immer eine wichtige Rolle gespielt. Im Vergleich mit anderen Ländern besaßen und besitzen sie trotz der in einigen Bereichen vorhandenen Diskriminierung eine ungewöhnlich hohe Position, die sich aus der besonderen Geschichte Polens erklärt (vgl. Petrowa-Wasilewicz 2006, S. 53–55). Bereits in altpolnischer Zeit genossen die adligen Frauen viele Privilegien und wurden respektvoll behandelt (»sanftes Patriarchat«). Der Verlust der staatlichen Souveränität stärkte noch mehr die Stellung der polnischen Frauen in der Gesellschaft. Sie mussten nämlich alleine – da die Männer sich an Aufständen beteiligten oder später deswegen im Gefängnis saßen – die Familie ernähren und die polnische Kultur, Sprache und katholische Frömmigkeit an die folgende Generation tradieren. »Die Frau sorgte für mehr als nur für die eigene Familie, sie fühlte sich verantwortlich für das Überleben der Nation« (Hirsch 1993, S. 257). Dieser Mythos der »Matka Polka« (»Mutter Polin«), die sich heroisch für das Wohl der Familie und der Heimat opfert und ihre Kinder im patriotischen Geist erzieht, blieb auch im Zweiten Weltkrieg unter der faschistischen und danach unter der kommunistischen Herrschaft lebendig, als die Frauen erneut zu gleichberechtigten Gefährtinnen der Männer im Freiheitskampf wurden. Die diktierte Emanzipation im Sozialismus der Volksrepublik Polen stellte de facto eine Doppelbelastung für die Frauen dar, denn neben der Berufstätigkeit waren sie weiterhin für den Haushalt und die Erziehung der Kinder verantwortlich, was auch noch heutzutage eindeutig zu ihren Aufgaben zählt. Doch die Polinnen wollen sich traditionellen Rollenvorstellungen nicht mehr unterwerfen. Die Ehe und ein glückliches Familienleben sind zwar für sie weiterhin sehr bedeutsam, jedoch erwarten sie mehr Unterstützung von ihren Ehemännern und partnerschaftliche Beziehungen. Einerseits möchten sie sich auch in einem Beruf selbst verwirklichen, andererseits jedoch sich nicht vollständig von der ihnen »vorbestimmten Rolle« lösen.

22.3.2 Katholische Religiosität und Kirche

Polen zählt zu den katholischsten und religiösesten Ländern Europas. So gehörten 2019 laut dem aktuellen Bericht der Katholischen Informationsagentur in Polen aus dem Jahr 2021 91,9 % der polnischen Bevölkerung der römisch-katholischen Kirche an. Über 90 % der Pol:innen halten sich für gläubig, 11 % sogar für sehr gläubig und durchschnittlich 36,9 % nehmen jeden Sonntag am Gottesdienst teil, wobei deutliche regionale Unterschiede zu konstatieren sind (Katolicka Agencja Informacyjna 2021) – in Deutschland sind vergleichsweise nur 9,1 % der Katholiken regelmäßige Kirchgänger (Katholische Kirche in Deutschland. Zahlen und Fakten 2019/20). Jedoch nicht nur diese Zahlen belegen die herausragende Stellung der katholischen Kirche in Polen, man muss ihren Einfluss auch in einem breiteren kulturellen und geschichtlichen Kontext betrachten. Der Glaube ist in Polen mit dem Nationalbewusstsein stark verbunden. Die hohe Identifikation der Polen mit dem Katholizismus liegt in der Geschichte Polens begründet (vgl. Zarazinski 2006, S. 16–19). Bereits die Anfänge der Staatlichkeit Polens sind mit der Annahme des römisch-katholischen Christentums durch den polnischen Fürsten Mieszko I. im Jahre 966 n. Ch. unzertrennlich verbunden – aufgrund dieses bedeutenden Ereignisses für die geschichtliche Entwicklung Polens fühlte sich dieses von seinem Ursprung an dem lateinisch geprägten Abendland und dessen Kultur zugehörig. In der Zeit der Unterdrückung durch die Teilungsmächte stellte die katholische Kirche als Volkskirche einen der wichtigsten Garanten für die Bewahrung der Identität der polnischen Nation in Abgrenzung zu dem überwiegend protestantischen Preußen und dem orthodoxen Russland dar, indem sie die polnische Sprache, Traditionen und Werte pflegte und den Freiheitskampf aktiv unterstützte, also gleichzeitig auch stark patriotisch geprägt war. Während des Zweiten Weltkrieges bildete die Kirche einen zentralen Teil des nationalen Widerstandes, was viele katholische Geistliche und Ordensleute mit ihrem Leben bezahlen mussten. Auch in der Nachkriegszeit verkörperte die katholische Kirche die wichtigste Oppositionskraft gegen das kommunistische Regime. Als einzige Institution, deren Strukturen nicht aufgelöst wurden, bot sie der Gesellschaft den einzigen freien Raum für Protest und passiven Widerstand unterschiedlicher Art sowie Schutz vor Repressalien des Staates. Somit besaß das kirchliche Leben nicht nur eine religiöse, sondern ebenfalls eine »politische« Dimension. Aufgrund ihres großen gesellschaftlichen Einflusses, den die Wahl des Krakauer Erzbischofs und Kardinals Karol Wojtyła zum Papst am 16.10.1978 sowie seine Pastoralreisen in die Heimat noch verstärkten, spielten die katholische Kirche sowie Papst Johannes Paul II. eine wesentliche Rolle beim Zusammenbruch des kommunistischen Regimes in Polen. Vor diesem historischen Hintergrund lässt sich die herausragende Position der Kirche im sozialen und politischen Leben in Polen sowie die Hochachtung vor der Autorität des Priesters verstehen.

Religionssoziologische Untersuchungen in Polen zeigen einen weiteren Trend unter den Gläubigen, nämlich die Selektivität in Glaubens- und in ethischen Fragen. Es herrscht nämlich eine Diskrepanz zwischen deklariertem Glauben und der Übereinstimmung mit der kirchlichen Doktrin, v.a. hinsichtlich der Sexual- und Ehemoral; d.h., ein Großteil der Katholiken hält sich zwar für gläubige Christen und steht auch der Kirche nahe, akzeptiert aber in manchen Punkten die katholische Lehre nicht (vgl. ebd., S. 22f). Man könnte also die Spezifik der polnischen Frömmigkeit als »kulturellen Katholizismus« bezeichnen (Katolicka Agencja Informacyjna 2021, S. 14). Zu den charakteristischen Merkmalen der polnischen katholischen Frömmigkeit zählen neben der kirchlich-nationalen Rückkopplung, ihrer patriotischen Prägung und starken Verwurzelung in der gesellschaftlichen Struktur auch der Reichtum religiöser Traditionen und Riten, die starke emotionale Dimension der religiösen Erfahrung sowie der öffentliche Charakter der Glaubenspraxis, also kollektive Formen des katholischen Kultes, wie z.B. Wallfahrten, Prozessionen, Besinnungstage im Advent und in der Fastenzeit etc. In der polnischen katholischen Volksfrömmigkeit stark verankert ist die Marienverehrung, welche auch mit der nationalen Geschichte eng verbunden ist. Maria, von König Jan Kazimierz im 17. Jahrhundert als Zeichen des Dankes für die ihr zugesprochene Hilfe bei der Abwehr der protestantischen »schwedischen Sintflut« zur »Königin Polens« erklärt, gilt als Schutzpatronin der polnischen Nation.

Ein anderes wesentliches Charakteristikum der polnischen Religiosität besteht in der großen Verehrung des polnischen Papstes Johannes Pauls II., der am 27.04.2014 heiliggesprochen wurde. Die charismatische Persönlichkeit dieses ersten slawischen Oberhauptes der katholischen Kirche prägte nahezu 30 Jahre lang die polnische Kirche und auch das gesellschaftliche Leben in Polen. Es steht völlig außer Frage, dass dieser Papst am friedlichen Zusammenbruch des kommunistischen Regimes in Polen und im Endeffekt am Zerfall des Ostblocks in einem nicht unerheblichen Maße beteiligt war (vgl. Davies 2008, S. 1087 f.). Zu seinen Lebzeiten galt er – und gilt noch immer – im Erleben der polnischen Bevölkerung als die größte moralische Autorität.

22.3.3 Freiheitsliebe, Nationshochschätzung und Staatsauffassung

Die geografische Lage Polens zwischen zwei mächtigen Nachbarn – den Germanen/Deutschen im Westen und den Ostslawen/Russen im Osten – sollte ihm im Laufe seiner Geschichte wiederholt zum Verhängnis werden, da es zu deren Spielball wurde. Seine Geschichte ist gekennzeichnet durch Zerstörung, Aufstände und Wiederaufbau. Aber weder die lange Fremdherrschaft der drei Teilungsmächte im 19. Jahrhundert noch die nationalsozialistische Besatzungsmacht im Zweiten Weltkrieg oder das totalitäre kommunistische System vermochten es, die polnische Nation auszulöschen. Diese schweren Zeiten, in denen entschlossener Widerstand und patriotischer Freiheitskampf das polnische Denken, Fühlen und Handeln bestimmten, haben das Nationalbewusstsein eher noch verstärkt. Hinsichtlich der Haltung gegenüber dem Staat war für die Zeit des Kommunismus in Polen die Spaltung in das »Wir« der Gesellschaft mit einem aktiven und passiven Widerstand gegen die bestehende sozialistische Ordnung und das »Sie« der kommunistischen Machthaber mit dem unterdrückenden Staatsapparat charakteristisch – also »die Gesellschaft gegen den Staat«. Das heutige Staatsverständnis ist europäisch geprägt, orientiert sich zugleich aber an den in der polnischen Gesellschaft gültigen Werten (vgl. Feldmann 2000, S. 67–73).

22.4 Geschichte der Migration aus Polen nach Deutschland

Gegenüber anderen Migrantengruppen zeichnet sich die Migration aus Polen in die BRD nach Pallaske (2001a, S. 6) durch drei spezifische Merkmale aus:

1. die relative Unsichtbarkeit der polnischen Migrant:innen und damit einhergehend deren Nicht-Präsenz im öffentlichen Bewusstsein,
2. die Parallelität von langfristiger Zuwanderung einerseits und zirkulärer Arbeits- bzw. Pendelmigration andererseits sowie
3. die weitreichende historische Kontinuität der Zuwanderungen von Polen nach Deutschland.

Bereits in der zweiten Hälfte des 19. Jahrhunderts begann im Zuge der Industrialisierung der Zustrom von polnischen Arbeitsmigrant:innen insbesondere aus den Ostprovinzen Preußens (bis zum Ersten Weltkrieg etwa 750.000 Menschen) in das Deutsche Reich, v. a. in industrielle Ballungsgebiete wie das Ruhrgebiet, aber auch in die Großstädte Berlin, Bremen und Hamburg. In der Zwischenkriegszeit kehrte die Mehrheit der »Ruhrpolen« in die neu entstandene Republik Polen zurück oder wanderte nach Frankreich oder Belgien aus. Verblieben sind nur noch etwa 150.000 Personen.

Während des Zweiten Weltkrieges wurden mindestens 1,7 Mio. Polen, nach polnischen Schätzungen sogar 2,8–3,5 Mio. (vgl. Stefanski 1995, S. 393), zur Zwangsarbeit nach Deutschland verschleppt. Nicht alle wurden nach dem Kriegsende repatriiert. Mindestens 100.000 »displaced persons« (Zwangsarbeiter:innen, Kriegsgefangene, Häftlinge aus verschiedenen Vernichtungs- oder Arbeitslagern) blieben aus gesundheitlichen Gründen, wegen Eheschließung oder aus Angst vor dem polnischen kommunistischen Regime zurück.

Infolge der Grenzenverschiebung nach dem Zweiten Weltkrieg wurden die bis 1945 deutschen Ostgebiete (Ostpreußen, Pommern und Schlesien) dem polnischen Staat einverleibt. Die auf diesen Gebieten verbliebenen Deutschen sollten nach Deutschland ausgesiedelt werden. Nach ihrer Einreise in die BRD erhielten diese »Vertriebenen« (bis 1949) oder »Aussiedler:innen« (1950–1992) bzw. »Spätaussiedler:innen« (seit 1993) auf Grundlage des Artikels 116 des Grundgesetzes ohne förmliches Einbürgerungsverfahren sofort einen deutschen Pass und zahlreiche Vergünstigungen und Eingliederungshilfen, die sie gegenüber anderen Einwanderergruppen in eine privilegierte Lage versetzten. Die Zahl der »Aussiedler:innen« aus Polen der 1950er- und 1960er-Jahre, die noch eine »deutsche« Sozialisation erfahren haben, belief sich auf ca. eine halbe Million. In den 1980er-Jahren stieg die Zahl drastisch an: Zwischen 1980 und 1992 emigrierten ca. 800.000 Deutschstämmige aus Polen nach Westdeutschland – allein in den Jahren der großen Auswanderungswelle 1988–1990 über eine halbe Million (Statistik Spätaussiedler und deren Angehörige 2007). Die meisten (ca. 90 %) kamen als »illegale« Einwanderer:innen mit einem Touristenvisum, d. h. ohne ein in Polen bewilligtes Anerkennungsverfahren und somit nicht offiziell ausgebürgert, sodass sie de facto zu doppelten Staatsbürgern wurden (vgl. Pallaske 2002, S. 56f).

Die Aussiedler:innen aus Polen bildeten bis 1990 mit Abstand den größten Anteil unter allen in die BRD eingereisten Aussiedler:innen. Anfang der 1990er-Jahre führten verschärfte gesetzliche Anerkennungskriterien zu einem deutlichen Rückgang des Zuzuges aus Polen. Im Gegensatz zu der Aussiedler-Migration der 1950er- und 1960er-Jahre waren die Aussiedler:innen der 1980er-Jahre in fast allen Fällen »polnisch« sozialisiert worden und etwa 80–95% sprachen zum Zeitpunkt der Einreise in die BRD ausschließlich Polnisch (vgl. ebd., S. 59). Als Ausreisemotiv aus Polen gaben die Aussiedler:innen der 1970er- und 1980er-Jahre überwiegend den Wunsch an, »als Deutsche unter Deutschen« zu leben, doch die schwierigen ökonomischen und politischen Lebensbedingungen im damaligen Polen haben sicherlich auch eine wichtige Rolle gespielt (vgl. Grabe 2000, S. 180).

Neben den Aussiedler:innen deutscher Herkunft wanderten in den 1980er-Jahren noch ca. 190.000 Ausländer:innen polnischer Staatsangehörigkeit aus Polen aus, die als Asylbewerber:innen oder »Ostblockflüchtlinge« einen »Duldungs«-Status zugewiesen bekamen. Etwa 100.000 bis 150.000 von ihnen erlangten dann in den 1990er-Jahren einen verfestigten Aufenthaltstitel (vgl. Pallaske 2001b, S. 124). Ein Teil von ihnen waren politische Flüchtlinge – die Anhänger der »Solidarność«, darunter viele Intellektuelle und Künstler:innen.

Während die Migrant:innen aus Polen in den 1980er-Jahren hauptsächlich das Ziel hatten, sich dauerhaft in Deutschland niederzulassen, handelte es sich bei der Zuwanderung der 1990er-Jahre aus Polen überwiegend um eine zirkuläre Arbeits- bzw. Pendelmigration. Es waren die sog. »neuen Gastarbeiter:innen« – hauptsächlich Werkvertragsarbeitnehmer:innen und Saisonarbeiter:innen – mit einem legalen und zeitlich befristeten Arbeitsaufenthalt (vgl. ebd.). Seit dem EU-Beitritt Polens im Jahre 2004 und vor allem seit dem 1. Mai 2011, als die Zugangsbeschränkungen für Polen zum deutschen Arbeitsmarkt vollständig aufgehoben wurden, ist die Zahl der polnischen Arbeitsmigrant:innen und der Arbeitspendler:innen in Deutschland stark gestiegen. Unter den polnischen Arbeitsmigrant:innen befinden sich (hoch)qualifizierte Fachkräfte, aber auch geringqualifizierte Arbeitskräfte in der Gastronomie, Landwirtschaft und Baubranche, ferner auch Unternehmensgründer:innen und in den letzten Jahren vermehrt auch (Alten)Pflegekräfte (Bogai & Wiethölter 2015).

Laut dem Mikrozensus lebten im Jahr 2022 2.201.000 Personen mit polnischem Migrationshintergrund in Deutschland, davon 1.578.000 mit eigener Migrationserfahrung; sie stellen nach den türkischstämmigen Menschen die zweitgrößte Migrantengruppe in Deutschland dar (Statistisches Bundesamt 2023).

22.5 Polnische Community in Deutschland

Die polnischen Migrant:innen gelten in der deutschen Öffentlichkeit im Gegensatz zu anderen Zuwandererpopulationen als besonders integrationsfähig, ja nahezu als unsichtbar. Dies kann einerseits auf ihre Heterogenität (und somit kein gemeinsames Identitätsbewusstsein), die kulturelle Nähe zur Aufnahmegesellschaft sowie deren regionale und lokale Zerstreutheit zurückgeführt werden (vgl. Wolff-Powęska & Schulz 2001, S. 379 ff), andererseits aber auch auf das Fehlen etablierter und nach außen hin gut erkennbarer formeller Netzwerke. Es gibt zwar zahlreiche polnische Organisationen, aber mit nur wenigen Mitgliedern und ohne wirksame Interessenvertretung (vgl. Pallaske 2002, S. 179). Ein wichtiger Grund für dieses fehlende Engagement der polnischsprachigen Migrant:innen in polnischen Vereinen besteht in der »Skepsis vor einer Vereinnahmung durch Organisationen« (ebd., S. 170), die aus den negativen »Kollektiv«-Erfahrungen zur Zeit des Kommunismus in Polen resultiert. Weitere Gründe für die »Unsichtbarkeit« der polnischen Community in Deutschland liegen in der großen Bereitschaft zur Anpassung an die Aufnahmegesellschaft sowie dem Wunsch, nicht auffallen zu wollen, aus Angst vor daraus resultierenden Nachteilen für sich oder die Kinder (Kaluza 2002, S. 709).

Das augenfälligste Merkmal der polnischen Community sind die sehr gut besuchten polnischsprachigen, von der »Polnischen Katholischen Mission in Deutschland« in fast allen Großstädten organisierten Gottesdienste, die gleichzeitig auch einen wichtigen Treffpunkt, Informations- und Kontaktbörse darstellen (vgl. ebd., S. 164–166). In den polnischen Seelsorgezentren finden außerdem Kinder- und Jugendkatechese in polnischer Sprache, Polnischunterricht sowie Aktivitäten diverser polnischsprachiger religiöser und kultureller Gruppen statt (vgl. Szulczyński 2000, S. 153). Eine ethnische Community der Migrant:innen aus Polen – die »Polonia« (= Personen, »die sich – unabhängig von ihrem Rechtsstatus und ihrer Staatsbürgerschaft – ihren polnischen Wurzeln verbunden fühlen«) (Wolff-Powęska & Schulz 2000, S. 1) – wird im Gegensatz zu anderen Zuwanderergruppen kaum wahrgenommen. Viel stärker ausgeprägt sind dagegen die informellen, nach außen hin nicht sichtbaren Netzwerke: Hier wären in erster Linie die intensiven familiären Kontakte und polnischsprachigen Freunde und Bekannte als oftmals wichtigste und manchmal sogar einzige Kontaktpersonen sowie enge Bindungen ans Herkunftsland zu nennen (vgl. Pallaske 2002, S. 179). Es lassen sich folglich bei der Polonia in Deutschland zwei parallel ablaufende Prozesse konstatieren: Auf privater und kultureller Ebene die Bewahrung der polnischen nationalen Identität, Sprache und Traditionen, in der öffentlichen Sphäre die Integration in die deutsche Gesellschaft (vgl. Wrzesiński 2000, S. 39).

22.6 Psychosoziale Belastungsfaktoren

Spezifische Stressoren, von denen polnische Migrant:innen berichten, betreffen Unterschiede hinsichtlich der Religiosität und Mentalität (vgl. Leidinger 2005, S. 89 f.). So wird z. B. einerseits die säkular und multireligiös geprägte deutsche Gesellschaft als stark konträr zu der katholisch geprägten Gesellschaft in Polen erlebt; andererseits fühlen sich aber auch viele der aus Polen stammenden Katholik:innen selbst in den deutschen katholischen Gemeinden und Gottesdiensten nicht heimisch. Es liegt allerdings nicht nur an den schlechten Deutschkenntnissen, weshalb viele polnische Migrant:innen polnischsprachige Gottesdienste besuchen, sondern auch an spezifisch polnischen religiösen Bräuchen sowie z. T. unterschiedlichen Religionspraktiken und der mentalen Bindung an die polnische Kirche.

Viele polnische Migrant:innen erleiden in Deutschland einen Statusverlust, da sie ihren erlernten Beruf, z. B. aufgrund unzureichender Sprachkompetenz oder aufgrund der Nichtanerkennung ihrer Abschlüsse, nicht ausüben können. Auch die Arbeitslosigkeit stellt eine besonders starke Bedrohung ihres Selbstwertgefühls dar, weil sie die Aussiedlung als eine Niederlage deuten lässt (vgl. Kornischka 1996, S. 512).

Die polnischen Aussiedler:innen sind im Gegensatz zu den Ausländer:innen polnischer Staatsangehörigkeit einem großen Rechtfertigungsdruck bzgl. ihrer ethnischen Identifikation als Deutsche ausgesetzt, da diese als Legitimation ihres Aufenthaltes in der BRD fungiert. Deswegen kommt es nicht selten vor, dass sie v. a. in der Anfangsphase ihrer Migration die eigene Herkunft verleugnen und darum bemüht sind, zu »150 %« Deutsche zu sein. Wenn sie jedoch realisieren, dass diese Strategie des »Nicht-auffallen-Wollens« und der Überangepasstheit aufgrund ihrer Sprachprobleme nicht funktioniert, besinnen sich viele wieder ihrer polnischen Identität (Pallaske 2001b, S. 136).

Einen anderen Belastungsfaktor stellt die Erfahrung von Diskriminierung, Vorurteilen und z. T. historisch tradierten antipolnischen Ressentiments dar, die selbst seit vielen Jahren in Deutschland lebende Aussiedler:innen machen, da sie trotz ihrer deutschen Abstammung wegen ihrer sprachlichen Defizite auffallen (vgl. ebd., S. 90). Negative Stereotype wie »Rückständigkeit« oder »Konservatismus«, die »polnische Unordnung« oder die »polnische Wirtschaft« (im Sinne einer Misswirtschaft) (vgl. Orłowski 2003, S. 276 f), ferner das Klischee von den Polen als Autodiebe, Zigarettenschmuggler, Schwarzarbeiter etc. prägen das Polenbild der deutschen Gesellschaft. Zugleich bewundern die Deutschen die Polen jedoch auch ein wenig als »Überlebenskünstler, Patrioten, perfekte Improvisatoren, vor allem aber schätzen sie die polnische Herzlichkeit und Gastfreundschaft« (Konopka 1993, S. 15). Auch wenn sie vonseiten der Deutschen korrekt behandelt werden, haben allerdings einige deutschstämmige Aussiedler:innen aus Polen das Gefühl, nicht wirklich dazuzugehören, denn sie sind zwar »formal Deutsche, faktisch jedoch Fremde« (Kornischka 1998, S. 144). Das Fremdheitsgefühl der Aussiedler:innen resultiert v. a. daraus, dass sie im Vergleich zu den einheimischen Deutschen eine andere Sozialisation erfahren haben, einen anderen kulturellen Hintergrund besitzen und oftmals auch über unzureichende Deutschkenntnisse verfügen.

Als ein weiterer, nicht zu unterschätzender psychosozialer Risikofaktor kann sicherlich auch die Alkoholproblematik angesehen werden. Es existieren zwar keine Angaben zur Prävalenz des Alkoholkonsums und der Alkoholstörungen bei Personen mit polnischem Migrationshintergrund in Deutschland (in Polen lag der Pro-Kopf-Verbrauch ab 15 Jahren im Jahre 2019 bei 11,89 Litern Reinalkohol, in Deutschland im selben Jahr bei 12,79 Litern, World Population Review 2022). Mit hoher Wahrscheinlichkeit kann jedoch angenommen werden, dass sich bei ihnen die kulturspezifischen Muster ihres Herkunftslandes im Hinblick auf den Umgang mit Alkohol in Deutschland fortsetzen werden (vgl. Riecken & Schwichtenberg 2002, S. 233). Polen gehört zu den Staaten, in denen traditionellerweise eine Präferenz für hochprozentige alkoholische Getränke (z. B. Wodka) besteht, die in unregelmäßigen Episoden in großen Mengen getrunken werden (»binge drinking«), beispielsweise auf Festen oder bei Geburtstagen (vgl. Popova et al. 2007, S. 465 f). Migrationsbedingte Probleme (z. B. Verlusterfahrungen, Trennungsschmerz, enttäuschte Erwartungen, Sprachschwierigkeiten etc.) können zu einem erhöhten Rauschmittelkonsum führen, da sie Scheinlösungen für diese Belastungen bieten (z. B. Schein-Geborgenheit) und eine Illusion von Integrität schaffen (vgl. Czycholl 2002, S. 223). Insgesamt betrachtet kann somit von einer besonderen Alkoholgefährdung bei einigen, v. a. männlichen polnischstämmigen Migranten ausgegangen werden.

22.7 Psychische Morbidität – Stand der Forschung

Trotz des in den letzten Dekaden zu verzeichnenden zunehmenden Forschungsinteresses an Studien zur psychischen Gesundheit von Personen mit Migrationshintergrund ist die Anzahl von Studien über die psychische Morbidität polnischer Migrant:innen relativ gering und viele dieser wenigen Studien sind älter als 10 Jahre, was verwundern mag, da es sich bei diesen Zuwander:innen um eine der größten Migrantenpopulationen in Deutschland, aber auch in einigen anderen europäischen Ländern handelt.

Insgesamt ist deutschen sowie internationalen Studien zu entnehmen, dass polnischstämmige Migrant:innen im Vergleich mit der einheimischen Bevölkerung meistens höhere Symptomausprägungen aufweisen, jedoch gibt es auch Studien, die den polnischen Migrant:innen keine stärkere bzw. sogar eine geringere Symptomlast oder Prävalenz psychischer Störungen (healthy migrant effect) in Relation zu den Einheimischen attestieren. Verglichen mit anderen Migrantenpopulationen demonstrieren Personen polnischer Herkunft sehr häufig eine bessere psychische Gesundheit. Dies könnte u. a. mit der Tatsache erklärt werden, dass es sich bei ihnen um »unsichtbare« Migrant:innen handelt, die somit auch weniger Diskriminierungserfahrungen ausgesetzt sind und außerdem aufgrund der kulturellen Nähe zu den westlichen Gesellschaften einen geringeren akkulturativen Stress erleben als nach Westeuropa Zugewanderte aus z. B. dem Nahen oder Mittleren Osten; und nicht zuletzt auch, weil sie eine große Integrationsbereitschaft zeigen und häufig auch gut integriert sind.

In einer in Leipzig durchgeführten nicht klinischen Studie mit 140 polnischen und 82 vietnamesischen Migrant:innen zeigten beide Zuwanderergruppen signifikant höhere Angst- und Depressionswerte (Merbach et al. 2008) sowie einen signifikant höheren Score körperlicher Beschwerden (Wittig et al. 2008) als die deutsche Vergleichsstichprobe. In der repräsentativen Gutenberg-Gesundheitsstudie wurden bei polnischen Migrant:innen (n = 295) im Vergleich mit einheimischen Deutschen (n = 11.418) lediglich höhere Typ-D-Scores sowie erhöhte Selbstmordgedanken konstatiert, während das Risiko für Depression, Angst, soziale Phobie und Panikattacken vergleichbar war; in Relation zu den türkischen (n = 141) wiesen die polnischen Migrant:innen erster Generation ein bedeutsam geringeres Risiko für Panikattacken und Depression auf (Beutel et al. 2016). Mewes et al. (2010) berichteten dagegen von keinen signifikanten Unterschieden zwischen osteuropäischen (n = 43, darunter polnischen), türkischen (n = 42) sowie Migrant:innen aus der ehemaligen Sowjetunion (n = 49) bei Kontrolle für wichtige soziodemografische Variablen bzgl. der Ausprägung depressiver, angstbezogener und somatoformer Symptomatik. Sie betonen jedoch, dass in die Studie lediglich Personen mit guten Deutschkenntnissen, also die eher gut integrierten Migrant:innen eingeschlossen wurden. Igel et al. (2010) untersuchten anhand einer repräsentativen Stichprobe von verschiedenen Migrantenkollektiven aus dem Sozio-ökonomischen Panel (n = 1.844, darunter 148 polnische Migrant:innen) die gesundheitsbezogene Lebensqualität sowie den Einfluss von wahrgenommener Diskriminierung auf diese, wobei nur Respondent:innen mit guten Deutschkenntnissen eingeschlossen wurden. Die türkischen Migrant:innen fühlten sich signifikant häufiger von Diskriminierung betroffen als alle anderen Migrantengruppen. Bei polnischen Migrant:innen waren Alter und Diskriminierungserfahrungen signifikante Prädiktoren für die psychische sowie Lebenszufriedenheit und Erwerbsstatus für die physische Gesundheit.

Eigene Untersuchungen aus der Arbeitsgruppe um die Autorin und Erim, die auch Studienteilnehmende mit schlechten Deutschkenntnissen inkludierten, um einem Selektionsbias vorzubeugen, detektierten bei polnischen Migrant:innen (n = 261) im Vergleich mit der deutschen Norm eine signifikant höhere Ausprägung von Angstsymptomen und somatischen Beschwerden sowie eine tendenziell höhere Depressivität, jedoch vergleichbare Werte mit einheimischen Polen (n = 252) (Morawa et al. 2013). Ein ähnlicher Befund war auch im Hinblick auf die gesundheitsbezogene Lebensqualität zu konstatieren: signifikant geringere Werte der polnischen Migrant:innen relativ zu der deutschen Norm, aber vergleichbare Scores mit einheimischen Polen, jedoch nach Kontrolle des Alters eine bessere physische Gesundheit als die Polen (Morawa & Erim 2015). Bei den polnischen Migrant:innen war ebenfalls eine signifikant höhere (testpsychologisch erhobene) Einmonats-PTBS-Prävalenz verglichen mit einer repräsentativen Stichprobe der deutschen und polnischen Allgemeinbevölkerung zu verzeichnen (Morawa & Erim 2016). In einer weiteren Studie beobachteten Morawa und Erim (2014) bei 109 türkisch- gegenüber 109 polnischstämmigen Migrant:innen eine signifikant höhere Ausprägung der

Depressivität und der erlebten Diskriminierung sowie eine signifikant geringere Lebensqualität.

Was internationale Studien zum psychischen Gesundheitsstatus polnischer Migrant:innen anbetrifft, so stammen die meisten Studien aus Schweden. In einer in Schweden durchgeführten, bevölkerungsrepräsentativen Untersuchung (Blomstedt et al. 2007) demonstrierten die aus Polen (n = 161) und anderen osteuropäischen Ländern stammenden Migrant:innen (n = 164) im Vergleich zur Mehrheitsgesellschaft doppelt so häufig psychische Störungen und psychosomatische Beschwerden, während die aus der ehemaligen Sowjetunion Zugewanderten (n = 60) mit der schwedischen Referenzgruppe (n = 35.459) vergleichbar waren. In einem anderen schwedischen Survey (Bayard-Burfield et al. 2001) wiesen polnische, türkische, iranische und chilenische Migrant:innen in Relation zu den Schweden ein signifikant erhöhtes Risiko für psychische Störungen sowie den Konsum psychotroper Substanzen (Antidepressiva, Tranquilizer oder Hypnotika) auf. Ein ebenfalls aus Schweden stammender nationaler Survey zu Migrant:innen (Sundquist et al. 2000) mit 1.980 Personen aus fünf unterschiedlichen Zuwandererpopulationen (polnische, türkische, iranische, chilenische und kurdische Migrant:innen) detektierte beim polnischen Migrantensample (für beide Geschlechter) von allen Migrantenkollektiven am seltensten psychologischen Stress sowie psychosomatische Beschwerden in Form von Müdigkeit, Schlafproblemen und Kopfschmerzen.

Eine aktuelle, große, registerbasierte Studie aus Norwegen (Ekeberg et al. 2021), die 758.774 ethnische Norweger:innen sowie 61.124 Migrant:innen aus vier Ländern (darunter Polen: n = 41.329) einschloss, nutzte die Daten des Norwegian Patient Registry, welches alle psychiatrischen Diagnosen (ICD-10, Kapitel V) erfasst, die während der Kontakte mit Institutionen zur psychischen Gesundheit gestellt wurden. Bei den polnischen Migrant:innen wurden signifikant geringere Prävalenzen aller ICD-10-Diagnosen im Vergleich mit der einheimischen Bevölkerung konstatiert, auch nach Adjustierung für Alter und Geschlecht. Bujek-Kubas & Mojs (2021) untersuchten polnische Migrant:innen in den Niederlanden (n = 62), einheimische Niederländer:innen (n = 56) sowie einheimische Pol:innen (n = 50) bzgl. positiver und negativer Emotionen, Stress, Angst und Lebenszufriedenheit vor und während der Covid-19-Pandemie. Die polnischen Migrant:innen wiesen von allen drei Gruppen die höchste Ausprägung des wahrgenommenen Stresses, der Angst und negativer Gefühle vor der Pandemie auf; auch während der Pandemie zeigten sie die höchsten Scores für Angst und negative Gefühle.

22.8 Polnische Migrant:innen in der Psychotherapie

Die meisten deutschen und internationalen Studien zur Inanspruchnahme psychologischer/psychotherapeutischer Gesundheitsdienste durch die polnischen Migrant:innen zeigen eine geringere Nutzung solcher Einrichtungen in Relation zu dem durch die psychische Belastung angezeigten Bedarf (Morawa & Erim 2016,

Gondek & Kirkbride 2018) und auch im Vergleich mit den Einheimischen (Straiton et al. 2014, Abebe et al. 2017), wobei polnische Migrantinnen ein höheres Inanspruchnahmeverhalten aufweisen als die männlichen Migranten polnischer Herkunft (Straiton et al. 2014). Eine Studie aus Großbritannien (Gondek & Kirkbride 2018) fand bei 536 polnischen Migrant:innen folgende signifikante Prädiktoren für die höhere Wahrscheinlichkeit einer Inanspruchnahme des Gesundheitssystems in der Vergangenheit aufgrund psychischer Probleme: höheres Alter, Aufenthaltsdauer länger als zwei Jahre, keine Kinder zu haben, bessere Informiertheit über die Gesundheitsdienste sowie schlechtere psychische Gesundheit, während größere Selbststigmatisierung aufgrund von hilfeaufsuchendem Verhalten für psychische Probleme sowie größere wahrgenommene soziale Unterstützung mit einer geringeren Wahrscheinlichkeit assoziiert waren. Eine höhere Wahrscheinlichkeit für die beabsichtigte Nutzung von Gesundheitsleistungen für psychische Probleme in den nächsten drei Monaten wurde prädiziert durch höheres Alter, keine:n Partner:in überhaupt oder in Großbritannien zu haben, hilfeaufsuchendes Verhalten in der Vergangenheit, bessere Informiertheit über die Gesundheitsdienste sowie schlechtere psychische Gesundheit, während größere Selbststigmatisierung aufgrund von hilfeaufsuchendem Verhalten für psychische Probleme sowie ein höheres Bildungsniveau mit einer geringeren Wahrscheinlichkeit assoziiert waren. Als möglich Gründe für die Unterrepräsentanz polnischer Migrant:innen in den Institutionen zur Behandlung psychischer Erkrankungen im Vergleich mit der einheimischen Bevölkerung werden von den Autor:innen mehrere Aspekte benannt (Straiton et al. 2014, Abebe et al. 2017): polnische Migrant:innen reisen in ihre Heimat, um sich dort behandeln zu lassen, Sprachprobleme stellen eine Barriere dar, aber nicht zuletzt könnten die geringeren Inanspruchnahmeraten auch den Healthy Migrant Effect widerspiegeln.

Basierend auf seiner jahrelangen psychiatrischen und psychotherapeutischen Erfahrung benennt Namyslowski (1998, S. 98) Angststörungen, psychosomatische Störungen und Depressionen als häufigste Ursachen für das Aufsuchen eines Psychotherapeuten/einer Psychotherapeutin durch eine Person mit polnischem Migrationshintergrund. Kennzeichnend ist seiner Ansicht nach der Umstand, dass die Symptomatik erst nach einer Latenzzeit von etwa fünf bis zehn Jahren nach der Einreise nach Deutschland manifest wird. Er erklärt die verzögerte Dekompensation mit den Bemühungen der polnischen Zuwander:innen um die Integration in die neue Lebenswirklichkeit, die sich trotz der zu bewältigenden Schwierigkeiten stressreduzierend auswirken. Die Symptomatik manifestiert sich erst dann in vollem Umfang, wenn die kompensatorischen Strategien erschöpft sind. Kornischka (2008, S. 63) verweist in diesem Zusammenhang auf die Überidealisierung Deutschlands, welche die Aussiedler:innen einige Jahre lang vor der Enttäuschungsreaktion und den damit assoziierten Anpassungsstörungen schützt.

Auch Podeszwa – ein seit 26 Jahren in eigener Praxis in Duisburg tätiger Psychotherapeut und Facharzt für Allgemeinmedizin[9] – beobachtet am häufigsten depressive Verstimmungen, Angstneurosen und psychosomatische Störungen bei sei-

---

9 Podeszwa, mündliche Mitteilung vom 15. Oktober 2008

nen polnischen Patient:innen. Den Depressionen liegen zumeist Erfahrungen von deutlicher beruflicher Dequalifizierung und sozialer Degradierung sowie Misserfolgs- und Verlusterlebnisse zugrunde, während sich die Angststörungen in der Angst vor den Behörden, vor amtlichen Briefen, also vor der Bürokratie äußern, die in Polen nicht so stark ausgebaut war.

Leidinger (2005, S. 90) erwähnt ferner die Tendenz zur Somatisierung psychischer Konflikte, die für Aussiedler:innen typisch ist, bei denen das Krankheitsverständnis auf körperliches Funktionieren ausgerichtet ist und somit eine verstärkte Inanspruchnahme medizinischer Leistungen, v. a. in Form von Medikamenten, zur Folge hat. Als Gründe für die starke Somatisierungstendenz nennt Masumbuku (1995, S. 149) die Unfähigkeit zur Reflexion psychischer Vorgänge, die Manifestation körperlicher Symptome als Ausdruck oder Begleiterscheinung der aktuellen belastenden psychosozialen Situation, die Verdrängung der Enttäuschung, deren Eingeständnis die Richtigkeit einer zentralen Lebensentscheidung in Frage stellen würde, das Fehlen psychischer Mittel zur Bewältigung der aktuellen Konfliktsituation bzw. die Aktualisierung neurotischer Konflikte.

Auch wenn keine generelle Beschreibung möglich ist, denn es gibt nicht den typischen polnischen Migranten/die typische polnische Migrantin in der Psychotherapie, so existieren dennoch bestimmte Charakteristika, die bei vielen aus Polen stammenden Menschen, welche eine:n Psychotherapeut:in aufsuchen, zu konstatieren sind.

Die Widerstände, eine Psychotherapie in Anspruch zu nehmen, sind sehr groß, v. a. bei Männern. Den Grund hierfür stellt die Scham dar. Der Gang zum Therapeuten/zur Therapeutin wird gewissermaßen als Eingeständnis einer Niederlage und der Unfähigkeit gedeutet, selbst zurechtzukommen (vgl. Podeszwa). Die psychische Erkrankung ist jedoch nicht nur eine Quelle der Scham für den Betroffenen selbst, sondern auch für seine Familie. Meistens motiviert die Beeinträchtigung der Arbeitsleistung zur Therapie (vgl. Folwarski & Smolinski Jr. 2005, S. 752). Wenn polnische Migrant:innen ihr Schamgefühl überwunden haben und in die Psychotherapie kommen, und diese Tendenz nimmt gegenüber früher immer mehr zu, wobei Frauen öfter eine:n Therapeut:in aufsuchen als Männer – so Podeszwa –, zeigen sie eine passive Haltung, d. h., sie warten auf die Fragen des Psychotherapeuten/der Psychotherapeutin, sind zurückhaltend. Therapieabbrüche kommen selten vor. Selbst wenn sie die deutsche Sprache gut beherrschen, suchen polnische Migrant:innen oft eine:n polnischsprachige:n Psychotherapeut:in auf, weil sie sich erhoffen, aufgrund der gleichen Mentalität von ihm/ihr besser verstanden zu werden als von einem/einer einheimischen deutschen Therapeut:in. Sie wünschen sich in erster Linie eine auf Problemlösung ausgerichtete Therapie und nicht eine einsichtsorientierte (vgl. Mondykowski 1982, S. 410).

Ein Großteil der aus Polen stammenden Zuwander:innen fühlt sich nach Podeszwa in ihren Erwartungen enttäuscht, denn sie beabsichtigten ihren Lebensstandard zu verbessern, haben aber stattdessen einen beruflichen und sozialen Abstieg hierzulande erlebt. Viele haben nämlich in Polen z. B. ein Hochschulstudium absolviert oder arbeiteten als Fachkräfte, konnten aber in Deutschland ihre berufliche Position nicht halten. Sie mussten »tiefer ansetzen«. Diese schmerzliche Erfahrung der sozialen Degradierung und damit einhergehend des Prestigeverlustes manifestiert sich in depressiver Verstimmung, in niedrigem Selbstwertgefühl, in existenziellen Ängsten sowie in dem Gefühl, einen Verlust im Leben erlitten und eine falsche Entscheidung getroffen zu haben. In vielen Fällen jedoch idealisieren die polnischen Migrant:innen ihr Leben in Polen, indem sie sich einen »Mythos« schaffen, wie schön es doch in ihrer alten Heimat war, wie sie von allen respektiert wurden und alles im Griff hatten. Dieser Mythos dient dann als Rechtfertigung für die eigenen Misserfolge und Krisen. Der Verweis auf die Entwurzelung hat nämlich die Funktion einer Ausrede: »Ich habe es nicht geschafft, weil ich in einem fremden Land bin, weil ich die deutsche Sprache nicht gut beherrsche.« Podeszwa betont, dass es in der Psychotherapie mit solchen Patient:innen wichtig ist, ihnen diesen Mythos, diese Selbsttäuschung – das ganze Problem läge nur an der Migration – bewusst zu machen, damit die Patient:innen aufhören, die Schuld für ihre Situation nur den externen Umständen zuzuschreiben und stattdessen zu reflektieren beginnen, was sie für sich tun können, um ihre Situation zu verbessern. Sie müssen ihre aufgrund der Entwurzelung angenommene Opferrolle aufgeben. Man muss ihnen auch nahelegen, dass die Kommunikation, also der Erwerb der deutschen Sprache, von fundamentaler Bedeutung ist. Auch wenn die Migration ein gewisses Problem darstellt, so ist es doch kein entscheidendes; entscheidend ist die Persönlichkeit.

22.9   Fazit

In der Therapie mit Migrant:innen ist eine adäquate Einschätzung der psychischen Probleme dieser Patient:innen ohne die Kenntnis ihrer kulturellen, historischen, religiösen und ethnischen Besonderheiten kaum möglich (vgl. Erim & Senf 2002, S. 340). Ein kultursensibles Vorgehen beschränkt sich allerdings nicht nur auf den Wissenserwerb hinsichtlich der kulturspezifischen Charakteristika einer fremden Ethnie; vielmehr impliziert die interkulturelle Kompetenz – wie Erim (2007, S. 689) unterstreicht – ebenfalls eine durch Offenheit, Neugierde, Respekt und Akzeptanz gegenüber den fremden Patient:innen geprägte Haltung. Der Einfluss der Ethnie der Patient:innen darf allerdings auch nicht überbewertet werden, sondern es muss stets ihre Individualität und spezielle Lebenssituation im Blick behalten werden.

Literatur

Abebe DS, Lien L, Elstad JI (2017) Immigrants' utilization of specialist mental healthcare according to age, country of origin, and migration history: a nation-wide register study in Norway. Soc Psychiatry Psychiatr Epidemiol 52:679–687.

Bayard-Burfield L, Sundquist J, Johansson SE (2001) Ethnicity, self reported psychiatric illness, and intake of psychotropic drugs in five ethnic groups in Sweden. J Epidemiol Community Health 55:657–664.
Beutel M, Jünger C, Klein EM et al. (2016) Depression, anxiety and suicidal ideation among 1st and 2nd generation migrants – results from the Gutenberg health study. BMC Psychiatry 16:288.
Blomstedt Y, Johansson S-E, Sundquist J (2007) Mental health of immigrants from the former Soviet Bloc: a future problem for primary health care in the enlarged European Union? A cross-sectional study. BMC Public Health 7:27.
Bogai D & Wiethölter D (2015) Polnische Beschäftigte in Deutschland. Beide Seiten profotieren. IAB-Forum 2. Themenschwerpunkt Europäisierung der Arbeitsmärkte. https://doku.iab.de/forum/2015/Forum2_2015_Bogai_Wiethoelter.pdf, Zugriff am 09.09.2022.
Bujek-Kubas IC & Mojs E (2021) Environmental stress and the quality of life connected with COVID-19 among people in Poland and the Netherlands. Int J Occup Med Environ Health 34:177–188.
CBOS (Centrum Badania Opinii Społecznej) (2008) Nie ma jak rodzina. http://www.cbos.pl/SPISKOM.POL/2008/K_040_08.PDF, Zugriff am 09.11.2008.
CBOS (Centrum Badania Opinii Społecznej) (2019) System wartości Polaków w 2019 roku. (https://www.cbos.pl/PL/publikacje/news/2020/02/newsletter.php, Zugriff am 09.09.2022.
Czycholl D (2002) Migration, Suchtrisiken und Versorgungsdefizite am Beispiel von Aussiedlern in Deutschland. In: Salman R, Tuna S, Lessing A (Hrsg.) Handbuch interkulturelle Suchthilfe: Modelle, Konzepte und Ansätze der Prävention, Beratung und Therapie. 2. Auflage. S. 222–227. Gießen: Psychosozial-Verlag.
Davies N (2006) Im Herzen Europas. Geschichte Polens. 6. Auflage. München: Beck.
Davies N (2008) Boże igrzysko. Historia Polski. Kraków: Wydawnictwo Znak.
Ekeberg KA & Abebe DS (2021) Mental disorders among young adults of immigrant background: a nationwide register study in Norway. Soc Psychiatry Psychiatr Epidemiol 56:953–962.
Erim Y & Senf W (2002) Psychotherapie mit Migranten. Interkulturelle Aspekte in der Psychotherapie. Psychotherapeut 47:336–346.
Erim Y (2007) Psychotherapie mit Migranten – Aspekte der interkulturellen Psychotherapie. In: Senf W, Broda M (Hrsg.) Praxis der Psychotherapie: ein integratives Lehrbuch. 4. Aufl. S. 684–690. Stuttgart [u.a.]: Thieme.
Feldmann E (2000) Polen: »Für Eure und unsere Freiheit«: zum Verständnis der polnischen Gesellschaft, Kultur und Identität. Frankfurt/M.: IKO.
Folwarski J & Smolinski Jr. J (2005) Polish Families. In: McGoldrick M, Giordano J, Garcia-Preto N (Eds.) Ethnicity and Family Therapy. 3th edition. S. 741–755. New York [u.a.]: Guilford Press.
Gondek D & Kirkbride JB (2018) Predictors of mental health help-seeking among Polish people living in the United Kingdom. BMC Health Serv Res 18:693.
Grabe W (2000) Oberschlesische »Aussiedler«. In: Wolff-Powęska A, Schulz E (Hrsg.) Polen in Deutschland: Integration oder Separation? S. 177–187. Düsseldorf: Droste.
GUS (2020) Populacja cudzoziemców w Polsce w czasie COVID-19. Badania eksperymentalne. 04.06.2020 (https://stat.gov.pl/files/gfx/portalinformacyjny/pl/defaultaktualnosci/6329/12/1/1/populacja_cudzoziemcow_w_polsce_w_czasie_covid-19.pdf, Zugriff am 09.09.2022.
Heyde J (2006) Geschichte Polens. München: Beck.
Hirsch H (1993) Frauen. In: Kobylińska E, Lawaty A, Stephan R (Hrsg.) Deutsche und Polen: 100 Schlüsselbegriffe. 3. Auflage. S. 256–261. München [u.a.]: Piper.
Igel U, Brähler E, Grande G (2010) Der Einfluss von Diskriminierungserfahrungen auf die Gesundheit von MigrantInnen. Psychiatr Prax 37:183–190.
Kaluza A (2002) Zuwanderer aus Polen in Deutschland. UTOPIE kreativ, Heft 141/142, S. 699–709.
Katholische Kirche in Deutschland. Zahlen und Fakten 2019/20. (https://www.dbk.de/fileadmin/redaktion/Zahlen%20und%20Fakten/Kirchliche%20Statistik/Allgemein_-_Zahlen_und_Fakten/AH-315-ZuF_2019-2020_Ansicht.pdf, Zugriff am 09.09.2022.

Katolicka Agencja Informacyjna (2021) Kościół w Polsce. Raport. Warszawa. (https://www.ekai.pl/wp-content/uploads/2021/04/KAI_Raport_Kosciol-_w_Polsce_2021_2.pdf, Zugriff am 09.09.2022.

Konopka P (1993) Über das Wirken und das Überwinden gegenseitiger Stereotype im polnisch-deutschen Verhältnis. Transodra 4/5:15–18.

Kornischka J (1996) Psychische Störungen und soziale Probleme von Spätaussiedlern. In: Faust V (Hrsg.) Psychiatrie: ein Lehrbuch für Klinik, Praxis und Beratung. 2. Aufl. S. 509–517. Stuttgart [u.a.]: Fischer.

Kornischka J (1998) Psychische Störungen bei Spätaussiedlern. Krankenhauspsychiatrie 9:141–145.

Kornischka J, Assion H-J, Ziegenbein M et al. (2008) Psychosoziale Belastungsfaktoren und psychische Erkrankungen bei Spätaussiedlern. Psychiatr Prax 35:60–66.

Leidinger F (2005) Integration von polnischen Migranten in Deutschland. In: Assion H-J (Hrsg.) Migration und seelische Gesundheit. S. 83–92. Heidelberg: Springer.

Masumbuku JR (1995) Psychische Schwierigkeiten von Zuwanderern aus den ehemaligen Ostblockländern. Weinheim: Deutscher Studien Verlag.

Merbach M, Wittig U, Brähler E (2008) Angst und Depression polnischer und vietnamesischer MigrantInnen in Leipzig unter besonderer Berücksichtigung ihres Eingliederungsprozesses. Psychother Psych Med 58:146–154.

Mewes R, Rief W, Martin A, Glaesmer H, Brähler E (2010) Somatoforme Symptome, Angst und Depression bei Migranten aus der Türkei, aus Osteuropa und aus der ehemaligen Sowjetunion. Z Psychiatr Psychol Psychother 58:165–171.

Möller S (2008) Viva Polonia. Als deutscher Gastarbeiter in Polen. 3. Aufl. Frankfurt a.M.: Fischer.

Mondykowski SM (1982) Polish Families. In: McGoldrick M, Pearce JK, Giordano J (Eds.) Ethnicity and Family Therapy. S. 393–411. New York [u.a.]: Guilford Press.

Morawa E & Erim Y (2014) Zusammenhang von wahrgenommener Diskriminierung mit Depressivität und gesundheitsbezogener Lebensqualität bei türkisch- und polnischstämmigen Migranten. Psychiatr Prax 41:200–207.

Morawa E & Erim Y (2015) Health related quality of life and sense of coherence among Polish immigrants in Germany and indigenous Poles. Transcult Psychiatry 52:376–395.

Morawa E & Erim Y (2016) Traumatische Erlebnisse, posttraumatische Belastungsstörung und Inanspruchnahme von Psychotherapie bei polnisch stämmigen Migranten in Deutschland. Psychother Psych Med 66:369–376.

Morawa E, Senf W, Erim Y (2013) Die psychische Gesundheit polnischstämmiger Migranten im Vergleich zur polnischen und deutschen Bevölkerung. Z Psychosom Med Psychother 59:209–217.

Mostwin D (1980) Social Dimension of Family Treatment. Washington, D.C.: National Association of Social Workers.

Namyslowski J (1998) Problematik der muttersprachlichen Psychotherapie bei den aus Polen stammenden Patienten in stationärem (Reha-Klinik für Alkohol- und Medikamentenabhängige) und ambulantem Setting (eigene psychotherapeutische Praxis) aus 10-jähriger Perspektive. In: Heise T (Hrsg.) Transkulturelle Psychiatrie: Hilfen im ärztlichen und therapeutischen Umgang mit ausländischen Bürgern. Berlin: VWB. S. 95–103.

Orłowski H (2003) Stereotype der »langen Dauer« und Prozesse der Nationsbildung. In: Lawaty A, Orłowski H (Hrsg.) Deutsche und Polen: Geschichte, Kultur, Politik. München: Beck. S. 269–279.

Pallaske C (2001a) Einleitung. Die Migration von Polen nach Deutschland. Ein europäisches Migrationssystem. In: Pallaske C (Hrsg.) Die Migration von Polen nach Deutschland: zu Geschichte und Gegenwart eines europäischen Migrationssystems. Baden-Baden: Nomos. S. 9–15.

Pallaske C (2001b) Die Migration aus Polen in die Bundesrepublik Deutschland in den 1980er und 1990er Jahren. In: Pallaske C (Hrsg.) Die Migration von Polen nach Deutschland: zu Geschichte und Gegenwart eines europäischen Migrationssystems. S. 123–140. Baden-Baden: Nomos.

Pallaske C (2002) Migrationen aus Polen in die Bundesrepublik Deutschland in den 1980er und 1990er Jahren: Migrationsverläufe und Eingliederungsprozesse in sozialgeschichtlicher Perspektive. Münster [u. a.]: Waxmann.

Petrowa-Wasilewicz A (2006) Denkmal der unbekannten Köchin oder braucht Polen den Feminismus? Jahrbuch Polen 17:52–59.

Podeszwa M-K. Mündliche Mitteilung vom 15.10.2008.

Popova S, Rehm J, Patra J et al. (2007) Comparing Alcohol Consumption in Central and Eastern Europe to other European Countries. Alcohol & Alcoholism 42:465–473.

Research and Analysis Centre, Paweł Adamowicz Union of Polish Metropolises. Urban Hospitality. Estimation of the number of Ukrainian nationals in the UMP cities. March, April, May 2022 https://metropolie.pl/fileadmin/news/2022/07/Urban_hospitality_update.pdf; Zugriff am 09.09.2022.

Riecken A & Schwichtenberg U (2002) Aussiedler in der suchtmedizinischen Versorgung. In: Collatz J, Heise T (Hrsg.) Psychosoziale Betreuung und psychiatrische Behandlung von Spätaussiedlern. S. 231–240. Berlin: VWB.

Statistik Spätaussiedler und deren Angehörige (2007) http://www.stmas.bayern.de/migration/aussiedler/ausstat.pdf, Zugriff am 09.11.2008.

Statistisches Bundeamt (Destatis) (2023) Statistischer Bericht. Mikrozensus – Bevölkerung nach Migrationshintergrund. Erstergebnisse 2022. (statistischer-bericht-migrationshintergrund-erst-2010220227005.xlsx (live.com); Zugriff am 06.12.2023.

Stefanski VM (1995) Die polnische Minderheit. In: Schmalz-Jacobsen C, Hansen G (Hrsg.) Ethnische Minderheiten in der Bundesrepublik Deutschland: ein Lexikon. S. 385–401. München: Beck.

Straiton M, Reneflot A, Diaz E (2014) Immigrants' use of primary health care services for men tal health problems. BMC Health Serv Res 14:341.

Straż Graniczna (Polnischer Grenzschutz) Tweet vom 04.12.2023 https://twitter.com/Straz_Graniczna/status/1731567705092743538; Zugriff am 06.12.2023.

Sundquist J, Bayard-Burfield L, Johansson LM et al. (2000) Impact of ethnicity, violence and acculturation on displaced migrants: psychological distress and psychosomatic complaints among refugees in Sweden. J Nerv Ment Dis 188:357–365.

Szulczyński A (2000) Kirchliche Betreuung polnischer Katholiken. In: Wolff-Powęska A, Schulz E (Hrsg.) Polen in Deutschland: Integration oder Separation? S. 146–157. Düsseldorf: Droste.

Tycner J (2000) Im Wechselbad der Meinungen und Gefühle – Polen und Deutsche seit 1945. In: Moyle L, Picht R u.a.(Hrsg.) Deutschland und seine Nachbarn: Briten, Franzosen, Niederländer und Polen blicken auf Deutschland. S. 86–129. Hannover: Niedersächsische Landeszentrale für Politische Bildung.

WHO (2004) Global Status Report on Alcohol 2004. http://www.who.int/substance_abuse/publications/global_status_report_2004_overview.pdf, Zugriff am 15.12.2008.

Wittig U, Lindert J, Merbach M et al. (2008) Mental health of patients from different cultures in Germany. Eur Psychiatry 23:28–35.

Wolff-Powęska A, Schulz E (2000) Probleme, Ziele und Vorgehensweise. In: Wolff-Powęska A, Schulz E (Hrsg.): Polen in Deutschland: Integration oder Separation? S. 1–18. Düsseldorf: Droste.

World Population Review (2022) Alcohol consumption by country 2022. https://worldpopulationreview.com/country-rankings/alcohol-consumption-by-country, Zugriff am 09.09.2022.

Wrzesiński W (2000) Nationalstaat und Nationalbewusstsein. In: Wolff-Powęska A, Schulz E (Hrsg.) Polen in Deutschland: Integration oder Separation? S. 19–40. Düsseldorf: Droste.

Zarazinski G (2006) Glaube und Kirche in Polen. Akzente aus dem pastoralen Umfeld. In: Windisch H (Hrsg.) Kirche sein in heutiger Zeit: deutsche, polnische und französische Perspektiven (Freiburger Texte Nr. 55). Freiburg i. Br.

23 Biografische und lebensweltliche Spezifika bei Migranten aus dem ehemaligen Jugoslawien

Ljiljana Joksimovic

23.1 Einleitung

Für viele Menschen mit Migrations- und Fluchtbiografie ist es besonders schwer, sich im komplexen deutschen Gesundheitssystem zurecht zu finden und es passend zu den eigenen Gesundheitsbedürfnissen in Anspruch zu nehmen. Besonders ist die Inanspruchnahme von psychiatrischen, psychotherapeutischen, psychosomatischen und psychosozialen Angeboten mit spezifischen Barrieren für Betroffene verbunden. Oft können diese Angebote nicht effektiv wahrgenommen werden. Die überwiegend sprachlich homogene Versorgungsstruktur des Gesundheitswesens ist ein Beispiel für die vielerorts beschriebene »Sprachbarriere« und für systematische institutionelle Benachteiligung von Menschen mit Migrationshintergrund (Razum et al. 2020), sofern sie über keine oder nur geringe Deutschkenntnisse verfügen.

Die im Mainstream herrschende Position, dass die Menschen nicht gewillt sind, die deutsche Sprache zu lernen, ist nicht haltbar. Der Erwerb der Landessprache als Zweitsprache der Migrant:innen wird durch eine Reihe von Bedingungen im Herkunfts- und Aufnahmeland beeinflusst sowie von individuellen und familiären Lebensbedingungen und Umständen der Migration (Esser 2006). Ein Sprachenerwerb ist nicht nur als ein individueller Prozess zu verstehen, sondern auch als ein Produkt der Interaktion zwischen dem Individuum und seinem sozialen Umfeld, welche entscheidend für die Motivation und das Engagement beim Lernen von Sprachen sein kann. Der Erwerb der deutschen Sprache muss daher im engen Zusammenhang mit den Lebensbedingungen eines Großteils der migrierten und geflüchteten Menschen betrachtet werden. Diese Bedingungen betreffen alle Ebenen des Sprachenerwerbs im Migrationskontext. Dazu gehören auch die Bedeutung der Sprache für die Identität in einem soziokulturellen Kontext sowie die Spracherwerbsprozesse auf kognitiver und emotionaler Ebene (vgl. Gharibian 2009).

Ärzt:innen beschreiben Sprachbarrieren als folgenschwerste Ursache für Kommunikations- und Behandlungsschwierigkeiten (Karger et al. 2017). Die Analyse der Daten der »Repräsentativbefragung ausgewählter Migrantengruppen« (RAM), in der 2006/2007 die fünf größten ausländischen Nationalitätengruppen in Deutschland befragt wurden (Türkei, Italien, ehemaliges Jugoslawien, Polen, Griechenland), zeigt, dass in allen Gruppen die Befragten nach eigener Auskunft Deutsch besser verstehen als sprechen. Deutsch lesen und schreiben wird am wenigsten beherrscht. Die besten Deutschkenntnisse in den mündlichen Kompetenzbereichen gaben Befragte aus dem ehemaligen Jugoslawien und Italien an. 48,1 % der Befragten aus dem ehemaligen Jugoslawien gaben an, sehr gut Deutsch zu verstehen, 39,7 % sehr gut

Deutsch zu sprechen, 37,2 % sehr gut Deutsch zu lesen und 30,4 % sehr gut Deutsch zu schreiben. Dennoch berichteten insgesamt ca. 20 % (ehemaliges Jugoslawien) bzw. 30 % (Italien), nur mittelmäßige, schlechte, sehr schlechte oder gar keine mündlichen bzw. schriftlichen Deutschkenntnisse zu haben. Dieser Trend bleibt in der Befragung aus dem Jahr 2017 erhalten (bpb 2021).

In den 1960er-Jahren migrierten die sogenannten Gastarbeiter aus dem Anwerbeland Jugoslawien; in den 1990er-Jahren flüchteten Hunderttausende Menschen aufgrund des Krieges in Bosnien, Herzegowina und Kroatien und in den 2000er-Jahren kamen Geflüchtete aus Kosovo und Serbien in die Bundesrepublik Deutschland (BRD).

Nun nimmt aktuell die Zahl der Personen aus dem ehemaligen Jugoslawien, die das Gesundheitssystem aufsuchen, wieder zu. Im Rahmen der sogenanten Westbalkanregelung wird der Zugang zum Arbeitsmarkt in Deutschland Staatsangehörigen von Bosnien und Herzegowina, Kosovo, der Republik Nordmazedonien, Montenegro und Serbien für jede Beschäftigung eröffnet. Die Regelung war zunächst bis Ende 2020 befristet. Aufgrund der hohen Nachfrage von Arbeitgebern in Deutschland nach Arbeitskräften aus diesen Staaten wurde die Regelung bis zum 31. Dezember 2023 verlängert. Nötig hierfür ist ein verbindliches Arbeitsplatzangebot in Deutschland unabhängig von formaler Qualifikation oder Deutschkenntnissen.

So wird allein am Beispiel der Migrations- und Fluchtbewegungen aus dem ehemaligen Jugoslavien und dessen Nachfolgestaaten deutlich, dass Ärzt:innen und Behandler:innen kontinuierlich vor den Herausforderungen stehen, neue Patientengruppen bei fortbestehenden strukturell bedingten Barrieren angemessen zu behandeln. Obwohl für den Abbau sprachlicher Barrieren mehrere praktikable und erprobte Lösungsmöglichkeiten existieren (Schröder et al. 2018), zeigen sich Akteure des deutschen Gesundheitswesens zögerlich bis verweigernd, diese umzusetzen. Insbesondere lehnen die Krankenkassen ab, die Kosten für den Einsatz von Sprach- und Kulturmittlern zu übernehmen. Flores (2005, 2012) zeigt, dass der Einsatz geschulter Dolmetscher mit einem positiven Krankheitsverlauf sowie einer verbesserten Arzt-Patient-Kommunikation korreliert.

Die Interaktion zwischen Arzt und Patient hat einen wichtigen Einfluss darauf, ob z. B. der Patient während der Konsultation die psychische Symptomatik anspricht oder ausschließlich über körperliche Beschwerden berichtet (Kirmayer et al. 1993). Es ist also davon auszugehen, dass Menschen mit geringen Deutschkenntnissen bei Ärzten spontan weniger über ihre psychischen Belastungen berichten.

Menschen aus dem früheren Jugoslawien, die in der BRD leben, nehmen früher oder später das Gesundheitssystem in Anspruch, sei es, dass sie an Krankheiten leiden, Kinder bekommen, einen Arbeitsunfall erleiden oder Unterstützung bei der Aufarbeitung ihrer psychischen Belastungen benötigen. Sie sind vielen individuellen und sozialen Traumatisierungen ausgesetzt gewesen. Bei sozialen Traumatisierungen geht es keineswegs nur um einzelne traumatische Ereignisse bzw. die durchlittenen Kriegserlebnisse und deren Folgen für die Gesundheit, sondern um die anhaltenden Folgen von diesen Ereignissen im gesellschaftlichen Kontext. Daher kann z. B. auch nach dem Ende des Krieges noch ein wesentlicher Teil der traumatisierenden Erfahrungen in Aufnahmeländern bei Geflüchteten oder in Nachkriegsgesellschaften, wie beispielsweise den Nachfolgestaaten des ehemaligen Jugoslawiens, geschehen. Ein tieferes Verstehen der psychischen Belastung, der die Betroffenen und deren Nachfolgegeneration mit einem solchen Erfahrungshintergrund ausgesetzt sind, ist nur möglich, wenn die Sprachbarriere überwunden werden kann.

Die Patient:innen mit Flucht- und Migrationshintergrund stehen noch mehr als die Einheimischen in einem Abhängigkeitsverhältnis zum Anbieter der Gesundheitsleistung oder zum Gesundheitspersonal, was aus einem Wissensvorsprung des medizinischen und pflegenden Personals ohnehin resultiert.

Institutionelle Diskriminierungsrisiken im Gesundheitswesen sind am Beispiel von frisch Zugewanderten, wenn sie krank werden, schnell sichtbar. Die Tatsache, dass die Krankenversicherung in Deutschland eine Pflichtversicherung ist, ist kein Garant für eine gleiche Behandlungsqualität aller Versicherten.

Bei der medizinischen Versorgung der psychisch kranken Menschen aus anderen Herkunftstaaten wird oft davon ausgegangen, dass ein länder- und kulturspezifisches Wissen über Sitten und Gebräuche der Menschen aus diesen Ländern notwendig und ausreichend ist, um deren Gesundheits- und Krankheitsverhalten sowie ihre emotionalen und körperlichen Ausdrucksweisen zu verstehen und somit dem Anspruch einer sachgerechten Diagnostik und Therapie gerecht zu werden. Bei der kulturellen, religiösen und gesellschaftlichen Vielfalt der verschiedenen Herkunftsländer, aus denen die Menschen nach Deutschland kommen, ist es aber für Therapeut:innen kaum möglich, solch ein umfassendes Wissen über jedes einzelne Land zu haben, zumal innerhalb der Länder teilweise große sozio-kulturelle, ökonomische und religiöse Unterschiede zu finden sind.

Selbst wenn es uns gelingen würde, eine Art »Gebrauchsanweisung« für verschiedene Herkunftsländer zu erstellen, bleibt z.B. die subjektive Bedeutung der (regionalen) Herkunft oder der Volkszugehörigkeit bzw. der Zugehörigkeit zu einer bestimmten ethnischen Minderheit, insbesondere bei Menschen aus Kriegs- und Krisenregionen, nur im Gespräch mit dem Patienten eruierbar und verstehbar. Insbesondere bei Menschen aus (früheren) Kriegs- und/oder Krisenregionen, wie etwa bei Menschen aus dem ehemaligen Jugoslawien, ist diese Dimension der subjektiven Bedeutung der Herkunft, Identität und Zugehörigkeit auch im Bezug auf psychische Krankheit und Gesundheit in Deutschland von großer Bedeutung für deren Verständnis. Obwohl bestimmte psychische Symptome, Schmerzreaktionen und gesundheitsrelevante Verhaltensweisen mehr oder weniger typischerweise vorzuliegen scheinen, verbergen sich dahinter ganz individuelle Belastungs- und Konfliktsituationen.

Belastungen im Migrationsland, wie Benachteiligungen, Rassismus- und Diskriminierungserfahrungen, werden von Ärzt:innen und Therapeut:innen oft unterschätzt und nicht explizit erhoben. Dabei stellen sie z.B. bei Flüchtlingen einen wesentlichen Risikofaktor für psychische Erkrankungen dar (Laban et al. 2005, Reyan 2008).

Nicht das bessere kulturspezifische Wissen, sondern das bessere Verständnis der Lebenswelten, biografischer Erfahrungen und Lebensbedingungen vor und nach der Migration führen zu einem besseren Verständnis der Krankheitsprozesse und somit zur besseren Gesundheitsversorgung von migrierten und geflüchteten Menschen. Wissenschaftliche Untersuchungen weisen aber daruf hin, dass ärztliche Narrationen über Patienten mit Migrationshintergrund oft von Stereotypisierungen geprägt sind und von den eigenen Vorstellungen abweichende Patientenwünsche als von der Norm abweichend, störend und irritierend wahrgenommen werden (vgl. Karger et al. 2017).

Angesichts dessen, dass mindestens seit den 1960er-Jahren Menschen aus allen Regionen des ehemaligen Jugoslawiens und dessen Nachfolgestaaten in die BRD migrieren und flüchten, hat die medizinische Versorgung von dieser Patientengruppe sowie die Beratung und Unterstützung ihrer Angehörigen eine gesundheitspolitische Relevanz.

23.2 Das ehemalige Jugoslawien: geschichtliche und soziopolitische Entwicklung

Das ehemalige Jugoslawien war ein Beispiel einer ganz einzigartigen Mischung aus Religionen, Kulturen und historischen Einflüssen. Dieser Reichtum entstand durch unterschiedliche Herrscher (islamisch-orientalische Einflüsse durch das Türkisch-Osmanische Reich, Einflüsse des deutschsprachigen Kulturkreises und des Katholizismus durch die Österreichisch-Ungarische Monarchie, Einflüsse des orthodoxen Christentums durch Byzanz, Besetzung durch Deutschland, Italien, Bulgarien, Ungarn im Zweiten Weltkrieg, um nur einige zu benennen).

Außerdem wurden die Bewohner Ex-Jugoslawiens erst 1918 durch eine gemeinsame Staatsgrenze des Königreiches der Serben, Kroaten und Slowenen vereint, was ab 1929 das Königreich Jugoslawien wurde. 1945 wurde das kommunistisch-sozialistische Nachkriegs-Jugoslawien mit einer föderativen Ordnung gegründet, die sechs Teilrepubliken (Bosnien und Herzegowina, Kroatien, Mazedonien, Montenegro, Serbien mit den autonomen Provinzen Vojvodina, Kosovo und Slowenien) einschloss. Dieser Staat namens »Sozialistische Föderative Republik Jugoslawien« bestand bis 1991.

In diesem Vielvölkerstaat hatten Albaner, Bosnier, Bulgaren, Deutsche, Griechen, Italiener, Juden, Kroaten, Mazedonier, Montenegriner, Muslime, Roma, Rumänen, Serben, Slowaken, Slowenen, Türken und Ungarn, auch bei bestehenden Spannungen, jahrzehntelang friedlich zusammengelebt (Volkan 1999). Die Spannungen ergaben sich aus dem nicht abschließend geklärten Verhältnis zwischen Nationalismus und Föderalismus und einer damit einhergehenden Vielzahl komplexer politischer Konfliktkonstellationen (Calic 2005), sowie aus jener Besonderheit, dass die Mehrheitsnationen in fast jeder Republik in den jeweils anderen Republiken Minderheiten waren.

Im Norden, in Slowenien, leben die Slowenen, die Kroaten bewohnten mehrheitlich Kroatien, Serben Serbien, in Bosnien und Herzegowina sind bosnische Muslime, Serben und Kroaten zuhause.

Der Süden des ehemaligen Jugoslawiens war außerdem von Mazedoniern, Albanern, Türken, Griechen, Bulgaren und Walachen, einem romanischen Hirtenvolk, bewohnt. Im Nordosten, besonders in Vojvodina, lebten Ungarn, Rumänen, Tschechen, Slowaken, Ukrainer und Deutsche. In Istrien lebt eine italienische Minderheit. Alle ethnischen Minderheiten hatten eigene Literatur, Presse und Schulen in der jeweiligen Sprache.

Slowenen und Kroaten gehören der katholischen, Serben, Montenegriner und Mazedonier der orthodoxen Kirche an. Die meisten Kosovaren und bosnische Muslime sind Angehörige des Islam.

In Jugoslawien gab es mehrere Amtssprachen: Serbisch und Kroatisch, Slowenisch und Mazedonisch. In Kroatien wurden lateinische, in Serbien und Montenegro hauptsächlich kyrillische Buchstaben verwendet, während in Bosnien und Herzegowina amtlich mehr oder weniger beide Varianten abwechselnd verwendet wurden. Im Verkehr mit dem Ausland galt das Serbokroatische in lateinischer Schrift als Hauptsprache. Mazedonisch schreibt man mit kyrillischen und Slowenisch mit lateinischen Buchstaben.

Betrachtet man es genau, gab es kaum etwas in Jugoslawien, was jugoslawisch war. Es gab keine jugoslawische Sprache, keine jugoslawische Nation, keine jugoslawische Kultur. Jugoslawisch waren: die Staatsbürgerschaft, die Hymne, die Wappen, die Armee, die Kommunistische Partei Jugoslawiens und der langjährige, lebenslange Präsident des Nachkriegs-Jugoslawien, Josip Broz Tito. Was die Menschen lange zusammengehalten hat, kann man verschiedentlich zu erklären versuchen: die gemeinsame Sprache der Bosnier und Serben, Kroaten und Montenegriner, die die Menschen miteinander verbindet, wirtschaftliche Gründe oder die Autorität von Tito und die von ihm stets offensiv propagierte Brüderlichkeit und Einheit? Hinzu kommt, dass der immer wieder auftauchende Nationalismus innenpolitisch stets restriktiv unterdrückt wurde.

23.3 Der »Balkankrieg«: das Ausmaß der sozialen Zerstörung

Die Hintergründe für den Zerfall des Staates Jugoslawien sind vielfältigster Natur. Es würde zu weit führen, hier darauf vertieft einzugehen. Es kann festgehalten werden, dass mit dem Zusammenbruch des Kommunismus in Osteuropa auch der Zerfall der tragenden Säulen des über ethnische Grenzen hinweg identitätstiftenden jugoslawischen Staatsverständnisses begann. Im Laufe der Jahre 1991–1992 erklärten alle Teilrepubliken bis auf Serbien und Montenegro ihre staatliche Unabhängigkeit. Aus den sechs Republiken Slowenien, Kroatien, Bosnien und Herzegowina, Mazedonien, Montenegro und Serbien mit den autonomen Provinzen Vojvodina und Kosovo sind inzwischen sechs international anerkannte Staaten geworden. Der völkerrechtliche Status von Kosovo ist immer noch umstritten. 2008 proklamierte das Parlament die Unabhängigkeit des Territoriums. Die erhebliche Mehrheit der Mitgliedstaaten der Vereinten Nationen erkennen die Republik Kosovo als einen unabhängigen Staat an.

Nach 1991 kam es zu langanhaltenden kriegerischen Auseinandersetzungen, die in mehreren schrecklichen Kriegen in der Region endeten. Bei dem Krieg in Slowenien kamen Ende Juni/Anfang Juli 1991 67 Menschen ums Leben. Die Zahl der Toten im Kroatien-Krieg (1991–1995) wird auf 25.000 geschätzt. Im ersten Kriegsjahr wurden in ganz Bosnien mehr als 45.000 Personen getötet. Nach Angaben des Dokumentationszentrums für Kriegsopfer in Sarajevo sind in Bosnien insgesamt über 97.000 Personen getötet worden oder gelten als verschollen. Von ihnen sind 65,9% Bosniaken (Muslime), 25,6% Serben und 8% Kroaten (Neue Zürcher Zeitung 2007). Laut vorläufiger Statistik der renommierten NGO Humanitarian Law Center (HLC) liegt die Zahl der Toten im Kosovo-Krieg bei ca. 11.000, dazu zählen Albaner, Serben, Sinti und Roma (www.diepresse.com/3821372/kosovo-krieg-tausende-opfer-und-keine-taeter).

1995 kam es zum offiziellen Ende der Kriegshandlungen in Bosnien und Kroatien. 1999 wurde der Kosovo-Krieg offiziell beendet. Montenegro hat sich nach einer Volksabstimmung im Frühjahr 2006 friedlich von Serbien gelöst.

Das Ausmaß der sozialen Zerstörung und der individuellen traumatisierenden Verluste ist unermesslich. Menschen aus dem ehemaligen Jugoslawien haben meist mehrfach Erfahrungen von Sicherheitsverlust gemacht. Für die dortige Kriegssituation sind Verluste der Sicherheit in zwischenmenschlichen Beziehungen charakteristisch. Betroffene beschreiben bedrohliche Verwandlungen von Freunden und Nachbarn aufgrund von deren ideologischen Überzeugungen (vgl. Joksimovic et al. 2019, S. 88). Diese Erfahrungen können zu erschwertem Erleben der Sicherheit in der theraputischen Beziehung führen.

Seit der Unabhängigkeit der Nachfolgersaaten legen diese großen Wert auf die Verdeutlichung der jeweiligen kulturellen, religiösen und sprachlichen Unterschiede, es ist ein gewisser Stolz auf die ethnische Herkunft und eigene Religion in der Region zu beobachten. Die schwierige politische und wirtschaftliche Situation in den Nachfolgestaaten führt seit Jahrzehnten zu einer hohen Abwanderungsrate nach Deutschland.

23.4 Migranten aus dem ehemaligen Jugoslawien: Wissenswertes für die ärztliche und psychotherapeutische Begegnung

Es wird deutlich, dass es einerseits aufgrund der vielfältigen Kulturen, Religionen, Sprachen und politisch-historischen Konflikte große Gegensätze gibt, anderseits gibt es sicherlich aufgrund des mindestens 50 Jahre andauernden friedlichen gemeinsamen Lebens ähnliche gesellschaftliche Prägungen und Erfahrungen sowie Verhaltensweisen und Charakteristika bei den Menschen aus Ex-Jugoslawien. Diese Besonderheiten lassen sich in Bezug auf bestimmte allgemeine Kulturmerkmale wie die Bedeutung der Zeit, Kommunikation, Bedeutung von Individuum und Gruppe, Rollenverteilung, Umgang mit Autoritäten etc. beobachten und werden im Folgenden beschrieben. Allerdings sind diese Merkmale keineswegs als allgemeingeltend zu verstehen. Vielmehr haben sie einen orientierenden Charakter für Ärzte und Therapeuten, Pflegende und Sozialarbeiter und sollen bei der Erhebung der biografischen-, Pflege- und der Sozaialanmnese bei Patienten mit eigenen oder familiären Wurzeln in der Region des ehemaligen Jugoslawien hilfreich sein. Gut ist zu wissen, dass das Verwechseln von Bosniern, Kroaten und Serben bei den meisten nicht gerne gehört wird. Diese Nationalgefühle sollten respektiert werden. Verallgemeinernde Zuschreibungen sollten vermieden werden.

23.4.1 Arbeitsleben und Auftreten in der Öffentlichkeit

Für Ärzt:innen und Therapeut:innen kann es hilfreich sein zu wissen, dass in der Regel Pünktlichkeit und das Einhalten von Plänen sowie hohes Engagement im beruflichen Leben erwartet wurden. Damit ist möglicherweise zu erklären, dass die Gastarbeiter aus Ex-Jugoslawien mehrheitlich als zuverlässige und fleißige Arbeiter gelten. Da fast alle Arbeitsplätze in Jugoslawien staatlich waren, war es auch selbstverständlich, sich im Arbeitsprozess mit den Werten des »Arbeitgebers Staat« zu identifizieren oder das vorzugeben. Man hielt sich am Arbeitsplatz mit den inneren Einstellungen z. B. zu Religion oder Tradition bedeckt; sich selbstbewusst und kritisch darüber zu äußern und sich damit zu zeigen, konnte unerwünschte Folgen haben. Damit ist teilweise das nach Außen insgesamt eher angepasste Bild der in Deutschland lebenden Menschen aus dem ehemaligen Jugoslawien zu erklären, zumindest bei der sogenannten Erstgeneration. Oft trauten sich die Gastarbeiter auch hier nicht, sich offen über ihren Glauben, ihre traditionsbedingten Gewohnheiten und Überzeugungen und schon gar nicht über ihre kritischen politischen Einstellungen zu äußern. Ca. 50 Jahre sozialistischer staatlicher Wirtschaft haben dazu geführt, dass Menschen eher gewöhnt waren, den Anweisungen am Arbeitsplatz zu folgen, nicht aufzufallen und mit begrenzten Handlungs- und Entscheidungsspielräumen im Job zurechtzukommen. In den neuen Nachfolgestaaten insb. Slowenien und Kroatien sind Bestrebungen nach Selbstständigkeit im Handeln und Denken und Partizipation gesellschaftlich willkommen.

Eine gesellschaftliche Anpassung hat nach wie vor einen hohen Stellenwert. Oft berichten Menschen aus Ex-Jugoslawien spontan im Kontakt mit Behörden, Arbeitskolleg:innen oder Ärzt:innen, wie gut sie und ihre Kinder sich in die deutsche Gesellschaft integriert haben. Einerseits kann dieser Bericht zutreffend sein, oft ist es aber das Darbieten einer angepassten Fassade. Die eigenen Normen und Vorstellungen werden oft versteckt ausgelebt und nur im Familien- und Freundeskreis offen gezeigt. Konservative Rollenerwartungen und Traditionen spielen dabei eine große Rolle. Dies mag insbesondere für die Migranten aus den südlichen Teilen von Serbien, dem Kosovo, aus Montenegro und Mazedonien, aber auch aus ländlichen und armen Gebieten anderer früherer Teilrepubliken (Bosnien, Kroatien) gelten.

23.4.2 Familienleben unter dem Einfluss der Migration

Hinter der angebotenen Fassade können sich verschiedene, auch kultur- und migrationsbedingte innere Konflikte verbergen: Konflikte mit den Kindern, die die Erwartungen der Eltern nicht erfüllt haben, sozialer Druck der Großgruppen wie der Familie im Heimatland oder der eigenen ethnischen Gruppe, schambesetzte finanzielle Verluste, Gewalt in der Familie, Enttäuschungen am Arbeitsplatz, finanzielle Unterstützung von Angehörigen im Herkunftsland etc.

In diesem Zusammenhang ist es wichtig zu wissen, dass in Bezug auf die Familie das Individuum im ehemaligen Jugoslawien überwiegend eine eher untergeordnete Rolle spielt. Insbesondere, wenn es einem finanziell besser als dem Rest der Familie geht, ist man für die anderen verantwortlich. Kinder werden sehr früh so erzogen, dass sie später ihre Eltern und Geschwister, manchmal auch entfernte Verwandte unterstützen sollen. Diese Regeln bestimmen das Leben vieler Gastarbeiter maßgeblich. Dadurch wird verständlicher, wieso ein Großteil der Gastarbeiter aus diesen Regionen hier ein bescheidenes und mit viel Verzicht verbundenes Leben geführt hat. Erst im höheren Alter werden ihnen die Folgen dieser inneren Einstellung und des Verpflichtungsgefühls gegenüber der im Heimatland verbliebenen Familie bewusst. Oft ist die erste Migrantengeneration heftigen Vorwürfen der hier aufgewachsenen Kinder ausgesetzt, da aufgrund der Unterstützung der Angehörigen in der Heimat für die eigene Kernfamilie nicht ausreichend Ressourcen zur Verfügung gestellt werden konnten. Dies führt zu Kränkungen, Schuld- und Schamgefühlen, Enttäuschungen und anderen psychischen Belastungen bei der alternden ersten Migranten-Generation, was in den Therapien durch Therapeut:innen thematisiert werden soll (Mitric 2006, Vrgoc-Mircovic 2006).

Auch der Respekt vor alten Menschen (in der Familie) ist in der Erziehung fest verankert. Alte Menschen stehen für Wissen, Lebenserfahrung und Autorität. In manchen Regionen werden aber auch ältere Brüder oder ältere Schwestern als Autoritäten behandelt, wenngleich der Altersunterschied gering ist. Was den Umgang mit Geschlechterrollen angeht, waren die Frauen im ehemaligen Jugoslawien in schulischen und beruflichen Belangen überwiegend den Männern gleichgestellt, wenngleich die Führungspositionen hauptsächlich mit Männern besetzt waren. Im privaten Bereich galten eher die Regeln der traditionellen Rollenerwartungen, sodass auch berufstätige Frauen überwiegend für Kinder und Haushalt verantwortlich waren.

Schambesetzte Themen, wie etwa die Sexualität, besprach mit den Kindern, wenn überhaupt, nur die Mutter, und auch dann eher indirekt und »durch die Blume«. In ländlichen Gebieten vermittelten die Väter ebenso z. B. ihre traditionellen familiären Normen und Erwartungen an die Töchter und Söhne nicht offen, sondern indirekt oder über die Ehefrau. In Konfliktsituationen mit heranwachsenden Töchtern ist es manchmal sogar üblich, dass der Vater über die Frau seine Meinung ausrichtet, sodass alle ihr Gesicht wahren können. Kinder werden zu Gehorsam und Bescheidenheit erzogen. Die in Deutschland anzutreffende offene Konfliktbereitschaft, Kritikfähigkeit und Streitkultur wird bedrohlich erlebt und stellt für viele Migranten aus Ex-Jugoslawien an Orten, wo sie es nicht vermeiden können, wie z. B. am Arbeitsplatz oder in der Nachbarschaft, eine Überforderung dar.

In manchen Teilen des Kosovos und Montenegros bedeuten Normenverletzungen einen Verlust der Ehre oder einen Gesichtsverlust.

Innerfamiläre Konflikte und Auseinandersetzungen können zu agressiven Handlungen und zu Anwendung von körperlicher Gewalt führen. Es ist lohnenswert, den Entstehungskontext der Gewalt innerhalb der Familie versuchen zu verstehen und es nicht vordergrundig als Ausdruck der kulturellen Prägung zu sehen. Beobachtetes Agressions- und Gewaltpotenzial kann im Zusammenhang stehen mit Migrationsgeschichte, Umfeld der Patient:innen oder Traumatisierungen der Familie bei politischen Konflikten im Heimatland. Um entsprechende therapeutische Hilfestellung leisten zu können, ist es notwendig, offen dafür zu sein, den Entstehungskontext der Gewalt innerhalb der Familie zu erforschen und zu verstehen (vgl. Joksimovic et al. 2019, S. 109–111).

23.4.3 Beziehung zu Ärzten

Bemerkenswerterweise herrschte im ehemaligen Jugoslawien im Umgang mit den Ärzten bei allen Bevölkerungsgruppen und -schichten sehr großes Vertrauen. Beim Arzt galten andere Regeln der Kommunikation, dem Arzt konnte man »alles sagen«. Die persönliche Beziehung zum Arzt war wichtig und wurde relativ schnell von beiden Seiten (Arzt und Patient) aufgebaut. Die Migranten aus Ex-Jugoslawien mussten lernen, dass in Deutschland die Arzt-Patient-Beziehung eher neutral und sachlich gesehen wird.

Das hohe Vertrauen der Migranten gegenüber Ärzten aus dem Heimatland ist nicht ausreichend durch die Expertenrolle des Arztes, seine hohe Stellung in der Gesellschaft, die Situation des Hilfesuchenden oder mit der möglichen Idealisierung des Heimatlandes zu erklären. Auch besitzen die Ärzte im Heimatland kein besonderes bzw. besseres medizinisches Wissen, als es in Deutschland vorzufinden wäre. Zudem ist die technische Ausstattung oft sehr bescheiden und die diagnostischen Möglichkeiten außerhalb universitärer Einrichtungen sind deutlich eingeschränkt. Dennoch ist bekannt, dass sich viele Migranten aus dem ehemaligen Jugoslawien heute noch bei gesundheitlichen Beschwerden, insbesondere psychischer und psychosomatischer Art, in ihren Herkunftsländern behandeln lassen. Die Bereitschaft, dafür finanziell aufzukommen, ist groß.

Aus den vielen Gesprächen mit Patient:innen aus dem ehemaligen Jugoslawien zu diesem Thema sowie aus der Erfahrung aus meiner ärztlichen Tätigkeit in beiden Ländern scheint mir, dass es einen wesentlichen Unterschied im Umgang mit den Patienten zwischen den Ärzt:innen dort und hier gibt: Die Ärzte aller Fachrichtungen im ehemaligen Jugoslawien haben sich schon immer auf eine für die Patienten annehmbare Art und Weise – direkt oder indirekt – für das Leben hinter den Symptomen interessiert.

In der klinischen Praxis lässt sich beobachten, dass die gleichen Medikamente und Empfehlungen unterschiedlich in der Wirkung erlebt werden, je nachdem ob sie von einem Arzt in Deutschland oder aus dem Heimatland gegeben wurden. Oft sind die Patienten überzeugt davon, dass sie von ihren Ärzten im Heimatland »die besten Mittel« bekommen haben, die bereits vielen Patienten geholfen haben. Diese Informationen erhalten Patienten explizit von ihren Ärzten, die auf diese Art und Weise vermitteln, dass sie eindeutig hinter ihren Empfehlungen stehen. Seitens der Patienten werden diese Informationen tröstend, motivierend und ermutigend erlebt, im westlichen Kontext können sie vielleicht übertrieben und überflüssig erscheinen. Ähnlich ist es mit dem indirekten (vorsichtigen) Andeuten, wenn z.B. schwere Diagnosen mitzuteilen sind. Dies gilt als Fürsorge, nicht als das Vorenthalten wichtiger Informationen. Macht und strenge Hierarchien sind üblich und erwünscht. Mit dem Prinzip der Partizipation und der Selbstverantwortung im Bereich der Gesundheit sind zahlreiche Migranten aus dem ehemaligen Jugoslawien überfordert.

Die medizinische Versorgung von Migranten und Flüchtlingen aus dem ehemaligen Jugoslawien geht aber nicht nur mit Schwierigkeiten einher, die aus dem unterschiedlichen Lebensstil und aus Erwartungen an die Ärzte entstehen. Die Probleme bestehen auch nicht nur hinsichtlich der Sprache, obgleich diese häufig hervortreten. In der Begegnung mit diesen Migranten wird das Gesundheitssystem oft vor das Problem gestellt, die Auswirkungen der politischen Entwicklung der 1990er-Jahre in den verschiedenen Gebieten des Landes auf die psychische Gesundheit der verschiedenen in Deutschland lebenden Migrantengruppen aus dem ehemaligen Jugoslawien zu erfassen.

Nach Wicker et al. (1993) betrug z.B. die Quote von Foltererfahrungen unter anerkannten Flüchtlingen aus Ex-Jugoslawien, die in der Schweiz leben, 63%. In einer Stichprobe der in Australien lebenden bosnischen Flüchtlinge fanden Momartin et al. (2004), dass auch fünf Jahre nach der Flucht 63% der untersuchten Flüchtlinge noch unter einer Posttraumatischen Belastungsstörung litten. Für deren Behandlung sind Anpassungen nötig, die nicht immer bekannt sind und umgesetzt werden (vgl. Schulz et al. 2006, Kruse et al. 2009, Aigner et al. 2006).

Migranten, Geflüchtete, Asylbewerber und Zugewanderte aus der Reion des ehemaligen Jugoslawiens leben inzwischen in mehreren Generationen in Deutschland. Nicht selten wuchsen die Kinder von Gastarbeitern bei Verwandten in ehemaligem Jugoslawien auf und wurden nach Jahren plötzlich und unvorbereitet zu ihren Eltern geholt. Es entstanden Beziehungsabbrüche, Bindungsunsicherheiten, Schuldgefühle und intergenerationelle Konflikte. Die Fragestellung, inwieweit sich soziokulturelle und gesellschaftliche Prägungen ihrer Eltern in gesundheitsrelevanter Weise transgenerational auf sie auswirkt, ist sicherlich als eine wichtige Herausforderung für die Forschung im Bereich der transkulturellen Medizin anzusehen. Das Annerkennen dieser mit Migration einhergehenden individuellen emotionalen Belastungen im therapeutischen Raum ist vertrauensbildend und sollte ein zentrales Element jeder therapeutischen Beziehung sein.

Literatur

Aigner M, Piralic-Spitzl S, Freidl M et al. (2006) Transkulturelle Unterschiede bei somatoformer Schmerzstörung – eine Vergleichsstudie von Patienten mit Herkunft aus dem ehemaligen Jugoslawien und Österreich. Journal für Neurologie, Neurochirurgie und Psychiatrie 7(2):38–42.

BAMF (2008) https://www.bamf.de/SharedDocs/Anlagen/DE/Forschung/WorkingPapers/wp14-sprachliche-integration.pdf?__blob=publicationFile&v=11, Zugriff am 10.11.2023.

Bundeszentrale für politische Bildung (bpb) (2021) https://www.bpb.de/kurz-knapp/zahlen-und-fakten/datenreport-2021/sozialstruktur-und-soziale-lagen/330046/deutsche-sprachkenntnisse/, Zugriff am 09.11.2023.

Calic M-J (2005) Der erste »neue Krieg«? Staatszerfall und Radikalisierung der Gewalt im ehemaligen Jugoslawien, in:Zeithistorische Forschungen/Studies in Contemporary History, Online-Ausgabe, 2 H. https://zeithistorische-forschungen.de/1-2005/4431, Druckausgabe: S. 71–87.

Die Presse (2014) www.diepresse.com/3821372/kosovo-krieg-tausende-opfer-und-keine-taeter, Zugriff am 08.12.2023.

Esser H (2006) Migration, Sprache und Integration. (AKI-Forschungsbilanz, 4). Berlin: WissenschaftszentrumBerlin für Sozialforschung gGmbH FSP Zivilgesellschaft, Konflikte und Demokratie Arbeitsstelle Interkulturelle Konflikte und gesellschaftliche Integration -AKI-. https://nbn-resolving.org/urn:nbn:de:0168-ssoar-113493, Zugriff am 10.11.2023.

Flores G (2005) Language Barriers to Health Care in the United States. N Engl J Med 355:229–231.

Flores G, Abreu M, Barone CP et al. (2012) Errors of medical interpretation and their potential clinical consequences: a comparison of professional versus ad hoc versus no interpreters. Ann Emerg Med 60 (5):545–553.

Gharibian T (2009) Migrationsbedingte Faktoren beim Erwerb des Englischen als eine weitere Sprache: eine Kategorienbestimmung http://nbn-resolving.de/urn:nbn:de:gbv:46-diss000115147, Zugriff am 10.11.2023.

Joksimovic L, Bergstein V, Rademacher J (2019) Mentalisierungsbasierte Psychotherapie und Beratung von Geflüchteten. Grundlagen und Interventionen für die Praxis. Stuttgart: Kohlhammer Verlag.

Karger A, Lindtner-Rudolph H, Mroczynski R et al. (2017) »Wie fremd ist mir der Patient?« Erfahrungen, Einstellungen und Erwartungen von Ärztinnen und Ärzten bei der Versorgung von Patientinnen und Patienten mit Migrationshintergrund. Z Psychosom Med Psychother 63:280–296.

Kirmayer LJ, Robbins JM, Dworkind M et al. (1993) Somatization and the recognition of depression and anxiety in primary care. American Journal of Psychiatry 150:734–741.

Kruse J, Joksimovic L, Cavka M et al. (2009) Effects of trauma-focused psychotherapy upon war refugees. Journal of Traumatic Stress 22 (6):585–592.

Laban CJ, Gernaat HBPE, Komproe IH et al. (2005) Postmigration living problems and common psychiatric disorders in Iraqi asylum seekers in the Netherlands. The Journal of Nervous and Mental Disease 19:825–832.

Mitric B (2006) Ein junger deutscher Therapeut serbischer Abstammung im intergenerationellen Spannungsfeld – die Vergangenheit der Eltern kehrt zurück In: von der Stein B, Windel K (Hrsg.): Psychische Folgen der Migration. Gießen: Psychosozial-Verlag.

Momartin S, Silove D, Manicavasagar V et al. (2004) Comorbidity of PTSD and depression: associations with trauma exposure, symptom severity and functional impairment in Bosnian refugees resettled in Australia. Journal of Affective Disorders 80:231–238.

Neue Zürcher Zeitung (2007) https://www.nzz.ch/detaillierte_opferzahlen_zum_bosnienkrieg-ld.418484, Zugriff am 10.11.2023.

Razum, O, Akbulut, N, Bozorgmehr, K (2020) Diversität und Diskriminierung am Beispiel der Gesundheit und gesundheitlichen Versorgung von Migrant*innen und Geflüchteten. In:

Oliver Razum und Petra Kolip (Hrsg.): Handbuch Gesundheitswissenschaften. 7. Aufl. S. 621–646. Weinheim Basel: Beltz Juventa.

Ryan DA, Benson CA, Doole BA (2008) Psychological distress and the asylum process. A longitudinal study of forced migrants in Ireland. The Journal of Nervous and Mental Disease 196:37–45.

Schröder M, Diel K, Nastradin F et al. (2018) Sprachbarrieren im Gesundheitswesen überwinden, Ärztliche Psychotherapie 2:126–129.

Schulz P, Huber CL, Resick PA (2006) Practical adaptations of cognitive processing therapy with Bosnian refugees: implications for adapting practice to a multicultural clientele. Cognitive and Behavioral Practice 13(4):310–321.

Uni Kassel http://www.uni-kassel.de/fb5/frieden/regionen/Serbien/kosovo27.html

Volkan V (1999) Das Versagen der Diplomatie. Zur Psychoanalyse nationaler, ethnischer und religiöser Konflikte. Gießen: Psychosozial-Verlag.

Vrgoc-Mircovic J (2006) Die Behandlung von älteren Migranten aus dem ehemaligen Jugoslawien in der Schweiz und die Auswirkung des Krieges auf ihre psychische Gesundheit – Systemische Aspekte. In: von der Stein B, Windel K (Hrsg.) Psychotherapie im Alter Nr. 9. Psychische Folgen der Migration. Gießen: Psychosozial-Verlag.

Wicker HR (1993) Die Spuren extremer Gewalt: Studie zur Situation von gefolterten Flüchtlingen in der Schweiz und zur Therapie von Folterfolgen. S. 142. Universität Bern: Institut für Ethnologie.

24 Wie prägt der islamische Glaube das Selbst und das Körperselbst der Patientinnen? Ein ethno-sozio-analytischer Exkurs

Yesim Erim

24.1 Einleitung

Geschlecht, Geschlechtsidentität, Diskriminierung und sexuelle Übergriffe auf Frauen und LBTQ-Personen wurden in den letzten Jahren in der Öffentlichkeit so intensiv wie noch nie wahrgenommen und debattiert, z. B. durch die Me-Too-Debatte (Kantor & Twohey 2020). Ungleichheits- und Diskriminierungsprozesse sind keineswegs nur zwischen Migrant:innen und Einheimischen verortet. Mädchen und Frauen stehen vor ganz anderen biografischen Belastungen und deren Folgeerscheinungen als Männer, auch in der Migration.

Die Geschlechtszugehörigkeit stellt einen der wichtigsten Kernstücke unserer Persönlichkeit dar. ▶ Kap. 14 und ▶ Kap. 15 beschäftigen sich mit spezifischen Problemen und Lebenssituationen von Frauen.

Das Tragen eines Kopftuchs, um das eigene äußere Erscheinungsbild den Forderungen der Religion entsprechend zu gestalten oder das Weglassen desselben, können in Psychotherapien von Migrant:innen als wichtige Entscheidung auftreten und sind zentrale Bestandteile der religiösen und kulturellen Identität, des kulturellen Selbst. Wenn die diesbezüglichen Kontextinformationen fehlen, kann es zu Missverständnissen kommen. Aus diesem Grunde möchten wir in diesem Kapitel in einem ethno-sozio-analytischen Exkurs untersuchen, inwiefern das religiöse Bedeckungsverbot im Islam, das den Kopf, damit das Gesicht, und den Körper betrifft, die Selbst- und Körperwahrnehmung der Frauen beeinflussen kann. Es sei vorausgeschickt, dass Frauen, die den Kopf bedecken, nicht immer Opfer sind, sondern auch bewusst handelnde Subjekte, die auch ein politisches Statement hinsichtlich der Frage setzen, wie sie in einem Land als muslimische Migrantinnen leben können, ohne sich assimilieren zu müssen. Die religiöse Gemeinschaft kann objektiv oder in der Fantasie Schutz und Selbstwertstabilisierung in einer strukturell diskriminierenden Umgebung ermöglichen, mit den religiösen Organisationen als Netzwerk.

Frauen sind weltweit insgesamt häufiger von psychischen Belastungen, z. B. von Depressionen, betroffen und sie werden weltweit Opfer männlicher Gewalt. Unter den Bedingungen von Flucht und Migration werden die Belastungen von Frauen deutlicher. Ein Grund dafür ist die religiös und soziokulturell begründete körperliche und psychische Aggression Frauen gegenüber. Auf Anhieb sind als extreme Formen dieser Gewalt die Verfolgung, sexuelle Ausbeutung bis hin zur Versklavung von Frauen durch den islamischen Staat im Syrienkrieg oder nach der erneuten Machtergreifung der Taliban in Afghanistan in 2021 zu benennen (Rometsch et al. 2020). Frauen im Iran sind nach der im Jahr 1979 eingeführten islamischen Scharia verpflichtet, ihr Haar zu bedecken und lange, die Körperform bedeckende Kleidung zu tragen, um ihre Figur zu verbergen. Verstöße dagegen werden mit Geld- oder Freiheitsstrafen geahndet. Die zweiundzwanzigjährige Jina Mahsa Amini wurde während ihrer Verhaftung im September 2022 ermordet. Grund der Verhaftung war, dass sie ihr Kopftuch nicht gemäß den Forderungen der Sittlichkeit getragen habe. Daraufhin begannen Proteste auf das iranische Regime, das seit 44 Jahren politische Vielfalt unterdrückt, eine islamisch-theokratische Linie durchsetzt und die Rechte von Frauen und ihre Selbstbestimmung systematisch mit Füßen tritt. Bei diesen Protesten verbrannten die Frauen im ganzen Land ihre Kopftücher und schnitten sich ihre Haare ab, um ihrem Wunsch nach mehr Freiheit Ausdruck zu verleihen. Das Weglassen des Kopftuchs und das Zeigen der offen getragenen Haare sind ein Symbol des Widerstands geworden. Der Slogan »Frauen-Leben-Freiheit« weist auf den Kampf um Frauen- und Menschenrechte hin, die eng miteinander verknüpft sind. Selten ist die wichtige Verbindung zwischen Menschenrechten, Freiheiten und der Inbesitznahme des weiblichen Körpers in der politischen Diskussion so deutlich sichtbar geworden.

In den letzten zwei Dekaden hat das Tragen des Kopftuchs auch in der türkischen Politik immer wieder eine große Rolle gespielt, wobei dort das Tragen von einem Kopftuch geahndet wurde und nicht das Nichttragen. Der Hintergrund war, dass das Kopftuch als Akt gegen das Prinzip des Laizismus angesehen wurde. Das laizistische Prinzip, die Trennung von Religion und Staat ist eine der Gründungsideen des türkischen Staates, der im Jahr 1923 das sechshundert Jahre alte theokratische osmanische Reich ablöste. Der osmanische Staat als Sultanat wurde von monarchischen Staatsoberhäuptern geführt, die auch Kalifen, also religiöse Führer waren. Die türkische Republik als Nachfolger des osmanischen Sultanats und in der Abgrenzung zu diesem erhob den Laizismus zum wichtigsten Staatsprinzip. Frauen mit Kopftüchern durften nicht die Universitäten besuchen oder öffentliche Ämter als Lehrerin, Richterin oder Abgeordnete bekleiden. An den Universitäten wurden »Überzeugungsbüros« eingerichtet, in denen den Frauen empfohlen wurde, das Kopftuch abzulegen (Akyol 2023). Es ist bekannt, dass die Tochter des langjährigen Ministerpräsidenten Erdogan als Kopftuchträgerin in der Türkei nicht studieren durfte und aus diesem Grund zeitweilen in den USA lebte. Die konservative AKP-Regierung Erdogans hat die diesbezügliche Gesetzgebung allmählich gelockert und den Kopftuchträgerinnen Freiräume verschafft. Heute dürfen Frauen mit Kopftuch studieren und öffentliche Ämter ausüben. Andererseits sind sowohl die Rechte der Kopftuchträgerinnen als auch die der unbedeckten Frauen immer wieder missachtet worden, z. B. trat die Türkei 2021 aus der Istanbul-Konvention aus, einem internationalen Abkommen zur Bekämpfung geschlechtsspezifischer Gewalt gegen Frauen und Mädchen (www.bmfsfj.de). Die Istanbuler Konvention definiert Gewalt gegen Frauen und Mädchen als Menschenrechtsverletzung und als Zeichen der Ungleichstellung von Frauen und Männern. Die Konvention ist seit 2018 in Deutschland geltendes Recht. Dieser Überblick macht deutlich, dass es nicht um das Tragen oder Weglassen des Kopftuchs geht, sondern um die gesellschaftliche und politische Einflussnahme auf die Grundrechte und die Unterwerfung der Frauen.

24.2 Religiosität als protektiver Faktor der psychischen Gesundheit

Nach Tagay (2006), der sich auf Durkheim (1981) beruft, gehört die Religion zu den wichtigsten kulturellen Faktoren, die menschlichen Wertvorstellungen, Erfahrungen und dem menschlichen Verhalten Struktur und Sinn verleihen. Z. B. spielt die Religiosität im Leben der US-Amerikaner eine zentrale Rolle. So gaben 95 % der Amerikaner in einer Befragung in 1999 an, dass sie an Gott glauben, 57 % beteten regelmäßig. Drei Viertel der Amerikaner berichteten, dass ihre Lebenseinstellung in ihrem religiösen Glauben begründet sei (Gallup & Lindsay 1981); 79 % glaubten, dass ihnen Religion und Spiritualität im Falle von Krankheit Erleichterung verschaffen (Mc Nichol 1996).

Eine Reihe von empirischen Daten belegen einen positiven Effekt der Religiosität auf die psychische und körperliche Gesundheit und verdeutlichen, dass Religiosität die Bewältigung von psychischen und körperlichen Belastungen erleichtert (Mueller et al. 2001). Die Ergebnisse dieser Studien und Metaanalysen bescheinigen der Religiosität einen hohen Wert als Resilienzfaktor.

In Deutschland spielt die Religion eine nicht so zentrale Rolle wie in den USA. In der Region der ehemaligen DDR sind nur 20 % der Einwohner Mitglieder einer Kirche. In den 2020er-Jahren wurde die Beziehung der Deutschen eher durch die Kirchenaustritte geprägt, als durch eine Hinwendung zur Religion. Diese erreichten 2022 mit einer halben Million Austritten nach den Missbrauchsskandalen einen Höhepunkt (statista 2023).

In einer Metaanalyse von 147 Studien wurde eine inverse Korrelation zwischen der Religiosität und der Depressivität festgestellt. Je stärker die Religiosität war, desto niedriger waren die depressiven Symptome ausgeprägt (Smith et al. 2003). Auch waren bei religiösen Personen niedrigere Ausprägungen für Suizid und Suizidneigung, Ängste sowie Alkohol- und Drogenmissbrauch festzustellen (Schowalter & Henning 2003). Utsch (2004, 2005) fasst die Ergebnisse zum Verhältnis von Gesundheit und Religiosität zusammen und behauptet, dass religiöse Personen gesünder sind, über mehr Bewältigungsstrategien verfügen und eine höhere Lebenserwartung und höhere Lebenszufriedenheit besitzen.

24.3 Die islamische Religion als psychische Ressource

24.3.1 Haltung von Migranten zu Religiosität und Religionserziehung

Wie sieht es nun mit der Haltung von Migranten in Bezug auf die Religion und religiöse Traditionen aus? Die Erziehungswissenschaftlerin Karakasoglu (2007) stellt fest, dass die Untersuchungen der 1990er-Jahre übereinstimmend konstatierten, dass Religiosität sowohl für die erste wie auch die zweite Generation der Migrant:innen aus der Türkei ein wichtiger Bestandteil ihres persönlichen Selbstverständnisses sei und beruft sich auf Ergebnisse von Nauck und Özel (1986), Pfluger-Schindelbeck (1989), Niemann (1992) Morgenroth und Merkens (1997) sowie Stöbe (1998).

Boos-Nünning und Karakasoglu (2006) berichten, dass unter jugendlichen Migrantinnen die Zustimmung zu konfessionellem Islamunterricht an der Schule hoch sei. Islamische Erziehung bedeute ihnen nicht zwangsläufig Rigidität. Die religiöse Erziehung gehöre zum zentralen Bestand der familiären Erziehung; das müsse jedoch nicht unbedingt eine intensive religiöse Praxis beinhalten. Nach Karakasoglu ist ein besonderer Aspekt der religiösen Haltung der zweiten Generation von Migranten, dass ihr die kognitive Dimension der Religiosität sehr wichtig sei. Karakasoglu generierte ihre empirischen Daten aus einer Befragung von Lehramtsanwärterinnen. Diese sähen einen Vorteil in ihrer »um ein Vielfaches höheren formalen Bildung« (Karakasoglu) gegenüber ihren Eltern. Der kognitive Aspekt der Religiosität werde als eine Grundlage für eine »gefestigte Religiosität« angesehen. Bei einem Teil der Migrant:innen sieht sie in diesem Zusammenhang die Tendenz, sich von volksislamischen Orientierungen weg, hin zu einer »hochislamischen« Orientierung zu bewegen. Der »Volksislam« als »türkischer Islam«, war in erster Linie in der Familie vermittelt und durch traditionelle Riten (Fasten, religiöse Feste, Beschneidungsfeiern, Beerdigungen) geprägt und benötigte wenig »Öffentlichkeit«. Der Volksislam sei eher geeignet gewesen, sich mit dem kemalistischen Laizismus zu »vertragen«, da das laizistische Prinzip bemüht war, den Einfluss der Religion zu minimieren und ihr keine gesellschaftliche Bühne zu geben.

Durch die Arbeiten von Karakasoglu und Boos-Nünning wurde dargelegt, dass ein höherer Bildungsgrad der Migrantinnen und eine hohe Identifikation mit der Religionszugehörigkeit den Wunsch nach größerem Religionswissen begründen und die Auseinandersetzung mit der Religion fördern können. Dabei wird durch den Anspruch auf den Erhalt einer »genuin islamischen Orientierung« der einfache und durch die kemalistischen Reformen in der Türkei »domestizierte« Volksislam aufgegeben bzw. durch einen besser fundierten, universalistischen, genuinen Islam ausgetauscht. Berktay (1996) beschreibt, dass in ähnlicher Weise Christinnen ab der Mitte des 19. Jahrhunderts durch die Übernahme von kirchlichen Aufgaben den Weg in die Öffentlichkeit gefunden haben.

24.4 Der türkische Islam und der Laizismus

Um die Debatte über die Stellung der Frau in islamischen Gesellschaftsstrukturen, die in der Türkei geführt wird, und deren historische Wurzeln zu verstehen, blicken wir kurz in die türkische Geschichte zurück. Durch das Verbot von Sekten und Religionsgemeinschaften wurde dem türkischen Islam nach der Gründung der türkischen Republik 1923 eine breite Öffentlichkeit abrupt entzogen und die Religionserziehung durch die Gründung des »Diyanet Isleri Baskanligi«, des Amtes für Religionsangelegenheiten (in Deutschland als DITIB bekannt), unter staatliche Kontrolle genommen. Nun scheint aber dieser »domestizierte« Islam großen Bevölkerungsgruppen in der Türkei und den Migrant:innen in Deutschland nicht mehr auszureichen. Sie sehen einerseits in der Religion einen wichtigen Bestandteil ihrer persönlichen Identität, andererseits streben sie durch den Zuwachs religiösen Wissens individuelle religiöse Praktiken an. Da der Islam nicht eine formale Religionserziehung vorsieht, wie sie z. B. im katholischen und evangelischen Christentum verwurzelt ist, suchen die Migranten nach individuellen Möglichkeiten religiöser Bildung oder Weiterbildung. Karakasoglu führt aus, dass bei den Migrantinnen davon ausgegangen werden muss, dass die islamische Religionserziehung nicht im Konflikt mit ihrer Integration in der deutschen Gesellschaft steht.

Wie sah und sieht der türkische Islam in der türkischen Republik aus? Der Gründer der neuen türkischen Republik, Mustafa Kemal, erklärte die Trennung von Staat und Religion. Gleichzeitig wurde das Familienrecht modernisiert, die standesamtliche Ehe eingeführt. Frauen wurden mit allen staatsbürgerlichen Rechten einschließlich des aktiven und passiven Wahlrechts den Männern gleichgestellt. Diese Reformen hatten eine Vorbereitung in der türkischen Oberschicht gefunden, die sich in der Mitte des 19. Jahrhunderts mit der Bewegung der Jungtürken dem Westen zugewendet und den Frauen öffentliche Ämter (z.B. mit Berufen im Erziehungs- oder Pflegebereich) übertragen hatte. In seinen Romanen beschreibt der türkische Schriftsteller und Nobelpreisträger Pamuk (1982) die Suche nach einer neuen Emotionalität der türkischen Paare in einer neuerdings als gleichberechtigt definierten (Ehe-)Beziehung in den Städten der westlichen Türkei.

Die türkische Form des laizistischen Islams kam den Frauen ihrer sozialen Schicht entsprechend zugute; in der oberen Schicht wurde für privilegierte Frauen eine berufliche und akademische Karriere möglich. In den großen ländlichen Teilen der Bevölkerung profitierten die Frauen teilweise vom neuen Familienrecht, das ihnen selbstständige Entscheidungen bei der Eheschließung, bei der Scheidung, dem Sorgerecht für die Kinder sowie eine Gleichstellung mit den Männern beim Erben ermöglichen sollte.

Türkische Soziologinnen beschrieben, dass das Einhalten des muslimischen Bedeckungsgebots die Frauen – unbewusst – in der Ausübung ihrer öffentlichen Ämter beeinflusse. Diese gaben sich betont »unweiblich« oder »asexuell«, obwohl sie moderne westliche Kleidung ohne Kopfbedeckung trugen und leisteten auf diese Art und Weise dem noch verinnerlichten »Bedeckungsgebot« Folge (Göle 1991).

Türkische Politikwissenschaftler, z.B. Belge (2003) oder Göle (2008), sahen die Entwicklung der islamisch-konservativ ausgerichteten Partei für Gerechtigkeit und Aufschwung (AKP), die im Jahre 2002 in die Regierung kam, als eine Diversifizierung der demokratischen Parteienlandschaft an. Nach ihrer Auffassung werden in der AKP Bevölkerungsschichten repräsentiert, die aufgrund ihrer traditionellen Haltung mit den dem Westen zugewandten Reformen von Mustafa Kemal Atatürk nicht Schritt halten konnten und ihre Konkurrenzfähigkeit und ihren politischen Einfluss über lange Jahrzehnte verloren haben. Mit der AKP sei eine neue Elite an die Macht gekommen, die einem islamischen konservativ-gesellschaftlichen und liberal-wirtschaftlichen Prinzip folge.

Göle fasste im Jahr 2008 aus soziologischer Sicht zusammen, dass in der politisch-islamischen Bewegung der letzten Dekade in der Türkei eine neue politische Elite entstanden ist; diese Elite erkämpfe sich gegen die kemalistisch-laizistische Elite der Republik wieder eine islamische Identität und eine islamische Alltagsgestaltung. Zu den drei Gruppen, die an dieser neuen islamischen Elite beteiligt sind, zählt sie die Ingenieure, die Intellektuellen und die Frauen.

Im Vorfeld der Wahlen im Jahr 2023, bei der eine Gruppe von sechs politischen Parteien unter der Führung der türkischen Sozialdemokraten gegen die AKP Erdogans antraten, wurden weitere Gegensätze deutlich. Dieses Mal wurde der AKP, die inzwischen ein Präsidialsystem durchgesetzt hatte, eine totalitäre Regierungsführung vorgeworfen und die Trennlinie lag aus der Sicht der Opposition nicht mehr beim Laizismus, sondern zwischen der demokratischen oder diktatorischen Regierungsform. Nun sah sich das durch Sozialdemokraten geführte Bündnis angehalten, mehrfach zu erklären, dass es Religiosität nicht missachte und das Kopftuch bei einem Wahlerfolg nicht verbieten werde. Der Wahlsieg der AKP, wesentlich durch die Stimmen der türkischstämmigen Migrant:innen aus Deutschland mitbestimmt, ist für deutsche Beobachter nicht nachvollziehbar gewesen. Insbesondere auch deshalb, weil türkischstämmige Migranten, die in Deutschland die Vorzüge einer demokratischen Gesellschaft genießen, ihre Stimme für ein totalitäres Regime in der Türkei einsetzen. Es handelte sich dabei jedoch um den erneuten Sieg dieser neuen politisch-islamischen Elite, tradierte kulturelle und religiöse Überzeugungen spielten dabei eine große Rolle.

24.5 Das islamische Bedeckungsgebot als Belastungsfaktor

Karakasoglu (Boos-Nünning & Karakasoglu 2007) schreibt zu den Ergebnissen ihrer empirischen Untersuchung, dass Frauen vor dem Hintergrund ihrer Erfahrungen mit der eigenen religiösen Erziehung, die Religion als ein Mittel sozialer Kontrolle erleben, Religion mit Rigidität gleichsetzen können. Eine Weitervermittlung religiöser Erziehung an die eigenen Kinder erscheine dann den Betroffenen nicht wünschenswert. In diesem Zusammenhang sind die Schriften von Kelek (2005) zu sehen, die die islamische Religion in der Erziehung und Identitätsfindung der Frau ausschließlich als nachteiligen, unterdrückenden und hinderlichen Faktor ansieht.

In der klinischen Praxis geht es oft darum, dass Patientinnen berichten, ihre Familien verböten ihnen aus religiösen Gründen, an gemischt-geschlechtlichem Sportunterricht teilzunehmen, weiterführende Schulen zu besuchen, aus dem elterlichen Haushalt auszuziehen, oder die Familie wolle ihnen ihren Ehepartner vorschreiben. Im Weiteren soll untersucht werden, inwiefern solche Gebote und Verbote tatsächlich durch den islamischen Glauben bestimmt werden und welche möglichen Einflüsse diese Verbote auf das Selbsterleben der Frauen haben mögen.

Eine Auseinandersetzung mit den individuellen Problemkonstellationen findet anhand von Fallbeispielen statt.

24.5.1 Die Stellung der Frau in den monotheistischen Religionen

In ihrer Monografie »Die Stellung der Frau in den monotheistischen Religionen« (Tektanrili Dinler Karsisinda Kadin) erklärt Berktay (1995), eine türkische Soziologin und feministische Politikwissenschaftlerin, dass in allen monotheistischen Religionen die Vernunft oder der Verstand (logos, spiritus) mit dem Männlichen, die Gefühle und die Natürlichkeit des Körpers (anima) mit dem Weiblichen assoziiert wurden. Philon (45 v. Ch.) wird als der griechische Philosoph angesehen, dessen Schriften in der Antike diese Polarisierung zwischen dem weiblichen und dem männlichen Prinzip am deutlichsten herausgearbeitet haben. Diese Anschauung wurde auch vom Christentum übernommen.

Nach dieser Sichtweise wird der weibliche Körper aufgrund der Fähigkeit, eine Schwangerschaft auszutragen und zu gebären, in die Nähe der Natur gebracht. Dem weiblichen Körper und der Frau wird aber nicht nur die Nähe zur Natur zugeschrieben, sondern in einer archaischen Wahrnehmung auch eine Unzuverlässigkeit/Veränderlichkeit sowie das Fehlen von Kontinuität aufgrund des Wandels im Monatszyklus. Im Vergleich dazu wird der Mann als beständig und ausgewogen attribuiert. Insofern erscheinen das Weibliche und das Männliche nicht als gleichwertige Prinzipien. Die Frau ist dem Mann untergeordnet. Diese Vorstellungen gelten nach Berktay für alle monotheistischen Religionen, für das Judentum, für das Christentum und für den Islam.

24.5.2 Islam und der Köper

Im Vergleich zum Christentum zielt der Islam deutlicher darauf ab, dass die Gläubigkeit durch konkrete tägliche körperliche »Übungen« zur Schau gestellt werden soll (Delaney 1991). Die Gläubigkeit wird auch dadurch zu erkennen gegeben, wie mit dem Körper umgegangen wird (Smith 1957). Mehr als der »richtige Glaube« gilt im Islam der »richtige Umgang mit dem Körper«. In diesem Zusammenhang behaupten die zitierten Autoren, im Islam werde nicht eine »Orthodoxie«, sondern eine »Orthopraxie« gelebt.

Mohammed als Gründer der Religion war nicht nur Prophet, sondern auch politischer Führer und Staatsoberhaupt; aus diesem Grunde ist der Koran auch Gesetzbuch und enthält z. B. exakte Anweisungen zu vielen Bereichen des täglichen Lebens. Im Koran finden sich Hinweise zum Erb- oder Familienrecht, über Prozessmethoden (Scharia), über Sexualität etc. Es wird z. B. nicht nur vorgeschrieben, fünf Mal täglich zu beten, sondern diese Gebete werden mit bestimmten Bewegungen begleitet und ihnen gehen genau beschriebene Waschrituale voraus.

24.5.3 Islam, Ehe und Sexualität

Im Vergleich zum Christentum, das Sexualität nur im Zusammenhang mit Fortpflanzung akzeptiert, akzeptiert der Koran, zumindest nach einer möglichen Auslegung, auch die sexuelle Lust an sich. Dabei wird die Frau als ein Objekt zum Lustgewinn des Mannes beschrieben. Es gibt Islamwissenschaftler, die behaupten, der Islam sei damit eine fortschrittlichere Religion, die eine Triebbefriedigung (natürlich nur in der Ehe) erlaubt. Insgesamt erscheine die Sexualität als »eigenständiges Thema« und wird nicht als Handlung beschrieben, die aus Gründen der Fortpflanzung erduldet werden muss.

Feministische Autorinnen sehen jedoch den Aspekt, dass im Islam durch die Polygamie des Mannes die weibliche Lust völlig unter Kontrolle genommen und Sexualität durch diese Maßnahme mit der Fortpflanzung gekoppelt wird. Zusätzlich wird durch die Polygamie das Entstehen einer Partnerschaft zwischen Mann und Frau, d. h. die enge, vertrauensvolle und ebenbürtige Beziehung in der Ehe, unterminiert, und die Verbindung zu einer theokratischen und patriarchalen Gesellschaftsstruktur geschaffen, wie sie zu Zeiten der Religionsgründung, teilweise aber auch heute in arabischen Ländern vorzufinden ist.

24.5.4 Kontrolle der sexuellen Lust im islamischen Kulturkreis im Vergleich zum christlichen

Der Islam übernimmt den Mythos der »Erbsünde« nicht, obwohl die Vertreibung aus dem Paradies in der »Geschichte der Propheten« (Altes Testament) erwähnt wird. Nach kulturpsycho-analytischen Betrachtungen gelingt im Christentum die Kontrolle über den Körper und die sexuelle Lust über Schuldgefühle, deren Verankerung vielfach in der Erbsünde gesehen wird.

Die islamische Architektur besteht aus Bauten, die getrennte Räume für Frauen und Männer vorsehen. Nach der orthodoxen Auslegung des Korans darf eine Frau ihr Zuhause ohne die Erlaubnis eines männlichen Verwandten nicht verlassen und darf in der Regel nicht allein reisen. Sie darf die ihr erlaubten Räumlichkeiten nur verlassen, wenn sie bedeckt ist. Die Grenze zu den Fremden wird in Form eines Schleiers, des Kopftuchs oder der Verhüllung des ganzen Körpers aufrechterhalten. Die islamische »Bedeckung«, »Hicab«, hat nach der marokkanischen Soziologin und feministischen Autorin Fatima Mernissi die Funktion, die Frau vor Blicken zu schützen, die Geschlechter voneinander zu trennen und zu isolieren (durch die imaginierte und verdeutlichte Trennung) und schließlich auf das »Verbotene« hinzuweisen. Die Bedeckung symbolisiert ein Verbot, das Verbot einer eigens initiierten – sexuellen – Aktivität der Frau.

Dabei wird die Frau als das Objekt angesehen, das immer und unvermittelt eine »unerlaubte« (tabuisierte) sexuelle Erregung beim Mann auslöst und damit eine Versündigung provoziert. Die feministischen Soziologinnen (Berktay 1995, Göle 1991, Mernissi 2002) unterstreichen zu Recht, dass die Bedeckung des weiblichen Körpers die Frau, die eher ein Opfer der männlichen Begierde ist, zur Täterin macht, die den Mann ewig verführt und gefährdet.

Aus analytischer Perspektive ist zu bemerken, dass die geschilderte islamische Wahrnehmungsweise verhindert, dass das Sexualverbot (oder das Gebot der Sexualität innerhalb der Ehe) verinnerlicht/internalisiert wird. Den Geschlechtern wird nicht zugetraut, sexuelle Verbote integrieren und danach leben zu können, wenn die Frau »sichtbar« würde. Auf der Ebene der individuellen Psychodynamik beinhaltet die Bedeckung »Hicab« für beide Geschlechter immer einen Hinweis auf mögliche eigene Schuld und Versündigung und macht eine »unbefangene« Begegnung unmöglich. Dabei ist das Schulderleben der Frau, die sich »zeigt«, noch deutlicher, da sie als die »Auslöserin der unerlaubten Gefühle« und als »Täterin« beschrieben wird. Im Koran sind konkrete Hinweise, z.B. Teil- oder Ganzkörperwaschungen, für solche Situationen der »Verunreinigung« beschrieben und für streng Gläubige heute noch unverändert gültig. Im muslimischen Alltag erlebt man Szenen bei denen Männer ablehnen, einer Frau zur Begrüßung die Hand zu schütteln. Der Hintergrund kann damit erklärt werden, dass nach dem Koran jede körperliche Berührung mit dem anderen Geschlecht eine Sünde ist und eine Verunreinigung bedeutet. Diese Sichtweise hätte die praktische Konsequenz, wiederum bei orthodoxer Auslegung des Korans, dass beide Parteien nach einem Händeschütteln ihre rituellen Waschungen erneut vornehmen müssten. Ein Aufwand, der im Alltag nicht betrieben werden kann.

Das Schulderleben der Frau wird darüber hinaus unterstrichen durch die in islamischen pädagogischen Schriften zahllosen Beschreibungen der destruktiven, manipulativen oder subversiven Macht, der »Fitne«, die von Frauen ausgeht. Die weibliche Sexualität wird als natürlicher und »kraftvoller« als die männliche angesehen. Es wird davon ausgegangen, dass diese Kraft die gesellschaftliche Ordnung bedrohen könnte, wenn sie nicht unter Kontrolle gehalten wird. So wird z.B. der Ehebruch einer Frau als soziales Problem angesehen und geahndet, in vielen islamischen Ländern noch mit Steinigung, wie im Koran und im islamischen Gesetz der Scharia, empfohlen. Die Angst vor der destruktiven, subversiven Macht der Frau ist in vielen Kulturprodukten, z.B. in Märchen, verwurzelt. Die Märchen aus tausendundeiner Nacht, im Westen romantisch verklärt, beginnen mit dem Ehebruch einer Sultanin (Ott 2004, Volkmann 2004).

Die aktuelle emanzipatorische politische Bewegung der Iranerinnen, die nach 44 Jahren islamischer Herrschaft ihre Haare und sich selbst als Person zeigen möchten, wird von dem Regime der Männer mit einer übermäßigen vehementen männlichen Aggression zu unterdrücken versucht. Die subversive Macht, die vom natürlichen Erscheinungsbild der Frauen ausgehen soll, ist für den/die europäischen Beobachter:in im 21. Jahrhundert kaum nachzuvollziehen.

24.6 Das Bedeckungsgebot in Deutschland

24.6.1 Konsequenzen für die Psychotherapie

Geschlechtertrennung und Bedeckungsgebot im Islam – Was bedeutet das alles für die Frau?

Bei der Betrachtung der folgenden Ausführungen darf nicht vergessen werden, dass viele muslimische Frauen diese Aspekte der Religion in eigener Regie reformieren und sich selbst entlasten. Immer wenn die Religion als strukturgebende und stabilisierende Maßnahme gebraucht wird, erhalten die geschilderten, aus einer modernen Sicht altertümlichen Gebote erneut mehr Zuspruch.

Aus analytischer Sicht bedingen die geschilderten Zusammenhänge folgende Prädispositionen für die psychosexuelle Entwicklung der Frau: Auch bei Familien, die nicht streng gläubig sind, wird das »Bedeckungsgebot« oft kulturell vermittelt. In der präödipalen Phase kommt es zu einer Hemmung, sich zu zeigen und den eigenen Körper als exhibitionistisches Objekt zu genießen, sowie zur Verunsicherung beim »Gesehen-Werden«, wenn dem jungen Mädchen entsprechende Schamgefühle und Schuldangst eingeflößt werden. In der ödipalen Phase werden expansive Regungen, die Hinwendung zum Vater, die Verliebtheit in ihn mit Schuld und Angst besetzt erlebt. Die Angst vor der eigenen Triebstärke wird deutlicher vor dem geschilderten Hintergrund der kulturellen Schuldzuschreibungen gegenüber der Frau, wenn sie sich z. B. bei jeglicher Wahrnehmung ihres Selbst als sexuelles Wesen schuldig fühlen muss. Scham- und Schuldgefühle werden über viele subtile Mechanismen vor der Pubertät geprägt, auch wenn das Tragen der Bedeckung in vielen Regionen erst nach der Geschlechtsreife erwartet wird.

In späteren Phasen des Lebens wird eine »Verunsicherung« in der Öffentlichkeit erlebt, wenn »frau« sich zeigt. Die Lust, sich zu zeigen, den eigenen Körper zu sehen und diesen als schön zu empfinden und die Lust am Gesehen-Werden, sind erschwert. Ubiquitäre, bekannte Probleme der Frauen, eigene Fähigkeiten in einer produktiv aggressiven Haltung in Besitz zu nehmen, werden deutlicher erlebt. Wer sich nicht einmal zeigen darf, darf erst recht nicht die eigenen Fähigkeiten deutlich machen. Schließlich stellt das Prinzip der Geschlechtertrennung die Gleichstellung der Frau im sozialen Leben in Frage.

Eine weitere Problematik entsteht dadurch, dass nicht nur das Zeigen des Gesichts und des Körpers gemieden werden soll, sondern, dass vor und außerhalb der Ehe keine Sexualität stattfinden darf. Die Jungfräulichkeit wird der persönlichen Integrität gleichgesetzt.

Was bedeuten die geschilderten Zusammenhänge für unsere Therapien? Eine Fallskizze

Die beschriebenen religiös-kulturellen Prägungen können eine Prädisposition für bestimmte Erlebensweisen darstellen. Das heißt aber nicht, dass alle Muslime ödipale, narzisstische etc. Konflikte haben. Das Wissen um mögliche Konfliktpathologien, die durch den kulturellen Überbau einer ethnischen Gruppe determiniert werden, enthebt uns nicht der Verantwortung, die individuelle Konfliktdynamik der Patienten zu erforschen.

In den Therapien sehen wir Frauen, die wenig lustvolle Befriedigung zulassen und Schritte der Autonomieentwicklung ängstlich vermeiden. Oft wird ein anhaltender Streit zwischen Mann und Frau inszeniert, der eine lustvolle Annäherung der Partner verunmöglicht. Beide, Mann und Frau, fantasieren sich in der Nähe der primären Bezugspersonen, der eigenen Ursprungsfamilien. Diese Fantasien werden in Loyalitätskonflikten zwischen der Kernfamilie und der Ursprungsfamilie inszeniert, Stichwort »Schwiegermutterproblematik«.

Aus tiefenpsychologischer Sicht ist eine Hinwendung zur Religion manchmal eine Abwehrhaltung und muss in diesem Zusammenhang verstanden werden. Diese Zuwendung bedeutet nicht immer, dass die Frau einer sozialen Repressalie unterliegt (▶ Kap. 15). Die Moscheevereine sind immer noch wichtige und manchmal einzige Orte sozialen Austauschs und manchmal wird durch die Aktivität dort ein gewisser sozialer Aufstieg zur Schau gestellt. D. h. dort befinden sich diejenigen, die es sich leisten können, Zeit und Mühe für mehr religiöse Bildung aufzubringen. Die Hinwendung zur Religion kann Frauen zu einem Aufstieg in der Hierarchie der Familie und im sozialen Milieu verhelfen. Sie erhalten mehr Respekt und können sich gegenüber anderen besser abgrenzen.

Das neuerliche Aufsetzen eines Kopftuchs kann im Rahmen einer besonderen Abwehrkonstellation beobachtet werden, bei der sich die Patientin im Sinne ihrer Triebabwehr mit den repressiven Anteilen der Kultur verbündet, aber auch eine sozial akzeptable Lösung entwickelt. Dieser Zusammenhang soll am kasuistischen Beispiel einer Patientin verdeutlicht werden. Eine 44-jährige Frau, die mit depressiven Symptomen, besonders wegen ihrer Vergesslichkeit, zur Behandlung kam, begann nach der Scheidung von ihrem Ehemann ein Kopftuch zu tragen. In der Ehe war sie durch ihren Mann, der als Heiratsmigrant aus der Türkei kam und unter Migrationsbedingungen überfordert war, emotional und körperlich misshandelt worden. Nach der Scheidung, die die Patientin nach jahrelanger unglücklicher Ehe initiierte, behauptete der Ehemann – vermutlich, um sich eine bessere Stellung in der Beziehung zu seiner Ursprungsfamilie und seinen Kindern zu verschaffen – seine Frau sei während der Ehe fremdgegangen, da sonst ihre Scheidungsinitiative unbegründet wäre und nicht zu verstehen sei. Dieser Vorwurf war auch in der »Community« bekannt geworden. Mit der Bedeckung durch einen langen Mantel (Pardesü) und ein Kopftuch wollte die Patientin nun ein Zeichen für ihre »absolute Integrität« setzen. In den Gruppensitzungen hielt sie Hasstiraden über Frauen, die einen Ehebruch begehen können. Eine Frau, die nicht integer (namuslu) sei, habe kein Recht zu leben. Junge Mädchen dürften vor der Ehe keine sexuellen Erfahrungen haben, nicht ausziehen usw. In dieser Phase war sie mit dem Aggressor, dem Ehemann, aber auch den einschränkenden sozialen Rollenerwartungen identifiziert. Nach der Bearbeitung dieser Vorstellungen und ihrer Suche nach einer neuen sozialen Rolle kam es zu einem Schlüsselerlebnis im Außenfeld: Eine Nachbarin der Patientin wurde nach einer ähnlich gewalttätigen Beziehung von ihrem Ehemann ermordet. Dieses schreckliche und traurige Ereignis motivierte die Patientin noch mehr, ihre eigene Geschichte zu bearbeiten und sich von projektiv übernommenen Schuldvorwürfen des Ehemannes zu befreien. Am Ende dieser Bearbeitungsphase kam sie mit einem knallroten Kopftuch in die Gruppensitzung, mit dem sie sich frei von Schuld zeigte und nicht zu übersehen aber trotzdem »bedeckt« war. Sie berichtete, dass sie es genoss, noch eine so schlanke Figur zu haben und sogar Kleidungsstücke mit ihren Töchtern teilen zu können. Die skizzierte Entwicklung der Patientin verdeutlicht, wie Patientinnen sich eines kulturellen Überbaus bedienen können, um ihre eigene Konfliktdynamik zu beherrschen.

24.7 Fazit für die psychotherapeutische Arbeit

Aus den referierten Ergebnissen der Bildungsforschung und der Soziologie sowie aus der psychoanalytischen Abhandlung des Themas resultieren für die therapeutische Auseinandersetzung folgende Annahmen und Empfehlungen:

- Für muslimische Menschen ist der islamische Glaube ein wesentlicher Bestandteil ihrer Identität. Die Beschäftigung mit dem »Hochislam«, mit den schriftlichen Quellen der Religion und der Wunsch nach einer Religionserziehung sind in diesem Zusammenhang als eine Diversifizierung der Religiosität einzuordnen und müssen nicht mit sozialen Rückzugstendenzen oder mit Reminiszenzen gegenüber der einheimischen deutschen Aufnahmegesellschaft einhergehen. Das Tragen eines Kopftuchs kann mannigfachen bewussten und unbewussten Motiven folgen und sollte nicht einheitlich als Zeichen der Unterdrückung der Frau angesehen werden.
- Frauen können die islamische Bedeckung und das Kopftuch einsetzen, um sich ohne Schuldgefühle und Loyalitätskonflikte von ihrer Familie abzulösen und zu individuieren, z. B. als Studentinnen, Berufstätige, als Geschiedene oder Alleinerziehende. Trotz autonomer Entscheidungen und der Annahme von neuen Rollen, die durch eine orthodox-islamische Sichtweise diskreditiert werden müssten, können sie durch die Einhaltung des Bedeckungsgebots ihre islamischgesellschaftliche Integrität signalisieren.
- Es ist jedoch nicht zu übersehen, dass ein radikal-islamischer Duktus dazu führen kann, dass die Inbesitznahme des Körpers, selbstbestimmte Sexualität und jegliche Autonomietendenzen schuldhaft erlebt werden. In den Therapien ist der Einfluss der beschriebenen Verbote und Gebote, insbesondere die islamischen Gebote der Bedeckung des weiblichen Körpers und der Trennung der Geschlechter, sensibel wahrzunehmen und zu bearbeiten, wo sie wesentlich das Selbst- und das Körpererleben der Patienten beeinflussen.

Literatur

Akyol C (2023) Die gespaltene Republik. S. 205–222. S. Fischer Verlag, Frankfurt.
Albani C, Bailer H, Blaser G et al. (2002) Religious and spiritual beliefs – validation of the German version of the »Systems of Belief Inventory« (SBI-15R-D) by Holland et al. in a population-based sample. Psychother Psychosom Med Psychol 52:306–313.
Belge M (2003) Türkiye'nin Halleri (Der Stand der Dinge in der Türkei). Istanbul: Liberte Yayinlari
Berktay F (1995) Tektanrili Dinler Karsisinda Kadin. Istanbul: Metis Verlag. (Englisch: Women and Religion – A Comparative Perspective. Montreal: Black Rose Books.
Boos-Nünning U & Karakasoglu Y (2006) Viele Welten leben. Zur Lebenssituation von Mädchen und jungen Frauen mit Migrationshintergrund. 2. Aufl. Münster, New York, Berlin: Waxmann.
Boos-Nünning U, Karakasoglu Y (2005) Viele Welten leben. Zur Lebenssituation von Mädchen und jungen Frauen mit Migrationshintergrund. 1. Aufl. Münster und New York: Waxmann.
Delaney C (1991) The Seed and the Soil. California: University of California Press.
Durkheim E (1981) The Elementary Forms of the Religious Life. Frankfurt a. M.: Suhrkamp.
Gallup GG & Lindsay DM (1981) Surveying the religious landscape trends in U.S. beliefs. Harrisburg, PA: Morehouse Publishing.
Göle N (1991) Modern ve Mahrem. (Die Moderne und das Verbotene). S. 77–111. Istanbul: Metis Verlag.
Göle N (2008) Melez Desenler: Islam ve Modernlik Üzerine (Mischling Muster: Über den Islam und die Moderne). 3. Auflage. S. 97–112. Istanbul: Metis Verlag.
https://de.statista.com/statistik/daten/studie/4052/umfrage/kirchenaustritte-in-deutschland-nach-konfessionen/), Zugriff im August 2023.
https://www.bmfsfj.de/resource/blob/122280/cea0b6854c9a024c3b357dfb401f8e05/gesetz-zu-dem-uebereinkommen-zur-bekaempfung-von-gewalt-gegen-frauen-istanbul-konvention-data.pdf, Zugriff im August 2023.
Kantor J & Twohey M (2020) J.B. Cotta'sche Buchhandlung, Stuttgart
Karakasoglu-Aydin Y (2000) Muslimische Religiosität und Erziehungsvorstellungen: Eine empirische Untersuchung zu Orientierungen bei türkischen Lehramts- und Pädagogik-Studentinnen in Deutschland, Frankfurt a. M.: IKO-Verlag für Interkulturelle Kommunikation.
Kelek N (2005) Die fremde Braut. Köln: Kiepenheuer & Witsch.
Klapp Ch (2008) Mädchen aus fremden Kulturkreisen. Frauenarzt 49:326–332.
Koenig HG, McCullough ME, Larson DB (2001) Handbook of Religion and Health. Oxford, England: Oxford University Press.
McNichol T (1996) The new faith in medicine. USA Today, April 7, 4.
Mernissi F & Kabis-Alamba V (2002) Der politische Harem: Mohammed und die Frauen. Freiburg: Herder.
Morgenroth O & Merkens H (1997) Wirksamkeit familialer Umwelten türkischer Migranten in Deutschland. In: Nauck B, Schönpflug U (Hrsg.) Familien in verschiedenen Kulturen. S. 303–323. Stuttgart: Enke.
Mueller PS, Plevak DJ, Rummans TA (2001) Religious involvement, spirituality, and medicine: implications for clinical practice. Mayo Clin Proc 76:1225–1235.
Nauck B & Özel S (1986) Erziehungsvorstellungen und Sozialisationspraktiken in türkischen Migrantenfamilien. ZSE 6:285–312.
Niemann A (1992) Türkische Jugendliche im Eingliederungsprozess. Hamburg: Verlag Dr. Kovac.
Ott C (2004) Tausendundeine Nacht (aus dem Arabischen übersetzt von C. Ott). München: C.H.Beck.
Pamuk O (1982) Cevdet Bey ve Ogullari (Herr Cevdet und seine Söhne) Iletisim Yayinlari Istanbul, 2006 (19. Auflage)

Pfluger-Schindelbeck I (1989) Achte die Älteren, liebe die Jüngeren. Sozialisation türkischalevitischer Kinder im Heimatland und in der Migration. Frankfurt a. M.: Athenäum.

Rometsch C, Denkinger JK, Engelhardt M et al. (2020) Pain, somatic complaints, and subjective concepts of illness in traumatized female refugees who experienced extreme violence by the »Islamic State« (IS). J Psychosom Res. 130:109931.

Schowalter M & Henning S (2003) Religion und psychische Gesundheit – empirische Zusammenhänge komplexer Konstrukte. In: Henning C, Murken S, Nestler E (Hrsg.) Einführung in die Religionspsychologie. S. 138–162. Paderborn: Schöningh.

Smith TB, Mc Cullough ME, Poll J (2003) Religiousness and depression: Evidence for a main effect and the moderating influence of stressful life events. Psychological Bulletin 129 (4):614–636.

Smith WC (1957) Islam in Modern History. Princeton: Princeton University Press.

Stöbe A (1998) Die Bedeutung des Islam im Sozialisationsprozess von Kindern türkischer Herkunft. Hamburg: E.-B. Verlag.

Tagay S, Erim Y, Brähler E et al. (2006) Religiosity and sense of coherence – Protective factors of mental health and well-being? Z Med Psychol 15(4):165–171.

Utsch M (2004) Religiosität und Spiritualität. In: Auhagen AE (Hrsg.) Positive Psychologie: Anleitung zum »besseren« Leben. S. 67–85. Weinheim: Beltz PVU.

Utsch M (2005) Religiöse Fragen in der Psychotherapie. Psychologische Zugänge zu Religiosität und Spiritualität. Stuttgart: Kohlhammer Verlag.

Volkmann H (2004) Mit goldenen Lettern. Leben und Lieben in »1001 Nacht«. S. 43–72. Göttingen: Vandenhoeck & Ruprecht.